袁今奇 医文集

编　著	袁今奇		
整　理	杨百京	袁洪文	徐　佳
	邹　楠	杨军用	甘　霞
协助整理	边文贵	赵新芳	王新莉
	张选明	林　红	周　云
	李　朕	徐　彤	盛　阳
	张　莉	张志刚	韩国征
	白贺霞	袁　明	杨　帆
	张　敏	李业青	熊　琪
	王淑秀	陈军虎	王瑞选

U0314809

中医古籍出版社

图书在版编目（CIP）数据

袁今奇医文集/袁今奇编著. —北京：中医古籍出版社，2018.6
ISBN 978 - 7 - 5152 - 1667 - 6

Ⅰ.①袁… Ⅱ.①袁… Ⅲ.①中医临床 - 经验 - 中国 - 现代 Ⅳ.①R249.7

中国版本图书馆 CIP 数据核字（2018）第 025291 号

袁今奇医文集

袁今奇 编著

———————————

责任编辑 黄鑫
封面设计 宝蕾元
出版发行 中医古籍出版社
社 址 北京东直门内南小街 16 号（100700）
印 刷 北京市泰锐印刷有限责任公司
开 本 710mm×1000mm 1/16
印 张 24.75
字 数 444 千字
版 次 2018 年 6 月第 1 版 2018 年 6 月第 1 次印刷
印 数 0001～6500 册
书 号 ISBN 978 - 7 - 5152 - 1667 - 6
定 价 99.00 元

承蒙国家中医药管理局资助

项目名称：全国名老中医药专家传承工作室

项目编号：2014［20］

谨致谢忱

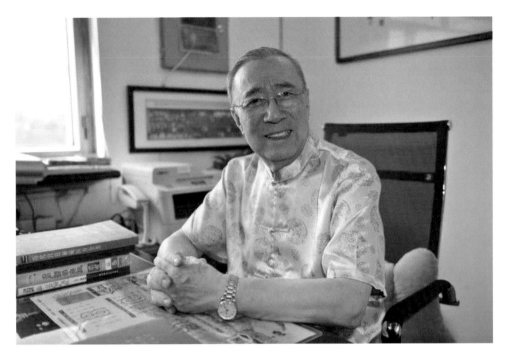

1　全国名中医袁今奇教授在传承工作室

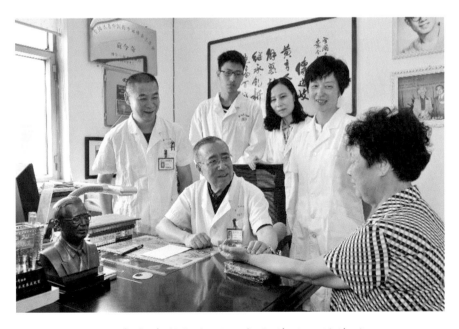

2　袁今奇教授与团队部分弟子研讨诊脉

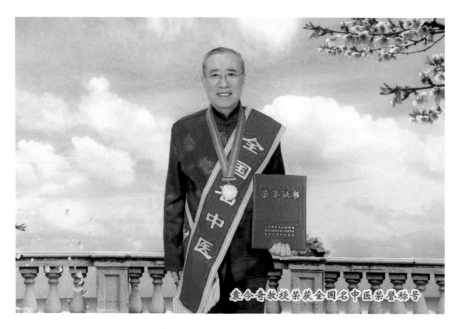

3　袁今奇教授获首届全国名中医殊荣

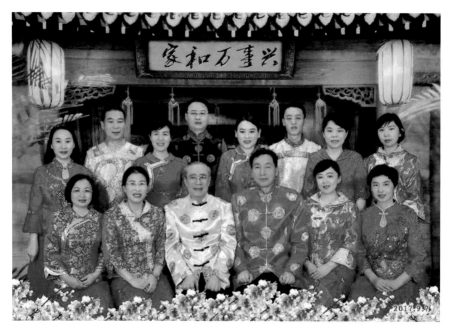

4　袁今奇全国名老中医药专家传承工作室合影

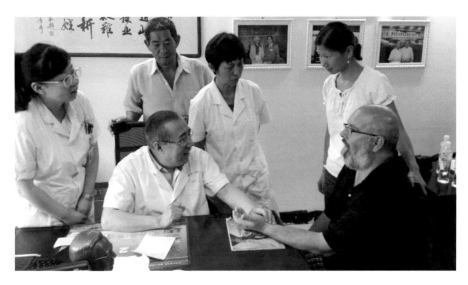

5　袁今奇为美国化学专家托德·冯博阁诊脉察舌

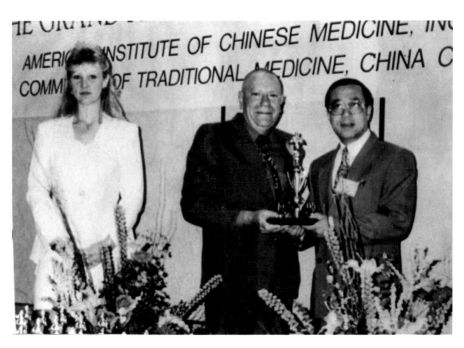

6　袁今奇在美国拉斯维加斯学术交流并获奖

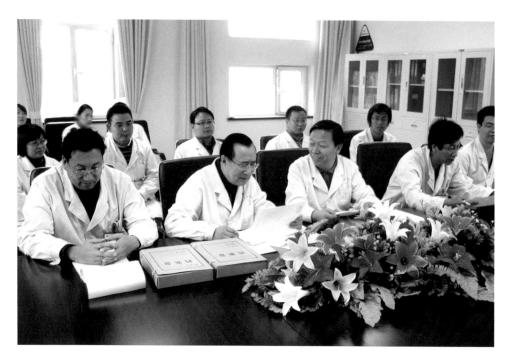

7　袁今奇与肝病课题组成员会诊

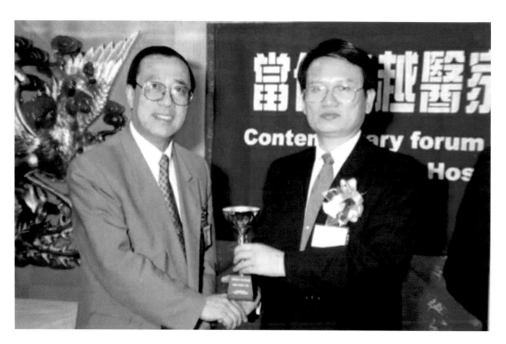

8　袁今奇获首届香港紫荆花医学成就奖

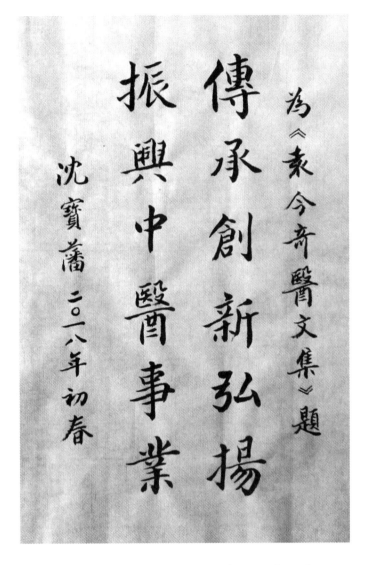

为《素今奇醫文集》题

傳承創新弘揚
振興中醫事業

沈寶藩 二○一八年初春

沈宝藩：国医大师，著名中医临床学家，著名中西医结合专家，新疆维吾尔自治区中医医院首席专家，1991 年起享受国务院政府特殊津贴。

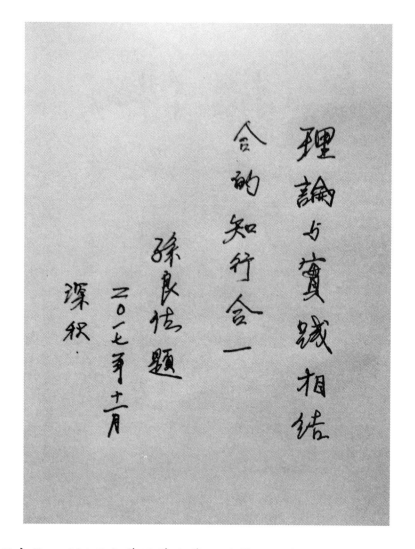

理論与實踐相结合的知行合一

孫良佐題

二〇一七年十一月 深圳

孙良佐：石河子大学医学院第一附属医院主任医师、教授，首届全国名中医，全国老中医药专家学术经验继承工作指导老师，享受国务院政府特殊津贴专家。

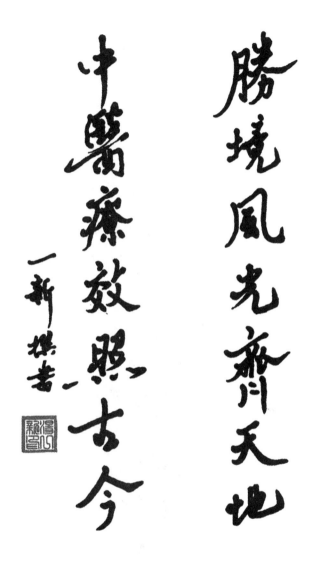

勝境風光齊天地
中醫療效照古今

一新樵書

汤一新：四川省乐山市中医院资深教授，博士生导师，全国老中医药专家学术经验继承工作指导老师，全国五一劳动奖章获得者，享受国务院政府特殊津贴。

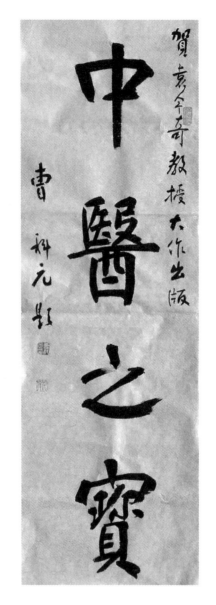

贺壬午奇教授大作出版

中醫之寶

曹科元题

曹科元：甘肃省陇上书法协会名誉主席，甘肃省庄浪县卫生局原局长，庄浪县原中医院院长，中西医结合主任医师，陇上名中医，资深医学专家。

作者简介

袁今奇，男，1942年1月生，江苏东台市人，中共党员，荣誉博士，石河子大学医学院第一附属医院主任医师、教授，首届全国名中医。新疆生产建设兵团中医药学科学术带头人，兵团首批名老中医，全国名老中医药专家传承工作室指导老师，全国老中医药专家学术经验继承工作指导老师。

1963年毕业于江苏盐城医专五年制中医专业，同年分配到新疆生产建设兵团工作至今。20世纪70年代初，曾在南京中医学院师资班进修，并师承著名中医学家张浩良教授，深得其传。现任中华中医药学会名医学术思想研究会常务委员，世界中医药学会肝病专业委员会、慢病管理委员会、中医体质学研究会等专业委员会理事，香港国际传统医学研究会永久性常务理事，新疆中医药学会常务理事兼学术工作委员会副主任委员，石河子中医药学会会长。《中西医结合肝病杂志》《世界综合医学研究》《农垦医学》《兵团医学》等杂志编委，《中医杂志》特约审稿专家等。

1986年被评为新疆维吾尔自治区优秀科技工作者，1994年获国家人事部有突出贡献专家称号，1995年享受国务院政府特殊津贴，2000年获首届香港紫荆花医学成就奖，2014年获中医药学会学术发展成就奖。

长期坚持临床一线，患者遍及疆内、全国各地及国外。定期深入基层服务，1991年带队赴基层扶贫医疗，荣立三等功。1992年参加中国医疗代表团，赴前苏联地区进行中医药援外工作，深受俄罗斯、哈萨克斯坦等民众好评。曾受邀赴英、美、俄罗斯、日本、泰国、埃及、中国港澳台等国家和地区学术交流，为继承和发扬中医药及其走向世界产生了积极的影响。

提出"详察气血偏颇，确立十纲辨证""针对标本缓急，直击合围固本"的学术思想，倡导"辨体当为首要，精准疾病本质""崇倡科学思维，践行处方实效"等学术见解，主张"疗效是中医药学传承和发展的永恒主题"。临床以心脑血管疾病和慢性肝病为研究方向，旁及各科疑难病症，潜心钻研，不断积累，每多获显著疗效，深受各族患者好评。

先后发表学术论文 145 篇，出版专著 12 部；主持科研课题 13 项，其中国家级 2 项，省部级 11 项；科技成果获国家级奖励 1 项，省部级奖励 13 项。培养多名学术继承人、研究生及 120 余名中医进修生，曾为新疆军区军医学校、部队 13 医院、14 医院、151 医院等主讲多期中医经典著作及中医基础理论。其团队作为学术带头人，在医学教研水平、区域辐射能力等方面，综合实力不断增强，为祖国西部边陲中医药事业发展做出了应有的贡献。

前　言

　　时光荏苒，斗转星移。我自中医入门、赴疆业医、科研教学、传承授业至今，届时已近六十春秋。当前，我国中医药发展迎来了"天时、地利、人和的大好时机"，形势十分喜人。以习近平同志为核心的党中央，高度重视中医药传统文化，多次做出重要指示："坚持中西医并重基本方针，促进中西医结合及中医药在海外发展。"2017 年 1 月 18 日，习主席向世界卫生组织赠送针灸铜人，并指出用开放包容的心态促进传统医学和现代医学更好地融合。国家中医药管理局大力推广《中医药法》，提出遵循中医药自身发展规律，传承和发展中医药文化，使我国中医药事业发生了前所未有的深刻变化。我们作为岐黄传人，应当努力奋斗，砥砺前行，为中医药事业的发展做出应有的贡献。

　　在国家中医药管理局领导的关怀和支持下，本书的编著者倾尽心血，经传承工作室成员的整理，历经两年余，终至成册。斯书集编著者思想理论、学术观点及临床经验于一体，分为四个部分论述。一、医论阐发：主要述及部分经典著作的核心内容、学习方法及心得体会，旁及临床应用，尚有数篇专论谈及伟人、医史及中医药文化相关的古今认识。二、医话撷菁：作者以医话体裁，撰写与临床实践紧密结合的医理方面文稿，其中不乏"扶正祛邪治癌瘤""医话烟酒茶""不药是中医"等文论。三、医案实录：根据既往的诊籍和笔记，选录了心系疾病、肝胆疾病等十三个系统的各科病症验案及自创验方，资料翔实，并在按语中详加剖析，以启迪后学。四、医著选粹：精选了已公开发表过的论著，尚能表明作者对"心肝宝贝"（心脑血管疾病和慢性肝病）主研方向的学术思想和临床经验，对恩师张浩良教授的学术思想亦做了探微。

　　国医大师王琦教授在其《王琦医书十八种》中谈及："我在近半个世纪的学术生涯里，渐次创立了中医体质学、中医男科学、中医藏象学、中医腹诊学等，从文献研究到流行病学调查，从机理阐发到理论构架，从标准形成到应用实践，直至形成日臻完善的学说、学科体系，无不经历了漫长而艰辛的过程。"王琦大师这种献身科学、献身中医药事业的伟大精神，颇值得我等及同道认真学习并发扬光大。文学、戏剧大师杨绛先生在其《百岁感言》中说："一个人经过不同程度的锻炼，就获得不同程度的修养、不同程度的效益。好比香料，捣得愈碎，磨得愈细，香得愈浓烈"。笔者和团队，距离那种碎、细、香的境界还差之甚远，应当继续努力，奋斗不懈。

斯书几似为学以致用、知行合一的"小雅工程"，感谢国家中医药管理局领导的关怀和鼓励，感谢恩师张浩良教授的悉心指导，诚谢国医大师沈宝藩教授的润笔题词，致谢孙良佐教授、汤一新教授、曹科元老师的关爱有加，感谢我的学术团队、益友、中医古籍出版社的编辑老师为此书付梓的辛勤付出，方有该书之问世。书中定有不妥或争议之处，祈请诸前辈和同道们不吝指正为幸！

袁今奇于新疆石河子

2017 年 11 月 17 日

序

袁今奇教授系石河子大学医学院第一附属医院、新疆生产建设兵团中医院主任医师、首届全国名中医、全国名老中医药专家传承工作室指导老师、全国老中医药专家学术经验继承工作指导老师、新疆生产建设兵团首批名老中医、享受国务院政府特殊津贴专家，愚之挚友也。虽然他很谦虚称是敝人学生，其实不过是共同学习，一起研讨而已。如果退一步讲，作为师生论，也是青出于蓝，更胜于蓝也。

袁教授江苏东台人，愚亦是江苏人，故为同乡。他自幼即孜孜不倦，勤奋好学，焚膏继晷，兀兀穷年。1963 年从江苏盐城医专五年制中医专业毕业，分配至新疆生产建设兵团工作，一直兢兢业业，笔耕不辍，数十年如一日，如今已头发花白，但仍精神矍铄，勤奋工作，老当益壮，济世活人。由于他长期的努力，现已成为新疆生产建设兵团当前唯一一位全国名老中医药专家传承工作室指导老师。

袁教授在临床上细致诊察，精心处方，善待病人，济世救危。他医术精湛，治愈国内外患者不计其数，医德医风受到世人众多赞誉。他在教学上诲人不倦，不管是课堂教学还是师带徒讲解，总是循循善诱，深入浅出，精心分析，详细解释，不厌其烦。他既严于治学又关爱学生，获得众多师生的好评。

他的理论功底扎实，写了许多高质量的文章，有理论探讨的，也有临床总结的，例如：治疗妊娠晚期合并重症胰腺炎的治验报告、运用温降承气汤治疗十二指肠壅积症的文章、人参三七琥珀末治疗冠心病心绞痛的论文、治疗慢性肝炎的临床研究等等，都是中医药研究领域处于领先地位之精品妙文。所以，袁氏不仅在国内有很高的名望，在海外也享有较高的声誉。

由于袁今奇教授勤奋治学，做事严谨，学识渊博，功底深厚，所以，不论是临床医疗还是教学科研，总是成绩斐然，好评如潮，屡屡获奖。他曾获国家星火计划金奖及自治区发明银奖，获省部级科技进步二等奖 3 项，三等奖 7 项，获首届香港紫荆花医学成就奖，2014 年获中华中医药学会学术发展成就奖等。可谓袁氏之功，杏林之幸，熠熠生辉。

愚学生数百，精干成功者不少，为何独推袁氏？有所偏颇者耶？答曰非也！盖袁氏为人十分勤奋诚实，好学不倦，业务精进，学识渊博，非世之徒有虚名者可比。今袁氏撰成专著名曰《袁今奇医文集》，余读之拍案叫绝。是书之出，洛阳纸贵必然也。为何？因为此书是袁教授数十年从医之经验结晶、是临床工作的真实写照、是理论创新的文笔记录。而且理论与实践紧相结合，亮点颇多，创新不少。故而我谓之必然也，实非溢美之词，乃乐为之序！

江苏张浩良草于勤拙书屋 2017 年立冬日

张浩良：全国著名中医学家、南京中医药大学资深教授、新疆石河子市中医医院名誉院长、仲景国医大学名誉教授

袁今奇学术思想及临床经验

袁今奇老师在新疆生产建设兵团从事中医医疗、教学、科研及传承授业，已届五十五个春秋。半个多世纪以来，袁师始终铭记"大医精诚""仁术济众"之古训，坚持临床一线，全心全意为边疆各族人民服务，经历了比较漫长而艰辛的历程。袁老师在实践和理论研究中，逐渐形成了下列学术思想。

一、详察气血偏颇，确立十纲辨证。八纲辨证虽被奉为圭臬，然人之所病则气血乖违，气血理论至为重要，气为中医药学独特之概念，气血互生、相互影响，气行则血行，气滞则血瘀，遂致诸证由生。故气血应与八纲并重，名曰十纲辨证。

二、辨体当为首要，精准疾病本质。发扬国医大师王琦教授首创中医体质学说，建立辨体－辨病－辨证模式。体质在发病、病机和证候中至为重要，辨病与辨证不可代替体质之辨，阐发三因制宜应以人为本，体质通常决定证候特点，故辨体当为首要，方可精准疾病本质，亦为中医诊病之核心理论。

三、针对标本缓急，直击合围固本。引用《孙子兵法》策略、姜春华大师截断扭转理论以及新安学派元神和气血之说，根据病种病情病势之各异，提出精锐直击、综观合围及培元固本的学术见解，师古而不泥古，变法在己，充分体现中医治病的哲学思想、特色及优势。

四、崇尚科学思维，践行处方实效。中医处方思维基于理法方药和临床经验积累，践行其科学、实用及实效性是中医药存在的命脉，提高临床疗效是中医药学发展的永恒主题，也是坚持中西医并重基本方针，促进中西医结合及中医药在海外发展、走向世界的基石。

五、临床经验丰富，主攻"心肝宝贝"。袁老师临床以"心肝宝贝"（心脑血管疾病和慢性肝病）为主要研究方向，旁及各科疑难病症，对多种疾病的治疗积累了比较丰富的临床经验。

（一）诊治心血管病的经验。在临证中积累丰富经验，提出了中西医结合对心律失常辨证论治规律的探讨，并发表"三参稳律汤治疗早搏的临床及实验观察"一文；传承著名中医学家岳美中教授创制的人参三七琥珀末治疗冠心病心绞痛的经验，临床研究报告发表于《中医杂志》中、英文版，并以此方为基础创新地用于阵发性房颤、冠状动脉心肌桥等心血管疑难病症，均收到良好的疗效；对中医诊治冠心病的研究比较深入，提出"上溯史料记载，世界领先""始因痰瘀痹阻，尔后致虚""视斑块为癥积，化痰逐瘀""权衡虚实缓急，辨析处理""分清寒热之象，勿皆温通""冠脉植入支架，首辨热瘀""重视素食为先，防治未病"等学术见解。

（二）诊治慢性乙型肝炎及慢性肝病的经验。创新性地提出中医学对慢性乙型肝炎免疫耐受的认识与治疗对策，历经近 20 年观察研究，撰写了护肝抑毒方清除慢性乙肝免疫耐受及抑制病毒复制的研究报告。对扶正解毒药物进行了药理与应用研究，发明了护肝抑毒Ⅰ、Ⅱ、Ⅲ号方及慢性乙肝非活动期或携带状态免疫调节中药组合药物，获国家发明专利。对 684 例慢性乙肝患者进行观察研究，持久应答率为 86.6%，经国内著名专家评议，疗效已达到了国内外先进水平，研究成果获省级科技进步二等奖。为探索免疫与病毒之间的细胞分子生物学关系，运用中药五色六味方联合拉米夫定观察了慢性乙肝患者外周血 Th17/Treg 平衡的影响，其研究报告发表于《中医杂志》。此外，在临床上对其他肝病，如甲型肝炎、丙型肝炎、肝硬化、肝硬化腹水、肝癌术后等的诊治也颇有研究。

（三）根据临床需要，袁老师还研制了多种验方。如三参稳律汤、二参三七琥珀颗粒、调肝降压汤、五色六味方、温降承气汤、加味葛根汤、红斑狼疮验方、息风化痰定痫汤、益肾温通除痹汤、茵陈实脾分消汤、平胃愈萎汤、通淋化石排石汤、五虫止痛散、肺心病缓解期咳喘散剂、抽动秽语颗粒剂、清咽复音汤等 20 余首自拟验方，如蒙辨体、辨病、辨证相结合，运用专方专药治疗，常可获得显著疗效。

《袁今奇医文集》编委会

2017 年 1 月 18 日

目 录

第一篇　医论阐发

第二篇　医话撷菁

第三篇　医案实录

第四篇　医著选粹

第一篇　医论阐发

《黄帝内经》主要内容及研读方法

《黄帝内经》是中医学现存文献中最早、最系统、最完整的一部经典著作，是中医理论体系的渊源，为从事中医药和中西医结合临床、科研及教学工作者所必读的经典之一。本人于1958年秋开始学习《内经》，至今仍经常阅读或背诵其中的部分原文和谨句。现将该著作的主要内容和学习方法介绍于下，愿与同道交流。

一、主要内容

《内经》包括《素问》《灵枢》两大部分。《素问》二十四卷，自"上古天真论"开始，至"解精微论"止，计八十一篇。《灵枢》十二卷，自"九针十二原篇"起，至"痈疽篇"止，仍为八十一篇。这两部分共一百六十二篇，所述内容可谓博大精深，概括为十五个方面，似可按序分为：阴阳五行、五运六气、天人合一、脏象、经络、摄生、病因、疾病、诊法、辨证、论治、针灸、药食、方剂及护理。其中以阴阳五行、天人合一、脏象、经络、病因、辨证、论治、针灸、药食等九个部分尤为重要。后世医家李念莪、汪昂、王冰、张景岳、薛生白、任应秋等对《内经》的分类，皆未能越此范围。阴阳五行学说是《内经》的理论基础，它充分体现了朴素的唯物主义，也表明了自发的辩证法思想。此种主义和思想，明确指出世界上一切事物的根源是原始物质的"气"，事物不是一成不变的，而是在阴阳二气对抗矛盾斗争中发展变化着。《素问·阴阳应象大论》云："阴阳者，天地之道也，万物之纲纪，变化之父母，生杀之本始，神明之府也。"《内经》涵盖的十五个方面的内容，无不以阴阳学说为指导。《内经》还认为"人与天地相参"，即人与自然统一的整体观。人生活于自然界，必然会受到客观世界运动变化的影响，无论是生理、病理、治疗、摄生等皆离不开"人与自然"息息相关的整体观念，尤其在摄生、治未病方面更能发挥主导作用。脏象学说和经络学说，则是《内经》对活人进行观察来研究内脏活动规律的朴素而科学的特殊学说。此种学说虽然与现代解剖生理学有近似之处，但不能完全用现代解剖生理知识来说明，更为重要的是，在整体观念的指导下，其抽象地阐述了脏腑、经络、气血等不同机能相互间的"生克制化"关系，进而成为中医临床辨证论治最不可或缺的理论精髓。病因学说，主要包括外感六淫、内伤七情、饮食劳倦三个方面，中医的病因是了解疾病的本质及发病规律的重要知识。辨证论治部分，如"阳胜则热，阴胜则寒"（《素问·阴阳应象大论》）、"阳虚则外寒，阴虚则内热；阳盛则外热，阴盛则内寒"（《素问·调经论》）等，均可表明阴阳、表里、寒热、虚实八纲辨证之意，至今仍为中医临床辨证的重要方法。论治之理，重点阐述于《素问·阴阳应象大论》《素问·五常政大论》《素问·至真要大论》《素问·六元正纪大论》等多篇。凡辨证立法、配伍方药、气味性能、制约相宜、饮食宜忌诸项，无不阐述尽致，为临床应用之准则。《灵枢》素有"针经"之称，言经络及各类刺法，其理论和经验堪称世界之最，属中医药宝藏的重要组成部分。现今中医药走向世界，针灸是其一绝。《内经》的内容十分丰富且精彩，其自问世起，沿用至今，确实为中医学的发展奠定了朴实且具有科学性的理论基础。

二、研读方法

《内经》中的阴阳五行学说，全部贯穿于《素问》与《灵枢》的所有篇幅之中，充分体现了古代的朴素唯物论和自发的辩证法思想。《内经》的整体观念很强，主要表现为人体生命变化规律是按照阴阳的对立统一和五行的生克制约原则进行的。其次是"天人合一"的哲学思想，表现为自然的变化和生命的变化息息相关。人体脏腑生理病理的变化以及其和外界自然环境的联系，时刻保持着有机的统一整体性。这就是研读《内经》的基本指导思想。

《内经》共有一百六十二篇，每篇皆有中心思想，每一篇又由若干段、若干节合成。每一段每一节，无不含有经旨的组成部分，均须逐一了解，领悟其旨意，方能进入心得之境界。《素问·上古天真论》载："余闻上古之人，春秋皆度百岁，而动作不衰；今时之人，年半百而动作皆衰者，时世异耶？人将失之耶？岐伯对曰：上古之人，其知道者，法于阴阳，和于术数，食饮有节，起居有常，不妄作劳，故能形与神俱，而尽终其天年，度百岁乃去；今时之人不然也，以酒为浆，以妄为常，醉以入房，以欲竭其精，以耗散其真，不知持满，不时御神，务快其心，逆于生乐，起居无节，故半百而衰也"。本论可分为三段研习理解，其主要精神是介绍古人养生的良好法则，并说明违反了养生之道所导致的不良后果。其养生方法应注意适应外界气候的变化，经常锻炼身体，生活中的饮食起居、劳动等都应遵照一定的常规。如能做到这些方面，方可身体健康，防止疾病和早衰的发生，达到延年益寿之目的。

《内经》是秦汉以前的文字，读者应具有辨音读、明训诂的知识，也就是应掌握《医古文》的基本知识，方能对经文的文字做出比较正确的理解。如《素问·阴阳别论篇》云："三阳三阴发病，为偏枯痿易"。"易"应读为"施"，施即驰也。《尔雅释诂》载："驰，易也"。释文，驰本作施，为易、施、驰三字，古通用。以此可见，如果不明音读，不辨古训，要想正确理解《内经》文字，是有一定困难的。

《内经》是经典理论巨著，洋洋大观，绝非空洞浮泛理论，其半数以上经文皆具有指导临床实践的意义。《素问·玉机真脏论》云："疝瘕，少腹冤热而痛，出白"。"出白"，犹言出汗，因少腹剧痛而致大汗。白、魄，古通用。此处"出白"与《素问·生气通天论》所说"魄汗"，意同一义。该论又云："膏粱之变，足生大丁"。此"足"字，系义同"乃"字的虚字而已，不可理解为足或四肢。所以，我们在研习《内经》的方法中，对理论的研究应以指导临床实践为标准，避免误入侈谈臆说之途。

研习《内经》各篇全貌后，还应深入、系统、分类地撷取所需资料，这样才能够充分、全面地掌握精髓之处。《内经》研究的爱好者，不妨将十五个方面分别摘录成资料卡片，分类归档。每一大类中，又分作若干分目、子目，这样既集中又系统，且更为细致。对研读《内经》有兴趣的学者，还可借助于电脑做一些现代研究工作。

有关《内经》研习方法，以上所述仅为个人学习心得。从事《内经》研究的学者，还应选本，即精选不同时代的刊本研读，如著名中医学家任应秋教授所首荐的《内经评文》，系光绪戊戌皖南建德周氏刊本，收于《周氏医学丛书》，该书对于提高学者的理论水平确有帮助。此外，还要注重注本的选择，虽注本较为繁杂，但首选隋杨上善的《黄帝内经太素》这一注本，当为精读。

（本文为中医理论提高班讲稿，1985 年。修改后为传承工作室系列讲稿，2015 年）

《素问·咳论篇》解析

《黄帝内经》是现存最早的一部中医书籍，是中医理论体系的渊源，为从事中医药和中西医结合临床、科研及教学工作者必读的经典著作之一。全书分为《素问》《灵枢》两部分，各八十一篇。书中以黄帝与岐伯问答的形式展开对医理的论述和讨论。《史记》载：黄帝姓公孙，为有熊国君少典之子，建都于轩辕之丘，故又称轩辕黄帝。岐伯为帝师，故史臣又称为天师。

《素问·咳论篇》专论咳。咳，即咳嗽。"有声之谓咳，连声之谓嗽，不言嗽者，省文也。"

本篇讨论了咳嗽的成因、分类、症状、传变等，阐明了五脏六腑咳之临床表现，指出了诊治咳嗽的大法。全篇共分为三段。

一、讨论咳嗽的病因病机

黄帝问曰：肺之令人咳，何也？岐伯对曰：五藏六府皆令人咳，非独肺也。

肺主气而位居最高，受百脉之朝会，脏腑之邪，皆能上归于肺而为咳。

帝曰：愿闻其状。岐伯曰：皮毛者，肺之合也。其寒饮食入胃，从肺脉上至于肺，则肺寒，肺寒则外内合邪，因而客之，则为肺咳。

肺主皮毛，皮毛合肺。手太阴之脉，起于中焦，还循胃口。风寒寒饮合邪，即为肺咳。

五藏各以其受病，非其时各传以与之。人与天地相参，故五藏各以治时感于寒则受病，微则为咳，甚则为泄，为痛。乘秋则肺先受邪，乘春则肝先受之，乘夏则心先受之，乘至阴则脾先受之，乘冬则肾先受之。

指五脏所主之时，"时，谓旺月"。如肝主春，心主夏等。五脏各在其所主之时易受病，如肺病于秋，肝病于春等。

二、论咳嗽的五脏六腑分证

帝曰：何以异之？岐伯曰：肺咳之状，咳而喘，息有音，甚则唾血。心咳之状，咳则心痛，喉中介介如梗状，甚则咽肿、喉痹。肝咳之状，咳则两胁下痛，甚则不可以转，转则两胠下满。

肺主气应息，咳则喘息有声，肺络伤则唾血。心脉起于心，上挟咽，复心系上肺，气通于喉。肝脉布腰胁上注于肺同，咳则胁痛不可转。

脾咳之状，咳则右胁下痛，阴阴引肩背，甚则不可以动，动则咳剧。肾咳腰背相引而痛，甚则咳涎

脾气主右，阴土之气应于坤，痛引肩背并右胠下隐痛。肾脉贯脊，腰为肾府，故引痛。肾主五液，入脾为涎，故咳而多涎。

上段按语：虽提及"外内合邪"，但总属一个"寒"字。然又指出"唾血"

"咽肿喉痹"等，则不是一般寒邪所致。可见文中所云寒邪只是举例。无论外感六淫、内伤七情，皆可伤肺致咳。如此理解，方不失经文本意，也与"肺为娇脏""肺为五藏六府之华盖"，畏热恶寒等发病特点相符。

帝曰：六府之咳奈何？安所受病？岐伯曰：五藏之久咳，乃移于六府。脾咳不已，则胃受之，胃咳之状，咳而呕，呕甚则长虫出。肝咳不已，则胆受之，胆咳之状，咳呕胆汁。肺咳不已，则大肠受之，大肠咳状，咳而遗矢。

脾咳不已，胃必受之，气逆则呕，甚则呕蚘。肝与胆合，胆受之则气逆而上，呕苦汁。肺合大肠，大肠为传送之府，故咳而大便失禁。

心咳不已，则小肠受之，小肠咳状，咳而失气，气与咳俱失。肾咳不已，则膀胱受之，膀胱咳状，咳而遗溺。久咳不已，则三焦受之，三焦咳状，咳而腹满，不欲饮食。此皆聚于胃，关于肺，使人多涕唾，而面浮肿气逆也。

小肠咳而失气，属气虚不禁，气与咳俱失谓咳与矢气同见。肾与膀胱合，邪遗膀胱，不能禁锢，故遗溺。咳久气衰而不能下注下焦，壅闭于肺胃，使涕唾，面浮气逆于上。

三、讨论咳嗽的针刺大法

帝曰：治之奈何？岐伯曰：治藏者，治其俞；治府者，治其合；浮肿者，治其经。帝曰：善。

俞、合、经，指足至膝、手至肘的不同穴位，井、荥、俞、原、经、合，出《灵枢·本输篇》。

四、《素问·咳论篇》按语

本篇从整体观念出发，提出"五藏六府皆令人咳，非独肺也"的理论，揭示咳嗽虽均出之肺，但究其病原，还可由其他脏腑所引起。同时又指出"皆聚于胃，关于肺"的观点。这就为咳嗽的辨证论治，提供了重要的理论依据，咳嗽属于不同脏腑，治病必求其本，但又需顾护胃与肺。

《素问·咳论篇》的论述，对中医学发展有深远影响，后世医家在其理论原则的基础上，创造了诸多治法与方剂。

（本文为传承工作室系列讲稿，2015 年 6 月）

《伤寒论》学习方法之管见

当代著名中医教授任应秋认为："学习祖国医学，尤其是系统学习，《伤寒论》是必读的经典。大多数人都有此主张，其理由是：一、《伤寒论》最有系统，便于学习；二、《伤寒论》最实用，有理论，有经验；三、学通了《伤寒论》，溯由而上，进一步可以再读《内经》，如要旁窥博览，亦易于理解唐宋以后的各家学说。"由此可见，无论做临床医疗工作，还是做研究整理工作，学好《伤寒论》实属必要。

《伤寒论》是东汉张仲景所著，他在《内经》《难经》的理论基础上，总结和发扬了汉以前的医疗经验，创立"六经证治"学说。书中论述了多种外感热病的辨证论治，能指导各科疾病的临床实践，是我国现存第一部理法方药完备的医学典籍。因此，后世医家无不奉为圭臬，作为学习和研究中医的必读之书。现将《伤寒论》学习方法之管见介绍如下，聊作抛砖引玉，不妥之处，祈请批评指正。

一、尊重原文　探求本意

《伤寒论》约成书于公元 3 世纪初。书成后正值汉末时期，战乱纷起，以致散佚不全。约 100 年后，经西晋王叔和收集编次，至宋代复经林亿等加以校订。现在通行的《伤寒论》有二，一是宋版本，国内已无原刻本，只有明代赵开美的复刻本；二是成注本，即金成无己注解的。该著作成书较久，文义古奥，词句难解。习读时必须掌握一定的古汉语语法知识，还要充分借助古汉语字典、词典等工具书，方不致被文字所惑。古汉语知识是学习原文的基础，在奠定基础后，必须尊重原文探求本义，以汲取文中之精华，不得恣意增删，随己见而曲解原文，否则庐山真貌改观，是非不辨，遗患非浅。如宋本原文第 141 条下节："寒实结胸，无热证者，与三物小陷胸汤，白散亦可服。"本条系传抄错简之误，寒实结胸系寒与痰水相结于心下，不可与小陷胸汤消痰开结，当与三物白散化寒水破痰结。故应正之为"……与三物白散，小陷胸汤不可服"。而柯韵伯却认为"黄连巴豆，寒热天渊"，怎奈寒实结胸用此二方皆可？于是便将原文改为"寒实结胸，无热证，与三物小陷胸汤，为散亦可服"。柯氏未能参考《金匮玉函经》《千金翼方》等著作所载："寒实结胸，无热证者，与三物小白散"，而受其成无己"无热证，外无热而热悉收敛于里也，与小陷胸汤以下逐之，白散下热，故亦可服"的影响，便按己所需而错改了。

柯氏名著《来苏集》《伤寒论翼》《伤寒论附翼》，以毕生之精力发前人所未发，对《伤寒论》研究实有贡献，然而也有一失，何况我辈！为此，医者务必勤奋钻研，为探求本意，必须尊重原文，不得擅自删改。否则，一字一句之差，祸不旋踵。

二、多参注本　择善而从

《伤寒论》文字古朴，条文前后交错，成书后几经战乱，几番沉沦，不免有错简、脱漏、杂伪、亥豕鲁鱼之讹。历代名医注释，点校者不下百余家之多，见仁见智，各有贡献。但因各扦己见，常由众说纷纭而莫衷一是。其中，随文衍义而穿凿附会者有之，不越雷池而尊经崇古者有之，脱离实践而空谈阔论者有之，岂不遗憾。浙江近代名医张山雷先生云："《伤寒论》自明以来，注家尤多，无不随意窜改，惟金成无己，犹存旧时面目，差堪依据。《金鉴》集注，明白晓畅，绝少穿凿之弊，即其改正之处，亦自灼然可信。徐洄溪《伤寒类方》芟净荆榛，遂成坦道。尤氏《伤寒贯珠集》虽亦别开生面，重为注次，而于诸经中分析种种治法，眉目一清，能令学者豁然贯通，有条不紊……断为近三百年作者第一。"张氏之谈，后学者当以为鉴。

《伤寒论》注本虽多，可宗前辈心待先专攻一二家学说，尔后广泛涉猎。逢疑难费解之原文，则须多参博览，精研细读，择善而从。如原文第28条："服桂枝汤，或下之，仍头项强痛。翕翕发热，无汗，心下满，微痛，小便不利者，桂枝汤去桂加茯苓白术汤主之。"对于桂枝汤去桂加茯苓白术汤，究竟该去桂或去芍，历代医家争论不一，后世学者亦多持疑议。柯韵伯等认为原文无误，方中应当去桂。尤在泾云："桂枝汤去桂加茯苓白术，则不欲散邪于表，而但逐饮于里，饮去则不特满痛除，而表邪无附，亦自解矣。"《医宗金鉴》的论点是，去桂当是去芍药。成无己独具慧眼，提出："与桂枝汤以解外，加茯苓白术利小便行留饮。"《伤寒论讲义》（成都中医学院主编1964年版）对本方的按语云："本方条文……验之临床，此类病证，常用桂枝汤加苓术取效。"笔者认为，本条文系汗下后脾虚水饮内停，表证不解的证治，当与桂枝汤解表，苓术利水为治。成都中医学院主编的《伤寒论讲义》，证以临床，尤为佳也。由此可见，多参异本，择善而从，方不致误入歧途。

三、分析归纳　重点研习

学习《伤寒论》必须从全书的整体着眼，不得以下经分篇割裂视之。因为，某篇内容并非局限于某经的病，常涉及其他各经。习读时当注意六经之间的相互比较、相互鉴别并反复辨析疑似之证，故需运用分析归纳之法，通盘考虑，相互印证，才能融会贯通。条文中冠首三字（即条文讲某经病的前三个字）仅是著书的一种体例格式，若认为太阳篇的条文都是讲表证，阳明篇的条文都是讲胃家实，太阴篇的条文都是讲脾胃虚寒，那就背离了仲景辨证论治的真髓。如《伤寒论》中讨论热入血室证有四条，三条在太阳篇（第143、144、145条），指妇女热病，经水适来，热与血结，则恶寒发热，或似疟状，胸胁下满，谵语，宜小柴胡汤，或刺期门。另一条在阳明篇（第216条），两者同有谵语，而阳明病的谵语属胃家实，热入血室的谵语系热与血结，病机不同，治法各异。由于216条只说"阳明病，下血、谵语，此为热入血室"。未提"妇人"二字，喻嘉言、柯韵伯等以及《医宗金鉴》的记载就认为热入血室，男女皆可患此病。叶天士云："热陷血室之证，多谵语如狂之象，防是阳明胃实，当辨之。"指出216条为鉴别而设，不必重复前条"妇人""经水"等语。

在通读《伤寒论》的基础上，更应以归纳分析的方法去精读，以便对一些问题重点研习，精益求精。如仲景对烦躁证的分析，综观全书，有烦或躁的条文84条，类似证4条（心愦愦，心中懊憹）。烦和躁有别，可单独出现，亦可并见，还可互相转化。全书烦躁并提者21条，单提烦者56条，仅提躁者7条。仲景将烦躁分为：表寒郁热，分别与大青龙汤、麻杏石甘汤、白虎汤；热扰胸膈，与栀子豉汤；热在胃肠，与白虎汤、承气汤；热郁肝胆，与大柴胡汤；阴虚火旺，与黄连阿胶汤、猪苓汤；蛔虫扰动，与乌梅丸；正气衰惫、少阴病心肾阳衰，复出烦躁者，则预后甚差。如此分析归纳，重点研习，对烦躁一证，庶几可明晰其全貌。目前，各地介绍的《伤寒论》学习心得，如"泻心汤类方的探讨""伤寒论厥逆证治""谈《伤寒论》阳明病之下法""《伤寒论》下法的运用"等都是归纳分析、重点研习的典范，值得一读。

四、取其真髓　去芜存菁

《伤寒论》一书被历代中医视为经典其内容之博大、医术之精湛，对临床治验实有价值。新疆维吾尔自治区中医院院长张绚邦指出"《伤寒论》从后汉到今天，上下一千七八百年，历代中医界尊崇为经典著作，这绝不是盲目崇拜，而是实践的真理。《伤寒论》的真髓，应是它所奠定的辨证施治的精神，是它在辨证施治的指导下，经过无数次实践而确立的理法方药原则"。千百年来，历代医家学习和运用这个真髓，济世活人，使中华民族繁衍至今。当代，在党的中医政策指导下，临床用白虎汤治疗乙型脑炎，麻杏石甘汤治疗肺炎，大柴胡汤加减治疗急性胆囊炎，生脉四逆注射液抢救心源性休克和心衰等等，无不是受益于《伤寒论》之启发，取其真髓发扬光大的。

《伤寒论》的成就值得肯定，但因其受到时代条件的局限，也并不是完美无瑕。所以，我们应当以历史的观点，求实的态度正确地予以评价，以便去芜存菁。论中有些治疗方法应批判地加以接受，如原文第310条："少阴病，下利、咽痛、胸满、心烦，猪肤汤主之"。本条为少阴热化下利虚热咽痛。方中白蜜米粉甘润平补，尚且相宜。然下利者食猪肉皮，进动物性脂肪饮食，并非适合。更有甚者，如原文391条治阴阳易差后劳复用烧裈散主之，此说就更不在理了。还有少数脉证仅一二味药组合成方，似嫌药力过轻，恐难奏效。此外，对某些缺乏明确指导意义的原文，则无须花力气去钻研。

五、古为今用　继承发扬

一部《伤寒论》，约两万字，分22篇，设397法，立112方，用83味中药，洋洋大观，千古流芳。初学入门者，读之不甚容易。勤学苦研者，未尝不可通晓。学习的目的在于应用，然而如何应用，值得探究。或云背诵条文，遵经奉旨；或曰熟记经方，有的放矢；亦说持书临证，寻找答案。凡此云云，皆不可免于死读古书，生搬硬套，胶柱鼓瑟，刻舟求剑。近代名医丁甘仁先生尝谓："读古人书，自己要有见识，从前人的批判继承中，通过自己的思考，再加以辨别；并须通过临床实习，接触实际病例，方能心领神会，达到运用自如。"可见，学习《伤寒论》之目的在于取其真髓，去芜存菁，运用《伤寒论》辨证论治的理法方药，落实到临床实践的广阔天地，做到实不离乎规矩、巧不泥乎方圆，灵活运用，加减变更，举一反三，触类旁通。只有这样，方能真正做到古为今用以及在此基础上的继承和发扬。

笔者学识简陋，经验不足，兹举一案，聊以证之。一中年男性教师，初春患感冒风寒，以桂枝汤加味而解。嗣后常觉眩晕，延至一年。近两月来，其症加重，日发四五次，发作时，面目潮红，时有寒热，甚则呕恶，但无物吐出。舌质稍红，苔薄微黄，脉弦有力。查无高血压、动脉硬化及内耳眩晕等病，虽经多方医治，皆无显效。《伤寒论》原文264条："少阳之为病，口苦，咽干，目眩也"。378 条："呕而发热者，小柴胡汤主之。"103 条："伤寒中风，有柴胡证，但见一证便是，不必悉俱。"余宗本论少阳病篇之辨证，考虑虽因感冒后眩晕一年，观其脉证，病邪仍留居少阳，邪热上迫空窍。《内经》有肝合胆，肝气通于目，足厥阴肝经有连于眼通于脑之络脉等说。乃用和解少阳法，佐以平肝镇逆，方以小柴胡汤加味：柴胡 10g，疏解少阳之郁滞；黄芩 15g，清泻少阳之邪热；生姜三片、制半夏 9g，调和胃气降逆止呕；党参 15g、甘草 9g、红枣 5 枚，益气和中，扶正祛邪；夏枯草 10g，泻肝胆之逆火；生龙骨、牡蛎各 30g，镇逆平肝，益阴潜阳。本方进八剂，自诉眩晕大减，再进八剂，一旦豁然。

若论《伤寒论》之运用，师古而不泥古，别具一格的前贤典范，莫不如清代名家叶天士。叶氏所著《临证指南医案》可谓琳琅满目，五光十色，是亟待我们探索的宝库之一。让我们共同努力，为更好地继承和发扬祖国医学遗产而奋斗！

（本文为新疆维吾尔自治区中医提高班讲稿，载于《石河子医学院院学报》1981 年 3 期）

《伤寒论》五泻心汤与心下痞满

五泻心汤出自《伤寒论》和《金匮要略》。仲景所论"心下"，是指胃、十二指肠及横结肠部位。"痞"，即满闷不舒，最常见于慢性胃炎患者出现胃脘饱闷不适之症。心下痞满不痛，或按之较濡者，多为虚证。若痞硬或痛者，则常为实证。

心下痞满的病因：邪热郁胃。如《伤寒论》载："病发于阴，反而下之，因作痞。""脉浮而紧，而复下之，紧反入里，则作痞，按之自濡。"病发于阴，脉浮而紧，皆为寒邪所伤，其寒未从表解，反而入胃化热，热郁于胃，其痞满即成。

寒邪入胃化热的原因：胃气素虚，治疗不当。如《伤寒论》158 条："伤寒中风，医反下之，其人下利，日数十行，谷不化，腹中雷鸣，心下痞硬而满，干呕，心烦不得安。医见心下痞，谓病不尽，复下之，其痞益甚。此非结热，但以胃中虚，客气上逆，故使硬也。甘草泻心汤主之"。甘草泻心汤即为胃气素虚，治疗不当而设。

心下痞满的病机：正气既虚，复有郁热。

心下痞满的治则：苦降辛开，调治寒热。

心下痞满的治法：补益胃气，清泻郁热。

五泻心汤的具体应用：

半夏泻心汤

生姜泻心汤

甘草泻心汤

以上三方，均以芩、连、姜、夏、枣、草、参并用，芩连清胃中气分之郁热，姜夏和胃降逆，参草枣益胃气之虚。惟半夏泻心汤以半夏为主，伍以生姜，用于心下痞而胃气上逆者。生姜泻心汤以生姜为主，伍以半夏，用于心下痞而胃中水饮停蓄者。甘草泻心汤以甘草为主，伍以芩连，用于心下痞而胃中烦热不安者。

大黄黄连泻心汤

附子泻心汤

以上二方，三黄并用，大黄黄连泻心汤用于心下痞而胃热冲逆吐衄者，附子泻心汤用于阳气素虚而胃热痞结者。

从中医辨证论治观念来看，五泻心汤证属调和肠胃方剂，适用于邪犯胃肠，寒热夹杂，升降失常，而致心下痞满，恶心呕吐，脘腹胀痛，肠鸣下利等症。常用干姜、黄芩、黄连、半夏等辛开苦降为主，配以参、草补气和中，其代表方为半夏泻心汤，临床最为常用。大黄黄连泻心汤治疗胸膈痞热，或积热上冲致目赤、口舌生疮、大便干结者。附子泻心汤泻热消痞，扶阳固表，适用于热痞兼阳虚者。

五泻心汤所治之证，均为心下痞满为主，临床所见多为急、慢性胃炎，胃肠炎，胃扩张等疾病，如辨证准确，其疗效是非常显著的。

五泻心汤的组成和应用

方剂药物	半夏	黄芩	黄连	干姜	人参	甘草	大枣	大黄	附子	生姜	主治症状
半夏泻心汤	+	+	+	+	+	+	+				心下痞，满而不痛，呕而肠鸣。
生姜泻心汤	+	+	+	+	+	+	+			+	心下痞硬，胃中不和，干呕食臭，腹中雷鸣，下利，胁下有水气。

续表

方剂药物	半夏	黄芩	黄连	干姜	人参	甘草	大枣	大黄	附子	生姜	主治症状
甘草泻心汤	+	+	+	+	+	+	+				心下痞硬而满，干呕，腹中雷鸣，谷不化下利，心烦不得安。
大黄黄连泻心汤		+	+					+			心下痞，按之濡，心气不定，吐血，呕血。
附子泻心汤		+	+					+	+		心下痞，恶寒汗出。

（本文为传承工作室系列讲稿，2015 年 8 月）

《金匮要略》教学方法点滴

《金匮要略》亦名《金匮要略方论》，为后汉张仲景所著，是祖国医学最早论治杂病的一部专书，既有精湛理论，又有丰富实践，具有很高的实用价值，历代医家无不奉为圭臬，将其作为学习和研究中医的必读之书。兹将个人对本著的教学方法略述如下，一孔之见，请同道批评指正。

一、篇首先讲清概念

书中讲授每篇之前先介绍该篇的概念，述其主要内容和重点，使学生对本篇内容和精神有一个大概的了解。如介绍《痰饮咳嗽病脉证并治第十二》时，先讲清篇名含义，讲授湿、痰、饮、水异名同源，皆与津液代谢失常有关。脾虚不能为胃行其津液，聚而成重浊之湿，停而成胶稠之痰，留而为清稀之饮，甚则积为浮动之水。本篇以痰饮为讨论重点，其中又以饮病为主。痰饮病是一总称，可分为痰饮、悬饮、溢饮和支饮四种。其次，应交代痰饮的沿革，以帮助学生了解历代主要著作对本病的论述。此外，还应强调本篇论饮，偏于寒饮，当以温药合之。但四饮有别，分别以温阳化饮、逐水、利水、发汗四大法治之。《金匮要略》对痰饮的认识为痰饮学说奠定了基础，当今医者仍有深入学习的必要。

二、相似之处必须鉴别

《金匮要略》中有不少条文，病名相同，症状相似，但处方遣药各异；还有不少方剂用药相同，但药量有别，主治病证不尽一致。凡此相似病证及方剂，在讲课中殊难分清主次，权衡差异。为便于学生理解和分辨，对这些相似的条文，必须根据各条的病机变化、方药特点来鉴别其病证之各异，治法方药之不同。譬如《胸痹心痛短气病脉证治第九》中的人参汤与枳实薤白桂枝汤，两方均治疗胸痹病，但两者病机和证候不一。病因痰浊内阻，气滞不通，使胸阳痹阻，肝胃气逆，而出现胸满、胁下逆抢心的实证，用枳实薤白桂枝汤；病由中焦虚寒，脾运不健，饮邪上逆者，见心下痞、胸满，或胁下气逆上冲之虚证，治以人参汤。

三、前后篇相互联系

《金匮要略》各篇中有不少方剂，不仅能治疗本篇的疾病，并且能治疗其他篇章的疾病。因此，在教学中对于各篇所列方剂，应当将前后篇相互联系起来加以学习和研究。如，为深入研究某病的治疗可选用各篇的方剂加以分析辨别，从而获得同病异治的理性认识。以治疗痹证而言，《中风历节病脉证并治第五》中的桂枝芍药知母汤、乌头汤、越婢加术汤等都是治疗痹证的常用方剂，为了深入了解痹证的辨证论治，掌握功用有别的痹证方剂，必须联系《痉湿暍病脉证第二》《疟病脉证并治第四》以及《血痹虚劳病脉证并治第六》有关治疗痹证的内容。此外，还要分别了解麻杏苡甘汤、防己黄芪汤、桂枝附子汤、白术附子汤、甘草附子汤等运用之不同，以及白虎加桂枝汤、黄芪桂枝五物汤应用之区别。这样，前后篇结合起来学习，才能达到更好的效果。

四、联系《伤寒论》阅读

《金匮要略》与《伤寒论》原系姐妹篇，宜相互参阅，方可深入了解。例如大柴胡汤证，《伤寒论》136 条云："伤寒十余日，热结在里，复往来寒热者，与大柴胡汤。"本条论述病在里而及于表之表里俱实证，然而仅以"热结在里"一句，尚缺具体病位可资，这就难以说服读者用大柴胡汤来通里达表。而《金匮要略》的《腹满寒疝宿食病脉证治第十》载："按之心下满痛者，此为实也，当下之，宜大柴胡汤"。这就明确地指出了《伤寒论》中"热结在里"的病位。因大柴胡汤证的满痛，是心下（包括两胁），而大承气汤证之满痛则位于腹中。同一里实之满痛，前者病人立在胃，后者病位在肠，此部位不同，则用方各异。与此同时，《金匮要略》又补充本条可有"郁郁微烦""往来寒热"等证。

五、古方今用、联系实际

在讲授《金匮要略》的病证和方药时，应结合现代医学知识分析研究其病机和治疗效果，从而充实教学内容，并立足于临床。若过多地采用引经据典、选注讲解的教学方法，便会背离古为今用之现实意义。对各篇论述，都应落到实处，在临床应用上下功夫。如《疮痈肠痈浸淫病脉证并治第十八》之薏仁附子败酱散与大黄牡丹皮汤均为治疗阑尾炎之常用方，从原文意义来说，前者用于脓已成，后者用于脓未成。但从临床实际来看，薏仁附子败酱散不仅可用于阑尾炎已成脓肿，并可用于阑尾炎初起属阳虚体弱者，尤其是老年人阑尾炎血象不高，用之效果更好。至于大黄牡丹皮汤之应用，经大量临床实践证明，不论脓未成或已成，均可使用。

六、重视切脉辨证的意义

时病重舌，内伤杂病重脉，此乃长期临床经验体会所得之结论。《金匮要略》十分注重脉法，有以脉象说明病因病机者，有从脉象来分析病情的轻重及判断预后者，有用脉象来决定治则者。如《黄疸病脉证并治第十五》"酒疸"腹满与欲吐并见时，指出："其脉浮者，先吐之，沉弦者，先下之"。此以脉象变化决定其治法。《痉湿暍病脉证第二》载："暴腹胀大者，为欲解；脉如故，反浮弦者，痉。"这是从脉象来推断预后。诸如此类，不一而足，应当重视脉象的学习，并认真研究，切实掌握。

七、篇后做出小结

每讲完一篇，应根据全篇内容，重点归纳所论病证之病因、病机、脉象、证治和主方，要求以言简意赅的语言概括全貌，使学生能够掌握本篇的重点，便于复习记忆和今后的临床应用。如《血痹虚劳病脉证并治第六》小结，指出血痹系营卫不足，感受风邪，血行涩滞所致，以肢体局部麻木或轻微疼痛为主症，轻者可用针刺法，较重者予黄芪桂枝五物汤以温阳行痹。

（本文为新疆维吾尔自治区中医提高班讲稿，发表于《石河子医药》1986 年 3 期）

《金匮要略》胸痹理论在慢阻肺论治中的应用

慢性阻塞性肺气肿，多因慢性支气管炎、支气管哮喘、支气管扩张症等病发展而形成，后期常并发肺心病、呼吸衰竭、肺心脑病，为老年人常见的死亡原因之一。本病反复发作，迁延不愈。急性发作期多以咳嗽、痰鸣、喘息、气促为特征，有胸满、气短、呼吸不畅甚至喘息不得卧等临床表现，属中医的咳嗽、哮、喘、痰饮、肺胀等范畴。多年来，笔者对此类病人从胸痹论治，运用宣痹开结、辛滑通阳、辛开苦泄之法，取得了较好的疗效，积累了一定的经验。

一、胸痹应包括心系和肺系的疾病

胸痹，最早见于《灵枢·本脏》记载，"肺大则多饮，善病胸痹喉痹逆气"。其后，《金匮要略》亦载有胸痹心痛短气专篇论述。前者侧重中医肺系疾病的病机，后者所列方药现已成为治疗冠心病、心绞痛的常用药。《金匮要略·胸痹心痛短气》篇瓜蒌薤白白酒汤及瓜蒌薤白半夏汤证中，有多处涉及肺系症状，如"胸痹不得卧""喘息咳唾，胸背痛、短气"。该方经对咳、痰、喘验证，收效显著。有鉴于此，后世运用于治疗肺疾病者颇多，王孟英医案中按胸痹方治疗胸痹咳喘，更是屡见不鲜。近十年来，笔者通过对慢性阻塞性肺气肿急性发作期的临床观察，发现无论从临床表现还是从病理机制，都可用胸痹来概括。为此，将治胸痹病症的传统方药移用于治疗慢性阻塞性肺气肿，根据多年来的临床观察，瓜蒌薤白半夏汤对咳、痰、喘、哮鸣音的有效率分别达到 93.5%、90%、80%、86%；其对急性发作期的总有效率达 85.5%，疗效比较满意。由此可见，胸痹不仅包括心系疾病，尚含肺系的疾病。

二、慢性阻塞性肺疾病的病机——气痹与邪恋

慢性阻塞性肺气肿多由内伤咳嗽、支饮、喘、哮等病症历久渐积而成，以痰浊潴留、肺气壅阻、胸阳被浊阴邪气所闭，为急性期的发病基础。清代尤在泾将胸痹"阳微阴弦"的病机解释为："阳主升，阴主闭，阳虚而阴干之，即胸痹而痛。痹者，闭也。"此处"阳"指上焦胸中阳气的宣发功能，"阴"应为病邪痰饮浊瘀之类。我们认为慢性阻塞性肺气肿之胸痹症，因阴浊诸邪，留阻肺络，肺气失展，上焦清扬失旷，遂致气机郁闭，肺之宣肃治节功能失常，临床所见，气痹与邪恋互为因果，相互影响，气闭不能运痰泄浊，邪恋而气机又无从宣展，终成恶性循环，以致病程缠绵，迁延不愈。

气痹、邪恋、易于郁而化热。《金匮要略》将胸痹脉象"迟"与"小紧数"并列，意味着该证常有化热的趋势。因此方中配用性寒的瓜蒌。《千金要方·胸痹第七》载："习习如痒，喉中干燥，气有余便是火"，指出了胸痹阴寒化热的病理机制。临床资料分析表明，胸痹属热者占 95%，表现为痰黄黏稠，或痰白黏而难咯，苔多黏浊腻，脉多弦滑数，这些都是慢性阻塞性肺气肿胸痹证，痰郁化热时的辨证依据，久病入络，由气及血，形成气滞血瘀的病机转化。"络"一

是指血络，一是指之窍络。临证可见唇甲发绀，喘悸难眠，咯痰不爽，胸闷气塞。

总之，慢性阻塞性肺气肿胸痹证的病机演变复杂，肺气郁闭，痰热浊瘀相互胶结不解，故遣方用药常难两全。

三、慢性阻塞性肺疾病的治疗应以宣痹开结为先

对咳喘胸痹症的治疗，《类证治裁·胸痹》谓："夫诸阳受气胸中，必胸次宣旷，而后清气转运，布息展舒。"《临证指南医案·胸痹》云："肺卫窒痹，胸膈痹痛，咳呛痰粘，苦辛开郁为主"，指出展气开郁的治法。王孟英治疗胸痹咳喘痰热之证，也明确指出："痰热阻气，法当开上"。我们通过临床观察，认为若不解决气痹这一病理环节，即使运用多种清热化痰通络药物，也难以顿挫病势。针对气痹邪恋的病理特点，常选用瓜蒌、薤白、半夏、菖蒲等具有辛滑通阳、辛开苦泄特长的药物，在展气开结的基础上达到下气化痰、止咳平喘的作用。据临床资料观察分析，治疗组（全瓜蒌 15～20g，薤白 10～15g，制半夏15g，杏仁10～15g，菖蒲 10g，射干 15g，紫菀 15g。热重加连翘、黄芩、竹沥、苇茎汤；寒重加苓桂术甘汤、葶苈子；夹瘀加桃仁、丹参。）对主要症状的显效率及急性发作期总有效率均显著高于对照组（麻杏石甘汤为基本方。热重加黄芩、鱼腥草、桑白皮；寒重合小青龙汤加减）。这说明，辛滑通阳、辛开苦降药物能顿挫慢性阻塞性肺气肿急性期的咳嗽、咯痰、喘息及哮鸣，这可能与治疗后患者胸阳得到舒展和肺气得到肃降有关。方中薤白味辛苦性滑，辛可宣痹，滑可泄浊，苦可降逆，故《本草从新》称薤白功擅利窍，治肺气喘急。临床研究表明，薤白具有缓解支气管痉挛的作用。随着症状体征的改善，肺通气功能主要指标均有不同程度的好转，故认为薤白通阳泄浊、利窍平喘作用可能与支气管小气道的通畅、调节通气、血流比值、肺泡壁的弹性和肺的顺应性都得到提高有关。瓜蒌性寒味苦，蒌仁滑润，寒可荡热，滑可涤垢，与薤白相合具有宽胸散结、行气祛痰的作用。现代药理研究表明，瓜蒌有扩张微血管的作用，说明胸痹通阳泄浊的目的在于宣开痹结，使胸中阳气得以转运，达到气行血畅的目的。半夏、菖蒲通壅开结，展气豁痰。药理研究表明，菖蒲能抑制流感病毒，提高人体免疫功能，并且有镇咳、镇静、祛痰等作用。射干、杏仁、紫菀轻苦微辛，宣通气滞，以达归于肺；连翘、黄芩轻清开上，宣散热结而不苦寒趋下；桃仁、丹参、竹沥活血化瘀，软坚散结，搜络剔痰。据丹参的药理作用研究报道，丹参能加强微循环血流，改善组织灌注及血液流变性，提高机体免疫功能和抗菌消炎作用，对组

织胺所致毛细血管透性增高的炎症反应有明显抑制作用。这说明慢性阻塞性肺气肿胸痹证瘀血的实质应包含血络和肺之窍络的瘀滞。

笔者从临床实践中认识到，将辨治胸痹证的传统方药适当配伍芳化、清热、祛瘀等法，可以提高疗效。临床资料表明，辛滑通阳，辛开泄苦的药物，在抗菌消炎、止咳平喘、解痉祛痰和提高肺的顺应性，提高免疫功能，降低血液黏稠度，改善微循环等方面都有一定的作用，这对延缓肺心病的发生也可望有一定的效果。

（本文载于《世界综合医学研究》2000 年香港医药出版社）

《难经》主要内容及学习感悟

《难经》系《黄帝八十一难经》之简称，为《素问》《灵枢》等古医经之一。皇甫士安《帝王世纪》曰："黄帝命雷公、岐伯论经脉，旁通问难八十一为难经"。《史记·黄帝本记》载"死生之说，存亡之难"。《索隐》云："难，犹说也，凡事是非未尽，假以往来之词，则曰难"。凡此皆可以说明"问难"是命名的本义。《难经》的作者，隋以前多指为黄帝所作，唐以后便属之于秦越人。张仲景在《伤寒杂病论》序中说："撰用《素问》《九卷》《八十一难》……"既未道黄帝，亦不称秦越人。其作者虽难考证，但为古医经乃毋庸置疑。

《难经》的内容甚是丰富，诚如《难经汇考》所载："《难经》八十一篇，辞若甚简，然而荣卫度数，尺寸位置，阴阳王相，脏腑内外，脉法病能，与夫经络流注，针刺俞穴，莫不该尽"。《难经》主旨涉及多方位多层次，论述某些具体问题时，较《素问》《灵枢》更加深刻。现就《难经》的主要内容，分述如次。

第一篇（一至二十一难）主要是论脉。凡独取寸口、关分寸尺、阴阳关格、五脏应诸脉象、脉来轻重、阴阳盛衰、脉随四时阴阳消长变化、脉之根与原气、迟数辨寒热、一脉多变、候五十动、脉绝分内外、色脉身形相参、察脉损至、四时脉常变顺逆、内外证脉变、切脉知生死、三部分四经、男女脉顺逆、阴阳更乘、形脉病相应诸理，皆有精深的简述，尤以辨寸尺、分轻重、论原气等要素，皆为《素问》《灵枢》所不言，且至关重要。

第二篇（二十二至二十九难）主要论经络。凡言经脉变动而生气血之病，三阴三阳脉度长短之转相灌溉，阴阳经脉气绝之外候，手心主三焦配为表里，以及十五别络、奇经八脉之起走，为病等。其中有不少皆为发《素问》《灵枢》之所未发。如"是动"和"所生"病，直指为"是动者，气也；所生病者，血也。……气留而不行者，为气先病也；血壅而不濡者，为血后病也，故先为是动后所生也"。此解为后世医家所推崇。

第三篇（三十至四十七难）主要论脏象。凡营卫之相贯，三焦之禀生，心肺独居于膈上，肺肝各自浮沉，心肺与两肠何去何从，左右分肾与命门，三焦主持诸气，命门独系胞精，脏腑有长短大小不同，窍会有七冲八会之互异，老少癫痫有多寡，头颈面诸阳经脉之所会等，所论皆能汲取《素问》《灵枢》之精华，并创新发明了左肾右命门之说。

第四篇（四十八至六十一难）主要论病机诊候。凡虚实之候，正经自病与五邪所伤，虚、实、贼、微、正，五邪之辨，寒温与阴阳之判，脏腑发病之殊，七传间藏之胜，难易治之分，积聚病之别，下利有五泄，伤寒之有五苦，癫狂病察阴阳，头、心痛辨厥真，望闻问切之神圣工巧，对审因求证、辨析证候皆当精辟阐发。如蒙将其娴熟于胸，则病机诊候之要，尚可大体明了。

第五篇（六十二至八十一难）主要论脏腑营俞及针灸补泻。大致涵盖五脏五俞，六腑六俞，有阴阳终结之异。十二经皆以俞为原之义，募在阴而俞在阳。虚实母子补泻之先后，四季针刺之浅深，刺病贵无伤，调气在迎随。五俞系四时，诸井皆气少。东方实而西方虚，泻南补北。补泻不同，取置各异。呼吸出入，信其左右。迎夺随济，定其虚实。尤以上工治未病，无盛盛、无虚虚诸理，皆阐明极致。第五篇虽言其针刺，而药治之法亦不失其所言。

《难经》八十一难，分为五篇。言脉，言经络，言脏象，言病机诊候，言俞荣针法，既集《素问》《灵枢》之精华，亦有匠心独到之处。如寸关尺之诊脉，左右肾与命之分别，皆丰富了中医学基础之核心内容。

中医学古典医籍中注疏最早者，莫过于《难经》。三国时期，吴太医令吕广所注名曰《黄帝众难经》，乃注《难经》之第一人。唐代杨玄操在吕注的基础上广为注释，名为《集注难经》五卷。咸淳间临川李子野有《难经句解》四卷，金大定间泰安纪天赐有《集注难经》五卷，易水张元素著《药注难经》一卷等等。以上注家，除《难经句解》尚完整地存在外，其余数家仅存于今本《难经集注》中，虽有残缺，尚得流传，而其他注家之解皆散佚无存。宋以后有成就的注家，且有籍可存者诸多。如元代滑伯仁《难经本义》二卷，明代熊宗立《勿听子俗解八十一难经》六卷，清代黄元御《难经悬解》二卷、徐大椿《难经经释》二卷等。本文特别提出，作者收藏的《难经会通》为白云阁藏本《难经》木刻版，系已故国家名老中医黄竹斋先生于 1939 年筹资刻印，后于 1945 年正式付梓出版，命名《难经会通》，并撰"秦越人事迹考""难经注家考"附于卷尾。该书爰采群注，独抒心得，文笔质朴，言简意赅，为阐注《难经》之作中最为珍贵者。

历代医家认为，《内经》《难经》皆为中医学之经典。《内经》奠定了祖国医学理论基础，《难经》补《内经》之未发，时至今朝，中医理论渊源仍出于《内》《难》二经，其学术之精粹仍散发璀璨之光辉。人类已进入21世纪，为了更好地继承和发展已有千年历史的中医传统文化，我们应当将这两部经典著作，结合起来研讨。《难经》有别于《内经》的特点，是从经脉立论研究脏象、病机、诊候、治则等各个问题，认为《内经》所论无不与经脉有关。有医家称《难经》为脉法书或谓经穴书，亦不为之误。《难经》重视新发理论的研究和阐述，首先提出命门学说，《难经会通·三十五难》云："左为肾，右为命门，命门者，精神之所舍也，男子以藏精，女子以系胞，其气与肾通"。两千多年来，此说仍被奉为圭臬。对原气的创说，更有独到之处。《难经会通·三十四难》载："腑独有六者，谓三焦也，有原气之别焉"，《难经会通·八难》云："诸十二经脉者，皆系于生气之原，即肾间动气也，此五脏六腑之本，十二经之根，呼吸之门，三焦之原，一名守邪之神。故气者，人之根本也，根绝则茎叶枯矣"。肾间动气即为原气，根于肾及命门，别行于三焦，为生气之原，故亦称为原气，后世言真阴真阳乃为原气所化生。至今沿用两千多年的独取寸口诊脉，为《难经》所提倡，《难经会通·一难》曰："十二经中皆有动脉，独取寸口，可决五脏六腑生死吉凶"。《难经》对人体诸多部位还作了形象的说明，《难经会通·四十四难》载："唇为飞门，齿为户门，会厌为吸门，胃为贲门，太仓下口为幽门，大肠小肠会为阑门，下极为魄门，故曰七冲门也"。其他如对三焦的认识，以及泻南补北诸说，无一不是中医药理论的创见。

《难经》内容丰富而精辟，文字古朴，辞简意深，秩然可读，该著作与《内经》互为表里，我们应当努力研习，以铸造中医经典理论之坚实基础。

（本文为传承工作室系列讲稿，2015年10月）

略论温病辨治的理法方药

温病学发展至明清时代已渐趋成熟，其间多有著名医家论述温病之因、证、脉、治，最具代表性的有明代吴又可所著《温疫论》、清代叶天士所著《温热论》、吴鞠通所著《温病条辨》、王孟英所著《温热经纬》等。历来尤以《温病条辨》为温病学之宝典，今之温病学教材，取该著作之说亦最多。全书以三焦辨证为主干，参以仲景六经辨证、刘河间温热病机、叶天士卫气营血辨证及吴又可《温疫论》等诸说，析理至微，病机甚明，方药精准。《温病条辨》不仅论述了风温、温热、温疫、温毒、暑温、伏暑、湿温、秋燥、冬温、温疟等，还涉及寒湿、痢疾、黄疸、痹痛、疝瘕等诸多方面。共设二百三十八法，一百九十八方，乃为诊治温病之准绳，可谓洋洋大观。兹以该著作精髓之发微，参阅其相关专论，结合个人临床心得，略述温病辨治的理法方药如下，以与同道交流。

温病为感受温热或温毒之邪而发病，通常分为四个证候期，临床确有规律可循，但必须将辨病与辨证结合起来细辨，不可一见温热或发热即以清热解毒治之。

恶风期 发热是外感病的主症，没有一种外感病不发热，温病更不例外，尤其是在整个病程中都有不同程度的发热。本期八纲辨证属表、实、热，三焦辨证属上焦，卫气营血辨证属卫，脏腑辨证属肺。证候特点为寒热，咳嗽，咽痛，舌苔薄白，脉象浮数。治法宜宣肺，解表。常用方剂为桑菊饮，银翘散。

化热期 恶风消失，身热，体温升高，口渴引饮，烦闷，多汗，为温邪化热之特征。本期八纲辨证属里、实、热，三焦辨证属上焦、中焦，卫气营血辨证属气，脏腑辨证属肺、胃、肠。证候特点为发热，便秘，伤津，舌苔黄燥，脉象洪大。治法为清气，泻下，生津。常用方剂是银翘散加石膏，白虎汤，凉膈散，增液承气汤，益胃汤。

入营期 温热之邪由气入营，为温病中的重要环节，许多严重证候常在此期出现，危重者每可导致死亡。国医大师姜春华教授截断扭转的学术思想，最为适合温邪入营期的治疗思路。本期八纲辨证属里、实、热，三焦辨证属上焦、中焦，卫气营血辨证属营，脏腑辨证属胃、心包。证候特点是神昏，斑疹，血出，舌质红绛、苔渐深黄少津，脉象细数。治法是清营，开窍，化斑，止血。常用方剂为清营汤，安宫牛黄丸，紫雪丹，至宝丹，化斑汤，犀角地黄汤。

伤阴期 入营是温邪传入血分，为热盛扰乱时期，伤阴则是指精血亏损，为温病后期阶段，病在下焦肝肾。本期若转为安，亦是温病恢复期，多可向愈。八纲辨证属里、虚、热，三焦辨证属下焦，卫气营血辨证属血，脏腑辨证属肝、肾。证候特点为伤阴，痉厥，舌光干绛，脉细数微弱。治法为滋阴，熄风。常用方剂是三甲复脉汤，加减复脉汤，大定风珠，青蒿鳖甲汤。

温病证候期，大致可分为以上四个阶段。临床辨治应根据三因制宜，尤重于因病因人制宜，其具体治法方药如下，可资参考，以求实用和实效。

宣肺法　风温初起，邪在上焦卫分，证情轻微，若机体抵抗力强者也可不以药物治疗。

首选桑菊饮加味，桑叶、菊花、桔梗、连翘、杏仁、甘草、薄荷、芦根。以轻宣肺气，有解表之功而不发汗。咽痒、咳嗽、咯痰者，酌加牛蒡子、蝉衣、浙贝母、陈皮。兼鼻塞流涕者加薏苡仁、苍耳子、辛夷。

疏表法　病在上焦卫分，外邪较重并有发热者。

银翘解毒丸或银翘散，银花、连翘、竹叶、荆芥、牛蒡子、豆豉、薄荷、桔梗、甘草、芦根。此为辛凉解表法，由发汗与解热药组成。此与感受风寒之辛温解表相对。咳嗽痰多加苏子、杏仁、浙贝母、桑白皮，挟湿加半夏、陈皮、厚朴。

新加香薷饮，由香薷、扁豆花、厚朴、银花、连翘等组成。适用于暑温初期，以祛暑解表为治。香薷能清暑发汗，多用于夏季受暑之表证。然暑必挟湿，故多配以藿香、佩兰、苍术、厚朴之属。暑季表证，亦可配服藿香正气丸或藿香正气水。

清气法　温邪最易化热，本法宜分为清肺和清胃两种，亦可肺胃同治。

竹叶石膏汤，本方由竹叶、石膏、半夏、麦冬、人参、粳米、甘草组成。应用时可去半夏、人参，加银花、黄芩等，用于肺热较重者。

桑菊饮中加石膏，适用于辛凉清透之法中兼以肺热较重者。

白虎汤，石膏、知母、甘草、粳米组成。主要着重清胃，可配以芦根、黄连、滑石等。

三石汤，由石膏、寒水石、滑石、杏仁、竹茹、银花、通草、金汁组成。治温热蔓延三焦，偏重肺胃两经，温病热邪重者均可采用。

清化法　用于温热挟湿，偏于中焦，治有轻重之别，选方遣药，贵在把握清利。

三仁汤，由杏仁、白蔻仁、薏苡仁、厚朴、半夏、滑石、竹叶、通草组成。主治湿温邪在中焦，兼顾上下两焦，可酌加藿香、佩兰、苍术、黄芩。

黄芩滑石汤，系黄芩、滑石、白蔻仁、茯苓皮、大腹皮、猪苓、通草组成。清热与利湿两法兼顾，令湿热从小便排出。

杏仁石膏汤，为杏仁、石膏、半夏、姜汁、枳实、黄柏、栀子配伍而成。合辛苦寒，以宣通三焦。

甘露消毒丹，藿香、菖蒲、薄荷、黄芩、滑石、连翘、贝母、射干、白蔻仁、木通、茵陈。功可利湿化浊，清热解毒。

泻下法 温热之邪，壅遏肠胃，大便秘结，非用泻下之法，而不可退热。

凉膈散，大黄、玄明粉、薄荷、连翘、黄芩、竹叶、甘草。由泻下与清热两法组成，温病或素有胃肠结热者用之，胜于单纯攻下。

增液承气汤，由生地、玄参、麦冬、芒硝、大黄组成。治温热病津伤，大便燥结。前三味养阴生津，增液润燥，名增液汤。加硝黄为补虚泻实，乃温病开一大法门。

生津法 温邪灼烁上中二焦，损津耗液。

益胃汤，沙参、麦冬、生地、玉竹、冰糖。津液指胃阴，胃阴伤则温邪更臻燎原。本方甘寒滋润，知母、石斛、花粉皆可增用。

五汁饮，梨汁、荸荠汁、藕汁、麦冬汁、芦根汁，或加蔗汁。甘寒养液，治肺胃津伤代饮之方。也可用于慢性肾功能不全之鼻衄者，每多效验。

沙参麦冬汤，沙参、麦冬、玉竹、花粉、桑叶、扁豆、甘草。甘寒生津，清养肺胃，用于燥伤肺津，温病肺胃津液不足者。

连梅汤，由黄连、乌梅、麦冬、生地、阿胶组成。此酸甘化阴，酸苦泄热，主治津伤消渴，亦清心火而滋养肝肾。

清营法 温邪由气入营，热毒炽盛，阴液耗伤，邪犯心包。

清营汤，犀角（水牛角代用）、生地、麦冬、玄参、丹参、黄连、银花、连翘、竹叶。清营解毒，透热养阴。大便干结者，加大黄、芒硝。高热不解者，加板蓝根、栀子。舌红少津甚者，加丹皮、赤芍。本方的现代研究较多，其药理作用：抗菌、抗病毒、消炎、抗过敏、抗心肌缺血、改善微循环等。本方可用于"流脑""乙脑"、中暑、败血症等病，如见昏迷、谵语、抽搐，可配用安宫牛黄丸或至宝丹、紫雪丹，以增强清心开窍、清营解毒、清热镇痉之功。

清瘟败毒饮，方由白虎汤、犀角地黄汤、黄连解毒汤三方加减而成。方中有犀角（水牛角代替）、生地、丹皮、赤芍、玄参、石膏、知母、黄芩、黄连、栀子、连翘、竹叶、桔梗、甘草，功能清热泻火，凉血解毒，主治瘟疫证。目前用于治疗"流脑""乙脑"、败血症、流行性出血热、产后高热以及其他多种急性传染病（麻疹、流行性感冒、流行性腮腺炎、钩端螺旋体病、传染性非典型肺炎、手足口病等），凡属热毒炽盛，气血两燔之瘟疫证，皆可以本方化裁应用。

普济消毒饮，由黄芩、黄连、陈皮、甘草、玄参、柴胡、桔梗、连翘、板蓝根、马勃、牛蒡子、薄荷、僵蚕、升麻组成，功能清热解毒，疏风散邪，主治大头瘟。临床常用于治疗颜面丹毒、流行性腮腺炎、急性扁桃体炎、淋巴结炎伴淋巴管回流障碍等属风热邪毒者。大便秘结加大黄以泻热通便。腮腺炎并发睾丸炎者，加川楝子、龙胆草以泻肝经湿热。

凉血止血法　温邪传及营血，血热迫血妄行。

犀角地黄汤，由犀角（水牛角代替）、生地、赤芍、丹皮组成，功能清热解毒，凉血散瘀止血。常用凉血止血药如茅根、侧柏叶、藕节炭、紫草等，均可加入。

化斑法　温邪郁于肌表血分，发为红色斑疹。

化斑汤，犀角（水牛角代替）、玄参、石膏、知母、甘草、粳米，本方清气凉血，用于气血两燔之发斑。

加味银翘散，以银翘散加生地、丹皮、玄参、紫草、大青叶，用于温病初期，热伤血络，红疹透于肌肤，故在解肌透邪的基础上，增以清泄营热之品。

滋阴清热法　温邪深入下焦，伤及肝肾阴血，慎防阴虚风动，当予滋阴清热法为治。

加减复脉汤，生地、白芍、麦冬、阿胶、麻仁、甘草，功能滋阴润燥，主治温热病后期，阴液亏虚，肝肾不足。

青蒿鳖甲汤，由青蒿、鳖甲、生地、知母、丹皮组成，功能养阴透泄热邪。主治温病后期，邪热伏于阴分之证。

开窍法　温邪侵犯心包，神昏谵语。

安宫牛黄丸，由牛黄、犀角、麝香、珍珠、雄黄、朱砂、冰片、黄连、黄芩、栀子、郁金、金箔衣组成。清热解毒，镇惊开窍。主要用于高热惊厥或中风昏迷、"流脑""乙脑"、中毒性脑病、脑出血、脑梗死、败血症等症见神昏惊厥者。

紫雪丹，由犀角、羚羊角、玄参、滑石、石膏、寒水石、磁石、木香、沉香、丁香、升麻、甘草、朴硝、硝石、朱砂、麝香、金箔组成。清热开窍，镇痉安神。用于温热病，热邪内陷心包。主治高热烦躁，神昏谵语，痉厥，口渴唇焦，尿赤便闭，以及小儿热盛惊厥。

熄风法　温病热邪久羁，热灼真阴，肝肾亏损，肝风妄动。

三甲复脉汤，复脉汤（炙甘草、桂枝、人参、生地、阿胶、生姜、麦冬、麻仁、大枣、白酒少量），一甲复脉汤为复脉汤加牡蛎，再加鳖甲为二甲复脉汤，再加龟板为三甲复脉汤。本方滋阴复脉，潜阳熄风。肝风由阴血亏损引动，故在复脉汤基础上加三甲以资潜镇。本方是《伤寒论》炙甘草汤（复脉汤）衍化而来，去人参、桂枝、生姜等，加入牡蛎、鳖甲、龟板，变为益气养血复脉之方，而为滋阴熄风之剂，此为吴鞠通《温病条辨》经方活用之典范。该方主治温病后期，肝肾阴亏，虚风内动之证。现代临床应用于治疗中暑、"流脑""乙脑"、低血钙等导致肢体抽搐且属阴血亏虚者。

大定风珠，由生地、白芍、麦冬、阿胶、麻仁、甘草、牡蛎、鳖甲、龟板、五味子、鸡子黄组成。滋阴养液，柔肝熄风。本方用于温病后期，真阴大亏，虚风内动，症见神倦瘛疭，脉气虚弱，舌绛苔少，时有欲脱之势。若见气喘加人参或西洋参，自汗加龙骨、人参、浮小麦，心悸加茯神、人参、浮小麦。本方可用于现代医学的多种流行病及急性传染病晚期，且证属阴虚风动者，临床表现多为危重证候，部分幸免死亡者可进入恢复期，但内脏器官功能已产生不同程度的障碍，有待调整恢复。

中医温病学是一门临床实用学科，既有全面而系统的理论，又有较高的临床实用价值。在现代医学快速发展的今天，我们仍应注重学习温病学的基础理论和临床知识，以继承和发扬的精神，将温病辨治的理法方药科学地运用到实践中去，不断提高临床疗效，以彰显中医治病的特色和优势。

（本文为传承工作室及师承弟子讲稿，2016 年 10 月）

脉诊指法及脉象形象分类与主病

中医脉象的诊断是一门精深的科学，它来自理论阐述和前人研究，更重视医者手指切取病人脉搏时指下的感触变化，中医脉诊应靠较长时间的经验积累，非朝夕之功夫。

脉象即脉动应指的形象，其形成与脏腑气血的功能密切相关。气帅血行，心气推动血液运行于脉管之中而形成脉搏。脉象的部位有深浅，速率有快慢，强弱有差别，节律有不同，形态有各异，因而形成不同的脉象。脉诊的临床意义主要为测病因，知病位，审病机，辨病性，察预后吉凶。

诊脉部位，从古至今常用者有遍诊法、三部诊法及寸口诊法。目前临床通用之法，仍遵《难经》之说，简明而适用，经过两千多年历代医家的临证应用，证实确有一定实践价值，故今日诊脉，仍沿用独取寸口法。寸口法指法：一曰布指。先以中指寻病人腕后高骨，于高骨内缘定关，食指关前定寸，无名指在关后定尺。医者以指腹按触脉位，食、中、无名指三指呈弓形，按在同一水平线上。三指间疏密，视患者前臂之长短适当调整。布指后的指法分总按和单按，三指同时切脉称总按，以体察脉之强弱和大小，了解脉象的总体；一指单按一部脉称单按，以了解该部所主脏腑气血之盛衰。二曰举按寻。诊脉指力应分轻、中、重，轻指循举曰举，即浮取。重指取之曰按，即沉取。不轻不重取之曰寻，即中取。三曰平息。诊脉时医者应呼吸均匀，一呼一吸谓之一息。以医者之息数计算患者脉动时的至数，通常四至五次为正常，成人一息三至为迟，六至以上为数。四曰五十动。《内经》时代即强调五十动，即每诊必待脉动五十次。脉动五十次，节律整齐有规律，乃五脏气血调匀，虽病预后良好。若脉动五十次不规则，应再候五十次，以了解脉象促、结、代之变化。诊脉时，医者必须严格要求自己，应认真负责，不得草率从事。五曰脉之胃、神、根。胃指胃气，脉以胃气为本，脉来去从容和缓，不浮不沉，不大不小，节律整齐，是胃气充实的冲和之象。神指脉神，脉神是五脏精气之反映，脉神之表现为脉来柔和有力，无神则是神衰、精亏、血耗之象。根指尺部脉象沉取有力，脉之有根，犹树之有根，反映人之元气充沛，若脉之无根，或微弱欲绝，属肾气欲竭之危候。

疾病反映于脉象的变化称之为病脉，不同的病理脉象，反映了不同的病证。不同医家在切脉时，指下的感觉与体验有所不同，脉象的命名也不完全一样。我国脉学专著《脉经》有二十四种脉象，《濒湖脉学》记载二十七种，《诊家正眼》有二十八种等，近代均以二十八种脉象论述。在二十八病脉中，有单一脉（如浮脉、沉脉）和复合脉（如沉紧脉、弦细数脉）之别。根据脉之形象规律，将二十八脉按深浅度、速度、力度、节律、形态五个方面，分述其形象及主要病证。

深 浅

浮脉：浮取有力，沉取不足。主病表证，虚证。

沉脉：轻取不足，重按有力。主病在里或内伤。

伏脉：轻取不及，重按方得。主病邪闭，痛极，厥证。

速 度

迟脉：脉率缓慢，一息不足四至。主病寒证，虚证。

数脉：脉来快速，一息五六至。主病热证，虚证。

疾脉：脉动躁疾，一息七八至。主病脱证，阳极阴竭。

动脉：脉形如豆，劈劈凑指，一息五至。主病惊证，痛证。

力 度

弱脉：细软无力，脉位深沉。主病气血阴阳俱虚。

缓脉：徐缓少力，一息四至。主病虚证，湿证。若从容和缓，浮沉适中，为平人脉象。

实脉：充实有力，阔大而长。主病实证，积滞。

节 律

结脉：时有间歇，止无定数，一息不足四至。主病阴盛气结，寒痰血瘀。

代脉：缓而中止，止有定数。主病脏气衰微，风证，痛证。

促脉：脉动急促，时一止，止无定数，一息五至以上。主病阳热亢盛，气血痰食瘀滞。

形 态

弦脉：端直而长，如按琴弦。主病肝胆，痰饮，痛证，疟疾。

紧脉：脉来劲急，牵绳转索。主病痛证，寒证。

滑脉：圆滑流利，如珠走盘。主病痰热食积，或常人体壮，亦主妊娠。

涩脉：脉来艰涩，如轻刀刮竹，一息不足四至。主病精亏血少，瘀血阻滞。

虚脉：举之无力，按之空虚。主病气血阴阳诸虚。

细脉：脉细如线，中取应指明显。主病诸虚劳损，湿证。

微脉：极细极软，按之欲绝，若有若无。主病元阳衰微，气血俱虚。

洪脉：洪大有力，来盛去衰。主病里热证，阳热亢盛，气盛血涌。

濡脉：浮取柔软少力，沉取渐无。主病虚证，湿证。

长脉：首尾端直，超过本位。主病肝阳亢盛，火邪热毒。

短脉：首尾俱短，不及本位。主病气病，有力为气滞，无力为气虚。

芤脉：浮大中空，如按葱管。主病失血，亡阴。

散脉：涣散不收，漫无根蒂，按之全无。主病虚证，元气离散。

革脉：浮大弦硬，如按鼓皮。主病伤精失血，表寒中虚。

牢脉：重按实大，弦长有力。主病阴寒内实证，癥积痞聚，失血阴伤乃为阴血暴亡之候。

（本文为西学中班讲稿，后作修改，为师承弟子讲授，2014 年）

谈谈理气法的分类及应用

方书每以理气法治疗气机不畅所致的气滞、气逆诸证。其实理气法的临床应用极为广泛，通过药物配伍，临床各科和各系统疾病的治疗都离不开理气法的运用。其所产生的疗效，实可与活血化瘀法媲美。

人之所病，总不外乎病邪干扰气血正常的运行，从而产生一系列病理表现。仅就"气病"而言，它既可影响脏腑功能，又会形成病理产物，两者常互为因果，即形成各种病症。近年来，笔者悉心于理气法的临床应用，并将理气法在治疗中的作用归纳为两大类，即理气调整脏腑功能和理气祛除病理产物。于每一类中，根据疾病性质，结合不同的治法，配合不同的药物，又可分为若干条作用。这样，既可纠正医者以往对理气法治疗作用认识的局限性；又使其概念明确，条清缕晰；还可使人们进一步重视理气法的临床应用，不断扩大诊治范围和提高临床疗效。

一、理气调整脏腑功能类

理气调整脏腑功能，是指通过疏理气机，使气行通顺，并结合脏腑生理特点治疗以达到调整脏腑功能的方法。本类有以下若干作用：1. 疏肝理气：用于肝气郁结的病人，药如柴胡、香附、郁金、枳壳、青皮；2. 疏利心气：临床常见因情志不遂、忧喜无度所致心悸、心区憋闷、胀痛、善太息者，可予四逆散合石菖蒲、瓜蒌、薤白以通心气；3. 理气和胃：用于肝胃不和证，如慢性胃炎、胃溃疡病、胃神经官能症等，常以理气药和胃药同用，药如柴胡、枳壳、木香、砂仁、陈皮、半夏、吴茱萸；4. 降逆和胃：用于胃气上逆而不降者，如胃病之呕吐、呃逆诸证，药如旋覆花、代赭石、半夏、柿蒂、吴茱萸、沉香之属；5. 理气健脾：用于气滞不运兼脾失健运的病人，如香砂六君子汤之属；6. 疏肝健脾：用于肝郁脾虚证，如慢性肝炎、胃炎、月经不调、慢性腹泻等所引起者，逍遥散为代表方；7. 行气止痛：凡痛症因气滞所致者，诸如胃肠痉挛引起的腹痛，可予木香顺气散、金铃子散化裁；8. 降气平喘：用于肺失肃降所致的咳逆气喘病证，苏子降气汤等；9. 降气纳肾：适宜于肾虚不能摄纳肺气之虚喘证，常以补肾或补益肺肾药合降气之品同用，如熟地、山茱萸、蛤蚧、五味子、冬虫夏草、沉香、苏子；10. 降气止血：心、肝、肺、胃之气火上逆，血随气升，致咳吐鲜血，非配合降气法而不易止血者，药如苏子、旋覆花、代赭石、降香、莱菔子之类；11. 理气消肿：用于因气滞所引起的肿胀证，纯属气肿，常见于神经官能症患者，治以行气顺气为主，并配合疏肝健脾之品；12. 理气安胎：应用于因情志不遂、气机不顺所引起的胎动不安，药如苏梗、苎麻根、陈皮、砂仁、竹茹之类；13. 理气调经：妇女情志抑郁、郁久则气滞，冲任二脉气血运行不畅所致月经不调、痛经诸证，方用天台乌药散加减，可酌情重用香附、乌药、陈皮、元胡之属。

二、理气祛除病理产物类

理气祛除病理产物，是指通过疏理气机，使气行通顺，配合祛邪药物治疗，从而祛除病理产物的治疗方法。本类有以下若干作用：1. 理气清热：用于气机郁滞所引起的热证，所谓"气甚生热""气有余便是火""郁热""郁火"之类也。常用丹栀逍遥散化裁，可加入夏枯草、知母等；2. 理气散寒：适用于气机不畅，内脏生寒或外寒入里互为发病的寒证，多见于胃寒气痛、寒气腹痛诸证，方用良附丸、木香顺气散等加减；3. 行气化湿："湿不化，赖乎气"，气化则湿自化矣，如湿温病，中焦气滞，湿郁不化，脘痞闷胀者，用三仁汤增损；4. 理气行水：用于气滞引起的小便不利及浮肿者，临床多见于某些功能性浮肿，拟行气药与利尿之品合用，如四逆散合五苓散；5. 理气化痰：用于脾胃气滞不运，湿聚痰生，常可贮于肺，气顺则痰自除，常用二陈汤加味为治；6. 理气通淋：用于气淋证以及气机不利所致小便点滴不爽而作痛者，常可伴有泌尿系结石，药如香附、乌药、枳实、沉香、鸡内金、冬葵子、石韦、金钱草等；7. 理气排石：通过疏利肝胆，达到排除胆系结石的治法，宜重用柴胡、郁金、香附、木香、乌药、鸡内金、海金砂、金钱草之属；8. 理气导滞：积滞内阻，气机不畅，致脘腹胀痛，食后嗳腐，便秘或下利泄泻。张洁古云："调气则后重自除"，后世治痢之方，多有理气导滞法，如木香槟榔丸；9. 行气通腑：峻行其气，以泻腑实，理气药不仅用于气滞所引致的腹胀便秘，而且是治疗多种急腹症不可缺少的辅佐之品，所谓通里攻下之大承气汤，实为行气通腑之重剂；10. 行气活血：用于气滞血瘀证，如冠心病、高脂血症以及血脉瘀滞不畅的各种病症。行气药与活血化瘀药合用，或使用具有行气活血双重作用之品，以达到气行则血行，药如丹参、赤芍、降香、郁金、川芎、元胡；11. 行气破积：用于癥瘕积聚、肿瘤等，药如三棱、莪术、姜黄、蒲黄、五灵脂、穿山甲、水蛭、虻虫之类；12. 破气行血，适宜于气滞气结重而血脉瘀滞不通者，药如三棱、莪术、桃仁、红花、泽兰、牛膝；13. 理气行痹：用于风寒湿痹及气血郁滞所致之痹痛，如风湿性关节炎及类风湿性关节，常于蠲痹药中加入行气之品；14. 行气通络：适用于气滞络阻的病变，如某些风湿症、末梢神经炎等。由理气药与舒筋活络之品组成，药如香附、木香、鸡血藤、地龙、丝瓜络、伸筋草等。

理气法的临床应用极为广泛，使用时务必注意以下几点：1. 必须针对病情，详细掌握好理气药的个性，选择使用相应的药物；2. 理气药辛温香燥者甚多，易于耗气、伤阴、损津、劫血，故气弱、阴亏、津伤、血虚者慎用；3. 用药应分阶段，初起时可不嫌香燥，香附、木香、沉香、乌药等每可获速效，久病则宜取其和平之品，药如白蒺藜、香橼皮、佛手、代代花、金橘叶等；4. 理气之品，过用则耗正，使用时不宜药味过多，剂量过大。否则疏泄太过，发生变端。长期使用还应酌情配伍，以维持机体阴阳气血平衡。

（本文载于《中医治则治法研究》1991 年第 1 期）

几种心血管疾病的上病下治

《素问·五常政大论》载："气反者，病在上，取之下；病在下，取之上；病在中，傍取之"。所谓"气反者"乃指病在此处，所反映的症状却在彼处。诸如病在下而症状表现在上，实为本在下而标在上，宗治病必求其本之旨，治其下则为治其本，方能取得根本的疗效。张景岳认为，"其病既反，其治亦治反，故病在上，取之下，谓为阳病者治其阴，上壅者疏其下也……"；慎柔曰："大祇病在上宜求其下"。近代，以心病或心脾同病治其肾而获良效者甚多，认为治下确实可以理上。

上病下治法是祖国医学治疗疾病的一种独特疗法，自《内经》问世以后，历代医家对此均有所发挥，并积累了丰富的临床经验。上病下治法可分为内治与外治，内治主要指调补肝脾肾和通腑利水，外治多以药物外敷。上病下治的范围应包括：上焦的脏器有病，不直接治疗该脏而治中下焦的脏腑；中焦的脏腑得病而医治下焦的脏腑；人体上部有病从下部治疗。今就心血管系统中常见的几种疾病，运用上病下治法作一介绍，不妥之处，祈请同道指正。必须说明，本法不是通治心血管系统的各种病症，而是论述符合上病下治特点的临床疾病。

一、冠状动脉粥样硬化性心脏病

治疗本病的途径甚多，有宣痹通阳、芳香开窍、活血化瘀、化痰通络以及通补兼施等，皆有一定疗效。冠心病为中老年人常见病，一般认为其病机为本虚标实，临床表现均有不同程度之肾虚证候，因此有人认为肾虚是冠心病发病的重要环节，故补肾调节其阴阳乃为治本之法。经云："心痹者脉不通"，而肾又为脉之根，故补益心常从补肾入手。林珮琴云："昔人论阳统乎阴，心本于肾，上不安者由乎下，心气虚者因乎精，此精气互根，君相相资之理也"，即说明心与肾生理病理间的密切关系。心病治疗，当先治肾，周慎斋指出："欲补心必先实肾，欲补肾必先宁心"。我们常以补肾为主的方药治疗冠心病，补阳先用金匮肾气丸、右归丸、补骨脂丸，选加仙灵脾、锁阳、大云等；补阴选用六味地黄丸、左归丸、首乌延寿丹，选加枸杞子、女贞子、旱莲草等。上述皆可加入冠心Ⅱ号等活血化瘀之品。蒲辅周老中医有以十全大补丸治疗本病获效的验案，为此不可拘于"痛无补法"之说。冠心病更有"心胃同治"之论，《金匮要略·胸痹心痛短气病》篇治疗胸痹心痛就用了不少治胃药品，我们应用调理脾胃之温胆汤、橘枳姜汤、香砂六君子汤分别针对痞满食滞、痰湿中阻、中虚胀满等发作性心绞痛，常有明显的效果。此外，本病如兼有大便秘结者，也应酌情配合润燥或通下之品，以提高缓解心痛之疗效。

二、高血压病

本病属中医眩晕、头痛范畴。《素问·至真要大论》云："诸风掉眩，皆属于肝"，中医历来认为本病与风火上扰、痰浊中阻、阴虚阳亢、肾精不足等攸关。近来，大多数学者视本病为肝肾阴阳失却动态平衡，以致阴虚阳亢，肝肾阴虚，甚则肾阴阳两虚。按其发病顺序来说，一般是先实后虚，初期为肝阳偏亢，症见眩晕头痛，面时潮红，急躁易怒等，治宜平肝泄热，多以龙胆泻肝汤为基本方随症加减。继而阴虚阳亢，症见肢麻震颤，手足心热，舌红苔少，治以育阴潜阳，常以镇肝熄风汤加减。肝肾阴虚予以滋补肝肾法，多用杞菊地黄汤化裁。阴阳两虚应阴阳并补，宜地黄饮子加减。笔者认为，因其上盛乃下虚所致，故本病的治疗，滋补肝肾应当甚于潜阳熄风。高血压病诸证兼大便秘结者，宜配合通腑之法，所谓通其下而缓其上也。另有以吴茱萸捣碎，用醋或蛋清调敷涌泉穴，可收到降压作用，亦属上病下治法。

三、高脂蛋白血症

近年来，随着物质生活水平的提高，高脂蛋白血症的患病率有增长之趋势，由此所引发的心脑血管病变也在逐年增长。本病主症可有不同程度之头晕、乏力、胸闷、心悸、恶心等，或兼有肥胖，多由恣食肥甘、痰浊中阻、脾失健运、日久伤及肝肾所致。究其成因较为复杂，与年龄、体质、饮食习惯、劳逸、情志、遗传等因素有关。临床辨证虽有虚实之别，但每多虚实相兼。本病治疗一般以祛痰化湿法，可选用温胆汤加山楂、莱菔子、大黄、六一散等。近人以补肾方法治之，药如何首乌、灵芝、枸杞子、桑寄生、大云等，每收良好的降脂效果。近年来，临床实践证明，由礞石滚痰丸方化裁，功能泻下痰浊的减肥方（金礞石

200g、大黄250g、五倍子60g、黄芩250g、沉香60g，研末为蜜丸，每丸重9g，一日三次，每次一丸)，不仅能减其肥胖，而且有明显的降血脂作用。

四、肺源性心脏病

肺心病所致咳喘属上盛下虚，治当清上补下，可先涤饮邪，后补肺肾，或标本兼治，清上补下，两者兼顾。宜选用景岳金水六君煎合生脉散加减治之。肺心病合并心衰，呈现脾肾虚衰、元气欲脱，因其上愈盛而下愈虚，虽痰涎壅盛，也应给予温补脾肾、固摄下元为先。药用人参、附子、麦冬、五味子、补骨脂、紫石英、蛤蚧、冬虫夏草、沉香、磁石、牡蛎以及防己、椒目、葶苈子等，也可配合黑锡丹、济生肾气丸、七味都气丸等。另外，以蛤蚧、硫黄、葶苈子各等份，研末，每次吞服3g，一日四次服，也有显著疗效。其次，内服汤剂中配以大黄也可收到便通喘减之功。

五、病态窦房结综合征

本病有持续性脉来迟缓，或伴结代或促结交替，属肾阳虚、心脉瘀阻者最多见。临床表现有心悸气短，胸闷憋气，畏寒肢冷，甚则昏厥，肢冷脉浮，舌质紫黯，舌苔白润。治以温肾为主，兼以活血化瘀。临床实践证明，温阳法胜于益气法，而以益气温阳配以活血通脉法疗效最佳。方用参附四逆汤、右归丸、麻黄附子细辛汤等加减。常用药有红参、黄芪、桂枝、肉桂、附子、干姜、鹿角胶、当归、丹参、红花、麻黄、细辛、仙茅、仙灵脾、补骨脂、肉苁蓉等。滋补肾阴药对心率无明显作用，在其长久使用温阳药时，多应配以养阴生津之属。

六、风湿性心脏病

痹证日久不愈，内舍于心。初则心血不足出现心悸、气短，久则阴损及阳，心血瘀滞。气根于下，肾阳虚衰，不能纳气，气不归元，其喘益甚。凡心阴血不足者，以炙甘草汤合酸枣仁汤或天王补心丹加减。心肾阳虚证见心悸怔忡，呼吸气短，休息不得卧，面色苍白，形寒肢冷，胁下痞块，下肢浮肿，小便不利，脉沉细无力或结代。治以温阳利水，用真武汤、济生肾气丸加减。凡肾不纳气亡阳欲脱者，症见心悸、喘促不得卧、四肢厥逆、冷汗淋漓、脉微欲绝或浮大无根者，应亟予回阳救逆，纳肾平喘，用参附四逆加肉桂、山萸肉，兼以黑锡丹收摄元气。若水肿明显，加椒目、沉香温脾行水；喘而汗出者，面红如妆，四肢逆冷，此戴阳于上，加五味子、蛤蚧以回阳敛阴；喘促咯血，面颊颧红，脉细数无力，舌质嫩红，为阴盛格阳，加童便、龙牡；如口唇发绀，面色晦暗，胁下肿块，心胸疼痛者，此为血瘀，又当辨证加用化瘀之品。

七、阵发性心动过速

临床最常见的为阵发性室上性心动过速，心率多超过 160 次/分，一般为 180～200 次/分。本病的发生和消失极为突然，发作时心悸怔忡、恐惧及心前区不适。属于心胆虚怯者，可予温胆汤加味；有因于肝风内动、气逆上冲而作悸动者，宜用镇肝熄风汤化裁；心脾两虚者，以归脾汤加减；凡脾肾阳虚，症见面色苍白，畏寒肢冷，心悸纳少，舌胖色淡，脉结代，宜温补脾肾，以附子理中汤加肉桂、茯苓、白术、白芍、桑寄生、淫羊藿、磁石、龙齿之属。若系气阴两虚、阴虚火旺者，应按辨证论治的原则予以治疗。

八、心肌炎

本病可由多种原因所致，这里仅以常见的病毒性心肌炎所致心律失常为例，略谈其上病下治的体会。张介宾云："善补阳者，必于阴中求阳，则阳得阴助而生化无穷；善补阴者，必于阳中求阴，则阴得阳升而泉源不竭。"病毒性心肌炎所致心律失常，其阴、阳、气、血亏损，都应根据这一原则用药，方可取得满意的疗效。张仲景之炙甘草汤、金匮肾气丸，王肯堂的补心丹，严用和所创之归脾汤等都寓有这方面的含义，是本病症的常用方剂。心率快速之心律失常，除补益心气、宁心安神外，证见肾阴不足，阴虚火旺者，宜滋阴降火，用补心汤合知柏地黄汤加苦参、川连、磁石、龙齿等。心率缓慢之心律失常，除大补气血、活血通脉外，更应温补脾肾，常用药如红参、黄芪、当归、地黄、丹参、补骨脂、附子、肉桂、桂枝、巴戟天、仙灵脾、干姜、赤芍、红花之品，均可酌情选用。

（本文为西学中班讲稿，发表于《石河子医药》1986 年 3 期）

心律失常辨证论治规律初探

目前，关于心律失常的治疗，国内外亦有新的进展，但疗效尚难令人满意。我科自 20 世纪 70 年代以来，对各种原因引起的心律失常患者，运用辨病与辨证相结合的方法，以中药治疗为主，治愈了众多病人，并取得了较好的疗效。现将我们对心律失常辨证论治规律的初步认识作如下介绍。

一、辨病与辨证相结合诊断心律失常

　　临床上辨病与辨证相结合诊断疾病，已得到广泛重视。对于各种原因引起的心律失常，我们认为必须从诊断层面将病和证联系起来，相互取长补短，又能从疾病的内在联系方面加以交融。在实践中，我们体会到中西医虽属两种理论体系，但是，从对一些疾病的基本认识上来看，也是有共同之处的。现代医学认为，心律失常是由多种原因引起的心律调节系统功能失调，从而产生一系列临床表现。祖国医学认为，尽管临床原因不同，但从疾病本身的变化而言，其气血阴阳的相对平衡及失调是共同的。这就体现出中西医对某些疾病的认识是有其同一性的。尤其是对某些疾病内在矛盾认识的同一性。临床实践中，还必须从辨病与辨证相结合的角度寻找其共性，抓住主要矛盾加以解决。这样，不仅为中西医结合诊断心律失常取得新的认识，而且为本病的治疗找到了理论依据。如冠心病心律失常，现代医学认为其主要矛盾是冠状动脉粥样硬化，影响了冠状动脉的血流量，致使心肌缺血缺氧出现退行性改变，并在一定的条件下影响了心脏的传导系统功能，从而出现心律不齐的表现。而中医的辨证，其主要矛盾在于气血瘀滞，影响了心主血脉功能，才会出现心悸、气短和脉结代等临床表现。两者矛盾的焦点都是气血受阻、运行不畅，这就为本病治以活血化瘀提供了充分依据。所以，我们诊断本病的原则是"先辨病，后辨证，尽量做到二者有机结合"。

　　关于中医辨证分型问题，我们从临床实践中总结出"病位在心，脾肾相关，以虚为本，兼见痰瘀"，这一认识提示了本证病位、病变性质及病证标本所在。中西医都认识到本病的病位在心，产生了病理改变，出现了相应的证候。然而中医理论认识到，其病位不仅在心，同时产生脾气虚、肾阳虚等证候。所以，病的实质是虚证。临床上不少病人可出现痰浊阻络和气血瘀滞的病证，甚至相当明显，此属心律失常之标，是由于机体气血阴阳失调、脏腑亏虚而形成的病理产物。在分型问题上，各地医者看法不一，有人将其分为四型、有人将其分为七型，均提出各自的理由。我们认为心律失常的分型，应当抓住气血阴阳失调之要，才能更好地掌握疾病的本质，有利于提高疗效。我们将全部病例分为三型，即气阴两虚型、阴虚阳盛型、心肾阳虚型。其中，快速性心律失常多见于气阴两虚或阴虚阳盛，而慢速性心律失常多见于心肾阳虚，我们提出的这种分型方法是为了概括反映心律失常所出现的证候类型，使心律失常患者在某一个阶段能够得到相对稳定的治疗，从而提高疗效。心律失常病人的类型和主证在其病程中是多变的，部分病人不单单是一个类型贯穿始终。在一定条件下，疾病可以从一种证型转化为另一种证型。所谓一定条件，一是指自身主证的变化，二是失治、误治及用药过偏所致。笔者曾诊治一例心肾阳虚型病人，因较长时间内服温热药，过温则以化燥伤阴，随后转化为阴虚阳盛型。另外，在临床上同一病人，可以同时或交错出现两型证候，因此，具体情况必须具体对待。

脉象及舌象对于心律失常的中西医结合诊断是有一定价值的。我们所搜集到的有关资料都比较详尽地叙述了脉象和心律失常的关系。据本组观察，结脉多见于各类期前收缩、心房纤颤、高界性心律、房室传导阻滞、窦性心律不齐等。促脉见于快速性心律失常，如心律快的期前收缩、心房纤颤、心室纤颤等。代脉见于频发期前收缩构成的二、三、四联律，窦房传导阻滞及房室传导阻滞等。在上述主脉以外，本组还兼见沉、迟、弦、数、细、弱等脉象，这些兼脉的出现，多与疾病的本质和体质的气血盛衰有关。结合察舌所见，大致有以下规律：凡脉象兼弦滑数、舌质红、苔黄的多见于阴虚阳盛型，临床诊断多为病毒性心肌炎、甲亢、植物神经紊乱等原因引起的快速性心律失常，且病程较短、体质较好；凡脉细弱缓、舌淡、苔薄白者，多为心肾阳虚型病人，临床诊断多为病态窦房结综合征、心动过缓，一般病程较久、体质较差、正气不足者；凡脉细数、舌质淡或舌红或胖嫩、苔白，多为气阴两虚型，临床诊断多为病毒性心肌炎、冠心病心律失常等，病程大多较长，年龄在 40 岁左右或以上；兼瘀血明显的患者，其脉弦或涩、舌边尖有瘀点或瘀斑，临床见于冠心病者较多；脉滑、苔腻，多为兼痰湿阻络的表现。随临床症状的好转和心电图的改善，则舌脉亦随之改变。部分疗效显著的病人，舌质的瘀点瘀斑亦可消失。这些对中西医结合的临床诊断提供了某些依据，也是值得进一步研究探讨的问题。

二、辨病与辨证相结合治疗心律失常

祖国医学对心律失常的认识和治疗，国内有关资料已有比较详尽的论述，这里仅就辨病与辨证相结合在治疗中的几个问题，加以讨论。

1. 结合疾病的病因分型施治

我们在应用调脉汤Ⅰ、Ⅱ、Ⅲ号主方治疗心律失常的同时，对疾病的病因治疗较为重视，其道理在于，病因不仅在发病中起重要作用，而且是决定疗效好坏的重要因素之一。心律失常的病因是多方面的，但在临床上不是每个病人都能找得到病因。我们认为在治疗前要充分运用现代医学的检查方法，查明病因，明确诊断，以便结合病因仔细安排治疗方案。凡有风湿活动表现的，应积极予以抗风湿治疗；感染没有控制者，应采取有效的抗感染措施；冠心病患者，及时配合应用扩张冠状动脉的药物；高血压病人需合理配用降压药物。结合病因治疗，有的采用西药，有的可应用中药。只有结合病因治疗取得效果时，心律失常本身的疗效才能得到提高和巩固。否则，即使暂时取得效果，其病因未除，在短期内也会复发。

2. 结合疾病的病理分型施治

心律失常患者可能都存在着不同程度的"血瘀"病理改变，即以病例数最多的病毒性心肌炎、冠心病而论，便可看出"血瘀"的重要性。

病毒性心肌炎的"血瘀"，在于间质的单核细胞浸润性炎症或心肌细胞水肿、溶解及坏死，病变侵及窦房结、房室结等，亦可侵及冠状动脉形成心肌缺血，从而发生心脏扩大，间质炎症，形成心肌纤维化或斑痕。冠心病"血瘀"的概念，可能包括冠状动脉粥样硬化斑块，冠状动脉血栓的形成，高脂蛋白血症及高凝血状态等病理变化。此外，病态窦房结综合征之"瘀"，可能在于窦房结的缺血、水肿、坏死、退行性病变、脂肪或肿瘤细胞浸润、局灶性疤痕增生或广泛纤维性变化、代谢引起的淀粉样变性、色素沉着以及窦房结动脉狭窄和血栓形成等病理变化。心律失常对心脏及其他脏器的危害性取决于它对血液动力的影响程度，无论心动过速（包括阵发性心动过速）、心动过缓（当心率<50 次/分）、期前收缩，还是房扑或房颤，它们对血流动力的影响，主要表现在心搏排出量的减低，从而使冠状动脉血流量不同程度的减少。这在某种程度上来说，也是"血瘀"的病理变化，从而为辨病与辨证相结合治疗提供了依据。

在治疗方面，辨证分型施治的同时，应积极配合活血化瘀的药物，以促进局部病理及血液动力的改变，即改善局部血液循环，促进心肌细胞功能的恢复，增加心搏排出量。结合临床表现，在应用调脉汤Ⅰ、Ⅱ、Ⅲ号方的同时，加入赤芍、鸡血藤、乳香、没药、当归、桃仁、红花等活血化瘀药物，并配合郁金、降香、薤白等行气药以增强活血化瘀的作用，这对提高心律失常的疗效是有益的。

3. 辨病用药与辨证施治的统一

对心律失常的治疗，各地资料的指导意见不尽相同，而对于在治疗中如何予以中西医结合，中西药物的有机结合，尚在深入研究探讨之中。针对病人的治疗，我们采取辨病用药与辨证施治相统一的方式作了初步观察。患者的治疗，大部分以中药为主，基本上未用有抗心律失常的药物，其自觉症状的改善及心电图恢复均比较理想。一部分病人单用中药效果不佳时，我们在辨证用药的同时加激化疗法或低分子右旋糖酐加维生素 C 静点，使其中一些病人的病情明显好转。有的病人除辨证用药外，辨病加服乳酸心可定、心得安后症状显著缓解，心电图亦有所恢复。极少数病人，即使中药加西药一齐应用，自觉症状仍无明显改善，多次复查心电图毫无变化。这些病例见于病毒性心肌炎，且病程多在8至10年以上，可能与局部病灶纤维化或疤痕形成有关，因此不易恢复。上述治疗针对每个病人的具体情况而定，在治疗总方案的基础上再予以灵活变通。根据观察，我们认为单纯用中药治疗心律失常的疗效是值得肯定的，但辨病与辨证相结合治疗，则效果更好。中西医结合，发挥各自所长，为心律失常的治疗开辟了广阔的途径。

此外，对慢速性心律失常病人，我们依据临床特点应用了温补心肾的中药，使心率能够较快地提升，早跳亦随之消失。一例男性患者，熟附子逐量加至21g，心率由50次/分逐渐增至90～100次/分，病情稳定后又将熟附子减量。在应用温热药的同时，要注意用药温而勿燥，我们赞成西苑医院心血管内科的观点。

4. 单味药物对心律失常治疗的认识

在治疗过程中，我们对某些单味药物作用的认识与有关资料是一致的。例如，据国内报道，苦参抗心律失常原理与改善心肌细胞膜 K^+ 、Na^+ 传递系统，使心肌应激性降低，延长绝对不应期有关，由此控制了异位起搏点。有人认为，苦参抗心律失常的作用为非特异奎尼丁样效应。茵陈治疗心律失常的机理在于其花蕾提取物——茵陈67—二甲氧基香豆素，有明显的增加冠脉血流量，并可使电刺激所致的离体兔心室纤颤恢复为强有力的节律收缩。拟定的调脉汤Ⅰ、Ⅱ、Ⅲ号方中均有一定量的苦参，调脉汤Ⅱ号方中配有茵陈治疗阴虚阳盛的病人，均收到一定的疗效，可能与上述理论认识有一定关系。

附：

调脉汤Ⅰ号：党参15～30g，黄芪15～30g，生地15g，麦冬12g，五味子12g，炙甘草10g，丹参15～30g，鸡血藤30g，赤芍15g，瓜蒌皮30g，苦参15～30g。

调脉汤Ⅱ号：生地15g，麦冬12g，枸杞子12g，菊花10g，地骨皮10g，茵陈15g，丹参15～30g，鸡血藤30g，赤芍15g，瓜蒌皮30g，苦参15～30g。

调脉汤Ⅲ号：党参15～30g，熟附子6～30g，桂枝6～12g，补骨脂10g，仙灵脾10g，炙甘草10g，麦冬12g，丹参15～30g，鸡血藤30g，赤芍15g，瓜蒌皮30g。心率慢有早跳者加苦参10～15g。

在认清调脉汤Ⅰ、Ⅱ、Ⅲ号方适应证的同时，尚需根据兼证酌情加减。

1. 兼痰湿阻滞者，可选用制半夏、陈皮、茯苓、枳壳、胆星、竹茹等。

2. 气滞血瘀明显者，选用郁金、川芎、降香、薤白、乳香、没药、当归、红花、桃仁等。

3. 烦躁失眠多梦者：选用枣仁、远志、龙骨、牡蛎、珍珠母、夜交藤、朱砂等。

4. 血压高者：配用葛根、丹皮、钩藤、地龙、牛膝、夏枯草等。

5. 大便干燥者：重用当归，加苁蓉、莱菔子、郁李仁、火麻仁、大黄等。

6. 脉来迟缓甚者：重用熟附子、党参，加黄芪等。

（本文载于《石河子医学院学报》1980 年 1 期，后作修改）

中医药治疗慢性乙型肝炎的有关问题

慢性乙型肝炎（CHB）为常见病、多发病和难治性疾病，笔者在临床工作中逐步积累了一些经验，现阐述以下几点问题以就正于同道。

1. CHB 自然病程和治疗策略

慢性乙型肝炎病毒（HBV）感染的治疗策略基于对其自然病程的共识。围产期 HBV 感染中 90% 以上将发展为慢性感染。6 岁以前的儿童感染后慢性化的危险性为 30% 左右，而成人期获得性感染者中慢性化的比率仅 1% ～ 12%（平均 <5%）。我国的 HBV 携带者绝大部分来自围产期感染。典型的围产期或婴儿感染可分为 3 期：初期为病毒复制—免疫耐受期，其特征为高水平 HBV - DNA，但肝损害轻微或无变化，此期约持续 10 ～ 30 年；进入中期，即病毒复制—免疫清除期，病毒负荷量减少，血清转氨酶上升，肝内有明显坏死炎症；最后，HBeAg 清除，进入第 3 期，即病毒非复制（低复制）期，亦称病毒残留期，此期表现为乙型肝炎表面抗原（HBsAg）持续阳性，HBV - DNA 处于低水平，转氨酶基本正常，呈慢性携带状态。成人期感染仅后 2 期，而无病毒复制—免疫耐受期。但此种说法目前仍存在争议。

慢性 HBV 感染的预后，取决于活动性病毒复制存在与否以及肝损害的程度。免疫功能缺陷者，病毒不能清除而持续复制，肝坏死、炎症持续存在，即典型 CHB。在细胞因子如转化生长因子 β（TGF - β）、血小板衍生生长因子（PDGF）介导下，肝储脂细胞（Ito 细胞）激活，过量释放细胞外基质如胶原、纤维连接蛋白、层粘连蛋白、氨基多糖胺等，引发纤维化，进而引起肝硬化。据研究，约有半数慢性 HBV 携带者有活动性病毒复制的证据，而伴有活动性病毒复制的 CHB 病例中，约有 15% ～ 20% 的患者在 5 年内发展成肝硬化。

CHB 的治疗原则是抗病毒、抑制病毒复制、免疫调节，同时应抗坏死、炎症、纤维化，阻止其向进行性肝病发展。根据 CHB 自然病程的一般规律，中医药的治疗策略是：免疫耐受期—祛邪与扶正并重，可配合虫类药以毒攻毒；免疫清除期—祛邪为主，辅以扶正，配合活血化瘀，重视护肝降酶；病毒残留期—扶正为主，结合祛邪。

目前还没有特效药物清除 HBV，而 CHB 的发病呈错综复杂的交叉立体状态，既有功能亢进的一面，又有功能减退的一面，还有功能紊乱的一面。单纯用补，有闭门留寇之虑，单纯用清，则有伤正之忧。因此，中药处方只能根据患者不同阶段的变化及表现，进行个体化治疗，才能取得较好的疗效。但无论采用中、西药物治疗，抗病毒和免疫调节是重点，而且抗病毒是一个较长时间的治疗过程，期间保护和改善肝功能是关键。CHB 的治疗目标则是阻断纤维化、阻止肝硬化及肝细胞癌的发生。

治疗策略应基于自然病程的变化，不是一种药物治疗能够贯彻始终的。中医的三因制宜中因人制宜最重要，因时、因地制宜都要通过患者的具体病情才能体现出来。

2. CHB 中药基本方"二黄双虎汤"

笔者经过近 10 年的临床观察研究，创制出治疗 CHB 的自拟方"二黄双虎汤"作为治疗 CHB 的基本方剂，临床应用时应针对病情和检测指标加减变化。二黄双虎汤组成：黄芪 15g，黄精 15g，淫羊藿 10g，桑寄生 15g，柴胡 10g，丹参 15g，赤芍 10g，水牛角 10g（先煎），金银花 15g，虎杖 10g，茯苓 10g，山豆根 10g，白花蛇舌草 30g，苦味叶下珠 30g，白术 10g，制大黄 10g。本方每日 1 剂，水煎，分 2 次服，连服 3 个月为 1 疗程，其间需作药味调整和变化。肝功能不正常者，每半个月或 1 个月复查 1 次肝功能，肝功能正常者于疗程结束时复查生化、免疫、病毒及影像学等各项指标。

本方由 16 味中药组成，共奏扶正祛邪、活血化瘀之用。应用时需根据患者的临床表现及肝功能、HBV 标志物等具体情况，判断邪正消长之势，辨证与辨病相结合，灵活加减变通，以达到邪却正安之目的。

3. CHB 的降酶治疗

血清谷丙转氨酶（ALT）、谷草转氨酶（AST）能灵敏地反映肝脏的炎症情况，是观察炎症轻重的重要指标，如何使其恢复正常是医患双方共同关心的重要问题。降酶的关键在于能否控制病毒复制，否则，即使经保肝降酶治疗后转氨酶暂时复常，疗效也无法长期巩固。病毒复制活跃者，以清热利湿解毒为主，并根据兼证适当加减。无病毒复制者（此时转氨酶多正常，或中低度升高），应根据证型选方遣药，并可适当配以清热解毒利湿之品，以求肝功能稳定。

清降法：最常用、最基本的降酶法。凡病毒复制指标阳性者，均以此法为基础。高酶病势急重或兼见黄疸者尤其适用清降法。常用药如垂盆草、田基黄、金银花、虎杖、败酱草、白花蛇舌草、半枝莲、紫草、生甘草，剂量一般为 15 ~ 30g。偏热者，可选加生石膏、赤芍、牡丹皮、水牛角等；偏湿者，选加苍术、厚朴、陈皮、半夏、竹茹等。

通降法：适用于血瘀证或湿热、湿食结聚成便秘者。血瘀者，症见舌质暗红，或有瘀点瘀斑，面部或躯体赤缕红丝，脾大，门脉内径≥13mm 等，常选用丹参、牡丹皮、穿山甲、鳖甲、浙贝母、牡蛎、地龙、莪术等作抗纤维化治疗。便秘者常选用大黄、莱菔子、枳实、瓜蒌、郁李仁、火麻仁、玄明粉等，通便降酶。

补降法：愈接近肝硬化，虚象愈多，用本法就愈见效，应根据不同的虚象选相应补益药。补益药普遍具有提高免疫机能的作用，但不宜大剂量或大队使用。治疗重点仍应放在抗病毒和降酶上，转氨酶复常后，虚象即可改善。血虚选加当归、白芍、紫河车等；阴虚选用何首乌、乌梅、木瓜、五味子、女贞子等；阳虚则助阳、通阳，选加淫羊藿、巴戟天、升麻、葛根等；气虚选用黄芪、党参、山药、甘草等。

和降法：适用于肝胃不和，肝郁脾虚诸证，常选用柴胡、香附、郁金、青皮、陈皮、砂仁、白豆蔻、紫苏梗、佛手等。

以上四法，各有突出重点，有时并不单独使用，宜根据病情掌握主次，配伍精当，恰到好处。

CHB 降酶治疗中，应慎用或不用甘温益气、温燥之品，以防免疫机能过激而适得其反。其他如蜈蚣、蜂房、全蝎、䗪虫、川楝子、莪术等有肝毒性之品，也应慎用或不用。

4. CHB "正复胜邪现象"

CHB 患者治疗过程中，从免疫耐受期至免疫清除期中后期阶段，部分病例在 HBeAg、HBV – DNA 即将转阴时，可出现 ALT、AST 及总胆红素明显升高，此时经护肝降酶调节免疫功能等治疗约 6 ~ 8 周，可获得免疫学完全性应答反应。根据中医正邪理论，拟将此现象称之为"正复胜邪现象"。临床此种现象较为常见，是正气复原，内之疫毒被托而外达的结果，是机体免疫功能恢复正常后所产生的完全性免疫应答反应。此阶段应密切监测病情变化，不要停药，不要改变降酶方法。应做好患者的思想工作，使其配合治疗。病毒复制指标转阴后，要继续一段时间以巩固疗效。女性患者不宜于近期内怀孕，否则容易反弹。

5. HBV 携带者用药经验

HBsAg 是否转阴是乙肝是否治愈的重要标志之一。如果临床症状已经消除，而 HBsAg 依然阳性者，表明体内余毒未清，若同时肝功能也异常，则提示邪毒较甚。一般而言，只有临床症状渐渐消除后，HBsAg 才会慢慢转阴。也有一些患者 HBsAg 已转阴，但肝功能尚未复常，这些患者日久后病情多会复发。HBsAg 如何转阴是当今医学界攻关的重要课题之一，而目前国内外尚无理想的方法。

扶助正气，清除余毒，活血化瘀是中医使 HBsAg 转阴的根本疗法。乙肝病毒乃入侵毒邪，其能否消退取决于人体正气的强弱，而解毒、祛瘀有利于扶助正气，加速机体对湿热疫毒的排除，使脏腑气血通畅，功能恢复正常。为此，笔者自拟扶正祛毒汤治疗，组方为黄芪、葛根、升麻、柴胡、白花蛇舌草、虎杖、丹参、紫河车、淫羊藿、茯苓、三七、甘草等。其中血瘀明显者加红花、䗪虫；脾气虚者加党参、白术；肝阴虚者加女贞子、墨旱莲或何首乌、木瓜、枸杞子；其他如灵芝、冬虫夏草也可配用。本方经多年临床试用，效果较好。如能坚持 1 年或更长时间，部分患者可以达到转阴之目的。本方可制成散剂以方便患者服用。

（本文发表于《世界中医药》2007 年 1 期）

顽痹诊治发微

痹证久治不愈者，谓之顽痹。此病为国内外治疗之难题，国医大师朱良春教授以毕生精力专攻顽痹的诊治研究，成果卓著。笔者身处祖国西北边陲 50 余载，临证诊治顽痹良多，现根据个人实践，将微薄经验论述如下，以与同道交流。

一、尊崇辨证论治

辨证论治是中医学理论的精髓和临床最基本的特色。证的依据是主症和兼症，主症的辨析更为重要，兼症也不可忽视。顽痹的主症，常表现为疼痛、肿胀、麻木、僵直和畸形五个方面。

1. 疼痛

疼痛是顽痹的先发和主要症状之一，方书多有风痛、寒痛、湿痛、热痛、瘀痛之分类，临床所见常混合出现，但各有主次和侧重之别。

（1）风痛　《内经》谓之"行痹"，痛无定处，为游走性疼痛，痛处有畏风感。治以祛风通络止痛，习惯用羌活、独活、防风、秦艽、威灵仙，还可选用青风藤、海风藤、络石藤，重则配用乌梢蛇或蕲蛇。蕲蛇有小毒，质轻，价格较贵，临床使用以散剂效佳，每服3g，一日2～3次服。若入汤剂以6～10g入煎。《本草纲目》载："蕲蛇能透骨搜风，截惊定搐，为风痹、惊搐、癞癣恶疮要药。取其内走五脏，外彻肌肤，无所不到也。凡服蛇酒药，切忌见风。"

（2）寒痛 《内经》称之"痛痹"，因寒邪阻滞经脉而致疼痛，遇寒加剧，得温则舒，临床最为多见。治宜温经散寒以止其痛，附子、桂枝、细辛、川乌、草乌为辛热之品，善温经通痹而解寒凝。附子、川乌、草乌均含乌头碱，有毒性，通常炮制后使用，生用应酌减其量，并先煎1～2小时，以减其毒。制川草乌用量各3g起，根据个体差异，可逐渐加量，并配伍生甘草、绿豆、乌梅同用，以资安全解毒。

（3）湿痛 《内经》云之"着痹"，因湿性重浊，滞涩肢体，故肌体麻木，且有重着酸困，手足沉重，活动不便，临床常见感受风寒湿邪而以湿邪为偏盛者。治宜除湿通络，祛风散寒，湿去络通，其痛自己。苍术、白术、炒薏苡仁、麻黄、桂枝、川乌、防己、萆薢，关节肿胀可重用萆薢至30g，肌肤不仁加桑枝、豨莶草。

（4）热痛 热痛即热痹，亦称风湿热痛，多见于痹证急性发作期，或邪郁日久而化热者，局部红肿热痛，得冷稍舒，痛不可触，可累及一个或多个关节，伴发热、口干、苔黄、脉数等一派热象。常用白虎桂枝汤随症加减，热重加忍冬藤、寒水石、黄芩、黄柏，痛甚以水牛角30g配制马钱子1g入煎服，湿重加苍术、土茯苓、蚕砂、萆薢等。上述治疗，可使抗"O"、血沉、类风湿因子、C反应蛋白等检验指标，均趋下降。

（5）瘀痛 初痛在经，久痛入络，必至瘀阻。痹证日久，风寒湿热之邪与瘀血凝聚经隧，胶结难解，关节肿痛，功能障碍，缠绵难愈，一般用药，甚难奏效。必须在辨别风寒湿热之基础上，重用化瘀通络，搜风涤痰之品，方可除深入经隧骨骱之痰瘀，以蠲其瘀痛。药如树脂类乳香、没药，以活血化瘀止痛；化痰类药胆南星、白芥子，以涤痰止痛；虫类药全蝎、蜈蚣、土鳖虫、水蛭，以搜剔止痛。

2. 肿胀

顽痹局部肿胀，现代医学认为系炎症细胞浸润所致，其炎性渗出，令肿胀不已。中医认为湿胜则肿，顽痹关节外肿胀非祛湿不可奏效。奈因惟久则湿浊阻滞，湿胜生痰，痰湿阻遏气机影响血之运行，可致湿、痰、瘀互结，此时仅祛湿治之不应，宜化痰祛瘀，方能肿胀消而痹痛除。

肿胀治之，初期选用防己、黄芪、白术、泽泻、桂枝、猪苓、茯苓皮。中期宜配以苍术、薏苡仁、土茯苓、萆薢、滑石、车前子之属。后期必须以化痰祛瘀法，酌用半夏、胆星、白芥子、陈皮、蜈蚣、全蝎、乌梢蛇等。

3. 麻木

麻木属顽痹后发的主要症状之一，意为失去知觉，为感官麻木，又称麻痹。痹证出现麻木为主者称之为络痹，多兼不仁之症，行痹或着痹发病时可兼该症，无论风重还是湿重，但以麻木为其主症。络痹之麻木每因素体气血虚弱，复感风寒湿热之邪，病邪留滞络脉。或因痹证日久，伤及气血、肝肾所致，中医谓血不养筋，脉络不荣，甚则脉络空虚，乃至麻木。

《医宗必读·痹》对痹证治法作了很好的概括，提出了分清主次，适当采用祛风、除湿、散寒。行痹应参以补血，治风先治血，血行风自灭。《医学心语·痹》载："……大抵参以补脾之剂，盖土旺则能胜湿，而气安自无顽麻也。"麻木之治，应在辨证基础上着重配以补气养血、活血通络之品治之，主方用《金匮要略》黄芪桂枝五物汤（黄芪、桂枝、芍药、生姜、大枣）加味。气虚明显者，加党参或红参，还可以配刺五加、红景天以健脾益气，补肾强腰，活血化瘀；血虚甚者，增当归、熟地、制首乌、鸡血藤；麻木重者，配以淫羊藿、豨莶草、丝瓜络、地龙、红花等。

4. 僵直、畸形

僵直、畸形为痹证晚期之候，患者疼痛加剧，肢体活动及关节功能障碍，生活自理受限，经治难愈，故亦称之为顽痹，或谓之骨痹。

"肝主筋，肾主骨"，症见僵直、畸形乃是寒热湿毒之邪与瘀血、痰浊混合胶结，伤及肝肾所致。此时治本，宜选用二鹿（鹿衔草、鹿角片）、二仙（仙灵脾、仙茅），并重用狗脊、骨碎补、龟板、补骨脂等。龟板用30g，打碎先煎，能补益肝肾、滋阴养血、强壮筋骨。补骨脂暖脾助阳，补益肝肾，强壮腰膝，与龟板合用，一阴一阳合之，调补肝肾以治其本。凡僵直、畸形呈热象者，于清热解毒之中配以涤痰逐瘀、虫类搜剔之品，方能奏效。药如二藤（忍冬藤、络石藤）、二水（水牛角、水蛭）、二桑（桑枝、桑寄生）、二地（地黄、地龙）、寒水石、蜂房、蜈蚣等，能清热止痛，缓解僵直、拘挛及畸形。

若肢体、关节功能障碍较甚者，还可以加白花蛇、穿山甲、蜣螂、青风藤、海风藤，以疏利关节，通经活络。顽痹日久，肌肉萎缩者，则应重用黄芪（60～90g）、党参（30～60g）、蜂房、乌梢蛇或白花蛇、制马钱子、二甲（龟甲、鳖甲）等。

二、重视辨病应用

顽痹，大致可包括西医所云类风湿性关节炎、增生性关节炎、强直性脊柱炎、痛风性关节炎等多种疾病。上述病种均有各自的病因、病理变化特点，在辨证治疗的基础应重视辨病的认识和用药规律。

类风湿性关节炎（类风湿因子阳性，多牵及小关节，最易发生晨僵和关节畸形），属自身免疫性疾病，在辨证的基础上应重视调节机体免疫功能，重用黄芪、二仙（仙灵脾、仙茅）、蜂房、桂枝等；增生性关节炎（关节软骨退行性变性、多有新骨增生所致进行性关节病变），辨证基础上宜选用杜仲、牛膝、骨碎补、狗脊、鹿衔草、威灵仙、白芥子、莱菔子、鸡血藤，抑制新骨增生。此外，还应重视引经药直达病所，如颈椎病重用葛根 30～60g，威灵仙 15～30g；腰椎骨质增生，重用续断 15～30g，透骨草 15～30g；强直性脊柱炎（椎突关节间隙狭窄，椎间盘外环纤维化，椎体周围韧带钙化，脊柱强直畸形），应使用鹿角片、熟地、鸡血藤、乌梢蛇、蜂房、全蝎、牡蛎、莪术等，活血通督，软坚散结；痛风性关节炎（嘌呤代谢紊乱，尿酸增高，关节肿痛），在辨证基础上，重用防己黄芪汤，配大剂量土茯苓 30～60g、萆薢 15～30g、泽泻 15g、生薏苡仁 30～60g、木瓜 15～30g、蚕沙 10～15g、制川草乌各 6g（先煎）。

三、巧用虫类配伍

痹证日久，引致顽疾。邪气深入，痰瘀胶结，闭塞不通，草木之品固可治之，惟配伍虫类药搜剔窜透之品，方可使痰浊瘀滞化解，诸证乃除。

巧用虫类药配伍治疗，是决定顽痹治疗成败的关键所在。治痹证习用虫类药主要有下列品种：

全蝎：辛，平，有毒，入肝经。息风止痉，攻毒散结，通络止痛。常用量 5g，入煎服。

蜈蚣：辛，温，有毒，入肝经。息风止痉，攻毒散结，通络止痛。常用量 3g，入煎服。

僵蚕：辛，咸，平，入肝、肺经。息风止痉，祛风止痛，化痰散结。常用量 10g，入煎服。

地龙：咸，寒，入肝、脾、膀胱经。清热息风，通络，平喘，利尿。常用量 12g，入煎服。

土鳖虫：咸，寒，有小毒，入肝经。破血逐瘀，续筋接骨。常用量 6～10g，入煎服。

水蛭：咸，苦，平，有小毒，入肝经。破血逐瘀消癥，破血而不伤气，乃水中之精华。常用量 5g，入煎服。

蜂房：甘，平，有毒，入肝、胃经。攻毒杀虫，祛风止痒，蠲痹止痛。常用量 6～10g，入煎服。

乌梢蛇：甘，平，入肝经。祛风止痒，通络除痛，定惊止痉，常用量 10～15g，入煎服。

蕲蛇：甘，咸，温，有毒，入肝经。祛风通络，散风止痒，定惊止痉。常用量 6～10g，入煎服。另，金钱白花蛇功用与蕲蛇相似而力强，用量宜稍轻，多研末服，每次 3g，亦可配其他药浸酒服。

穿山甲：咸，微寒，入肝、胃经。活血消癥，通经下乳，消肿排脓。善治风湿痹痛、肢体拘挛、关节不利，多与祛风、除湿、散寒、搜剔化瘀之类药配用，常用量 6～10g，入煎服。研末冲服 3g，每日 3 次服，效果较好。

上述虫类习用之品，临床使用应与其他药物配合，在辨证辨病相结合的基础上酌情选用，以协同增效。偏风盛者，用羌独活、桑枝、桑寄生、蜂房、乌梢蛇；偏寒重者，用麻黄、桂枝、细辛、制川草乌、蜈蚣、蕲蛇；偏湿重者，用苍术、薏苡仁、蚕沙、木瓜、全蝎、僵蚕；偏热象者，用寒水石、生石膏、忍冬藤、地龙、土鳖虫；偏瘀痛者，用丹参、桂枝、红花、水蛭、土鳖虫、穿山甲。

（本文为传承工作室及师承弟子讲稿，2014 年 10 月）

毛泽东与中医药

开国领袖、伟人毛泽东学贯古今，他一生对中医药学极为重视。他对中医的情结萌于学生时期，重于战争年代，对中医药和针灸疗效的信服来自亲身体验，新中国成立后他曾多次做出重要指示，为中医药、中西医结合事业的发展做出了历史性伟大功绩。

1. 毛泽东的中医情结萌于学生时期

早在风华正茂的学生时代，毛泽东于 1913 年（时年 21 岁）时曾在学习笔记中写道："医道中西，各有所长。中言气脉，西言实验。然言气脉者，理太微妙，常人难识，故常失之虚。言实验者，求专质而气则离矣，故常失其本，则二者又各有所偏矣"。此为迄今所发现的毛泽东对中西医学差异的最早科学论述，他既重视中医，又不偏颇西医，明确指出两者的不同之处。毛泽东于 20 世纪初精辟地论述中西医各有所长，其内涵可引申为当今医学探索应有包容性之渊源。所有科学探索皆受制于哲学观念的指导，中医占主导的是自然观的元气论，西医占主导的是原子论。元气论驱使人们注重过程与状态，注重相互关联与互动。原子论则促使人们注重结构和还原，重视细节与构造。现代科学的走向是强调两者的有机互补与结合，特别是新兴的复杂性科学。

毛泽东对中西医的科学论断以及对中西医结合发展的战略思想，为当今中医药事业的飞跃发展以及中医、中西医结合对人类所作出的巨大贡献奠定了基础。

2. 毛泽东对中医药的重视始于战争年代

1928 年间，中国工农红军在井冈山上坚持斗争，当时战地医院虽中西医皆有，但因缺医少药，许多内科病伤只能用中医中药治疗。毛泽东曾指出：鉴于根据地缺医少药之情况，必须发挥中医中药的作用。他指示干部和医务人员说："草医草药要重视起来，敌人封锁不了我们的。"根据这一指示，工农红军的官兵、医务人员和老百姓积极响应号召，当时医院的 200 多名参加反围剿作战的伤病员，全部采用中医中药治疗。此后，中医药以其独特的疗效及价值为众多红军官兵救死扶伤，帮助军队度过了极其艰难的岁月。毛泽东还多次鼓励医护人员，在现有条件下应充分发挥中西医和中西药的应有作用，以保障伤病员的安全治疗，有力地促进了革命战争的最后胜利。

由此可言，毛泽东对中医药的高度重视始于革命战争年代。如果没有中医中药的应用，广大伤病员得不到及时有效的治疗，就难以保证战争的胜利。

3. 毛泽东对中医药的信服来自亲身体验

延安时期，毛泽东患风湿性关节炎，服西药不见效。陕北开明绅士、著名中医李鼎铭先生为他诊脉并开了四剂中药，其时毛泽东力排身边西医之疑虑，服完后关节疼痛霍然消失。此事让毛泽东亲身体验到中药的神奇功效，他又先后介绍李鼎铭为周恩来、朱德、林伯渠、谢觉哉等以及八路军官兵治病，均取得满意的疗效。

李鼎铭响应毛泽东的号召，还为八路军培养了一批中医骨干，服务于前线及后方部队。当时，陕甘宁边区在延安还率先开展了西医学习中医中药及针灸的活动，不少西医拜中医为师。鲁之俊、朱琏等著名西医曾拜名老中医任作田为师，短期内学成了针灸理论及应用知识。

新中国成立后，毛泽东曾多次接受中药治疗。1950 年他因发高烧，经西医打针，服药一周，其烧未退。毛泽东主动请保健医生、京城名医孔伯华开中药，连服两剂，即热退神清。1957 年夏，他在青岛开会时，去海水浴场游泳不慎感冒，加之睡眠障碍，病情日趋加重，西药治疗效果不佳，服用山东名老中医刘慧民开的中药，三天后诸症悉除，睡眠也逐渐好转。

特别值得称道的是 1975 年 7 月间，毛泽东因患老年性白内障，双目几近失明。中央和相关专家研究决定，由中国中医研究院著名眼科专家唐由之（现为首届国医大师）实施"金针拔障术"，手术极为成功。术中毛泽东闭上眼睛聆听古典乐曲《满江红》，其时主要生命指标一直正常。

综上可见，毛泽东对中医药的信服不仅出于科学理性认识，而且来自接受治疗的亲身体验。

4. 毛泽东对中医药发展的决策性贡献

1949 年 9 月，毛泽东曾为第一届全国卫生行政会议题词："团结新老中西医各部分医药卫生工作人员，组成巩固的统一战线。"这一指示，为新中国成立初期制定卫生工作方针提供了理论和思想基础。

1953 年，毛泽东在杭州刘庄宾馆休息时曾谈笑风生地说："中国对世界有三大贡献，第一是中医，第二是曹雪芹的《红楼梦》，第三是麻将牌"。尽管此论在当时是随意一说，但他将中医放在"三大贡献"之首，充分表明了毛泽东对中医的重视。

上世纪初期、中期，毛泽东针对当时普遍存在认为中医不科学，歧视、排斥中医的现象，多次提出批评并及时纠正错误言论。1954 年，他做出重要批示："中药应当很好的保护与发展。我国的中药有几千年历史，是祖国极宝贵的遗产，如果任其衰落下去，将是我们的罪过；中医书籍应进行整理……如不整理，就会绝版。"同年，毛泽东还发出"西医学习中医"的号召，选调 100～200 名医科院校毕业生去拜名中医为师，学习中医的临床经验。

在毛泽东的亲切关怀下，全国范围内调集名医，于 1955 年底成立了中国中医研究院。与此同时，全国第一届西医离职学习中医研究班开学，从各地调来 76 名有经验的西医脱产两年半学习中医。为加强中医的科班教育，1955 年秋，北京、上海、广州及成都等地相继成立了中医学院，并于次年秋开始招生。

1958 年 10 月，卫生部党组向中央写了《关于西医离职学习中医班的总结报告》，毛泽东作了"中国医药学是一个伟大的宝库，应当努力发掘，加以提高"的著名批示。他还指出："我看如能在 1958 年每个省、市、自治区各办一个 70 人至 80 人的西医离职学习班，以两年为期，则在 1960 年冬或 1961 年春，我们就有大约2000名这样的中西医结合的高级医生，其中可能出几个高明的理论家。"在毛泽东"西医学习中医"发展战略思想的鼓舞下，一大批中西医结合人才脱颖而出，其中多数成为中医或中西医结合技术骨干和学术带头人，为当今中医药能够走出国门，走向世界做出了贡献。

毛泽东认为针灸是中医学的精华，发展前途很广。1955年春，他在杭州邀请著名针灸专家，卫生部副部长朱琏等共进晚餐，在讲到朱琏的《新针灸学》一书时，便高兴地举杯祝酒："今天是祝针灸万岁！"在毛泽东的鼓励下，《新针灸学》被翻译成数国文字，并在国外出版发行。

在学习和传承中医方面，毛泽东曾认为中医带徒的方法很好。一面教徒读医书学理论，一面带他看病，使理论和实践紧密结合起来，带一个出一个，很少出"废品"，所谓"名师出高徒"不是一句空话，因为一开始就懂得理论与实践是不可分割的。毛泽东对中医师带徒教育的重视，至今仍影响着中医人才培养理念和方法的贯彻执行。

新中国成立后，毛泽东一直关心着我国中医药和中西医结合事业的发展，他的一系列英明决策推动了中医药、针灸逐步走向国际化，并实现了他自己的夙愿。

一代伟人毛泽东对中医药有着深厚的情结，在不同的历史阶段，在萌发、应用、体验和决策等方面不懈努力，为中医药的发掘、提高和发展开辟了广阔的道路，做出了前无古人的丰功伟绩，使祖国医学这一瑰宝在世界民族之林，散发出璀璨的光芒，赢得了举世瞩目，我们应当永远铭记。

（本文于2016年5月为传承工作室系列讲稿）

谈谈中医学科学性的几种观点

中医学是我国文化遗产的重要组成部分，为中华民族的繁衍昌盛做出了巨大贡献。它的科学性在于长期的医疗实践，并形成了独特的理论体系。中医学的科学性比较突出地表现在以下诸方面。

实践观　中医学是中华民族几千年来与疾病做斗争的经验总结，其独特的理论体系和浩瀚的医学著作是我国优秀民族文化遗产中一颗璀璨的明珠。它来自于实践，实践是第一位的，故中医的科学性首先表现于它的实践观。《黄帝内经》《伤寒杂病论》等经典著作，均来自于长期实践而上升为理论的中医渊源性文化。后世医家发扬经典理论，从各自的实践出发逐渐形成了独特的流派和学术思想，促进了中医学术的发展。当今的国医大师、名老中医，之所以受人敬佩，皆因丰富的临床实践经验而济世活人，其学术成就亦多有建树。科学出于实践，本不应否定实验，但小白鼠动物实验与人不尽相同，故将诸多实验理论套用于临床常立足不稳。我本人自学医至今近六十载，前四十载主要进行理论学习、病房工作及教学科研，后二十载则重于中医临床，坚持坐诊，每天接诊不暇，且学而知不足。可见"熟读王叔和，不如临证多"，其告诫寓意尤深。为此，我深感实践之重要，认为中医科学性的第一观点应是实践观。没有实践观，其他数观均不复存在。中医学的实践和疗效是中医的生命所在，中医临床疗效的提高，必须接受实践的检验，此为中医药发展的永恒主题。

宇宙观　中医药学之博大精深，是西方医学难以企及的。《灵枢·岁露篇》载："人与天地相参也，与日月相应也。"揭示人与自然界有着很密切的关系，从宇宙角度认识自然界的一切变化，皆影响人体的阴阳平衡。人与自然同源，人与自然同构，人与自然同道，中医学天人合一观念即中医学的宇宙观。西医的优势是人体解剖系统知识，是站在地球上看人体，看的是地球人。中医看人除了解剖系统外，还有藏象学说，是站在宇宙上看人体，看的是宇宙人。综观太阳升落、月圆月缺、潮涨潮退、节气变化、风霜雨雪、寒热更迭、情绪起伏、天灾变异、地轴偏移，乃至星球爆炸等等，这些因素可令人生病，皆与宇宙有关。科学不仅在于理论有多高明，或是仪器多么精密，而符合自然，符合天人合一，符合宇宙观就是最高的科学。因为宇宙观及其自然法则是神技，如果脱离实际，再高明的理论再精密的仪器都不能发挥应有的作用。

整体观　中医学十分重视人体自身的统一性、完整性及其与自然界的息息相关。中医学认为人体本身即是一个有机的整体，人体在自身的运动中，身体的各个组成部分之间在结构上是不可分割的。机体脏腑、组织及器官之间，在生理功能上是相互作用、相互协调的，在病理变化上也是彼此相互影响、相互制约。因此，中医学在临床治疗上强调整体观，并非将病灶孤立起来看待。中医整体观的理论基础出自《黄帝内经》的藏象理论和经络学说，如《素问·六节藏象论》曰："心者生之本，神之变也。其华在面，其充在血脉，为阳中之太阳，通于夏气。"《灵枢·海论》云："十二经脉者，内属于脏腑，外络于肢节。"脏腑之间的影响及经络的相互联系，构成了人体的整体观。

唯物观　中医学认为世界是物质的，人是组成物质世界最重要元素的根本。

这个根本是由气所构成的。《庄子·知北游》载："通天下一气耳。"《素问·至真要大论》云："本乎天者，天之气也；本乎地者，地之气也。天地合气，六节分而万物化生矣。"《难经·八难》也指出："气者，人之根本也。"《管子·内业》谓："精也者，气之精者也。"中医学认为，精是新生命的肇基，气可生精，精可化气。《灵枢·本神论》载："故生之来谓之精，两精相搏谓之神。"精气是构成人体生命的基本物质，也是维持生命活动的物质基础。精气自可形成神，形神学说是中医学的基础理论之一，精气神是中医学的唯物观。

恒动观　中医学认为一切事物，包括人体五脏六腑、组织、器官以及气血津液，都是处于永恒的运动之中。《素问·六微旨大论》云："夫物之生从于化，物之极由乎变，变化之相薄，成败之所由也。……成败倚伏生乎动，动而不已，则变作矣。"宋代朱熹《朱子类语》载："静者养动之根，动所以行其静。"可知，动与静皆为物体运动的不同形式。《素问·天元纪大论》云："动静相召，上下相临，阴阳相错，而变由生也。"此为阴阳消长，动态之变化也。人体的生理功能是正常运动的表现，而病理状态会发生反常运动的征候。医学的目的，就在于保持和增进人体生理的正常运动，同时纠正和改善不正常的运动，使之恢复正常。

辩证观　辩证观属阴阳的基本概念，即对立统一的基本规律。《素问·阴阳应象大论》曰："阴阳者，天地之道也。万物之纲纪，变化之父母，生杀之本始。"明代医学家张景岳解释说："道者，阴阳之理也；阴阳者，一分为二也。"此即精辟地阐明了朴素的辩证法观点。2000多年来，这一辩证观有效地指导着中医学的独特理论和临床实践。《黄帝内经》论阴阳的辩证观，从生理、病理、论断及治疗等方面多有详尽的论述。如"阴平阳秘，精神乃治"，指出阴阳平衡是维持生理功能的根本。"清阳出上窍，浊阴出下窍"，是用取象比类、以天例人的方法，阐述人体的清阳之气上升而出于上窍，浊阴之气下降而出于下窍。"阴胜则阳病，阳胜则阴病"，说明阴阳不平衡是产生疾病的根本原因。"静者为阴，动者为阳。迟者为阴，数者为阳"，指通过脉象的静、动、迟、数来辨别阴阳。"阳病治阴，阴病治阳"，讲治疗疾病时重在恢复阴阳的动态平衡。故"一阴一阳谓之道，偏阴偏阳谓之疾"，即指对立而统一的辩证观。

以上观点，充分表明了中医学的科学性和价值所在。我们应当将此宝库努力发掘，加以提高，以贡献于全人类的卫生保健事业。

（本文为石河子民革中山中医夜校讲稿，1984年。后作修改）

略论中西医理论的比较

中西医理论有各自的特点，这是由于中西医理论形成的过程、历史背景、理论基础以及研究方法等都有很大的不同，经过长期的发展和变化，才形成两种截然不同的医学理论体系。

1. 中西医理论的形成过程和历史背景

中医理论体系的形成，大致始于我国战国时期（公元前 5—公元前 3 世纪）。当时我国已进入封建社会，此后，经过两千多年的发展，中医已成为独立而成熟的体系。直到鸦片战争（1840 年）前后西医传入我国，中医受到冲击。中医理论的形成和发展，始终受到封建社会的制约。从民族特点来看，中医的形成和发展始终以汉民族文化为基础。中医发展的全过程，从历史的角度来看，社会性质未变，民族特点未变，文化基础未变，始终是一脉相承的。在不同的历史时期，中医理论虽然有过变化和发展，但从总体上来说，未发生根本性的变化。所以，中医现存的成书年代最早的医学巨著《内经》，其基本理论，直到 21 世纪的当代仍有相当重要的现实意义。

世界上医学发展最早的地区大致有以下几个流域：一是中国的黄河流域；二是印度的恒河流域；三是埃及的尼罗河流域；四是美索不达米亚的两河流域（巴比伦）；五是希腊的地中海沿岸。其中，除中国医学基本上是独立地发展成为现在的中医以外，其他四个地区都是在较早的时代就以希腊医学为主体，经过相互交流融合而发展成为现在的所谓现代医学。

希腊医学的开始形成，也是在公元前 5 世纪左右，但当时希腊仍处于奴隶社会。公元前 2 世纪罗马代替了希腊，但仍然是奴隶制社会，直到公元 5 世纪才进入封建社会。从 5 世纪到 15 世纪是欧洲的封建社会，至 16 世纪起资本主义逐渐发展起来，欧洲各国才逐渐进入资本主义社会。所以，西医的形成和发展经历了奴隶社会、封建社会和资本主义社会三个历史性阶段。从民族特点来看，西医开始虽以希腊文化为基础，但很快就吸收了埃及文化，以后又经过罗马、阿拉伯、日耳曼、撒克逊以及斯拉夫等民族的相继努力，才形成现代的西医。希腊医学的基本理论，到了罗马时代发生了很大的变化，中世纪的封建时期，医学完全被宗教所把持，陷入了停滞状态。16 世纪以后，随着自然科学的不断进步，医学理论也在不断变化，直到 19 世纪中叶，才逐步形成了现在的西医理论体系。

2. 中医和西医的理论基础

医学理论的基础，概括起来不外乎三个方面：一是人们的哲学思想；二是人们对人体结构的认识水平；三是医疗实践。

我国由于长期处于封建社会，封建的伦理道德观念很深，尸体解剖不但为历代王朝所绝对禁止，而且亦为社会舆论所不容，加之国人历来认为人与动物根本不能相比拟。因此，医者未能借助动物的解剖实验进行研究，而人体解剖学在我国两千多年封建社会中也得到较少的研究和发展。人们对人体构造的认识，长期停留在战国时代以前的朴素唯物论的认识水平上。中医除了对皮、肌、筋、骨、五官、五脏、六腑等大组织、大器官有粗略的概念认识外，对比较细微的构造，如神经系统的构造、动静脉的区分、心脏的实质构造与血管的联系等等都未能认识清楚。而这样简单的解剖学知识是很难形成正确的医学理论的，因此，中医理论的形成与发展，就不得不主要依靠古代的哲学思想和长期的医疗实践了。

而西医的理论基础，与中医的理论基础相比较则有根本的区别。早在希腊时代，虽然亦以哲学思想和医疗实践为主，但当时的解剖学已较中国更加进步，到了罗马时代，解剖学就有了显著的发展，不仅分清了动脉、静脉之不同，还发现了大脑、脊髓和神经系统相互间的联系，并已认识到心及左右房室等局部解剖学知识。尤其是 16 世纪以后，随着解剖学的发展，自然科学的进步，医学理论迅速发展。然而，这个时期每种学说的出现，变化快，寿命短，都没有很好地与临床实践有机地结合起来。因此，对实际的医学治疗并没有什么帮助，一般临床医生仍旧遵循古代希腊的治疗原则和方法。这种基础理论脱离临床实践的矛盾，直到 19 世纪中期细胞病理学的问世后才逐渐加以纠正，形成了从基础到临床统一的理论体系。

从思想基础来看，中医理论和希腊医学都是建立在古代朴素的唯物论和自发的辩证法基础上的。在其后的发展过程中，中医虽然受道家、儒家等唯心主义哲学思想的影响，但中医的实践家们始终没有离开实践去空讲理论，仍坚持固有的朴素色彩。而西医则是在中世纪约一千年中，完全为宗教所把持，16 世纪以后，逐渐发展起来的自然科学理论带上了机械唯物论和浓厚的形而上学色彩。以此为基础的医学理论，也就自然而不可避免地带上这种桎梏了。

其实，中医理论基础最重要、最可靠、最宝贵就是实践。由于解剖学基础薄弱，对疾病的具体细节就很难明确，而朴素的唯物论和自发的辩证法也只能解决思想方法问题。所以，对疾病的实质及其发展变化的认识，就只能依靠医者临证时的反复实践和观察。春秋战国以前，经过长期实践，形成了《内经》时代朴素的基本理论，经过两汉时期四百年的实践，形成了《伤寒论》时代初步的辨证论治原则，再经过两晋至五代的七百年实践，促成了宋、金、元时代医学理论的深化和流派的产生，又经过明清两代约四百年的实践，使不同流派融会贯通，最后形成了从基础到临床，从病理到药理，比较系统、比较完整，而且能够指导临床实践的理论体系。这种实践—理论—再实践—再理论的发展过程，完全合乎辩证唯物论的认识过程。因此，中医学也就必然能够从某种角度出发，在一定程度上正确地反映疾病发生与发展的客观规律，这就是中医理论科学性的所在。

3. 中西医研究方法的不同

中医理论由于受到社会背景、思想文化以及解剖学基础等的影响，两千多年中始终没有发生根本的改变，因此，它的研究方法也就始终停留在综合的、直观的、思辨的基础上。不论对任何疾病，只能从整体所表现出来的各种症状，进行直观的观察、综合的研究及治疗的验证，从中探索规律，再结合古代的自然哲学观，加以想象的解释和说明。这样得出的理论，在细节方面，当然就不可能做到详尽而精确了。

自 16 世纪以后，随着解剖学，特别是微观组织学、细胞学以及其他自然科学的进步，现代医学的研究方法就主要放在分析与实验方面了。这样愈分析愈深细，再得到实践方面的证实，其所得出的结论就比较详尽而确切了。

这两种方法，粗看起来，前者是原始的、落后的，后者是现代的、进步的。但从辩证观点来看，坏事可以变成好事，好事也可以带来坏的结果。

中医理论，由于还没有进步到对细节解剖和分析的地步，所以对一些细节方面的理解，想象臆测的成分较多，概念不够明确，界限不够清楚，这是缺点。但它对疾病的认识始终是从整体辩证法出发的。

西医在细节上比中医明确而详细得多，但对整个疾病的理解往往偏重于局部的变化和机械的因果关系，对不能用已知方法测定或证实的整体性复杂因素就难免忽略了，这便是形而上学的缺陷。

（本文为新疆军区军医学校、新疆北疆军区 151 医院、
南疆军区 14 医院"西学中班"讲稿·1977 年）

中医学与日本汉方医学历史的回顾

中日两国，一衣带水，其文化和科学技术的交流与影响，源远流长。中医学

与日本汉方医学的关系，可谓同源异流，异曲同工。经过长时期的交融和影响，两者形成了各自的特点和风格，都为继承和发扬中华民族的传统医学做出了巨大贡献，为中医走向世界与现代东方医学派的创建，建立了不朽的功勋。现就中医学与日本汉方医学的历史作一回顾，不妥之处，请同道批评指正。

1. 早期阶段——公元前至 14 世纪（中国元代，日本南北朝）

中国该时期已形成了系统的中医学基础理论和临床体系。《内经》（约成书于公元前221年）是中医理论经典巨著。《神农本草经》《难经》成书于两汉。《伤寒杂病论》问世于后汉，是中国最古老的临床专著之一，此时已形成了六经和脏腑经络辨证体系。《诸病源候论》成书于隋朝，是中国最早的病理专著，具有辨病与辨证的特点。唐代《千金方》《外台秘要》不仅论病辨证，而且详述方药。宋代《太平圣惠方》载方16834首，其他如《本事方》《三因方》《济生方》等都反映了方剂学与病因学的发展。金元时代，不同流派蜂起，刘河间、李东垣、朱丹溪、张子和四大家学说竞争，形成了泻火、补土、寒凉、攻下四大学派，发展了中医理论，又丰富了临床。中医学的历史发展，从《内经》到《伤寒论》，再至金元四大家，直到现在，都是一脉相承的。

日本学者认为：《伤寒论》是长江文化圈，《内经》是黄河文化圈，后者也包括金元四大家在内。上述两者截然分为两大医学体系，并由此而形成了古方派和后世医学派。日本从 5 世纪到 6 世纪，派出遣隋使、遣唐使、僧侣等前往中国，带回了中国的医籍和医术。鉴真和尚东渡带到日本的中药至今还珍藏在正仓院。当时的汉方只是中医学的忠实模仿，只限于在王公贵族中应用。这时期的主要著作是丹波康赖的《医心方》，成书于984年，摘引了大量的中国古代文献。

2. 全盛阶段——15 世纪到 19 世纪中叶（中国前清，日本江户时代止）

本期是日本汉方的全盛时期，汉方已从模仿中解脱出来，后世派、古方派、折衷派均活跃于该期。室町时代田代三喜前往中国 13 年，潜心研习中国中医学，学成后回国，其弟子曲直濑道三在京都办学，桃李遍及各地。这时期的代表作《启迪集》，受金元时期李、朱学说影响颇大。江户时代中期古方派崛起，主张用《伤寒论》的处方，对《内经》派医学排斥否定。随着争论的进展，又出现了折衷派。吉益东洞废弃阴阳五行学说，否定本草，强调实证和经验，形成了汉方方证相对和腹诊为主的诊疗特征，这就不可避免地使汉方陷入了古典依存主义与经验主义中。而此时期，中国中医学从侧重治疗病证进入到辨证规律与共性的进一步研究阶段。

3. 汉方衰退阶段——1950 年前（中国晚清、民国时期，日本明治、大正、昭和前期）

本期是日本汉方衰退期，由于明治实行富国强兵政策，对汉方采取否定和制裁，致使汉方几乎临近消亡。中国晚清时期，中医辨证研究深入发展，温病学说兴起。辛亥革命后出现了"废医存药"论。1930 年后国民党政府对中医实行了压制和制裁。但在解放区的卫生事业中，中医学起了很大的作用。日本锁国政策后，此期中医学的发展未传入日本。

4. 两国中医药复兴与发展阶段——1950 年以来的四十年期间

自中华人民共和国成立以来，国家承认并保护中医，中医、西医、中西医结合三支力量长期并存，同时得到大力发展。中医医疗、教育和科研突飞猛进，取得了丰硕的成果。日本国重视对中医药的研究与应用，取得了显著的成就。自20 世纪 80 年代以来，两国互派专家进行学术交流，繁荣中医药学术，这对中医走向世界和现代东方新医学派的创建，将起到重要作用。

（与日本著名企业家神内良一交流，1994 年 8 月）

《红楼梦》的中医药及养生文化

《红楼梦》是一部具有高度思想性和艺术性的伟大著作，曹雪芹对现实社会包括宫廷及官场的黑暗，封建科举制度、婚姻制度、奴婢制度以及与此相应的社会道德观念等等，都进行了深刻的揭露，彰显了作者卓越的艺术才思。该著作取得非凡的艺术成就，代表了我国古典小说文学艺术的高峰，具有永久的艺术魅力，足以卓立于世界文学之林。

有学者称："开谈不说《红楼梦》，读尽诗书也枉然"。该著作内容极其丰富，多处涉及中医药文化，表明了曹雪芹具有深厚的中医药学术底蕴，非一般涉猎方书者可比。有人谓《红楼梦》是一部奇书，不为过之。书中论述疾病与医药卫生知识的有 66 回，其中与中医药有关者达 290 多处，约 6 万字，占全书篇幅近百分之六。书中使用医药术语 160 余条，参与医事活动的太医、御医、法医、游医、巫医等人员 14 人，记载病例 114 例，书写中医病案 13 则，方剂 45首，中药 127 种。书中人物生病者超过 100 人次，各类病证达 110 多种，几乎涵盖临床各科。在记载中医药及养生文化的古典小说中，《红楼梦》堪称之首，无与伦比。

一、脉案描述

脉案，也称医案，案中必有所诊脉象、症状、证候、病机、治法及方药之论。兹举书中描写完整而典型的脉案略述一、二。

林黛玉患有肺痨之疾，长期忧郁，曾因一场噩梦而病倒潇湘馆，她彻夜不寐，头晕目眩，咳痰咯血。王太医在脉案上写道："六脉弦迟，素由积郁，左寸无力，心气已衰。关脉独洪，肝邪偏旺。木气不能疏达，势必上侵脾土，饮食无味，甚至胜不所胜，肺金定受其殃。气不流精，凝而为痰；血随气涌，自然咳吐。理宜疏肝保肺，涵养心脾。虽有补剂，未可骤施。姑拟'黑逍遥'以开其先，复用'归肺固金'以继其后。不揣固陋，俟高明裁服。"（《红楼梦》第八十三回）盖肝受病，脉象为弦，乃肝气郁结则弦脉。弦而迟滞者，为气虚而郁结使然。关脉弦而洪大者，系肝旺火盛，必灼肺金。肝属木，肺属金，肺金本是制约肝木，惟肝郁火旺，方致肝火犯肺，熏烁肺之气阴，故咳嗽、咳痰、咳血诸症由之遂起。此即王太医所云"胜不所胜"。脾属土，本为肝木所制之脏，凭郁结亢盛之气，则越发戕克脾土，致饮食无味或不思饮食。此段脉案虽言词数语，却道出复杂的病理机制，透析了黛玉疾病的关键所在。作者析理清晰明了，非学养深博，不可言此。所拟治法遵循标本缓急，先予黑逍遥以滋阴、疏肝、养血、健脾以开其先，继则保肺固金善其后。曹雪芹评脉辨证，机理明确，治从先后，此非深悟中医理论及临床者，难以企及。

贾珍儿妇秦可卿，由儒医张友士先生诊脉立案云："左寸沉数，左关沉伏；右寸细而无力，右关虚而无神。其左寸沉数，乃心气虚而生火；左关沉伏者，乃肝家气滞血亏。右寸细而无力者，乃肺经气分太虚；右关虚而无神者，乃脾土被肝木克制。心气虚而生火者，应现今经期不调，夜间不寐。肝家血亏气滞者，应胁下痛胀，月信过期，心中发热。肺经气分太虚者，头目不时眩晕，寅卯间必然自汗，如坐舟中。脾土被肝脉克制者，必然不思饮食，精神倦怠，四肢酸软"。（《红楼梦》第十回）上述分析，条理精细，将一旁侍候的婆妈听得心服口服，钦佩张太医其言如神，此评脉辨析确实论之有道。沉脉多为内伤，数则为热，伏为气滞，脉来无力，是为正虚，脉之细微，血虚可征。由此得之，左寸脉沉而数，断为心虚火生，主月经不调等症。左关脉沉伏，系肝经气滞血虚，并两胁胀痛。左关属肝，两胁为厥阴之经所循行，肝不藏血，三阴之枢失司，经脉气滞，故而两胁胀痛。右寸脉细无力，则肺虚而清阳之气不升，故眩晕乃作。右关脉细而无神，为脾土虚弱，脾失健运，中气不能敷布全身，是以食少倦怠。作者平脉辨析，如匙投锁，极为肯綮，足见功底扎实，学验俱丰。

尤二姐"雪作肌肤""温和怜下"，无奈王熙凤暗相讥刺，怀孕三月许，病卧床榻。庸医胡君荣诊其肝脉洪大，不辨胎、火，猛浪下药，将已成形的男胎堕下，血流不止，遂入昏迷，致使尤二姐吞金自杀。（《红楼梦》第六十九回）此段描述，颇见创意，尤二姐肝脉洪大系妊娠脉象，怎奈胡君荣学无足见，误判尤二姐为气滞血瘀，投化瘀通经之虎狼药予以攻逐瘀滞，险些伤命。曹雪芹笔下给这位太医姓"胡"，实寓以胡乱来之意，确为针砭。《素问·平人气象论》云："妇人手少阴动甚者，妊子也"，《素问·阴阳别论》载："阴搏阳别，谓之有子"，上述经文是指妊娠脉凭两寸部或两尺部动甚，以及寸尺搏击殊别而诊之。妊娠能诊肝脉者极为少见，而作者却从临床极少用的脉法来描述，可见其学术功底之深厚，且富独到见解。

二、方药应用

《红楼梦》不仅是一部古典文学巨著，因书中论及中医药文化知识甚多，也可谓是一部中医药典籍。该著作中所载方药应用，每能出奇制胜，发前人所未发。

"冷香丸"一方，是该著作中最为有名的方剂，用此丸治疗哮喘却是曹雪芹首创。宝钗患了一种病，据说是从娘胎里带出来的一股热毒，犯时咳喘不已。一和尚给宝钗说了个"海上方"，宝钗服用后便是灵验。冷香丸组成、制法及服法："春天开的白牡丹花蕊十二两，夏天开的白荷花蕊十二两，秋天的白芙蓉花蕊十二两，冬天的白梅花蕊十二两。将这四样花蕊，于次年春分这日晒干。和在药末子一处，一齐研好。又要雨水这日的雨水十二钱，白露这日的露水十二钱，霜降这日的霜十二钱，小雪这日的雪十二钱。把这四样水调匀，和了药，再加十二钱蜂蜜，十二钱白糖，丸了龙眼大的丸子，盛在旧瓷坛内，埋在花根底下。若发了病时，拿出来吃一丸，用十二分黄柏煎汤送下。"（《红楼梦》第七回）诸花皆可升散，惟蕊能通心经入肺络，效之捷也。在其节气内所取雨、水、霜、雪，对药性颇有影响。方中牡丹花蕊入心包络经，善养血除烦；荷花蕊功似莲须，清心益血，固肾涩精；芙蓉花蕊，清肺凉血，消痈排脓；梅花蕊清而不浊，舒郁生津，令人神爽。于节气取水，甚合五行之理。雨水节之水，禀春阳生发之气，益于升发调肝；白露之露水，禀清肃之性，令肺气宣发而肃降；霜降之霜，甘寒除热，善泄相火；小雪之雪，清降诸热，解毒除烦。冷香丸此方善清内脏虚热，又解诸经之瘀毒，泻火不伤阳，滋养不凝滞。冷香丸的配制及功效，充分体现作者运用中医药理论，针对天时、节气变化之特点，选用天然草本之精华，伍以节气之水，创立奇才名方，实是可贵，此非一般医儒兼通者不可使然。著名中医学家任应秋教授曾介绍："我未学医前，在乡镇从韩瑞卿先生学古文，先生为清秀士，本不以医名，但善治血证，课读之暇，不少病血患者求治，先生即制有冷香丸备用。"还谓："凡属虚火，不能以凉药攻之，或病人血腥浊臭颇重时，服之常获奇效。"现今对冷香丸疗效之灵验仍存有争议，其制作要求至为严谨，已极少有人复制用于临床，建议设专项进行研究，探其奥秘。

"益气养荣补脾和肝汤"是《红楼梦》众多汤剂中书写最完整的处方之一。儒医张友士为秦可卿所处此方为：人参二钱，白术二钱，云苓三钱，炙甘草八分，归身二钱，熟地四钱，白芍三钱，川芎一钱半，黄芪三钱，香附米二钱，醋柴胡八分，怀山药二钱，真阿胶二钱，延胡索钱半，建莲子七粒，大枣二枚。（《红楼梦》第十回）张友士为秦可卿凭脉辨证，根据中医脏腑理论分析病情，他认为秦氏所患系月经不调症，否定前医认为妊娠之诊断，指出病因是忧虑伤脾，肝木过旺，日久气营两伤，故以气营双补，健脾和肝为治。本方由十全大补汤补气益血，去桂防助郁热，增香附、柴胡、延胡索以疏肝理气，加阿胶、莲子养心调营，配山药、大枣补脾和中。从秦可卿脉案分析之精辟到辨证用药之精当，丝丝入扣，非一般医生所能企及，足见曹雪芹对中医理法方药运用之娴熟并富于临证创新。

三、摄生之道

"摄生"，亦称之为养生。在《红楼梦》一书中，养生之道和治未病思想随处可见，其独到的养生诸法，每多鲜为人知。

1. 情志调养　贾府家族庞大，书中涉及三四百人之喜怒哀乐，作者注重情志调养和七情内伤对健康影响的描写，借中医药文化来推动故事情节发展，丰富人物形象，并教育启迪读者。书中主要人物贾母乐观豁达，性情开朗，是大观园健康的老祖宗。贾府设有梨香院，逢庆事和节日多搭台演戏，其中不乏酒令、谈趣、奖赏、烟火、炮仗等。（《红楼梦》第五十三回、五十四回）此类活动舒心悦目，品尝文化，怡情释怀，有益情志调养，有助身心健康。曹雪芹还着墨不多，刻画了刘姥姥的形象心宽体健，幽默诙谐，整日劳作，与世不争，平日粗茶淡饭，从而为该著作人物中的寿星。（《红楼梦》第六回）作者谈及内伤七情对健康的影响，浓墨尤多，深刻地塑造了众多典型的艺术形象。该著作主人公林黛玉素体虚弱，悲戚疑虑，多愁善感，一生情志抑郁，饱受各种心理折磨，奈何不得，致使肺痨日趋加重，终及咯血而气绝身亡。正是"香魂一缕随风散，愁绪三更入梦遥!"（《红楼梦》第九十八回）王熙凤一生工于心计，贪得无厌，伤情失志。她融气、贪、劳于一身，贾府事败，便落入狱神庙，不久即短命而故。正如判词中所说："凡鸟偏从末世来，都知爱慕此生才，一从二令三人木，哭向金陵事更哀。"（《红楼梦》第五回）

2. 饮食文化　曹雪芹在该著作中对饮食保健方面，亦多有突出的描写，颇具独到之处，耐人寻味。

（1）喝茶：茶叶具有醒神、和胃、养生之功。书中述及贾母爱喝的养生茶是老君眉，此茶是洞庭湖中君山所产银针茶，用时以梅花雪水浸泡，茶色鲜艳，气香怡神，养心舒体。六安茶产于安徽黄山，是贾宝玉常饮的养生茶，可入药，尚有健脾和胃之效。女儿茶也称普洱、女儿红，宝玉曾面食过多，恐停滞积食，服此茶后顿时食欲大增。（《红楼梦》第六十三回）普洱茶具有消食祛脂之功，少女常食之有益于通调月事。

（2）饮食：大观园中极少"以酒为浆"，但酒类品种较多。黄酒，也称绍兴酒。宝玉生日那天，袭人特向平儿要了一坛绍兴酒，为宝二爷助兴。（《红楼梦》第六十三回）黄酒性平和，有营养，不伤人。以优质糯米酿造，是宝二爷喜爱的养生酒，倍受大观园上下人等的青睐。屠苏酒，是贾府欢度除夕、元宵等节日所献习俗之酒。（《红楼梦》第五十三回）此酒也是宝、黛、钗的养生酒，外出游乐时常小酌一盅，以利养生。该酒由桂枝、防风、桔梗、大黄、赤小豆等浸泡而成，具有祛风寒、清湿热、调肠胃及治未病之功效。合欢花酒，由合欢花浸泡的药酒，也是林黛玉的疗养酒。（《红楼梦》第三十八回）合欢花性平味甘，解郁安神，令人欢乐忘忧，久服轻身明目。入酒可消除寒气，且能心悦神静。

（3）蔬菜：文中写到的蔬菜种类很多，如枸杞头、芦蒿、豆、扁豆、茄子、葫芦等等，其中枸杞头、芦蒿备受贵族家庭的喜爱，此类菜蔬其味独特，鲜香可口，尚有清淡补益之功，系养生佳品。（《红楼梦》第六十一回）书中对膏粱厚味着墨不多，足见贾府重视对饮食调节的养生之道。

（4）饥饿：此为《红楼梦》里风俗秘疗，即饥饿疗法，亦可称净饿代替服药。凡伤风感冒和食积停滞者，使其饥饿，不食不饮或饮适量米汤，而令之即愈。宝玉的丫鬟晴雯患伤风感冒后几近痊愈，后因缝补孔雀裘劳累，复感病情加重，即净饿两三天并慎服药调养，便渐渐地好了。（《红楼梦》第五十三回）

3. 体育锻炼　体育是中国文化的组成部分。《红楼梦》中为刻画人物形象，推动故事情节发展，对体育活动描写并不甚多，但毕竟反映了一个时代体育活动的概貌，有益于身心健康。

（1）散步：书中描写了众多人物非常注重散步游玩，尤其是贾母经常和儿孙、媳妇、丫鬟们在大观园内走动玩乐。她认为散步可疏散筋骨，强筋活络，且沿路景观赏心悦目，令人心情开朗，助兴忘忧。

（2）放风筝：风筝用于游戏，明、清时代放风筝已是家喻户晓的活动。该著作多处描写人物放各种风筝，户外牵线奔跑，放晦气。李纨对黛玉说："放风筝就是图的这一乐，所以叫你该多放些，把病根儿带出去就好了。"（《红楼梦》第七十回）

（3）荡秋千：秋千是中华大地众多民族共有的一项体育活动，秋千之荡还体现了人们对美好生活的向往和追求，故有"半仙之戏"的别称。《红楼梦》第六十三回，曾写到佩凤、偕鸳两人去打秋千玩耍。

（4）下围棋：清代是围棋的鼎盛时期，书中竟有20多处描述下围棋活动。如《红楼梦》中第七回、第十九回、第六十二回等，均描写了各种人物于恣意玩笑中下围棋。"贾政这日正与詹光下大棋，通局输赢差不多。"（《红楼梦》第九十二回）

（5）踢球：踢球古称蹴鞠，是当今足球运动的始祖，惟清代踢球人社会地位低下，书中着墨常一带而过，用词甚少。"可巧门上小厮，在甬路底下踢球。"（《红楼梦》第二十八回）

（6）钓鱼：钓鱼在我国历史悠久，至今仍为民众所喜爱，在获取食物的同时也是一种乐趣。"林黛玉令人掇了一个绣墩倚在栏杆上坐着，拿着钓竿钓鱼。"（《红楼梦》第三十八回）大观园将钓鱼作为"占旺相"的一种活动。

（7）射箭：至清代，射箭已逐渐演变为纯粹的体育活动。"贾珍近因居丧，每不得游玩旷荡……日间以习射为由，请了各世家弟兄及诸富贵亲友来较射。"（《红楼梦》第七十五回）

（8）划船：划船为水上运动，现代竞技体育中仍保留着各种划船类的比赛项目。书中写道，姐妹们酝酿结社作诗，探春邀请宝玉参加，其请帖云："若蒙棹雪而来，娣则扫花以待。"（《红楼梦》第三十七回）此处"棹"指船桨，其意为划船。

辟谷的古今认识及临床意义

"辟"同"避"。"谷"狭义指五谷及杂粮，其广义为谷、肉、果、蔬，辟谷即辟开各种饮食以养生，或控制饮食以养生治病。从古至今辟谷的认识和方法为人们所重视，辟谷有时亦称"饥饿疗法"。兹将辟谷的古今认识及临床意义略述如下，以期同道指正。

1. 中国医学对辟谷的认识

成书于2000多年前的《黄帝内经》对辟谷的认识有着比较丰富的记载。《素问·上古天真论》曾提及"法于阴阳，和于术数，食饮有节，起居有常，不妄作劳，故能形与神俱，而尽终其天年，度百岁乃去"，并告诫人们勿"以酒为浆，以妄为常"，才能使身体健康，防止疾病和早衰的发生。《素问·生气通天论》云："阴之所生，本在五味，阴之五宫，伤在五味"，指出阴精来源于饮食五味，但藏精的五藏又可因饮食五味太过而受到伤害。本论又云："膏粱之变，足生大丁"，言经常吃喝肥甘美酒的人，极易发生大的痈疽疮疡。《灵枢·百病始生篇》载："卒然多食饮，则肠满，起居不节，用力过度，则络脉伤"，阐述了暴饮暴食可使肠满而伤及脉络，可致诸症遂起。《素问·藏气法时论》载："五谷为养，五果为助，五畜为益，五菜为充，气味合而服之，以补益精气"，此处"养"指五谷是营养的主要来源，果、畜、菜为辅助食品，谷肉果菜宜相互配合食用，方能达到补益精气之作用。以上列举数条，可以看出《内经》时代已有对辟谷的初步认识，调节饮食是养生防病的主要方法之一，以达到"正气存内，邪不可干""阴平阳秘，精神乃治"。

《史记》，司马迁著，是我国第一部纪传体通史。书中曾明确记载了汉高祖的军师张良将军，从戎数十载立汗马功劳，晚年因身体不好，常辟谷修身，以享天年。

《红楼梦》的作者曹雪芹，十分重视饥饿疗法，在他的书中多处提及大观园的风俗秘疗，即净饿代替服药。凡伤风感冒及食积停滞者，使其饥饿，不食不饮或饮适量米汤，而令之即愈。

1972年长沙马王堆出土的西汉文物中，发现《却谷食气》与《阴阳十一脉灸经》《导引图》等写在同一幅缣帛上，此为我国目前所能见到的最早辟谷文献之一。

当代著名中西医结合专家、国医大师陈可冀院士的研究表明：素食与节食的确有益于心血管健康，对强健身体，预防多种疾病及抗肿瘤殊有裨益，素食为主每多更为长寿。

辟谷可强身治病，也是我国古代沿用至今的一种特殊的养生保健方法。当今越来越多的人关注和参与辟谷养生，世界各地的辟谷信仰者也与日俱增。

2. 世界各地对辟谷的研究与实施

辟谷在世界宗教界早已流行。不少宗教和教名以"明心见性""体悟真理"等名义进行辟谷，如释迦牟尼、耶稣和穆罕默德等都有每月辟谷数天以悟其道的文字记载，印度的瑜伽功也有辟谷断食之说。

众多的辟谷动物实验均表明辟谷确能增强生命力，使之健康增寿。如我国台湾家禽试验所对 864 只产蛋能力退化的纯种来亨鸡，做停供 10 天饲料而仅供水的实验，当恢复供料供水 40 天后发现有 75% 的老母鸡再度下蛋。美国营养学家马凯博士研究证实，小白鼠每周禁食两天，不易生病，且寿命延长一倍。加州大学华福特教授，在历经 30 年的动物实验之后，也坚持每周禁食 2 天，以利健康长寿。

目前，世界上一些经济发达国家对辟谷疗法已有系统而深入的研究。如美国马克欧义著《断食与健康》，英国卡林顿著《活力，断食与营养的关系》，日本小岛八朗著《断食疗法》，我国台湾省段木干著《断食》等，这些与辟谷相关的专著已相继问世。不少国家已设立断食的医疗机构，如日本现有 3000 多家断食寮，我国台湾省创建长青断食中心，美国建立了克拉斯综合医院、德州疗养院，澳洲的雪梨健康中心，德国柏林的一家断食医院设有 300 多张床位，俄罗斯莫斯科精神病院设禁食部等。以上研究和实施，均以辟谷养生治病而闻名海内外。

3. 辟谷的临床意义

合理而规范的辟谷，对人体心脑血管系统、神经内分泌系统、消化系统、呼吸系统、运动系统等多种病症均有较好的疗效，对一些目前尚未能以科学解释的疑难病症，有时可收到意想不到的效果。辟谷不使用药物，没有因用药带来的副作用，既节省药费开支，又安全可靠。

（1）**体重的变化** 在辟谷的前 5 天，每天平均会减轻 1~2kg，从第 6 天前后，每天可减轻 0.5~1kg。以后根据个人的自身条件，从实际情况出发都可以采取一定的递减方式，逐步减轻体重，并保持正常体重的恒定性。

（2）**清洁胃肠道** 常有宿便一说，即是指长期留滞于肠内的垃圾会滋生大量微生物并导致有毒物质的重吸收，引起食物自身慢性中毒，也是多种疾病产生之源。辟谷可祛除宿便，清理肠胃，发挥排毒养生之效。辟谷的同时，胃肠道黏膜上衰老和机能不健全的细胞，以及多余的脂肪可以分解并从大便排出，使整个消化道的功能得到全新的改善。

（3）减肥降脂　辟谷可使体内多余脂肪分解，作为能源物质供辟谷状态下的机体利用，辟谷能消耗大量脂肪，具有明显的减肥降脂效果。坚持辟谷可以根除肥胖症，也是调节脂肪代谢，达到减肥降脂的最好良方。

（4）疏通和软化血管　辟谷可使机体物质分解和代谢加快，而使物质合成吸收受到抑制。在动员脂肪的同时，血管内膜的斑块和血栓也会被溶解，血管软化，血流通畅，从而避免、减轻及减少心脑血管疾病的发生和加重。

（5）调节免疫功能　辟谷作为养生和保健的方法之一，对免疫器官功能的调节能发挥积极作用。长期、规范的辟谷，刺激了免疫器官的细胞，使之代谢活跃，生命力增强。通过合理的膳食、辟谷、再进食的方式，使得免疫系统组织细胞不断更新，抑制对免疫有害物质的分解并排出体外，从而解除免疫抑制，提高和调节机体的免疫功能，使人健康长寿。

（2015 年 5 月，传承工作室系列讲稿）

中医人才状况的喜与忧

在党中央的正确领导下，我国的中医药事业得到国家中医政策的鼓舞和支持，国家中医药管理局做了大量积极有效的工作，几十年来中医药事业得到了前所未有的迅猛发展。

中医药高等教育像雨后春笋般在全国各地展开，并逐步走向世界。中医药院校和科研机构培育了不少学士、硕士及博士，涌现出数以千万计的现代中医药工作者，为我国中医药事业的发展和继承创新做出了贡献。然而，在这支队伍中，存在着相当多的中医药高级人才根基不牢，他们轻视中医经典著作的研习，甚至认为经典之著已过时，将其弃之一旁。其中有为数不少者，只重视科研课题的现代研究，轻视中医临床实践。有些中医的硕士、博士，竟然写不出十首符合中医理、法、方、药及患者客观证候完整的中医处方。晋升为中医专家之后，看病竟然忽略四诊，甚至不用诊脉，仅靠问患者几句，各种检查报告单过目一下，便开具处方走人。凡此状况，虽不属全貌，但全国各地医院不乏其人。此为中医看病认识的思维有错，将中医辨证论治的精髓束之高阁，望闻问切及其分析丢弃一边。不少中医师在临床实践中，习惯于将一个病划分几类证型，每个证型之下立一个或几个处方，亦即舍弃中医的"辨"与"论"，只认"证"与"方"，对号入座，机械从事。试问，舍弃理论精髓，避开辨证论治的规范化，将灵活多变的处方用药，变为僵死的教条主义，岂不可使中医诊病迈入庸俗、草率之歧途？中医的学术和临床经验历经几千年的积累，我们应当努力加以继承和发扬，使之适应时代的需求，科学、健康地发展中医中药，为全国各族人民服务，为人类健康事业做出贡献。

西医学的治疗手段主要是用化学药物拮抗及手术治疗，对于人体结构的认识，当然越精细越好，这就决定了必然要依赖于各种检查报告的结果去认识和治疗。中医学依据人的证候治疗疾病，各种检查报告和化验单代替不了辨证，有时只做参考。临床各种西医检查有阳性指标的报告单，只是提示患者"有病在身"，至于其病因、病机、病证性质如何，怎样确立治则治法的依据，怎样开具合格的中医处方，应根据望闻问切收集的信息资料，掌握证候要素的特点，据证立法，按照中医处方思维的科学性、适用性及实效性选方遣药，决不可只参照报告单、化验单而背离中医辨证论治。现代的定性定量分析，还说明不了中医疗效的物质基础，因此，探索未知领域，不断提高临床疗效，长期积累经验，都必须遵循辨证论治这一法宝。在辨证论治的基础上，使用专方专药，可以提高临床疗效，这是因为专方专药是研究的成果，是既往或长期研究经验的结晶，诚然甚是可贵。疗效是中医药的生命所在，提高疗效是中医药发展的永恒主题。我们必须拥有的精神，就是虚心学习前人，勇敢超越前人，在中医整体观念和辨证论治的汪洋大海中，不断求索，探讨未知和未来。通过几代人的继承创新，才能于真实世界中切实发展中医药事业。

20年前，我们曾忧虑过中医的治疗水平和医疗质量会有所下降，当今的一些中医院不姓"中"的离奇现象依旧存在。例如国家要选派一批中医药专家到外国去帮助开展中医、中药及针灸工作，考虑比邻关系就近而选，但因其缺乏中医特色，不得不改换其他医院重组中医专家队伍以援外。当前存在的问题，不是中医不行，而是部分学习中医的人不行，中医药管理人员中亦有不行。究其根源，与当前医疗市场导向不正确有关，也反映了中医院经费严重不足的问题尚未妥善解决，完全性医疗市场化运行加剧了过度检查、过度治疗、滥用西药，中医急诊的机构在不少医院不受重视并趋于萎缩。这些问题应当引起政府、管理机构及广大中医药人员的高度重视，必须遵照国家中医药管理局的要求，加强领导，制定措施，切实改进。医乃仁术，惠及百姓，将医疗推向市场，不啻为将医生变为商人，此种变幻之定位需要重新认真思考。诚然，改革可以有所为，也可有所不为，但应根据我国当前的实际情况，在保证百姓就医的前提下，适度改革开放，以满足不同经济阶层人群的需求。

我国名中医甚多，各在一方，尤其是相对集中在各大城市，以临床经验丰富者居多。然亦有挂号费昂贵，且一号难求，诊脉不及五十动即处置方药，患者见效者喜，不效者忧而叹之。评价一位中医的诊治水平，主要是看疗效，而疗效是出于医者的中医药理论素质及临床经验，不应片面地以何文凭衡量其地位、疗效及价值观。祖传中医、师承中医，往往经过几代人的努力，不断学习，不断总结经验，才可迈入治病救人和解除患者痛苦的境界，成为人民大众的良医，甚至是全国中医药界的楷模，一代宗师。

还有值得一提的是中药问题，国家应加强对中药的管理，保护药材资源，讲究科学种植，选购道地药材，如法炮制中药，加工丸散膏丹，不断推进中药剂型改革，努力培养中药高级人才，如此方符合中医药发展规律的基本途径。化学合成的西药毒副作用大，国家三番五令对西药尤其是抗生素的应用严格管理，这是非常正确的举措。但对中药的应用不必管得那么死，以免影响中医药的创新能力，政府及相关部门应制定严谨而宽松的政策，进一步加强对中药的实验、开发及应用的管理。我去西方一些国家考察，发现国外对抗生素和化学药品的使用管理很严，甚至在美国几乎为"买枪容易，买药难"，但他们对中药则是按"蔬菜""食品添加剂"管理，中医诊所在英国、加拿大等许多国家，可以开设在大型超市里，其生存空间甚是自由。中国医生到国外去开诊所、办医院，令中医走向世界，固然是件好事。但为渊驱鱼，人才外流，国家应统筹考虑，从全局出发，在建设和发展好自我的同时，使中医药为人类的健康做出更大的贡献。

值得一喜的是，近几年来国家中医药管理局大力发展中医药事业，就人才培养方面提出了要培养原汁原味的中医药工作者，树立"读经典，跟名师、多临床、善思辨、有悟性、医德好"的良好风气，将师承教育贯穿始终。充分利用人才资源，大力培养优秀中医药人才。我国国民经济和社会发展第十三个五年规划纲要中，提出"推进'一带一路'建设，广泛开展教育、科技、文化……卫生及中医药等领域合作"，今年2月国务院发布《中医药发展战略规划纲要（2016～2030）》，标志着中医药已上升至国家战略管理层面。国家中医药管理局强调中医药工作应以贯彻实施《规划纲要》为主线，在提高中医医疗服务能力的核心基础上，明确了做大做强中药产业化的目标。

我们应当具有无愧于时代的使命感，无悔于机遇的紧迫感，无畏于挑战的责任感，推动《实施方案》早日落实，使我国的中医药事业不断向前发展，以造福全人类。

（本文系对中医药管理部门的进言，2006 年 10 月。2015 年 8 月修改）

冠心病的膳食治疗

冠心病属中医的"胸痹""真心痛""厥心痛"等范畴。本病的致病原因多为内伤七情，气机不畅，气滞血瘀；或膏粱厚味，脾胃受伤，痰湿内生，气血运行受阻；或年老肾衰，营血不足，脉道不充，心阳痹阻，气血运行不利，不通则痛。轻者时痛时止，重者剧痛不解，甚则阳气暴脱，可致猝死。

膳食原则：冠心病的病机以气滞血瘀为主，食疗当以通利为妥，宜多食蔬菜水果等疏利之品，少进肥腻黏滞之物；控制食量，注意热量平衡，切忌暴饮暴食，以避免肥胖及脘腹胀满而压迫心脏，心气受阻；限制食盐以减轻心脏负担，每日控制在 5 克以下；调理饮食，保持大便通畅，以免排便费力，使病情加重；急性心肌梗死患者，进食应他人协助，以流质或半流质饮食，缓慢喂食。不用易胀气之食物，如豆类、土豆及过甜之膳食。病情稳定后，方可逐渐恢复正常饮食。

饮食宜忌：下列食物对防治冠心病最为适宜，可选食之。谷物类：各种粗粮。豆类：大豆、蚕豆、绿豆、赤小豆等及其各种制品。油脂类：各种素油和鱼油。蔬菜类：各种新鲜蔬菜，尤其是洋葱、大蒜等。瓜果类：各种瓜果。菌藻类：蘑菇、香菇、木耳、银耳、海带、紫菜、海藻等。鱼类：包括绝大多数的河鱼和海鱼，除外贝壳类、鱼子及少数胆固醇含量较高者。种子及硬果类：如胡桃、杏仁、西瓜子、芝麻等。宜饮适量清茶或山楂水，宜食适量瘦肉和家禽。下列食物应忌食或少食：各种动物油、动物内脏、蛋黄、巧克力、墨鱼、鱿鱼、蚌、蛏、蟹及鱼子等，咸食、甜食、高脂肪奶制品也应限制，忌进烈性酒及咖啡、浓茶等饮料。

食疗单方：①何首乌粥：何首乌 60g，煎煮取浓汁，去渣，与粳米 100g、冰糖适量，同煮为粥，每日早晚服食。②菊花决明饮：菊花 3g，草决明 15g，以沸水冲泡，每日数次饮用。③山楂汤：山楂 30～60g，煎汤代茶，每日数次分服。④薤白粥：薤白 15g（鲜品用 30～60g），葱白二茎切碎，与粳米 100g 同煮为粥，每早晚服食。⑤双耳汤：白木耳、黑木耳各 10g，以温水泡发并洗净，置小碗中，加水和适量冰糖，隔水蒸 1 小时，1 次或分数次食用。⑥昆布海藻汤：昆布、海藻各 30g，黄豆 200g，煮汤加少量调味品后服食。本方最适用于冠心病合并高血脂及高血压者。⑦荷叶粥，新鲜荷叶一张，洗净煎汤，再用荷叶汤同粳米 100g煮粥，供早晚餐或点心服食。本方长期使用对合并高血脂、高血压和肥胖症有显效。

高血压病的膳食治疗

以中西医并重的方法治疗早期高血压病，可使病情得到有效控制，对中后期高血压病坚持长期治疗，可显著减少其并发症。膳食治疗在本病治疗中的意义，愈来愈引起人们的重视。

食疗原则：①食饮有节　饮食应定时定量，切勿暴饮暴食。食物种类宜调配得当，不偏食和嗜食。嗜食膏粱厚味者，不仅消化不良，且可使气血运行不畅，轻则痰湿瘀滞，重则卒中，变生他病。据流行病学调查分析，喜进肥甘者高血压病发病率为 8.1%，而习惯清淡饮食者仅为 2.4%，可见，饮食调节对本病发生及预后殊属重要。②善选饮食　历代养生之道皆以素食为先，方可防治未病，延年益寿。高血压病阴虚阳亢、痰湿阻滞之证居多，更应清淡饮食为宜。长期食味过咸可致血压升高且影响降压药物疗效。体丰之人，宜减少甜食，限制总热量摄入，应保持标准体重。本病宜选食黄豆、绿豆、赤豆、黑豆和海参、海蜇及海鱼类蛋白质，皆具辅助降压效果。蔬菜瓜果类食物，可使胃肠轻松，气血流畅，其中西瓜、芹菜等有调节降压作用。适当饮用矿泉水，对防治动脉硬化有益。③戒烟、适量饮酒、正确用茶　吸烟对高血压病患者有百害而无一利，应下决心彻底戒之。适量饮酒可舒筋活络，消除疲劳，宜饮低度之白酒、红酒、黄酒等，忌酗酒及过饮烈性酒，方可对人体有益。茶可消食解腻，明目提神，过饮浓茶可引致兴奋不安、心悸失眠诸证。高血压病人宜喝清淡之绿茶，其利尿作用对降压有益，降压药物忌用茶水吞服。

辨证选食：①肝火旺盛　菊花醪，用干净的菊花 10 克剪碎，与适量的糯米酒拌匀后煮沸，每日服 2 次。②阴虚阳亢　宜常吃芹菜，并可以鲜芹菜 500 克，叶茎并用，洗后沸水烫 2 分钟，切细捣碎，绞汁服用，每日适量服 2~3 次。③肝肾阴虚　除用上述两种方法外，宜常食玉米和玉米须汤。伴鼻衄时用玉米须、香蕉皮各 30 克、栀子 10 克，水煎冷却后服。④阴阳两虚　宜常食玉米油，玉米须汤。多吃大蒜能杀菌、降压、利尿，并可拮抗动脉血栓形成，对气虚、阳虚者颇为适用。此外，常食淡菜和松花蛋亦有裨益。⑤合并痰湿阻滞者 取荸荠、海蜇、陈皮各等量煎汤，每日适量服 2~3 次，以降压化痰。

食疗单方：以下单方适用于各种证型之高血压病患者。①生山楂 15g，水煎服。②五灵脂 10g，水煎服。③荠菜花、旱莲草各 15g，水煎服。④向日葵盘 50g，水煎服。⑤白木耳或黑木耳 10g，浸泡后加冰糖蒸煮，每日服 2 次。⑥胡萝卜根或菜 60g，切碎绞汁，每日服 2 次。⑦海参 30g，加冰糖煮烂，空腹食用。

高脂血症的膳食治疗

高脂血症属中医学"血浊"等范畴，血浊之形成有内外因之分，内因为先天禀赋不足，属痰湿型体质，多由脾胃运化失司，痰浊内聚所致。外因系饮食不节，素嗜膏粱厚味，劳逸失当，伤及脾胃。两者皆可使清浊不分，浊邪随清气而入营血，即为血浊。随着国人生活水平的不断提高，高脂血症的发病率逐年增加。众所周知，本病是心脑血管病、高血压病、糖尿病、脂肪肝等多种疾病的温床，药物治疗效果有限，运动和饮食治疗殊属重要，现将其膳食治疗的有关问题论及如下，以飨同道，供读者参考可也。

膳食原则：节制饮食，荤素合理搭配，加强有氧运动，维持能量进出平衡，促进脂肪、蛋白质及糖类的正常代谢。《素问·藏气法时论》载："五谷为养，五果为助，五畜为益，五菜为充，气味合而服之，以补益精气。"两千多年前《黄帝内经》中的记载，至今仍可指导人们的膳食原则。此对高脂血症患者来说，更应深刻理解和遵照实行。有人说不吃肥肉，减少主食，坚持体育锻炼，即可降脂减肥，此乃言之有道也。

饮食宜忌：高脂血症患者宜清淡饮食，重视素食为先，减少脂肪摄入，多食新鲜蔬菜和水果，一定要保持大便通畅，中老年人大便日行 1~2 次为佳，以利排毒，维持正常代谢。当今全球皆重视"辟谷"以养生，亦即"饥饿疗法"，笔者至为推崇，建议查阅《辟谷的古今认识及临床意义》等相关文献，读来可一目了然。饮食应忌膏粱厚味，戒烟少酒，尽量减少高脂肪、高蛋白、高糖饮食之摄入，确保合理膳食，方可有助身心健康。

食疗单方：①菜类食品。黄瓜：味甘性凉，清热解渴，通利二便。新鲜黄瓜中含有丙醇二酸，能抑制糖类转化为脂肪，不影响糖类向人体提供能量。黄瓜含有丰富的细纤维素，既能加速肠道排泄，又能降低血中的胆固醇和甘油三酯，常吃鲜黄瓜对人体很有裨益。冬瓜：甘淡微寒，祛湿化痰，利水解毒，消除肿胀，其瓤、皮、子功用近似，皮、子可入药，常食冬瓜可祛脂瘦身。红薯：含丰富纤维素，对肠蠕动有良好的刺激作用，促进排泄通畅，有阻挠糖类转化为脂肪的特殊功效，能促进胆固醇和类脂质排泄，防止血管内脂肪沉积和动脉粥样硬化，常食可降脂减肥。马铃薯：俗称土豆，味甘性平，中医药认为具有益气健脾，和胃调中，清热解毒，润肠通便及清理血浊之功。皮芽子：俗称洋葱，具有较好的降血脂之功，生吃熟用皆可。新疆维吾尔等少数民族多喜生吃，常以本品切成条状，配以青辣椒、西红柿凉拌，谓之"老虎菜"，爽口舒胃，民皆喜食用。海带：性味咸寒，中药称为昆布，消痰散结，利水消肿。海带氨酸及钾盐有降压作用，藻胶酸和海带氨酸有降血清胆固醇作用，常以本品为菜，可降脂减肥。②粥类。冬瓜粥：新鲜带皮冬瓜150g，洗净切成小块，与粳米150g入锅煮成粥，每日服2~3次，可利水消肿，降脂瘦身。荷叶粥：粳米150g，先煮成粥，再将洗净的荷叶1张趁热盖粥上，焖15分钟后去其荷叶，粥呈淡绿色，入适量白砂糖或少许清盐再沸即可。经常服用，功能升清降浊。③菜肴类。红焖萝卜海带：海带、萝卜、核桃仁、芝麻油、酱油、花椒、桂皮各适量，先将海带用水浸泡24小时，然后洗净切丝，萝卜亦切成丝状。将油烧热，入海带丝稍炒，继入调料及清水煮开，改武火烧至海带已烂时，入萝卜丝即可。功能消气、降脂、软化血管。烩双菇：鲜蘑菇200g，香菇60g，食盐、白糖、味精、淀粉适量，清油50g。先将香菇用开水发泡半小时，捞出留水。将清油烧热，入香菇炒1分钟，再将香菇水、蘑菇及调料放入锅内，当汤汁微开时，用水淀粉勾芡即成。此食疗可补气益肾，降解血脂，对肥胖且有高血压、动脉硬化及糖尿病患者尤为适宜。

糖尿病的膳食治疗

糖尿病属中医"消渴"范畴，西医分为Ⅰ型和Ⅱ型，Ⅰ型为有家族史，与遗传基因有关。Ⅱ型乃后天因素所致，多与膏粱厚味，恣食肥甘，七情内郁，热甚化燥，灼伤真阴为患有关。中医将消渴分为三消：上消系肺热津伤或心火旺盛，症见渴饮无度，口干舌燥；中消乃胃热炽盛，消谷善饥；下消在肾，精髓枯竭，阴阳两虚，尿浊如膏，形瘦色悴。临床三消之证，常可兼而现之。

膳食原则：控制饮食，减少进食总热量，并加强运动。肥胖是糖尿病的主要原因之一，肥胖者体内脂肪细胞增大增多，胰岛素敏感性降低，体重增加，不利于药物治疗。体重超重者，每因摄食过多，过度刺激胰岛β细胞，使之代偿机能下降，故控制饮食，合理进食，对糖尿病的治疗殊为重要。糖尿病患者还应注意少食多餐，以防血糖波动过大，对药物治疗不利。

饮食宜忌：糖尿病患者宜进食清淡偏凉而滋润的饮食，不宜过食煎炒炙煿和辛辣之品，以免燥热伤其津液。应严格控制瓜果及含糖高的食物，以及高脂肪、高蛋白和高胆固醇的饮食。碳水化合物不宜控制过严，此对提高胰岛素敏感性和改善葡萄糖耐量有益，尤其对内生或外源性胰岛素病人更应如此。糖尿病患者应绝对戒酒，酒为糖尿病之大敌，各种酒类所含乙醇均可减少肝糖原的合成，并使胰岛素分泌减少，引发胰腺炎、动脉硬化、神经炎等难治性疾病。

食疗单方：①粥类：用人参5g，或黄芪30g，或百合30g，或天花粉30g，或薏苡仁、白果各15g，分别与粳米100g煮粥服用。南瓜燕麦粥，用南瓜200g、燕麦片100g，煮成粥服食。②煎煮类：怀山药60g煎服，山萸肉30g煎服，玉米须60g炖瘦肉，赤小豆60g炖鲤鱼，以上随证选用。③炒食类：黄鳝250g，用适量调料，精盐、味精、淀粉、香油各少许，炒之食用。或黄鳝200g、瘦猪肉100g，加调料适量，炒之即食。据研究发现，黄鳝中所含黄鳝素，具有显著的降血糖和调节血糖生理机能的功用，是糖尿病患者的优质进补康复食品。④粉末类：猪胰焙干研粉末，每服5g，1日2次服。或以猪胰1具焙干研粉末，鲜竹沥1瓶（250毫升），每用3~5g，以竹沥送服，1日2次。竹沥甘寒，善清虚热。猪胰益肺补脾、润燥，取其以胰补胰之功，合用则相得益彰。

第二篇　医话撷菁

补偏救弊　注意阴阳平衡

"久而增气，物化之常，气增而久，夭之由也"，我的理解是，文中之"久"字，承句首"夫五味入胃"而言，系指长期服用或长久偏食。"增气"，即产生偏亢之气。"物化"，乃物质之变化。"常"，为一般规律或必然现象。"夭"，夭折、短命，此处指疾病形成，失却健康。全句说明，食之以味，贵在平和，用之得当，促进生化，用之过偏，疾病乃生。总之，本条之精神，主要是强调长期服用同一性味的药物或食物，对人体健康的危害性，也是对病机十九条的重要补充，是中医学整体恒动观的临床应用。

笔者体会：一、防病选食，贵在冲和。所谓贵在冲和，即不过补，不过通，不过寒，不过热；嗜食者应防其偏，厌食者应避其缺；机体暂不需要者勿予食。20 世纪 60 年代初，我发现有些家庭经济条件较好的小孩，常服用蜂王浆，久久服之，每引起发育过早。男孩未满二八则满面胡须，女孩未及二六即月事以下，体态发育超常，学习时注意力不够集中。此乃"久而增气，物化之常也"，嘱停服王浆。延至 20 世纪 80 年代，人参蜂王浆作为补品，大量充斥市场，不问男女老幼，有病无病，何种病情，均皆服之。其服久者，面赤火升者有之，牙龈肿痛鼻衄者有之，烦躁不寐者有之，胁肋胀痛者有之，月经紊乱及脱发者有之。此皆无虚而乱投补品，失却冲和之德故也。二、补偏救弊，应注意阴阳平衡。药物之功用，在于补偏救弊，调整阴阳之偏盛偏衰，使其恢复动态平衡。因此，在长期用药的过程中，应注意观察阴阳的变化，以平为期。余治慢性虚寒性病证，投以温补，必少佐寒凉，使补而不偏，温而勿燥，理其虚应防其变。如长期服金匮肾气丸、右归丸的患者，每兼服绿豆汤，以缓解其温燥。目前相当多的慢性肾炎、血小板减少性紫癜以及多种胶原性疾病的患者还离不开激素治疗。然而长期使用激素，可造成阴虚火旺或阴虚阳亢之现象，常见面赤火升，烦躁易怒，头痛耳鸣，口干咽燥，五心烦热等症，笔者常配以知柏地黄丸予其服之，收效尚佳。三、慢病守方，仍须三因制宜。诸多慢性病证，在其病机稳定，症状变化不大的情况下，治疗应有方有守，然守方不等同于用死方，为防于偏，或伤于凿，其间药味之增减，药量之进退，仍必须考虑三因制宜，方不致气机偏盛，确保疗效而免生变端。麻桂为本方主药，春夏各用 6g，秋冬皆以 9g，在西北地区用之无不良反应。每当我返回故里，探亲于江南家乡一带，仍用本方治鼻渊，麻桂 9g 常致头痛鼻衄，病人不服其药。为确保方中各药效能，于原方不变，但减麻桂量为3g，如西北、江南之鼻渊，皆可以本方守方治疗而一旦霍然。此乃慢病守方，又依据地理气候，以至结合患者体质特点用药而取效，即所谓"不偏者，尚须结合三因制宜也"。

（本文载于《中医杂志》1991年2月号）

春夏养阳　秋冬养阴

"春夏养阳，秋冬养阴"是《内经》指导四时养生的重要法则，历代医家各抒己见，莫衷一是。综观文献，概括而言，对其认识的主要观点有如下几种：1. 王冰认为"养"即制也。春夏阳盛，宜食寒凉以制其阳亢，秋冬阴盛，宜食温热以抑其阴盛。此系从饮食上顺其阳热阴寒的一种方法；2. 张介宾提出阳为阴之根，阴为阳之基。春夏养阳是为了养秋冬之阴，秋冬养阴是为了养春夏之阳；3. 高世栻的注释，是以春夏顺其生长之气即为养阳，秋冬顺其收藏之气即为养阴；4. 张志聪解析为，春夏阳盛于外而虚于内，当养其内虚之阳，秋冬阴盛于外而虚于内，当养其内虚之阴。

笔者认为"春夏养阳，秋冬养阴"，此"养"字应作"顺"解。"养阳""养阴"，即顺阳、顺阴之意。春夏温热属阳，秋冬寒凉属阴，故春夏应从精神、衣、食、住、行方面顺应阳盛之季节、气候与环境，秋冬宜从以上方面顺应阴盛之季节、气候与环境，此即养生之道。今世有以"冬病夏治"的方法，对脾肾阳虚、夏缓冬剧的慢性咳喘证，于春夏之时用温补脾肾法为治，提高疗效，即"春夏养阳"的具体运用，笔者对此不敢苟同。

诸多慢性病证，皆有发作与缓解之期，不同阶段其主要矛盾不一，治之亦各异。"冬病夏治"，其实质是辨别和处理标本轻重缓急的方法问题，当不属"春夏养阳"之列。前人对哮喘病的治疗，有未发治肾，发作治喘之训，此乃标本治则对咳喘病缓解与发作的具体应用，与"春夏养阳"并无本质联系。

长期以来，笔者在西北边陲新疆石河子新城，对数百例慢性咳喘患者进行观察，无论春夏秋冬，凡缓解期而证为阳虚者，皆可投以温补脾肾法为主，从而获得疗效。春夏治之，秋冬显效，乃药物积累效果，属慢病守法守方缓图故也。倘若夏缓冬剧之咳喘证，在夏令无阳虚表现，则不宜使用"春夏养阳"的治法。笔者曾仔细观察数十例春夏无阳虚表现，且夏缓冬剧之咳喘证，于夏季服温补之品，皆出现阳热过盛之弊，症见口干舌燥、牙龈肿痛、烦躁汗出，且冬令亦未见有明显缓解者。相反，宗三因制宜，于夏季用平补法，则在秋冬发作期间每可看出疗效。春夏温热，阴气固守于内，阳气趋向于表，易于发泄。治病用药每应顾护阴气，若妄投温补之剂，则阴气益盛，毛孔疏松，腠理易开，常可使外邪乘虚而入，易致伤风感冒，而且还会引致阳热诸证丛生。秋冬寒凉，阳气固守于内，阴气趋向于表，治病用药每应顾护阳气，若妄投寒凉之剂，常可内脏生寒。阳气不足，卫外不固，同样可使外邪乘虚侵袭，而致风寒感冒，还可伤及脾肾，每致形寒肢冷，腹胀便溏阳虚诸证。

总之，中医治病不可固守某法某方某药，而应因人因时因地制宜，并以人为核心，权衡标本轻重缓急为治。上述一孔之见，不妥之处，祈请诸同道指正为幸。

（本文载于《吉林中医药》1990 年 5 期）

病证属外感 寒温融一炉

张仲景《伤寒论》、叶天士《温热论》、吴鞠通《温病条辨》、吴又可《瘟疫论》等经典著作，均为我国中医药发展史上的璀璨明珠，是学习中医的必读之书。然伤寒、温病两者病邪性质大相径庭，历来对其治法各抒己见，每多争议不休。《伤寒论》问世于东汉，温病学说起始于明清，温病学说基于伤寒，是伤寒理论的延续和发展。温病学说之创立，使温热病治疗日趋完善，遂成外感病证之一大的法门，对临床温热病诊治具有重要指导价值。

然伤寒、温病同属外感六淫之患，其传变途径及病机认识，必蕴含共同之处，只是在认识方法与制定方药方面有一定差异，且体现了殊途同归，同为治病治人。近代有名家认为，伤寒之法可用于温病，温病方药可补其伤寒之不足。不少方书每以伤寒病邪从皮毛入，温病之邪从口鼻入，此乃错矣。盖寒不可与温混，温不应与疫淆，瘟疫从口鼻入，六淫从皮毛入，若谓风寒暑湿燥火皆从皮毛入，而温独不从皮毛侵，岂复何理可及云之。温热之邪由表入内，未有不及三阳三阴程序者，故寒温大法虽异，而六经原理不可弃之，当继承借鉴发扬耳。伤寒为六经辨证，温病以卫气营血辨证及三焦辨证，虽辨证方法有异，但其内容实质却有相似和融汇之处。故伤寒、温病之理不应视之对立，应相互交融而汇通，乃为相得益彰。

从辨证论治观念出发，对证候复杂、病情严重之外感证，应将寒温融为一炉，辨析其证候之本质，既遵温病大法，又参伤寒原理，机圆法活，可使患者治之而愈。余治春温一案，初始外寒未化，伏温在里，前医投麻、桂、姜、附、苍、朴等温燥之剂，遂致逆传厥阴，证显液涸神迷，窍闭而危。拟用犀角地黄汤合安宫牛黄法，两剂热退神安。继以清热解毒、润下存阴法用加味黄龙汤下燥结数枚，患者呃逆已除，神清热减。六日呃逆复作，日晡所复低热，此非所下燥屎非尽，乃厥阴外传，邪达少阳，余邪由膜原透及胸膈，阻遏营卫运行。是时应清透余邪，令从膜原出胸膈，复由胸膈出腠理。乃用小柴胡汤法清解少阳，使余邪透达而诸证悉除。

从上可见，伤寒原理可用于温病，温病治法可通于伤寒。病证属外感，寒温融为一炉，医者应胸有城府，处之当耳。余悬壶逾半世纪，常于外感发热之重症，不问男女老少幼婴，注重因时因地制宜，终在落实具体人为核心，不主张使用头孢、先锋等抗生素，融伤寒温病于一炉，视证候特点拟用麻桂、荆防、银翘、白虎，或麻杏石甘、犀角地黄（犀角以水牛角代之），高热小孩配牛黄清心散，成人配安宫牛黄丸，治之常以一剂热退神清，多则三剂而安。余之弟子、家人及慕名求治者，皆信中医药之奥妙，其疗效斐然之神奇也。

（本文为中医进修班讲稿，1983 年 9 月，后专为传承工作室及关门弟子修改而授，2016 年 7 月 23 日）

理气法在治疗中的作用

人之所病，总不外乎病邪干扰气血正常的运行，从而产生一系列病理表现。仅就"气病"而言，它可以影响脏腑功能，又会导致病理产物，两者常互为因果，即形成各种病症。近年来，笔者悉心于理气法的临床应用，将理气法在治疗中的作用归纳为两大类，即理气调整脏腑功能和理气祛除病理产物。

理气调整脏腑功能，是指通过疏理气机，使气行通顺，并结合脏腑生理特点治疗，从而达到调整脏腑功能的治疗方法。诸如：疏肝理气、疏利心气、理气和胃、降逆和胃、理气健脾、疏肝健脾、降气纳肾、理气安胎、理气调经等。

理气祛除病理产物，是指通过疏理气机，使气行通顺，配合祛邪药物治疗，从而达到祛除病理产物的治疗方法。诸如行气化湿、理气行水、理气化痰、理气通淋、理气排石、理气导滞、行气通腑、行气活血、行气破积等。

理气法临床应用极为广泛，使用时务必注意以下几点：（1）必须针对病情，详细掌握好理气药的特性，选择使用相应的药物；（2）理气药辛温香燥者甚多，易于耗气、伤阴、损津、劫血，故气弱、阴亏、津伤、血虚者慎用；（3）用药应分阶段，初起时不嫌香燥，香附、木香、沉香、乌药等每可获速效，久病则宜取其平和之品，药如白蒺藜、香橼皮、佛手、代代花、金橘叶等；（4）理气之品，过用则耗正，使用时不宜药味过多，剂量过大。否则疏泄太过，致生变端。长期使用还应酌情配伍，以维持机体阴阳气血平衡。

（本文载于《中医杂志》1990 年 6 期）

甘温除大热及其应用

甘温除大热为李东垣所创立。此说自金元以下，每有发挥，当今以甘温除热而获效者，屡见不鲜。

《素问·调经论》云："有所劳倦，形气衰少，谷气不盛，上焦不行，下脘不通，胃气热，热气熏胸中，故内热。"东垣在此启发下，结合自己的临床实践，首创甘温除热法。他在《内外伤辨惑论》中指出，甘温除热适宜于"脾胃气虚，不能升浮"所致之发热。李氏在创立补中益气汤时阐明，"苟误认作外感有余之证而反泻之，则虚其虚也"，惟当"以甘温之剂，补其中，升其阳"最为合拍。汪切庵用本方兼治阳虚感冒，王孟英曾谓东垣立此方，只知甘温益气退热，未重视中虚外感亦用此方。

甘温除大热之机理，虽东垣有所阐明，但后世解释不一。综观各家学说，笔者认为对其机理的认识有二：其一，劳则耗气，或生化不足，皆可致中气亏虚，既虚之气竭力维持机体生理功能所需，被迫处于弛张和亢奋状态。经云："阳气者，烦劳则张"即是高度的概括。其二，中气虚弱，气虚及血，血虚阴火炽盛，所致发热。诚如龚廷贤所云："饮食劳倦则伤脾，则不能生血，故血虚则发热。"上述机理之解释，究竟以何为主？则应视其临床见证而辨认，单纯气虚者应以前者而论，兼有血虚发热者，当属后者所云。

甘温除大热之适应证，为内伤发热。内伤发热有气虚、阳虚、阴虚、血虚、阴阳气血俱虚，以及肝郁、积滞、瘀血、痰阻之不同。本法为治内伤发热中之虚热，具体说来是气虚发热。此外，还包括气虚兼外感之发热。气虚发热，则益气退热，而甘温可以益气，是治其本也。至于阳虚发热，应与气虚发热有别，尽管有所联系和相似之处。但阳虚发热者，因其热能为之不足，应有阳虚证象，非主以甘温之品可获良效。

笔者于临床实践中，每见气虚发热多为低热，亦有中等度热，偶可见有高热。有些患者自觉热，但诊之热势不甚；也有患者自感不热，但查之体温却有升高；合并外感者或外感愈复期多体温升高。既然因虚致热，故气虚发热病程较长，且部分病人尚可耐受。气虚发热必兼脾胃气虚之种种病候，发热常在劳累后发生和加重，平素易患感冒。

甘温能除大热，大热用甘温治之而愈者并非少见，兹介绍一则如下：

患者阿不都热合买提，男，41 岁，维吾尔族，石河子乡农民。发热不退已近一月，体温波动在38.5～39.5℃之间，查血象偏高，胸透无异常，化验二便正常，血沉不快。曾用多种抗生素及中药清热解毒、养阴清热之剂无效。余诊之，体温虽高，面色略潮红，但面部虚浮，少气懒言，自汗恶风，纳食不馨，渴而少饮，唇舌色淡，苔薄欠津，且口舌有糜点，便溏溲清，脉沉细数而无力。观其脉证，当为气虚发热，营卫不和。拟用东垣补中益气汤合桂枝汤，以冀甘温除热，兼和营卫。药用党参、黄芪、白术、陈皮、升麻、柴胡、当归、连翘、麦冬、桂枝、白芍、甘草、生姜、红枣。本方服三剂，体温降至38℃，已无汗出恶风，故于上方去桂、芍，加焦三仙，又服三剂，热悉退，诸证向安。后以补中益气汤合麦冬、山药、茯苓、炒麦芽之属，连续服用近两月，诸证若失，再未发热。

（本文载于《黑龙江中医药》1990 年 6 期）

少阳化安话"温胆"

余之恩师张浩良教授，勤勉一生，大医精诚，著作等身，对方剂学研究之贡献尤丰。张师善用温胆汤化裁治多种病症，余每循其教诲活用此方，获益良多。

张师尝谓："温胆汤首出于唐代孙思邈《千金要方》，该方由二陈汤（半夏、陈皮、茯苓、甘草）加枳实、竹茹组成。温胆汤方名特别，方中半夏、陈皮性轻温，尚有竹茹、枳实性微寒，故名为温胆实是清胆。亦有谓胆宜温而不可寒，乃为胆经温和之剂。"后世医家于本方中多伍以涤痰开窍、镇静安神之品，凡痰之作祟且伤及少阳者，用之常可得心应手，故张师称该方为痰方之祖。方中半夏、陈皮贵在陈久，则无过燥之故，乃其名曰"二陈"。温胆汤加胆星、生姜名导痰汤（《济生方》），功能燥湿理气，消痰散结。导痰汤加人参、菖蒲、大枣名涤痰汤（《济生方》），功能开窍豁痰，通心气而安神。以上均见于张浩良主编《白话汤头歌诀》，该书由江苏科技出版社于 2013 年出版。张师于临证中，对神经官能症、咽喉疾患、呼吸道病症、肝胆疾病及精神疾患等辨证属痰热内蕴者，多以本方为主治之，其效斐然。

中医学认为胆为中正之官，清宁之府。罗东逸云："胆喜宁谧而恶烦扰，喜柔和不喜壅郁。"凡痰浊阻滞、胸膈余热未尽、痰迷心窍诸证，必伤少阳之和气，令胆气不得安宁。《素问·灵兰秘典论》曰："胆者，中正之官，决断出焉。"病邪触犯胆府，则决断失焉。胆失少阳春生之气，则痰浊滋生，变生他病。胆与肝、胃、心、脑经络相通，关系尤为密切，胆先受，则他脏从之，遂致诸证丛生。

温胆汤主治范围较广，凡心烦、惊悸、失眠、多梦、头晕、目眩、胸闷、痰多、抑郁或有幻觉、狂躁等属痰热蕴结，且伴有舌质偏红及苔腻者，皆可以本方化裁应用。症见口腻加藿香、佩兰、白豆蔻；呕吐加生姜、黄连、砂仁；胸胁胀痛，自觉喉中有痰，咳之不利者加柴胡、郁金、瓜蒌；痰热甚加天竺黄、黄芩、胆星；惊悸、失眠加磁石、珍珠母、酸枣仁；胸闷伴抑郁者加菖蒲、郁金、合欢皮；头晕、目眩加天麻、白术、白蒺藜；心烦加黄连、莲子心、灯芯草；伴幻觉者加磁石、地龙、五味子；狂躁不安加礞石、地龙、僵蚕；便秘加大黄、厚朴、玄明粉。以上随症状变化加味，临床用之多验。

胆宜温和，对调节机体之阴阳、气血、五脏六腑功能及其相互影响，有着极其重要的作用。故《素问·六节脏象论》云："凡十一脏，取决于胆也。"

（本文为传承工作室系列讲稿，2015 年 8 月）

病邪遗留少阳　邪热上迫清窍

某中年男性机关干部，初春因工作疲劳，减衣过早，不慎患感冒风寒，服西药及银翘感冒片无效，后以桂枝汤加味而解。入夏以来，常觉眩晕，延至近一年。近两月来，眩晕渐之加重，日发三、四次，发作时面色潮红，时觉寒热不适，甚则呕恶，但无物吐出。舌质偏红，苔薄微黄，脉弦有力。查无高血压、动脉硬化、颈椎病及内耳性眩晕等内伤之恙，经多方医治，其效不显。虽属小恙，但痛楚莫名。《伤寒论》原文"少阳之为病，口苦，咽干，目眩也"（263 条）、"本太阳病不解，转入少阳者……干呕不能食，往来寒热，尚未吐下……与小柴胡汤"（266 条）、"伤寒中风，有柴胡证，但见一证便是，不必悉具"（101 条）。余参考《伤寒论》少阳病篇之辨证，患者感冒风寒后近一年，观其脉证，病邪仍遗留少阳，邪热上迫清窍。《黄帝内经》有肝合，肝气通于目，足厥阴肝经有联于眼通于脑之络脉等说。故用和解少阳法为主，兼以平肝降逆，升清泄浊法治之，方以小柴胡汤化裁：柴胡 10g、炒黄芩 10g、党参 15g、制半夏 10g、生姜 3 片、红枣 10g、生龙牡各 30g、夏枯草 10g、荷叶 10g。本方进 10 剂，患者自诉眩晕大减，无寒热往来，再未呕恶。上方再投 10 剂，一年反复发作之眩晕，霍然若失。方中柴胡疏解少阳之郁，清胆退热；黄芩清泄少阳之留热，配生姜治寒热不适；参、夏、枣，益气和中，扶正祛邪；龙骨、牡蛎，益阴潜阳，平肝镇逆；夏枯草善清肝火，主治眩晕；荷叶升清降浊，令清阳之气上升，上迫清窍之邪热下降。综观斯方十味，药简效宏，乃经方之活用也。

（本文写于 1966 年 1 月，为传承工作室系列讲稿）

漫话汗证

汗证是人体阴阳失调，营卫不和，腠理开合失司，引起汗液外泄的病症。临床时见某些汗证，治之不验，病家每多苦不堪言。

汗证可见于现代医学多种疾病，且可成为主要症状，如甲亢、植物神经紊乱、更年期燥热、结核病、风湿病、低血糖、虚脱、休克及某些传染病的发热期或恢复期，均可见各种汗证。汗证之辨析，通常不难。自汗、盗汗比较常见，男女老少，皆可罹患。躁汗即燥热出汗，常见于女性更年期。战汗较为少见，主要发生于发烧的患者，且具有全身战栗而汗之特征。脱汗见于急重病人，遍体大汗淋漓，常伴有亡阴、亡阳等危重见证。黄汗主要见于阳黄患者，汗出色黄，一目可悉知矣。

自汗 不问朝夕，动或不动，醒时汗出，谓之自汗。脉象浮缓或弱，苔多薄白。《景岳全书》载："自汗者，濈濈然无时，而动则益甚。"属营卫不和者，用桂枝汤加减，久患失眠或抑郁之人，每遇情绪波动时，常易自汗出。经云："损其心者，调其营卫。"治以桂枝加龙骨牡蛎汤；脾肺气虚者，玉屏风散为常用方，方中黄芪固表止汗，白术燥湿健脾，少佐防风走表而助黄芪固表。汗多者加煅龙牡、麻黄根、浮小麦、乌梅、糯稻根，气阴不足者加党参、太子参、麦冬、五味子等；内热炽盛而汗出者，用竹叶石膏汤。兼大便秘结，脉沉实者，以调胃承气汤或大承气汤化裁。

盗汗　入寐汗出，醒后辄止，谓之盗汗。脉多细数，舌红苔少。《丹溪心法》载："盗汗者，睡而汗出也，不睡则不能汗出。方其熟睡，则凑凑然出焉，觉则止而不复出矣，非若自汗而自出也。"属阴虚火旺者，用当归六黄汤，方以当归、生地、熟地、黄连、黄芩、黄柏、黄芪组成，其中二地宜重用；肺肾阴虚，骨蒸潮热者，可用麦味地黄汤加龙骨、牡蛎、青蒿、鳖甲、知母、地骨皮等；用脑过度，每多心血暗耗，亦常盗汗，宜用柏子养心汤法，药如柏子仁、枸杞子、麦冬、当归、石菖蒲、熟地、玄参、茯神、五味子、牡蛎、浮小麦之属。

躁汗　妇女更年期常见燥热汗出，急躁易怒，两胁胀痛，口干欲饮，经期紊乱，舌红苔黄，脉弦细或弦数。治以疏肝解郁，清热止汗，以丹栀逍遥散主之，酌加知母、黄柏、浮小麦等。兼阴虚者，增生地、玄参、沙参、麦冬之类，便秘者加熟大黄、郁李仁。

战汗　温热病发烧患者，正邪相争，乃机体鼓邪外出之防御措施，全身战栗后，随即全身汗出如洗。脉多微数或浮数，舌苔薄黄。此种汗出，通常不需处理，应针对原发病情，辨证论治。

脱汗　病情危笃之际，患者全身大汗淋漓，甚则汗出如油，伴肢冷息弱，脉微欲绝，神识不清等症，前人亦称之绝汗。此乃阴液骤竭，阳气暴脱，阴阳离绝之象。治以益气固脱，回阳救阴，常用生脉散加附子，急煎频服，药少力专，若汗多可加龙牡，可望挽回于什一。

黄汗　汗色发黄，黄如柏汁，染衣着色，口干不欲饮，或肢体浮肿，脉弦滑，苔黄腻。湿热熏蒸肝胆，胆汁随汗液外渍肌肤使然。用茵陈五苓散化裁为治，可加黄柏、薏苡仁、赤芍，并重用茵陈和赤芍，湿热清则黄汗自除。

汗出诸证，大抵如上所述。然临床所见，亦有阴虚自汗，或气虚、阳虚盗汗者，或自汗、盗汗并存，因而必须四诊合参，方得辨治无误，此不可不知也。

余治一老翁，年87岁，18年前曾作心脏搭桥手术，近8年来自汗、盗汗齐罹，且渐臻加重。察之形瘦色悴，白天稍动即汗出淋漓，入夜睡眠为艰，寐则常汗湿衣被，恶风乏力，五心烦热，喜欲凉饮，纳食尚可，小溲频多，大便略干，舌质偏红，舌边瘀斑，舌下两侧瘀点明显，苔薄少津，脉沉细数。耄耋之年，肾元亏损，气阴告伤。予滋补肾精，益气育阴，固表敛汗法为治，药用熟地、龟板、山萸肉、山药、丹参、西洋参、黄芪、天麦冬、五味子、女贞子、泽泻、百合、生地、知母、龙骨、牡蛎、浮小麦，浓煎频服，2月后汗出告痊。

（本文为传承工作室及师承弟子讲稿，2016年7月）

不育医话两则

治阳痿不育：阳痿一病，方书每多以命门火衰立论，虽经长期投以壮阳之品，而阳痿依然。近有从肝论治者，亦每多获效。余曾治肝肾两虚，宗经失润案1例，经用益肾填精、养肝和胃法治之，服药30剂，阳痿霍然，其爱人怀孕，次年喜得1子。

陈某，36岁，结婚8年未育，始因避孕抑制接触，逐渐发生阳痿。精液常规检查：精子活动力差，畸形精子达70%。舌尖红，苔薄根部腻，脉弦细。药用：熟地15g，山药20g，枸杞子15g，葛根15g，知母10g，狗脊15g，远志10g，覆盆子12g，桑螵蛸10g，巴戟天15g，阳起石15g，土茯苓15g，蛇床子10g，伸筋草10g。服7剂。二诊：自觉症状好转，兴奋感有所增加，前方去阳起石，加仙茅10g，柴胡10g。连服14剂。三诊：症情明显好转，已能正常交合，纳便均佳。原方去知母，加泽泻10g，连服9剂。检查精液全部正常，性功能良好。

按：盖肾藏精，主生殖而能作强。熟地、巴戟天、蛇床子、覆盆子等益肾强阳；胃为水谷之海，阳明主润宗筋而能束骨、利机关，故用葛根、山药等阳明之品，以养脾胃，此谓治痿独取阳明也；肝主筋，其脉络阴器，肝得血养，筋自能伸，故以熟地、枸杞子、伸筋草之属以养肝疏筋。本案三脏并调，其效迅速，8年宿疾霍然而愈。

治不射精症：笔者多年来，每遇同房不射精者甚多。查患者大多年轻体健，寡言少欲或急躁易怒，苔薄舌暗，脉多沉涩。精液检查均基本正常。肝郁者，气机不畅，气结血瘀，从而影响性功能。故常以血府逐瘀汤疏其血气，令其调达而致和平。

肾藏精，生髓，脑为髓之海。脑与肾关系密切，凡青壮年患者肾亏之症，皆应治脑为主，若以温补命门火为治，则颇难获效。余以血府逐瘀汤化裁治疗不射精症百余例，多获良效。治脑即治心，心主血脉，脉者血之府，故推血府逐瘀汤为合拍，加蛇床子、韭菜子、车前子、川牛膝以振奋阳气，一般服用2个月即可生效。此类病人，曾服参茸无效，西药睾丸素类亦为数不少，药物乱投，实其所实，瘀滞胶结，气机不畅，病情愈陷愈深。故用血府逐瘀汤加味，拨乱反正，扭转病势，而收痊愈之功。

有故无殒亦无殒也

护士陈某，怀孕八月有余。适逢元旦佳节，其夫远道返回探亲，当日晚餐喜进红烧肥肠和玉米面条，深夜陈某突感腹痛如绞，伴呕吐宿食与胆汁。经用阿托品、杜冷丁肌注，腹痛无制，于凌晨急诊入院。查其血淀粉酶256温氏单位，尿淀粉酶2084单位，乃诊断为妊娠晚期合并急性重症胰腺炎，医院报病危通知家属。

入院后采取禁食水、补液体、大剂量抗生素和解痉止痛剂，腹痛有增无减，患者呻吟不已，病势急趋加重。经全院扩大会诊，补充腹膜炎之诊断。患者值妊娠晚期，尚不宜手术处置。决定以青霉素320万单位、庆大霉素24万单位、胰岛素16单位，每12小时静滴一次。36小时后，患者腹痛不堪忍受，病势继续恶化，面色苍白，大汗淋漓，其家人焦急万分，并议后事处理。当此燃眉之急，众医殊少良策。延余诊视，病人舌红苔黄腻而燥，两脉弦滑而数，大便四日未通，四肢厥逆，但胸腹灼热，是谓热深厥深。乃急投大柴胡汤加减以攻之，冀其实热积滞有所归宿，通则不痛方可转危为安。药用：柴胡15g，川连9g，胡黄连9g，木香9g，白芍15g，甘草9g，川楝子12g，元胡12g，生军9g，芒硝9g，黄芩9g，郁金12g。一剂，水煎温服。药后一时许，患者腹中鸣响，随即泻下臭秽稀便，顿时腹痛减其大半，呻吟止，安静入眠。此积热随便而解，病有转机也。后两日，继进原方每日一剂，排稀便三次，腹痛缓解，并啜以糜粥，次日因虑其硝黄攻下峻猛，唯恐损及母子，故更以香砂六君合银翘之属。药后八时许，患者疼痛复作，病势转增，肌注止痛剂依然罔效，顷刻之时，前功尽弃。盖邪未驱尽，安能姑息养奸，此吾之误也！当夜改投原方，翌日矢气频转，解稀便两次，疼痛停止。效不更方，又两日再进本方两剂，患者腹痛若失，饮食渐增，病情稳定。遂改用疏肝健脾清热和胃之剂，调理半月后，足月产一子，产后母子均安。随访十年，未见本病复发。

急性胰腺炎，相当于中医之"脾心痛"。多因喜怒不节，暴饮暴食，致肝气郁结，湿热积滞，阻遏肠胃，轻者腹痛呕吐，重者痛不欲生。有甚者因毒热深陷，热厥猝死。治宜急予疏肝理气，清解热毒，通里攻下，尤以攻下，最为要策，俾腑气得通，庶可邪却病瘳。用此法治疗5～7天为宜，时间过短，邪未驱净，每易复发，时间过长，邪却正伤，恐生他变。

本例妊娠晚期合并斯证，临床殊属少见。或问：妇人重身，毒之何如？答曰：有故无殒，亦无殒也。

（本文载于《北方医话》北京科学技术出版社1988年5月）

小议大病后暂不宜峻补

经曰："虚则补之""损者益之""形不足者，温之以气，精不足者，补之以味"，此皆虚候当用补益耳。俗话说小虚稍补，大虚大补，重虚峻补。然大病后暂不宜峻补，乃因大病后正与邪、功能和物质仍有偏颇也。一则胃阴匮乏，濡降失司；二则脾失健运，输转无力；三则余邪未尽，唯恐闭门留寇。凡此三端，于大病后急于峻补，安能纳之、运之、收之？甚或病情反复，变生他证。余临证有验，不吝书此，聊作引玉之砖。

周某，患严重支气管感染，西医用大剂量青霉素静脉滴注，次日发生过敏反应，遂致喉头、支气管痉挛及心肌炎，经抢救痉挛迅速消除，心肌炎表现和心电图改变亦逐渐好转，病情转危为安。但患者心悸气短，头昏汗出，纳呆乏力等诸症未解。延余诊之，舌稍红而腻，脉细软而数，乃断为病危后气阴两伤，虚不化湿，拟用生脉散加味，以益气养阴，健脾祛湿。处方：红参、麦冬、五味子、茯苓、白术、炙甘草、陈皮、藿香、焦三仙、苍术，重用红参为15g。两剂后上述症状加重，患者语音低微，身体困重，卧床不起，其家属惊惶不安。复诊以党参易红参，加鱼腥草、黄芩、青蒿，每日一剂，药后两天，诸症悉减。效不更方，再进十剂，其效益彰。后嘱用初诊处方，纳红参6g，连服半月，诸证遂安。

本例系大病后致虚，先投红参，急以峻补，则虚不受补，病势加重。后更以党参，增入驱除余邪之品，转瞬之间，病已向安。盖脾气振，胃阴足，余邪尽故也。后半月复投初诊时重用红参之处方，患者诸症消失，病乃告愈。由此观之，大病后暂不宜峻补，实属临床心得，掌握这一原则，则无有不验。

（本文载于《北方医话》北京科学技术出版社1988年5月）

谈谈脾与胃之阴虚

胃阴虚临床多见，脾阴虚亦不少见，只是后者往往易被医者忽略。

临床所见，引起胃阴虚的原因甚多，如外感温邪入里，化燥伤及胃阴，或热病后期阴液不复，胃阴未充，胃病迁延不愈及其他痼疾，久不能食者损伤胃阴；素食辛辣，嗜酒无度，或过用温热辛燥之品而伤及胃阴；或由素体肝旺，郁火消烁胃阴所致。胃喜润恶燥，胃气主降，胃主受纳，故胃阴虚的病理特点是阴虚不能濡润和降，受纳功能失司。其主要表现是饥不欲食和胃痛。脾阴虚每因脾失健运，久泻伤气，亦伤及脾阴所致；或由胃热气盛，致脾脏津液不足；亦可由胃阴虚久之转化为脾阴虚。东垣《脾胃论》专补脾阳，而忽视了脾阴的重要意义，应该说脾运的作用是由脾阳和脾阴共同完成的。脾主运化，喜燥恶湿，脾气主升，脾为胃行其津液，故脾阴虚的病理特点是阴虚津液失于输化，传导功能失常。其主要表现为便秘或久泻。

叶天士云："太阴湿土，得阳始运，阳明燥土，得阴自安，以脾喜刚燥，胃喜柔润也。"胃易燥，全赖脾阴以和之；脾易湿，必赖胃阳以运之。故一阴一阳，互为表里。脾胃生理上相互维系，在其病理上也必然要相互影响。若胃阴虚，久之脾阴亦亏，则传化紊乱，津伤"脾约"。脾阴不足，则胃阴亦亏，胃失脾助，和降失职，诸证由生。

胃阴虚证见脘痞隐痛，饥不欲食，口干咽燥，干呕呃逆，嗳气嘈杂，舌红少津，甚则光绛而干，舌如镜面，脉象细数。治宜滋阴养胃，甘寒柔润，可选用益胃汤、一贯煎加减。笔者曾治女工张某，素有胃病，而立之年，不幸患恶性葡萄胎，经用化疗后致脘痛增剧，饥而不食，干呕呃逆，舌红苔少。纤维胃镜检查示慢性萎缩性胃炎，经中西药多方医治皆无显效。余以当归、沙参、玉竹、麦冬、石斛、扁豆、山药、白芍、甘草、川楝子、枸杞子、五味子、陈皮、麦芽之属，配合三九胃泰，坚持守方，连续服用三月余，诸症悉解。复查胃镜，经病理检查报告证实，病乃告愈。

脾阴虚证见有两种类型：一为脾失健运或胃强脾弱，不能布津，大肠失于濡润所致，此为"脾约"证。可见口干舌燥，食少腹胀，大便秘结，小便频多，舌红苔厚腻，脉浮而涩。治以滋阴润燥，泄热通便，用金匮脾约麻仁丸、五仁丸加减化裁。二为久泻伤阴，常表现为气阴两伤。症见口渴咽干，虚烦微热，腹胀、纳差、倦怠乏力，甚则气短面浮，大便溏泻，或完谷不化，或泻下如酱，黏滞不畅，舌红无苔少津，或口舌起糜。治以养阴益气，酸甘补敛，每拟吴鞠通人参乌梅汤（人参、乌梅、莲子、甘草、木瓜、山药）加石斛、扁豆、白芍之属治之。笔者曾治陈某某，男，20岁。大便溏泻近两月，泻下如酱，夹杂粘冻，日行五、六次，心烦内热，口干欲饮，神疲乏力，舌红苔薄少津，口角糜点。大便培养有白色念珠菌生长。西医诊断为慢性结肠炎霉菌感染，经用多种抗生素治疗无效。遂以酸甘敛阴，补脾阴益脾气之法，方用太子参、石莲肉、怀山药、白扁豆、茯苓、宣木瓜、麦冬、白芍、甘草、乌梅炭、石榴皮、秦皮。服 7 剂后，便次锐减，诸症向安。再进 7 剂，大便培养无致病菌生长。随后经调理脾胃，以香砂六君子汤合人参乌梅汤化裁，连服半月，病告痊愈。

临床所见脾阴虚与胃阴虚同存者，应辨其孰轻孰重，兼而治之。若不饥不食，口淡无味者，宜清润养之，药如沙参、扁豆、当归、白芍、玉竹、石斛、麻仁、生麦芽、粳米等。若只用消导之品，则耗气劫液，慎用枳、朴、楂、菔、曲。

（本文原载于《四川中医》1990 年 10 月号）

平胃愈萎汤的临床应用

平胃愈萎汤，为治疗慢性萎缩性胃炎（CAG）伴肠上皮化生，以及合并幽门螺杆菌感染（Hp）所立之自拟方，临床应用，每多获及良效。

本病可属中医学"胃脘痛""痞满""反酸""嘈杂"等范畴，病机特点以脾胃气虚为致病之本，肝郁、湿热、寒凝、血瘀为发病之标，本虚标实，虚实相兼，标本互为因果。

平胃愈萎汤，方由下列药物组成。黄芪、茯苓、白术、苡仁——益气健脾，脾主运化，脾宜升则健；厚朴、槟榔、枳实、大黄——理气通滞，胃主受纳，胃宜降则和；黄连、蒲公英、白花蛇舌草、连翘——清热解毒，以除胃热，防治病变；丹参、莪术、全蝎、地鳖虫——行气化瘀，通络散结，逆转肠化。本方由四类药组合，共奏健脾和胃，理气通滞，清热解毒，活血祛瘀之功。胃脘痛临床表现比较复杂，笔者临证时常以此方为通治方，辨证加减：①气阴不足者，酌加太子参、麦冬、生地、玄参；②肝郁气滞者，酌加柴胡、枳壳、青皮、佛手；③反酸明显者，酌加海螵蛸、贝母、吴茱萸、瓦楞子；④胃气上逆典型者，酌加旋复花、代赭石、降香、丁香；⑤热毒炽盛者，酌加半枝莲、败酱草、石膏、知母；⑥瘀痛明显者，酌加蒲黄、五灵脂、延胡索、川楝子；⑦寒凝中焦者，酌加附子、干姜、肉桂、小茴香；⑧湿浊阻遏尤甚者，酌加藿香、佩兰、苍术、白豆蔻。

本病为发病率较高的消化道疾病，目前西医主要采用铋剂、H_2 受体阻滞剂或质子泵抑制剂加两种抗生素的三联疗法，但副作用较大、复发率高、治疗费用较贵，此为中医治疗带来机遇和挑战，也提供了宽阔的治疗空间。传统认识是中医药治疗本病的基础，现代中医运用清热解毒和清热化湿方药可提高治疗 Hp 感染的疗效。活血化瘀通络法的应用，可配合改善脾胃功能，增强胃黏膜血供，改善胃微循环状况，使萎缩的黏膜及腺体得到气血的濡养，促进其再生修复并提高屏障保护功能，从而阻止肠上皮化生，逆转病变黏膜的恶化，有效防止胃的癌前病变，提高患者的生活质量和健康水平。

笔者曾治高中教师康某，男，素嗜烟酒，湿热之邪久蕴中焦，患胃脘胀痛数载。半年前做胃镜检查示：慢性萎缩性胃炎伴糜烂，病理诊断报告：（窦小）慢性浅表—轻度萎缩性胃炎急性活动，局灶黏膜上皮腺体肠化、伴轻度非典型增生；（窦后）慢性浅表—轻度萎缩性胃炎，局灶黏膜上皮轻度非典型增生。Hp（2＋）。服甲硝唑、克拉霉素、胃复春等4个月不验，遂就余诊之。视其形瘦色瘁，纳差，乏力，胃脘胀痛，灼热反酸，呃逆不已，便秘尿黄，舌质黯红，边有瘀斑，苔黄略腻，脉弦微数，断为脾胃气虚，湿热蕴结，气滞血瘀之胃痛。拟用平胃愈萎汤化裁，服药120剂，诸症告失，复查胃镜及病理诊断：慢性浅表性胃炎，原检查各项改变均未发现。嘱其戒烟忌酒，注意饮食卫生。半年后去北京探亲，于协和医院复查胃镜告示，仍为浅表性胃炎，余（－）。患者心喜神悦，既往癌前病变之忧虑，至此解除。

（本文为传承工作室系列讲稿，2016年7月）

补肝舒筋话肢颤

2015年仲夏，以色列周围血管病外科专家艾利斯（Alexanaer）来我处求治中医。患者，男，61岁，犹太人，长期从事血管外科的研究和临床，其学术成果和实践经验享誉海内外。艾利斯教授注重养生，体质甚好，极少罹患小恙，近年来体检未发现任何异常。去岁圣诞以来，自感常睡中醒来，其太太多于深夜2点左右视其丈夫右下肢颤动频作，致使心中忧忧，寐不安和，是以白天工作精神欠佳。曾多次就诊神经内科，做颅脑CT检查，未见明显器质性病变，故未予任何治疗。是时应我院邀请来院指导工作，顺之以迫切心情企及中医药能解除其病痛。余诊之：中等身材，正常体重，面色光泽，血压正常。舌淡红、苔薄白。脉弦细，双尺脉平和，惟左寸、关脉起强度弱于右寸关。证候要素为夜间右下肢颤动而影响睡眠。辨证：肝血不足，血不养心，筋失濡养，颤动遂作，影响睡眠。分析：患者乃因潜心研究，多年用脑，致心肝血虚，血不养心，藏血不足，筋失濡养，故肢体颤动而少寐。治法：补肝养血，舒筋安神。方药：补肝汤加味。处方：当归 15g、熟地黄 15g、炒白芍 12g、川芎 10g、制首乌 15g、木瓜 15g、炙甘草 10g、炒枣仁 15g、石菖蒲 10g、天麻 6g、钩藤 10g、络石藤 15g、伸筋草 10g、夜交藤 15g，颗粒冲剂，14 剂，每日 1 剂分两次冲服。二诊：服药自第 5 剂后，未见每夜下肢颤动，睡眠好转，白天较神爽，此为病已向安。原方再进 14 剂，观察之。三诊：艾利斯医生已进 28 剂补肝养血，舒筋安神之方，至此其太太每于夜间留神观察，未见右下肢颤动，睡眠安和，白天精力充沛。嘱其以下列 10 味颗粒组方：当归 10g、熟地 10g、炒白芍 10g、川芎 10g、制首乌 10g、木瓜 10g、炙甘草 5g、炒枣仁 10g、鸡血藤 10g、石菖蒲 10g，每周冲服 2 剂，以善其后。讨论：本案经西医检查排除了脑部占位性病变及帕金森症，似可诊为植物性神经紊乱。因患者长期研究学问，又不失临床手术操作，用脑过度，体能消耗，渐致夜间下肢颤动，入寐复醒，神差乏力。《素问·灵兰秘典论》云："心者，君主之官，神明出焉。肝者，将军之官，谋虑出焉。"《素问·六节藏象论》云："心者，生之本，心主血，神之变也。肝者，罢极之本，肝藏血，其充在筋。"按《内经》之旨发微，本例属心肝血虚，血不养心，心神不宁，则为寐醒；肝不藏血，筋失濡养，则为颤动。《素问·至真要大论》又谓："诸风掉眩，皆属于肝。"掉，即震掉。虽属风，本例当属血虚生风。故予以补肝舒筋法为主，兼以养血安神治之，则颤动除而寐安和矣。

（本文为传承工作室系列讲稿，2016 年 6 月）

耳鸣一证非独肾虚使然

患者自感耳内鸣响，如蝉鸣，如虫叫，响声不停，或时发时止，或双耳俱鸣，或仅一侧，称之为耳鸣。据方书记载，中医有称耳鸣为气奔耳窍证。此证虽为小恙，但不易治愈，久之听力减退或丧失，已为耳聋。近年来，耳鸣发病率增高，西医耳鼻喉科检查多诊为神经性耳鸣或特发性耳聋，每以数种中成药治之而罔效。中医认为"肾开窍于耳"，临床以补肾方药疗之，有时效果也不尽人意。

溯其病因，从耳鸣病理生理变化来分析，乃咽鼓管开放异常。患者于静息状态下，咽鼓管不能维持正常闭合状态呈持续性开放，气流随呼吸出入于中耳腔，遂致耳窍鸣响，多见于成年体弱者及中老年人。目前，西医对耳鸣确切病因的研究尚不清楚。

根据临床所见，耳鸣的辨证论治有以下几方面。耳鸣气虚失养证：乏力倦怠，易患感冒，话语不多，劳力较重，舌质淡嫩，边有齿痕，脉象虚弱。治以补中益气，升阳固窍，予补中益气汤加味，可加葛根15～30g、磁石20g、蝉衣10g等。耳鸣血虚失濡证：面色少华，心悸寐少，梦多健忘，女子月经量少，舌质淡红，脉象细弱。治以滋补心肝，养血濡窍，予四物汤加味，可酌加制首乌、木瓜、阿胶、大枣、磁石、蝉衣。耳鸣肝阳上亢证：头痛眩晕，面赤气粗，烦躁易怒，舌红苔黄，脉象弦数。治以平肝潜阳，育阴养窍，予天麻钩藤饮加味，可加代赭石、生龙牡、生地、玄参、磁石、蝉衣。耳鸣阴虚失充证：形瘦色瘁，鼻咽干燥，腰膝酸软，舌红苔少，脉象细数。治以滋补肺肾，养阴濡窍，予麦味地黄汤加味，可加知母、黄柏、杜仲、骨碎补、磁石、蝉衣之属。

余临床50余载，诊治耳鸣患者较多，初始多用补肾方药治之，常不验。后仔细观察，发现耳鸣患者大多体质素弱，其发病常与心情不悦及劳累有关，鸣似蝉叫或发出吱吱声，呼气时耳内轰轰作响，可兼有乏力、头昏、寐少等症。检查鼓膜多为正常，深呼吸时见鼓膜随呼吸扑动，专科检查听力正常或伴有轻度传导性耳聋，鼓膜声顺值增强，鼓室压曲线为超限型，并可见到呼吸时波浪形曲线。此类病证，大约占所有耳鸣患者的80%左右。余以气虚耳窍失养辨之，拟用处方：党参、黄芪、当归、白术、升麻、柴胡、葛根、甘草、生姜、红枣、磁石、蝉蜕、骨碎补、石菖蒲、辛夷、陈皮，水煎服，每日1剂。本方葛根用量为15～30g，磁石为15～20g，骨碎补为治耳鸣之专药，蝉蜕以鸣治鸣，借石菖蒲、辛夷通心肺之窍以通耳窍也。本方诸药合之，共奏益气补中、升阳固窍之功，临床用于非肾虚型耳鸣确有独到之处。

（本文为传承工作室及师承弟子讲稿，2014年10月）

补肾法治流涎

流涎，中医又名"滞颐"，方书记载多认为属脾虚，乃投健脾和中法治之。查阅近代文献治流涎，皆从脾胃虚弱，胃中蕴热，肺失清肃及心火上炎等病机认识而论治。临床常见久治不效的流涎证，余遵《素问·五常政大论》所云："气反者，病在上，取之下，病在下，取之上，病在中，傍取之……"旨意，仿上病下取治则，主用调补肾气法，获效良多。

王某某，男，5岁，已入学幼儿园。涎液自流口角，溢于口外，白天涎流不止，颈部及胸襟湿漉，以帛擦之无效，入暮后自止。曾用健脾和胃，清心导赤方药治疗，甚则化痰息风法，皆无效验。察四诊除流涎外无明显异常，用浓缩金匮肾气丸，每服 5 粒，一日 2 次服。连续服 1 月而愈，且无不良反应，随访至今未复发。

陈某某，男，46 岁，任会计工作。流涎三月余，经神经内科及 CT 检查无异常发现。患者面色黧黑，健忘寐少，形寒肢冷，腰膝酸软，舌淡有齿痕，苔薄白，脉沉细尺弱。此乃肾阳亏虚，无力摄涎，而致唾液外溢。治以温肾摄涎，用张景岳右归丸方法加味，药用熟地、怀山药、菟丝子、枸杞子、淫羊藿、熟附子、肉桂、鹿角胶、杜仲、山茱萸、当归、乌药、益智仁、桑螵蛸，12 剂，水煎服。药后流涎明显减少，肢体转温，精神好转，原方去乌药，增茯苓、白术、莲子心，再进 14 剂。三诊时诸症已向安，患者流涎止，面色较润，肢体转温，夜寐好转。为巩固疗效，嘱常服右归胶囊，随访三年不再流涎。

可见，流涎一证，不独脾虚、心火上炎之类，凡遇童少及成年患者，经健脾诸法治疗不效，当审证求因，辨以肾阳亏虚者投以温补肾阳法，多能治愈。

（本文写于 1994 年 10 月，为传承工作室系列讲稿）

补脾益肾法论治重症肌无力

重症肌无力是一种由神经、肌肉接头传递功能障碍导致的获得性自身免疫性疾病。主要临床表现为受累肌肉极易疲劳，全身肌肉均可受累，以眼肌为主，呼吸肌受累则出现肌无力危象。目前，国内外仍以抗胆碱酯酶类药物作支持治疗，其近远期疗效尚待不断研究和提高。

重症肌无力属中医学"虚损""痿证""睑废""睢目"等范畴。《素问·痿论》曰："五脏使人痿……肺主身之皮毛，心主身之血脉，肝主身之筋膜，脾主身之肌肉，肾主身之骨髓，故肺热叶焦，则皮毛虚热急薄，著则生痿躄也……脾气热则胃干而渴，肌肉不仁，发为肉痿；肾气热则腰脊不举，骨枯而髓减发为骨痿。"此论提出五痿（脉痿、筋痿、肉痿、骨痿、皮痿）之形成，乃因五脏气热，耗损气血津液，五体失养所致。《灵枢·大惑论》云："五脏六腑之精气，皆上注于目而为精。"并指出"精之窠为眼，骨之精为瞳子，筋之精为黑眼，血之精为络，其窠气之精为白眼，肌肉之精为约束"。后世医家据此形成"五轮"学说，指出目与脏腑的内在联系，其中眼睑属脾，因脾主肌肉，肌肉之精为之约束。瞳人属肾，为肾精所滋养。李东垣《脾胃论》中指出脾胃亏损，中气虚弱，是痿证发病的关键，创立名方补中益气汤，为后世医家沿用至今。国医大师邓铁涛教授对本病的研究多有建树，他提出从脾胃虚损入手治眼睑下垂，用自拟方强肌健力饮。对脾胃虚损之兼证，则强调辨证论治。对出现呼吸困难、痰涎壅盛者，则辨为大气下陷，主张中西医结合全力救治。

本病临床最主要的特征是多肌群不同程度的瘫痪，中医认为系真气虚弱，虚而不举所致。真气亦称之为正气，其气由先后天脾肾之气相合而成。肾为先天生长之本，脾为后天生化之源，先后天之气不足者，致所司之属无力举用。眼睑下垂及复视最为多见，眼睑为"肉轮"，脾胃所司，脾胃之中气不足则眼睑弛缓下垂，非益气补中则不可举之。瞳人为"水轮"，系肾水所主，水亏则复视不明，自得精血滋养方可光明而视之。吞咽、发音为脾、肺、肾经脉所主，咀嚼吞咽困难及发音低微嘶哑者，为脾、肺、肾之气亏虚重症。若清阳之气渐衰，无力上达清窍，则头倾转动不灵，言语塞涩。清阳不能实四肢，则肢体倦怠，收引艰难。脾失运化，聚湿成饮，积饮成痰，肾虚无以纳气，日久涉及肺，则出纳无权，痰涎壅盛，呼吸困难，气息欲脱，阴阳俱衰，病已陷入危急之候。关于痿证的治疗，《素问·痿论》有"治痿独取阳明"之说。所谓独取阳明，系指一般采用补益后天为其治则，迄今在临床治疗时，选方遣药，针灸取穴，通常皆重视调理脾胃，就本病治疗而言，仍须辨证论治。

本病属疑难病症，临床辨证论治可以从以下四方面考虑。1. 中气虚弱、肾精不足：症见面色无华，肢倦乏力，少气懒言，食少便溏，眼睑下垂，视物不清，或有复视，舌淡体胖，边有齿痕，舌苔薄白，脉象细弱。治以补中益气，滋养肾阴。方用补中益气汤加味：党参（或红参）、黄芪、白术、当归、陈皮、升麻、柴胡、枳实、熟地、山药、山萸肉、枸杞子、菊花、牛膝、木瓜、马钱子。方中参、芪、术益气健脾，升、柴、枳升举阳气，地、药、萸、杞滋肾养肝，膝、瓜强筋活络，菊花清肝明目，马钱子宣痹疗瘫。2. 脾肾亏损、气阴两虚：症见全身无力，腰膝酸困，步履为难，少气懒言，声音嘶哑，便溏尿频，眼睑下垂，视物成双，舌淡苔白或舌质偏红少津，脉象沉细无力。治以补精壮阳，益气养阴。方用龟鹿二仙胶、黄芪生脉饮化裁：龟板、鹿角胶、枸杞子、党参（或红参）、黄芪、麦冬、五味子、熟地、锁阳、补骨脂、杜仲、仙灵脾、升麻、柴胡、枳实、马钱子。方中龟鹿两味并进，乃血肉有情之品，能峻补阴阳以生气血精髓，参、芪、麦、味益气健脾养阴，地、锁、杞、骨、杜、仙补肾阳，益精血，强筋骨。升、柴、枳升举阳气，马钱子宣痹疗瘫。本证阳虚畏寒者加附子、肉桂，阴虚畏热者加知母、黄柏。3. 摄纳无权、痰浊阻肺：症见神差乏力，形寒肢冷，头倾视轻，眼睑下垂，吞咽困难，胸闷气促，咳嗽痰多，食少便溏，下肢浮肿，舌淡苔腻，脉象沉迟或虚缓。治以温阳益气利水，化痰和中。方用真武汤、涤痰汤化裁：附子、党参（或红参）、茯苓、白术、白芍、桂枝、半夏、陈皮、枳实、升麻、竹茹、石菖蒲、胆星、薏苡仁、泽泻、生姜。方中参、附温肾暖脾、益气助阳，苓、术、桂、姜健脾化气利水，夏、陈、茹、菖、胆和中化痰，苡、泽健脾渗湿利水，芍缓急利小便，升、枳升阳除痰。4. 大气下陷、阴阳俱衰：病久不愈，渐至步入危候。症见呼吸困难，气短喘促，痰涎壅盛，语声低怯，冷汗淋漓，气息欲停，脉微细欲绝等肌无力危象。治以益气固脱，回阳救逆。方用回阳救急汤合升陷汤加味：附子、干姜、肉桂、红参、白术、茯苓、五味子、半夏、陈皮、黄芪、升麻、柴胡、桔梗、知母、川贝母、麦冬、甘草，临服时入麝香 0.1g 调服。方中附子、干姜、肉桂温壮元阳，祛寒破阴。参附合用，益气回阳救逆。六君子汤补益脾胃，固守中州，合川贝母能蠲除痰饮。生脉饮益气养阴复脉，生津敛汗。黄芪补益胸中大气，升、柴升提举陷，桔梗载药上行，知母甘苦寒可制各药之温性。配麝香调服，借斩关夺门之力通行十二经血脉，令诸药迅布周身，以期速效。

　　本病初中期治疗，在补脾益肾的基础上，应重用黄芪，一般为 30g 逐步递加至 120g。配炒枳实 30g，多有升提举陷之功。升麻、柴胡升发清阳，提升脾胃之气，与黄芪、炒枳实同用，功可相得益彰。马钱子应炮制后使用，制马钱子仍有毒性，通常用量为 0.5～1g，本品对神经、肌肉接头传递功能有兴奋作用，对促进肌无力的恢复疗效显著。国医大师朱良春教授认为马钱子具有开胃进食，宣通经脉，振颓起废之功，用之得当，每获良效。本病后期，因咳久气喘，胸中烦热，痰稠色黄，形体消瘦，或面目浮肿，或日久成为肺痿者，宜常服人参蛤蚧散（人参、蛤蚧、杏仁、甘草、茯苓、贝母、桑白皮、知母）或麦味地黄汤加减，以益气清肺，滋肾平喘，止咳化痰。重症肌无力晚期出现危象者，宜回阳救逆，气阴两复，以挽回于什一，用回阳救急汤（《伤寒六书》）、升陷汤（《医学衷中参西录》）合而为治，并给予吸氧、吸痰、插胃管、鼻饲中药，配合西医西药协同治疗。

　　　　　　　　　　　　　　　（本文为师承医生讲稿，写于 2014 年 12 月）

阳和汤治虚寒性痹痛

新疆地处西北边陲，冬季时日过长，气候严寒，痹证发病率甚高。《素问·痹论》云："所谓痹症……重感于风寒湿之气也。"痹者，闭也。病邪犯人肌表、经络、关节，气血凝滞，闭阻不通，无论风、寒、湿孰轻孰重，皆引致关节疼痛，屈伸不利，麻木不仁。重则病势难忍，反复不已，关节畸形，且多伴有面色少华，畏寒肢冷，入冬或遇冷及辛劳辄发。此等表现纯属血虚寒凝筋骨，迁延日久，往往顽固难治。

对虚寒性痹痛患者之治疗，有以独活寄生汤加减者，有以八珍汤合乌头汤增损者，亦有拟以上诸方合虫类之品搜风通络者，其法不一，各有千秋。笔者在探讨本病治疗的实践中，重温《外科证治全生集》阳和汤一方，经百余例观察，认为本方不仅是治疗一切慢性虚寒性溃疡的外科方剂，而且是用于虚寒性痹痛疗效确凿之佳方。男性张某，系农场浇水职工。病家以腰膝冷痛、牵及左腿麻木酸痛三年，到处求医。经某医院确诊为风湿性脊柱炎、坐骨神经痛，用理疗、封闭、针灸等医治罔效。因长期腰痛，活动不便，步履艰难，稍遇风寒，即痛而汗出，呻吟不已。患者曾自费延某医治之，服活血通络药加乌头、马钱子之属，虽痛减一时，但一经停药或天气转阴则其痛复作。1982 年 10 月邀余诊之，诊得患者面色无华，少气懒言，畏寒怯冷，腰痛如被杖，触之愈甚，舌质黯淡，脉沉细无力。证属虚寒性痹痛，予阳和汤加黄芪、当归、山甲、地龙，加白酒 50 毫升水煎。连服十剂，患者腰痛显著减轻。又投十剂，已能俯仰。唯左腿仍麻木酸胀，于前方加木瓜、牛膝再进十剂。此时患者面色略转红润，自感周身发热，诸症减其十之七八。后嘱以阳和汤合八珍汤加蜂蜜收膏，徐徐缓图，连服半载，随访两年，已告痊愈。

《外科证治全生集》阳和汤一方，由熟地 30g，鹿角胶 9g，肉桂 3g，麻黄 1.5g，白芥子 6g，炮姜炭 1.5g，生甘草 3g 组成，水、酒各一杯煎服。其剂量可酌情增减。本方用治鹤膝风、贴骨疽及一切阴疽，有如阳光一照，寒凝悉解，故谓阳和汤之名。余有鉴于此，先探求其方义，尔后用于临床治虚寒性痹痛，几无不验。本方补而不腻，温而不燥，开补结合，确具温阳补血、散寒通滞之功效。方中重用熟地温补营血；鹿角胶乃血肉有情之品，养血助阳，益精填髓，强壮筋骨；肉桂、炮姜温经通脉，破阴和阳；甘草生用，解毒而和诸药；尤以麻黄、白芥子通阳散滞以消痰结。先哲云：温补而不开腠，则寒凝之毒，何从觅路行消？

且毒盛反受其助，犹车粟以资盗粮。是故本方温补而不留滞也。血虚每见气虚，应用本方须加补气之品，药如党参、黄芪之属。加白酒适量与水同煎，取其酒能温经散寒、活血通络也。

（本文载于《北方医话》北京科学技术出版社 1988 年 5 月）

"异病同治"论痛经

"同病异治、异病同治"，是富有哲理思想的命题，中国科学院院士沈自尹教授曾撰文发表于《科学通报》（1961 年）。同一疾病，因病机和证候不同，治之各异；不同疾病，若病机和证候相同，则可异病同治。此即充分体现了中医学辨证论治的精髓和特色，长期以来，笔者用其指导临床实践，取得了经久不衰的疗效。现以痛经为例阐述于下。

痛经是女性在行经前后或经期出现小腹或腰骶部疼痛，并随月经周期发作，故亦称谓经行腹痛。严重的痛经常伴有恶心呕吐，冷汗淋漓，手足厥冷，甚则昏厥。痛经中有两种特殊病症，即较为常见而又难于治愈的继发性、渐进性痛经，多见于子宫内膜异位症和子宫腺肌病。近年来，这两种疾病发病率有明显上升趋势，给患者带来较大的痛苦。西医认为，因其腹痛严重，经期延长，流血量多，除药物治疗、清宫术外，每多行子宫切除术。患者因恐惧心理常拒绝手术治疗，故越来越多的患者求助于中药治疗。

子宫内膜异位症简称内异症，是指具有生长功能的子宫内膜组织，包括腺体和间质，侵入子宫腔被覆内膜及宫体肌层以外的其他部位，如卵巢、宫骶韧带、直肠子宫陷凹处最为常见。内异症是激素依赖性疾病，易于复发。子宫腺肌病是指子宫内膜组织，包括腺体和间质侵入子宫肌层，伴随周围肌层细胞代偿性肥大及增生。内异症和子宫腺肌病，临床常可并存，均因子宫内膜异位引起。但发病机制和组织发生学不尽相同，临床表现亦稍有差异，西医对其病因病理尚未完全阐明。

内异症和子宫腺肌病虽同属中医痛经范畴，但后者因内膜异位于子宫肌层，促使子宫肌肉挛缩而痛势更为剧烈。其发病与冲任、胞宫的周期性生理变化密切相关，主要病机在于明辨虚实两端。经血素亏，经期冲任、胞宫失于濡养，不荣则痛；邪气内伏，经期冲任、胞宫气血运行不畅，不通则痛。方书多从肾气亏损、气血虚弱、气滞血瘀、寒凝血瘀、湿热蕴结等证型分别论治。经长期临床观察研究，笔者认为这两种妇科疾病，虽本质有异，轻重不一。但根据中医四诊所得资料，运用八纲辨证、气血辨证及脏腑辨证进行分析，其发病机理和证候特点确有相似之处。发病机理：肾精亏虚是本，是发病的内在因素，西医谓性激素失调。肾为生殖发育的物质基础，五脏六腑之精皆藏于肾，肾精化血，乃精血同源。若肾亏精少，则冲任、胞宫失于濡养，气血不足，气血易滞而瘀阻。瘀血阻滞为标，是离经之血积聚而成，其异位之内膜在女性激素周期性作用下，出现增生、分泌、脱落、出血、粘连、阻滞、癥块，故瘀血是这两类病症所致痛经的关键所在。证候特点：与月经周期相关，出现腹痛、腰骶部痛、经水淋漓难尽、大小不等的血块，以及腹痛随血块减少、经量减少而明显缓解。

子宫内膜异位症及子宫腺肌病的治则、治法与方药：经前5天及经期，宜急则治其标，以祛邪为主。予以化瘀止痛，兼养血固经。瘀除则痛缓经净，经固则胞脉得以濡养。方药：当归15g、炒白芍15g、炙甘草10g、蒲黄炭10g、五灵脂12g、土鳖虫10g、炮姜炭10g、血余炭10g、艾叶炭6g、炙龟板15g、川续断15g、醋玄胡12g，每日1剂，水煎服。经净后至下次经潮前五天，应缓则治其本，以扶正为主，予以补肾固经，兼以养血活血。肾精充则经自调，血得养则气自旺。方药：熟地黄15g、山萸肉15g、怀山药30g、菟丝子10g、女贞子10g、淫羊藿10g、炙龟板15g、川续断15g、当归15g、丹参15g、水蛭5g、制香附12g，每日1剂，水煎服。

（本文于2016年6月为传承工作室的系列讲稿）

扶正祛邪治癌瘤

癌瘤疾病是人类的大敌，因其死亡的人数已占总数的四分之一，不少癌瘤患者经过各种治疗每多不尽人意，此乃颇值得深思和探讨之问题。扶正祛邪治则，中西医皆为认可，笔者兹谈个人看法，并略述中医药治疗。

西医对癌瘤患者以手术、化疗、放疗为主要治疗方法，可谓祛邪以扶正。其他辅助治疗，如免疫、细胞因子等，亦以为扶正以祛邪。手术、化疗、放疗，固然有其理论指导与思想方法，临床宜针对患者年龄、体质、病程、细胞类型及预后评估等，权衡利与弊以治之。若利大于弊，有益于患者健康并延长寿命，则应首选手术治疗，继之化疗或放疗。如利弊相当，甚则弊多利少，则以中西医结合治疗，或纯中药治疗，宜全面考虑，慎重选择，切勿倾于某一侧面而孟浪偾事。

中医将"癌"或"嵒"与岩通,指体内发现肿块,表面高低不平,质地坚硬,宛如岩石而言。殷墟甲骨文上有"瘤"字之记载,《内经》中的"筋溜""肠瘤""骨疽""肉疽"等,类似于今之癌瘤。癌瘤的发病主要是因脏腑阴阳气血失调,在正虚的基础上,外邪入侵,或痰、湿、热、气、瘀等搏结日久,积聚成毒所致。癌瘤之治,当宗《内经》"虚则补之,实则泻之"之旨,结合历代及现代研究,予以辨病与辨证相结合、扶正与祛邪相结合,扶正祛邪贯穿于癌瘤治疗的始终。当今中医药治疗癌瘤,已为国内及世界各地患者所需,其实际疗效和研究成果将为中西医结合医学的形成和发展做出重要的贡献。

诊治癌瘤,必须扶正。扶正分以下三个方面:1. 补气养血:气为血之帅,血为气之母,两者相互为用,相互依存。气虚表示人体生理功能减弱,血虚乃为体内血液耗损。补气养血,可使机体免疫功能提高,改善机体抗癌能力,间接控制癌瘤细胞生长。患者手术后或经放化疗,或病入晚期,每多气血虚弱,当宜补之。常用补气养血药:红参、生晒参、西洋参、党参、太子参、黄芪、当归、黄精、白芍、熟地黄、阿胶、制首乌、龙眼肉、鸡血藤等。临证应用宜配合健脾行气之品,如白术、茯苓、木香、陈皮等,以利脾胃运化。2. 滋阴生津:阴津是体内水液的总称,是构成机体重要的物质基础。中、晚期癌瘤患者以及化疗损害、放疗灼伤者,因其过度消耗,阴津亏损尤重,亟须滋阴生津。常用滋阴生津药:沙参、生地、麦冬、玄参、百合、知母、天花粉、石斛、龟板、鳖甲等。若见虚热之候,可配青蒿、丹皮、地骨皮、银柴胡之属。3. 培元固本:元即元气,也称真气、正气,乃一身气之根。本有先后天之分,先天之本为肾,主藏精,主骨,主生长发育。后天之本为脾,主运化,主肌肉,主统血。癌瘤中晚期,或经放化疗损伤,皆可伤及元气和脾肾,治宜培元固本。培元主用参类补气:温补以野山参、红参或党参;清补宜西洋参、太子参、沙参等。常用补肾药:制首乌、补骨脂、淫羊藿、山萸肉、枸杞子、巴戟天、海马、女贞子等。常用健脾药:党参、山药、莲子、茯苓、白术、补骨脂等。

诊治癌瘤,必须祛邪。祛邪诸法如下:1. 清热解毒:癌瘤与热毒同时并存,中晚期患者多伴有肿块、局部灼痛、病变转移、发热口渴、便秘尿黄、舌苔黄腻、脉象弦数等毒热之象。治以清热解毒,并可防止邪热伤阴。中药药理研究表明,清热解毒药能抑制癌瘤周围炎症,抑杀癌细胞,控制肿瘤发展,改善临床症状。常用清热解毒药:白花蛇舌草、半枝莲、蚤休、土茯苓、肿节风、紫草、黄芩、黄连、青黛、苦参、鸦胆子等。若热毒炽盛,阴液告伤,宜配合滋阴凉血之品,如生地、赤芍、丹皮、水牛角等。清热解毒药,因苦寒久服常可败胃,故当伍温药反佐，如吴茱萸辈，亦可合理气和胃之品，如陈皮、砂仁。2. 活血化瘀：活血化瘀方药的应用，是治疗癌瘤重要的治法之一。活血化瘀药可通行脉络，散积化癥，既能改善血液循环，又可抑制癌瘤生长。常用活血化瘀药：丹参、三七、赤芍、桃仁、红花、三棱、莪术、水蛭、土鳖虫等。气行则血行，气滞则血瘀，适当配合补气药和理气药以推动血行，可提高活血化瘀的功效。补气药，如：党参、黄芪、白术、甘草；理气药，如：柴胡、香附、郁金、枳壳等。3. 理气散结：气的升降出入和舒展称为气机，是气的重要功能之一。若因情志郁结，饮食不节，外邪侵入等，可致气郁及气滞，从而影响血行，日久则可形成结块或肿块。理气散结药是防治癌瘤出现气机郁结、病邪阻遏表现的重要药物。常用理气散结药：柴胡、郁金、香附、延胡索、木香、青皮、降香、生牡蛎、夏枯草、山慈菇、黄药子、土鳖虫等。如气郁兼有血瘀者，可配合活血化瘀之品，如丹参、桃仁、红花、莪术、乳香、赤芍等。4. 化痰软坚：痰为机体代谢过程中的病理产物，聚湿成饮，积饮成痰，痰浊阻滞体内，积块如坚，久之即可形成癌瘤。常用化痰软坚药：半夏、胆星、瓜蒌、浙贝母、瓦楞子、海浮石、生牡蛎、黄药子、海藻、昆布等。痰症随处可见，变化多端，古有"百病多因痰作祟"之说，故当辨证论治，专治其本，兼顾他症。5. 以毒攻毒：以有毒之品治癌瘤及其他病症，称为以毒攻毒。攻毒之品以小动物为多，但也有植物和矿物之有毒者，临床用之得法，每多良效。常用以毒攻毒药：动物类，如全蝎、蜈蚣、蜂房、水蛭、壁虎、干蟾皮、白花蛇、虻虫等；植物类，如山慈菇、黄药子、生半夏、生南星、鸦胆子、白附子等；矿物类，如雄黄、轻粉、朱砂、硇砂、砒石等。以上皆宜慎用，应掌握剂量，长期应用须防止积蓄中毒。

癌症古今谈及辨病择药

癌与岩通，指人体内肿块表面凹凸不平，质硬不移，犹如岩石之坚固。癌与恶性肿瘤多相提并论，通称之谓癌症。

我国古代对癌症早有所认识，奈因历史条件所限，至今尚未见专门著述，而散见于"癥瘕""积聚""瘿瘤""噎膈""反胃""血证"等相关病症之中。追溯甲骨文中即有瘤字的记载。《灵枢·刺节真邪论》载有"筋溜""肠溜""昔瘤"等论述，如对"昔瘤"的发病，认为"已有所结，气归之，津液留之，邪气中之，凝结日以易甚，连以聚居"。晋代葛洪《肘后备急方·治卒心腹癥坚方第二十六》云："治卒暴症，腹中有物如石，痛如刺，昼夜啼呼，不治之百日死。"该著作对卒暴癥块病变进程做了形象描述："凡癥坚之起，多以渐生，如有卒觉，使牢大，自难治也。腹中癥有结积，便害饮食，转羸瘦。"此对腹部癌肿早期不易诊断，中期进展迅速，晚期恶病体质均作了细致观察。宋代《圣济总录·瘿瘤门》云："瘤之为义，留滞而不去也。气血流行不失其常，则形体和平，无或余赘，及郁结壅塞，则乘虚投隙，瘤所以生。初为小核，寖以长大。若杯盂然，不痒不痛，亦不结强……但瘿有可针割，而瘤慎不可破尔。"此处指出癌瘤之发病，是气血停滞，形成余赘，郁结壅塞所致。宋代《卫济宝书》，最早提出用"嵒"字，表达肿瘤或恶性肿瘤。宋代《仁斋直指附遗方论·发癌方论》云："癌者上高下深，岩石之状，颗颗累垂……毒根深藏，穿孔透里，男则多发于腹，女则多发于乳。"此对癌之特征叙述较为清楚。宋代陈自明《校注妇人良方·乳痈乳岩方论第十四》首次指出乳岩的病名。元代朱丹溪《格致余论·乳硬论》云："忧怒郁闷，朝夕积累，脾气消阻，肝气横逆，遂成隐核，如大棋子，不痛不痒，数十年后方疮陷，名曰乳岩。"明朝《疮疡经验全书·乳岩》记载："若未破可疗，已破即难治，捻之内如山岩，故名之，早治得生，若不治内溃内烂见五脏而死。"以上对乳岩的描述，基本类似现在的乳腺癌。清朝高秉钧《疡科心得集》中曾记载阴茎发生结节，坚硬痒痛，名为肾岩，形成溃疡呈菜花状，名肾岩翻花，类似现代之阴茎癌。清朝吴谦等《医宗金鉴》收录的《外科心法要诀·上石疽》有石疽的记载，分上、中、下三种，上石疽生于颈项两旁，形如桃李，皮色如常，坚硬如石，类似颈部淋巴转移癌。《医宗金鉴》收录的《外科心法要诀·失荣证》云："其证初起，状如痰核……日渐长大……日久难愈，形气渐衰，肌肉瘦削，愈溃愈硬，色现紫斑，腐烂浸淫，渗流血水，疮口开大，胬肉高突，形似翻花瘤症，古今虽有治法，终属败症。"失荣症类似颈部淋巴转移癌，甚至也包括当今的淋巴肉瘤、腮腺癌、鼻咽癌转移等在内。《难经》中对积聚的论述已有明确的记载，中医文献根据五脏不同，将积区别为：心之积为伏梁，脾之积为痞气，肺之积为息贲，肝之积为肥气，肾之积为奔豚。以上五积，皆不能除外胃癌、胰腺癌及肝癌等。《素问·通评虚实论》描述噎膈反胃时谈及："膈塞闭绝，上下不通，则暴忧之病也。"后世对噎膈反胃论评论颇多，噎膈多属于食道癌，反胃有部分属于胃癌的表现。妇科类癌症文献，在唐代孙思邈《千金要方》中记述详尽，如"崩中漏下，赤白青黑，腐臭不可近，令人面黑无颜色，骨皮相连，月经失度，往来无常，小腹弦急，或若绞痛，上至心，两胁肿胀，食不生肌肤，令人偏枯，气息乏少，腰背痛连胁"。上述多见于中年以上患者，有类似宫颈癌、子宫内膜癌的临床表现。清代祁坤《外科大成·痔漏》云："肛门内外如竹节锁紧，形如海蜇，里急后重，便粪细而带扁，时流臭水。"从记载来看，相当于肛管癌、直肠癌的体征和症状。从以上列举资料可以看出，古代医家对癌症已有相当认识，体表的癌症有乳岩、茧唇、舌菌、失荣、瘿瘤、肾岩等区分，内脏癌症则散见于癥瘕、积聚、噎膈、反胃、崩漏、带下等病症之中。

癌症的病因可分为外因及内因，外因与感受外邪相关，内因与七情内伤、饮食失调有关。在发病上，中医强调"邪之所凑，其气必虚。"在病机方面，由于机体脏腑阴阳气血失调，外邪与体内所产生的病理因素，如湿聚、痰结、气阻、血瘀、郁热相互搏结，因而导致癌症的发生。癌症的治疗原则为扶正祛邪，其治法根据古今文献记载及个人临床体会，简述为如下几点。扶正：补气养血，滋阴生津，培元固本；祛邪：清热解毒，活血化瘀，理气散结，化痰软坚，以毒攻毒。癌症之治，辨病与辨证相结合尤为重要，其中辨病用药具有针对性作用，将前人经验与现代中药药理研究成果相结合，应用于治癌实践，必将能提高临床疗效，以造福癌症患者。

癌症是顽固性的疑难病症，诊断基本上都是西医的病名，因此辨病用药可以作为辨证论治的补充，根据癌症病变的部位和细胞的特性，选择用某些针对性较强的药物，以提高癌症辨证论治的疗效。1. 鼻咽癌：蚤休、半枝莲、山慈菇、苍耳草、土贝母、穿山甲、守宫、蜂房、全蝎等；2. 食管癌：半枝莲、蚤休、土茯苓、肿节风、冬凌草、黄药子、全蝎、蜂房、鸦胆子等；3. 肺癌：白花蛇舌草、半枝莲、鱼腥草、生苡仁、土贝母、瓜蒌、守宫、蜈蚣、干蟾皮等；4. 乳腺癌：半枝莲、瓜蒌、生苡仁、蚤休、山慈菇、干蟾皮、全蝎、生半夏、守宫等；5. 胃癌：白花蛇舌草、半枝莲、蚤休、黄药子、山慈菇、莪术、全蝎、蜈蚣、五灵脂等；6. 肝癌：白花蛇舌草、半枝莲、土茯苓、肿节风、蚤休、蜈蚣、干蟾皮、蜂房、全蝎等；7. 胰腺癌：土茯苓、半枝莲、肿节风、穿山甲、三棱、莪术、山慈菇、全蝎、蜈蚣等；8. 肠癌：白花蛇舌草、土茯苓、半枝莲、蚤休、肿节风、苦参、蜈蚣、全蝎、蜂房等；9. 宫颈癌：白花蛇舌草、土茯苓、蚤休、苦参、紫草、莪术、蜂房、蜈蚣、鸦胆子等；10、卵巢癌：半枝莲、半边莲、白花蛇舌草、苦参、龙葵、莪术、白英、土鳖虫、水蛭等；11. 肾癌：白花蛇舌草、半枝莲、土茯苓、蚤休、龙葵、肿节风、猪苓、大蓟、小蓟等；12. 膀胱癌：土茯苓、半枝莲、天葵子、白英、龙葵、猪苓、苦参、天龙、生苡仁等；13. 脑瘤：白花蛇舌草、蚤休、石菖蒲、半枝莲、僵蚕、蜈蚣、全蝎、水蛭、守宫等；14. 甲状腺癌：夏枯草、蚤休、土贝母、生南星、莪术、山慈菇、黄药子、全蝎、蜈蚣等；15. 骨肿瘤：肿节风、蚤休、补骨脂、鹿衔草、透骨草、徐长卿、土鳖虫、蜈蚣、全蝎等；16. 白血病：白花蛇舌草、半枝莲、肿节风、青黛、紫草、蚤休、猫爪草、干蟾皮、砒石等。

不药是中医

清代医家张璐（石顽），针对不应服药或乱投药石所致病症，称之为"药蛊"，曾提出"不药是中医"之名言。当今医者，不可不知矣。

张氏于1695年（清康熙三十四年）著《张氏医通》十六卷，这是一部以杂病为主的综合性医著。该书以病集方，方有释义，辨析配伍，内容丰富多彩，刊行后流传甚广，世称诚医学之大宗也。张氏论药蛊中述及："药之治病，不得已也，古人以不服药为中医，厥有旨哉。尝闻古圣垂诲，靡不反复详慎，至立方之下，每云中病即止，不必尽剂，其郑重有如此者。"又云："近世丰裕之家，略有小病，即从事于医药。元气坚固者，无论治之中与否，但得开通病气，元神自复。若禀质素弱，及病后产后，亡血脱泻之后，不能即愈，日以汤药为务，多致轻者重而重者剧，病气日增，饮食日减，以至寒热咳嗽，吐痰咯血，诸症百出。而犹以药力未逮，邪热未除，日以清火消痰为务，遂成药蛊之病矣。"上述可知，病因不明，证候不辨，姑妄投药，治之无验，乃为药蛊。药蛊者，乃滥用或乱投药物使然也。前人经验，药蛊不宜服药，乃可愈也。是故张氏提出"不药是中医"，既有针对性，亦颇合机理。

当今药蛊之疾，不乏其例。一、滥用抗生素：每遇感染、发热，不辨何病，即以先锋、头孢、阿奇霉素之类，轻则有伤机体，重则菌群失调，变生他病；二、乱投补益之品：不辨体质，不析何证，动辄参茸、虫草、海马……遂致阴阳失却动态平衡，疾病由生；三、误服保健类产品：如大豆异黄酮，具有诸多保健功用，但长期超量服用，使体内雌激素水平过高，患心血管病、乳腺病等疾病的概率明显增加，适得其反，即为有害。以上三条，乃个人一孔之见，仅供参考可也。

笔者曾诊治患者王某，男，47岁，温州商会A公司法人代表。素嗜烟酒，经常熬夜，以头晕、乏力倦怠、胸胁满闷、汗出、腹胀腹泻、夜寐不安而就诊中医，服中药初则见效，继而病势有增无减。历经三所医院五位中医师调方，皆云以虚为主，虚中夹实之证。按脾虚、肾虚、阴虚、阳虚、血瘀、痰湿……治之，服药半年余罔效。吾诊之，阅众医药方十余张，其中不乏参芪、参苓白术、补脾益肾、蒌薤逍遥、温胆诸法，间有配以冬虫夏草泡水嚼服、铁皮石斛代茶饮用等。为何不效？良由寒热补泻杂投，脏腑功能调节紊乱，故断为"药蛊"。遵《张氏医通》："不药是中医"之理，嘱其戒烟少酒，按时作息，建议停服诸药，并予精神鼓励，加强身体锻炼。停药一月后，诸症渐之告失。患者感慨，今后当忌过度服药，"不药是中医"之说，实为有道者也。

（本文为传承工作室及师承弟子讲稿，2016 年 6 月）

医话烟酒茶

烟、酒、茶为现实生活中所需，亦有人敬而远之。吸烟、饮酒、喝茶，皆为嗜好，但不良嗜好即称之为"瘾"，上瘾者即为害也。医话烟酒茶，旨在取其益而避其弊，故宜正确对待处之。

烟自明代万历年间（公元 1537 年 ~ 1620 年），始由外国传入境内。初入之时，国人认为烟草可以治病，著名医家张景岳曾亲自尝烟味，并云烟能辟瘴，温阳益气。然兰茂著《滇南本草》，却记述烟草辛热有毒。清代医家发现吸烟可致急性中毒，对嗜烟之危害作了深刻阐述。乾隆年间吴仪洛云："吸烟最灼肺阴，令人患喉风咽痛，嗽血失音之症甚多，耗血损年，卫生者宜远之。"清代医家赵学敏列举其友吸烟致咳嗽咯痰，经治罔效，但戒烟一月即咳痰自愈，且精神爽快，饮食倍常。现代研究表明：烟草中含有尼古丁、氢氰酸、氨气、吡啶及一氧化碳等数十种有害物质，均为致癌因素，并可引起呼吸和心脑血管系统疾病。据统计，当今世界工业发达国家人口死亡数中，竟有 20% 是与吸烟有关，为了更广泛地开展戒烟活动，世界卫生组织将 1980 年作为"戒烟年"，从 1989 年开始将每年的 5 月 31 日，定为世界"无烟日"。笔者认为，吸烟对人体有百害而无一益，但对"烟君子"而言，少量吸烟并非那么可怕，大量吸烟肯定有害。因此，不吸烟者最好不要学，已有烟瘾者应尽量少吸，直至戒除。患有呼吸系统、循环系统及消化系统疾病者，应坚决戒烟。能否戒之，则靠烟民本人的毅力。曾为众多吸烟欲戒不能者，介绍下列方法试之，每多收效。生豆腐 500g，戳细孔若干，用红糖 250g 置豆腐上蒸化，思烟辄食数匙，3 日后则不思烟矣。

酒在我国有着悠久的历史，《黄帝内经》即有汤液醪醴之说。汤液和醪醴是古代的两种剂型，皆由五谷所制成的酒类，其清稀淡薄者为汤液，稠浊甘甜者名醪醴。《素问·汤液醪醴论》云："自古圣人之作汤液醪醴者，以为备耳"，说明远古时代多以酒治病，故有酒为百药之长之说。后来，民间百姓渐至"以酒为浆，以妄为常"，产生酒瘾、酗酒的不良习惯，酒即成为致病的重要祸根。《吕氏春秋》记载："凡食无强厚味，无以烈味，重酒，是以谓之疾首"，两千多年前，人们已认识到过饮烈酒会产生疾病。元代《饮膳正要》论及酒之利弊时认为："酒味辛甘，大热有毒，主行药势，杀百邪，通血脉，厚肠胃，消忧愁，少饮为佳。多饮伤神折寿，易人本性，其毒甚也。饮酒过度，丧生之源"。《寿世保元》云："食宜半饱无兼味，酒至三分莫过频"。后世医家皆认为少饮酒有益健康，可通利血脉，舒筋活络，多饮则成灾难，百病丛生。现代研究认为，酒的主要成分是乙醇。乙醇进入人体内，对身体健康基本上是起破坏作用。对神经系统和大脑而言，少量饮酒使之兴奋，大量饮酒则抑制大脑，超大量饮酒严重抑制高级中枢神经可致人死亡。长期过量饮酒会使心肌变性，心脏扩大，收缩无力，可致心力衰竭。长期饮酒，对肝脏损害极大，可引发酒精性脂肪肝、肝硬化，尤其是患有慢性病毒性肝炎及病毒携带者，应绝对戒酒。此外，慢性消化系统疾病的患者，也应忌酒或少量饮之。少量饮酒对健康人有益，可使消化液分泌增多，促进食欲，扩张血管，稳定血压，保护心脏。笔者建议因人制宜，适当配服活血化瘀类中药药酒，可防治动脉粥样硬化。或问：能饮酒者，取其益，每日可饮多少者乎？答曰：红酒每日不超过 200 毫升，白酒每日限 25～50 毫升，能饮啤酒者尽量限 500 毫升以内，以上饮量仅供参考可也。

　　茶为当今世界三大饮料之一。我国是茶叶的故乡，公元四世纪时，种茶、饮茶即为普遍。唐朝陆羽著《茶经》，是世界上首部茶之专著。饮茶于九世纪由我国传入日本，十七世纪传到欧洲，十八世纪印度才开始种植茶叶。喝茶对人体健康甚是有益，《神农本草经》记载："茶味苦，饮之令人益思、少惰、轻身、明目"。苏东坡认为，人之小恙，只需饮茶，不必服药。唐代文人卢同嗜茶如金，以饮茶为乐，他曾作《谢孟谏议寄新茶》一诗，闻名于世，脍炙人口。诗云："一碗喉吻润；两碗破孤闷；三碗搜枯肠，唯有文字五千卷；四碗发轻汗，平生不平事，尽向毛孔散；五碗肌骨清；六碗通仙灵；七碗吃不得，唯觉两腋习习清风生。"该诗基本上道出了茶的作用：一是生津止渴；二是兴奋提神；三是助消化，解油腻；四是发汗治感冒；五是减肥轻身；六是活跃思维，增强记忆；七是延年益寿，喝到第七碗时，便飘飘然若登仙境了。现代研究认为，坚持饮茶可预防或减轻动脉粥样硬化，预防癌症，对降脂减肥及糖尿病的治疗也有裨益。但须注意，睡前勿饮浓茶，不用茶水服药，饭后不宜饮茶，不喝隔夜茶。

医话与医案

医话与医案，皆为中医药学传播学术思想，交流临床经验，应用最为广泛的传统写作文体。医话，系古今医家用来表达一得之见的散文小品。医案，乃临床治验记录，并参以按语，以阐述其机理。两者有同有异，同者皆有论有议，医话中附有医案，医案中多有医话，没有议论的医案和没有病例的医话，多不常见。异者医话取材广泛，以论为主，略带举例，以证论述；医案取材以案例为主，记录较为详细，论之画龙点睛，按语可长可短，且恰到好处。

医话与医案，题小灵活，一题一议，或一案一议，能够较好地体现中医药学的基本特点，且能适应分散行医，独立思考的历史条件，曾在中医药学术史上发挥了重大作用。由于时代变迁，学术发展，医话与医案在当代的适应范围业已缩小，但仍不失为一种便于体现中医特色，总结医家学术经验之论文体裁。

医话分类及撰写注意事项。医话取材广泛，多涉猎中医药学诸领域，无所不话，亦无所不可小议。医话分类：①心得体会类医话。医者于临床实践或文献研究中，对理、法、方、药有所心得，有所阐发或有创新，且经实践检验是正确者；或于失败教训中获得的经验；或为灵感火花迸发之醒悟而撰写者；②考证类医话。对某理论、某问题或某经典词汇有研究，认为有必要加以阐发，以示个人观点或研究成果者，但多为较小论题而篇幅较短；③札记类医话。为医者临证随感或教余随笔，后经加工升华成文，亦称之为笔记式医话。

医话撰写注意事项：①医话应为所感而论。医家采用稍纵即逝的闪光，虽为一得之见，但属经验感悟之谈，其中精辟之辞，醒俗之句，每多内涵真谛，令读者茅塞顿开，颖悟一旦。千字左右的医话，能阐发深刻医理，可谓井小而水深；②医话命题应简短含蓄。其命题宜精辟新颖以引起读者注意，并非力求在文题中显示完整话意。命题方法常见有：以经典名言命题，如"春夏养阳，秋冬养阴""有故无殒，亦无殒也"；以警语俗语命题，如"补偏救弊，注意阴阳平衡""异病同治论痛经"；以典故或名医论点为题，如"精锐直击治心痛""辨体当为首要，精准疾病本质"；以创新见解为题，如"病证属外感，寒温融一炉""补肝舒筋话肢颤"等等；③医话作者应具备一定的文学素养，医话可视为医学小品，其文风宜朴实、高雅、流畅，内容夹叙夹议，行文亦多旁征博引，以增强说服力及可读性。前人云："文以载道，医儒兼通"，这就需要作者具备"医文并茂"之功底。古之医话常以文言或半文言行文，今人多以白话体论述，鉴于医话中易于引经据典，故穿插文言成分常可自出机杼，使文辞简练，为医话增色添辉。

医案分类及撰写注意事项。古代医学诞生后即出现了医案，及至当今医家，仍十分重视医案之写作。医案分类：①传统医案。中医学最早的医案，见于《史记·扁鹊仓公列传》，记载了战国时期淳于意的治验记录，后世谓之"诊籍"。古代医案，内容较简，仅略述病情及治疗经过。随着历史的发展，历代医家都做了不懈努力，使医案撰写的体例和格式渐趋完善。传统医案分为总结式和交代式两类，前者着重于对病情的回顾和追溯文字记录，缺乏具体细致的内容，不便于他人学习和应用，但可给学者提供思路及研讨。后者为交代式医案，是在诊治过程中写出，并于事后经整理而成。这种医案能将病情、治疗经过、诊断病名、病机辨证及理法方药记载于病历，文字经加工润色，说理较透，层次较清，逻辑性较强；②当代医案。此与医院病房要求书写的中医病历不同。病历属医疗文书，是根据临床要求，按照规定格式书写的应用文。医案则属于学术论文，取材于大量病案，从中精选出有价值的验案或典型病例，成为中医文体写作的特色之一。当代，尤其是现今医案应有中西医双重诊断，简要记录个人信息，包括就诊时间等。医案主要内容包含病史、病证、病因、病机、诊断、辨证、立法、组方、用药，以及治疗经过、结果和按语等部分。其特点是叙述清楚，读来一目了然，能够比较充分地体现中医药临床治病的基本特色。医案撰写注意事项：①选材典型并具有学术价值。当今著书立说蜂起，诸多医案著作从中脱颖而出，多能反映医家在新形势鼓舞下，敞开思路，充分表达学术见解和临床经验，从而启迪后学。因其学术性较高，可读性较强，每多使读者拍案叫好。但亦存在着凡诊一病即一验案，常与中医教科书中有雷同之弊端，读来令人存疑，或欠受益之处，此皆当以注意纠正；②医案出于亲自实践，资料务必翔实，要求全程信息及数据完整，治疗标准和结果可靠，以增加科学度和可信度，使读者受益匪浅；③按语当属正文，点评至关重要。当今医案中之按语，倍受业界关注和重视，笔者认为按语文中应适当论及西医之一般认识，中西医相互印证和借鉴，更能提高中医药特色之发挥，彰显其疗效及价值观。按语应着重分析关键之处，画龙点睛，恰到好处，避免千篇一律的方药分析。引申之处，防止以偏概全，言过其实。

古今医案撰写与体裁范例

中医医案是中医诊断、治疗病人的记录，也是中医医生临床实践的文字记载。它可以集中体现医生的理、法、方、药水平，又是医生医德的具体反映。中医医案，最早见于前汉时期，当时名医淳于意称之为"诊籍"，汉以后历代医家，在其医学著作中及医案专著里记载了大量医案病例，内容十分丰富，形式多种多样，是我们学习和研究祖国医学的重要资料。随着中医事业的发展，许多现代中医学家，撰写了各种体裁的医案，如《蒲辅周医案》《岳美中医案》《赵炳南临床经验集》《现代名中医类案选》等，都能重点反映医家的经验心得和方治特色，是值得我们学习的。笔者于从医教研工作中，就学习医案的体会，将中医医案书写的体裁，归纳整理为九种，并附以案例，供初学者参考，并就正于同道。

一、病证辨治法

此种医案的写法最为常见，它是根据病情的发展和诊治过程来书写的，一般顺序是先论病证、后述病机、再立法处方。本法优点是条理井然，层次有序，朴实明了，容易掌握。对于初学者及教学者或实习者均有所帮助，是初学者首先应该学习书写的一种医案。

案例：湿温旬日，身灼热，有汗不解，烦躁少寐，梦语如谵，渴欲冷饮，目红溲赤便干，五日前红疹布于胸膺之间，舌红无津，脉象弦数。此温已化热，湿已化燥。燥火入营，伤阴劫津，有吸尽西江之势，化源告竭，风动痉厥之变，危在旦夕。亟拟大剂生津凉营，以清炎炎之威。冀其津胜邪却，出险入夷为幸。

大生地 30g	天花粉 15g	川贝母 10g	淡竹叶 6g
牡丹皮 10g	冬桑叶 10g	金银花 15g	水牛角 15g
朱茯神 12g	连翘 10g	鲜茅根 30g	鲜芦根 30g
鲜石斛 15g	生甘草 10g		

二、病因辨析法

此种医案的写法，首先叙述致病原因，然后分析病机，交代病证，再立方药。此种体裁的医案，条理清晰，读来比较流畅，亦为初学者应当学习书写的一种医案。

案例：春令木旺，肝胆之火升腾，风燥之邪外袭，肺金受制，阳络损伤，咳呛吐血，胁肋痛楚，脉数苔黄，虑其血涌狂吐，亟拟凉肝清燥、润肺去瘀。

大麦冬 15g	北沙参 30g	冬桑叶 10g	粉丹皮 10g
生石决 30g	侧柏叶 10g	象贝母 10g	冬瓜子 15g
马勃 10g	茜草 12g	杏仁 12g	竹茹 6g
茅根 15g			

三、先立病机法

本法多见于明清及近代医案中，其程序是先立病机，再介绍症状，分析病情后提出治法方药。其特点是病机病证综合归纳，语言精练，综观前后浑然一体，使人一目了然，可以记载案中舌苔、脉象，亦可省略。

案例：寡居多郁，宿病在肝。迩日暑邪深入，肝病必来犯胃，吐蛔下痢，不思谷食，心中疼热，乃是肝胃本证，况暑湿多伤气分，参类扶胃开痞，扶胃有益，幸勿致痞可也。

党参 30g	川楝子 10g	制半夏 10g	炒枳实 10g
牡蛎 30g	藿香 10g	陈皮 10g	川连 6g
黄芩 10g	竹茹 6g		

四、相互夹叙法

书写此种体裁的医案，难度较大。本法内容上不仅要前后呼应，而且要突出重点，病证、病机、病因、立法应紧密联系，层次清楚，条清缕晰。故初学者不易掌握，只有具备有高深的中医理论和丰富的临床经验，加上深厚文字修养的医者，方能写出这种文理贯通，内容精湛的医案。

案例：咳嗽，口不渴，当脐痛而脉细，头常眩晕，此乃手足太阴二经有寒饮停滞，阻遏清阳之气，不能通达。故一日之中，必发寒热数次，乃郁极则郁达也。病将四月，元气渐虚，寒饮乃恋而不化。先以小青龙汤蠲除寒饮，宣通阳气，再议。

麻黄 10g	桂枝 10g	白芍 12g	细辛 3g
干姜 6g	五味子 10g	制半夏 10g	甘草 10g

五、承上启下法

本法用于复诊病例、会诊病例及其他医生诊治过的病例。写病案时必须对以上治疗情况和疗效进行分析，要肯定以上治疗效果，尊重别人，即使前医治疗失败，也要对其原因进行中肯的分析，切忌主观武断，指责别人，抬高自己。

案例：归脾汤养心脾以舒郁，肾气丸益肾火以生阳，服后颇合机宜。脘痛渐平，食入不吐。经以忧惧则伤心，思虑劳倦则伤肝。心不受痛，患移相火。脾为中土，非火不生。脾阳土运壅郁，火与阴霾搏击有声，故奔响腹胀。益火之源，以消阴翳，斡旋中土，以畅诸经，恬淡无为，以舒神志。

党参 30g	炒白术 12g	茯苓 15g	炒枣仁 30g
香附 10g	木香 10g	青皮 10g	熟附子 6g
肉桂 6g	当归 15g	远志 10g	合欢皮 15g
甘草 10g	大枣 10 枚		

六、引经据典法

历代名家医案中，常见到作者引用经典原文，也有引用先辈医案的精华之处，来印证自己诊治的正确性。当在医案之首或分析病机，或确定治法时，引用经典原文或历代名医论点和方法，夹议夹叙。此种写法活泼新颖、说理透彻。但必须熟读经典，熟知前人的宝贵经验，方能将锦句比较准确地组合在自己的医案中，从而相得益彰。若引用不当，生搬硬套，反而弄巧成拙。

案例：经云"一阴一阳结，谓之喉痹。"古无喉科专门，故不分证，通称喉痹。夫一阴者厥阴也，一阳者少阳也。二经上循咽喉，君相火炽，结为喉痹，良由荣阴内亏，水不涵木，木火上炎，先患目疾，继发喉痹，同是一源之意，所谓阴虚喉为之患也。脉形弦数，舌苔边红中黄。治以滋阴降火，唐代王冰注《素问·至真要大论》云："壮水之主，以制阳光"法也，附方请明眼人指教。

鲜生地 30g	元参 12g	肥知母 10g	山豆根 10g
金果榄 10g	射干 10g	朱茯神 15g	枇杷叶 10g
鲜石斛 15g	丹皮 10g	怀牛膝 15g	象贝母 10g
石决明 30g	竹茹 10g		

七、凭脉辨证法

古今医家善于将各种典型的脉象，结合其他四诊所得，进行辨证论治。但必须切实做出脉证取舍，才能写好这种体裁的医案。

案例：脉细而缓，沉候带弦。缓乃脾之本脉，土虚生湿；沉候弦者，阴伤肝不和也。脾处中州，为生化气血之脏，脾虚不能布津于胃，子令母虚，神不归舍，彻夜不寐。始进和胃，继交心肾，均未得效，拟从心脾论治。

党参 30g	茯苓 12g	炒白术 12g	炙甘草 10g
木香 10g	砂仁 6g	炒枣仁 30g	莲子肉 15g
当归 15g	远志 10g	龙眼肉 15g	大枣 10 枚

八、诗词文体法

这种医案是以诗词歌赋式的文体撰写而成。这种医案对作者的要求比较严格，写好不太容易。撰写此种体裁的医案，要熟练掌握诗词的特点才能下笔，诗词文体词法严格，对初学者和一般医生不宜提倡。

案例 1：（诗体医案）

年逾花甲肾气衰，心气不足血瘀来。面色㿠白口唇青，胸闷心痛气息微。头晕耳鸣腰膝软，舌胖脉弱时结代。宜痹通阳兼除瘀，心肾双补缓缓图。

党参 30g	麦冬 12g	五味子 10g	瓜蒌皮 15g
薤白 10g	丹参 15g	降香 10g	补骨脂 12g
茯苓 10g	苁蓉 15g	寄生 15g	山萸肉 10g
红花 10g	炙甘草 10g		

案例 2：（词体医案）

肝郁湿热下注，赤白二带并行，头痛时觉昏目晕，少腹隐痛频频。前投疏肝达木，证势较前减轻。治宗原法来煎饮，厥疾可望回春。

炒柴胡 10g	白芍 12g	橘络 6g	木香 10g
炒地榆 12g	山药 30g	香附 10g	郁金 15g
青陈皮各 10g	党参 30g	茯苓 12g	续断 15g
薏苡仁 30g	鸡冠花 10g		

九、中西结合法

现代中医医案常采用中西结合的写法，辨明西医的诊断，再阐述中医的辨证论治。这种医案既保持和发扬了中医的特色，又在医案中标明西医的诊断、体检、实验室检查等内容，为明确诊断和总结医疗经验提供了可靠的依据。同时，又便于中西医之间相互了解，这种对促进中西医结合是有裨益的。现代医案中，如《蒲辅周医案》《赵炳南临床经验集》等都是值得我们学习和效法的。

案例：风温（重症小儿肺炎）。郭某某，男，6 岁，1964 年 4 月 10 日住某医院。住院检查摘要：肺水泡音较密集，血化验：白细胞总数 6800/立方毫米，中性 49%，淋巴 47%，单核 4%，体温 40℃以上。病程与治疗：发热已十三日之久，高烧不退，周身无汗，咳而微烦，诊其脉数，舌质微红，舌苔黄腻，此属表邪未解，肺卫不宣，热不得越，治宜清宣透表，邪热乃有外出之路。处方：

苏叶 5g	僵蚕 5g	淡豆豉 6g	连翘 6g
杏仁 5g	桔梗 5g	牛蒡子 5g	竹叶 3g
银花 10g	黄芩 6g	生苡仁 10g	芦根 6g

文本对上述九种医案的撰写体裁，已做了简单的介绍。至于选择何种方法，这就要根据每一个医生的具体情况和病案的病证特点来决定，哪种方法得心应手，就采取哪种方法。无论何种体裁的医案，均应经过认真思考，多读、多写、多练，斟酌推敲，反复修改，是一定可以写出好的医案来。前人云："拈成一个字，捻断几痕须""语不惊人死不休"。我们应当提倡这种可贵的刻苦治学精神。

（本文载于《新疆中医药》1987 年 2 期，后略作修改）

第三篇　医案实录

第一辑　心系疾病

心痹（冠心病心绞痛）一

孙某，男，48岁，新疆沙湾县安集海镇职员，2013年3月6日初诊。

患者患心绞痛4年余，血压偏高，服盐酸地尔硫卓缓释胶囊90mg，每日2次，可稳定在正常范围。1个月前因心绞痛频发而住院，冠脉造影：左冠脉回旋支狭窄90%，前降支狭窄55%，患者拒绝支架植入，半月后因心痛加重慕名求治中医。刻诊：体丰，面暗唇紫，气息喘促，素嗜膏粱厚味，心区憋闷而痛，大便干结，舌质暗有瘀斑，苔腻微黄，脉沉弦滑实。此为痰瘀痹阻之重症，治以涤痰逐瘀，化癥消斑。处方：

石菖蒲 15g	郁金 15g	炒枳实 15g	瓜蒌 15g
煅礞石 30g	丹参 30g	制乳香 10g	水蛭 5g
土鳖虫 10g	蜂房 10g	制半夏 10g	黄连 9g
生大黄 15g	莪术 12g	淡竹茹 6g	

7剂，每日1剂，水煎服。

二诊：服药1周，心痛明显缓解，大便通畅，脉舌如故，原方再进7剂。

三诊：3月23日。心痛若失，精神好转，腻苔锐减，脉弦滑，原方去蜂房、黄连，大黄减为10g，加太子参30g、玄参15g，嘱服16剂。

四诊：4月13日。偶见胸闷、气短乏力，苔黄微腻，痰瘀痹阻有所化解，治以行气化痰祛瘀。处方：

石菖蒲 10g	郁金 15g	瓜蒌 15g	薤白 10g
太子参 30g	川芎 10g	玄参 12g	莪术 10g
制半夏 10g	丹参 15g	水蛭 5g	煅礞石 15g
绞股蓝 15g	降香 10g	陈皮 10g	

取30剂，嘱2剂服3天。

五诊：6月2日。服药无不适，唯感食欲有增，上方去半夏、陈皮，加海藻、昆布各15g。取30剂，每剂服2天，并嘱素食为主，戒烟酒肥甘。

六诊：8月8日。腻苔已除，体重由90公斤减至76公斤。考虑病程达5年，年近半百，痰瘀互结，渐至正虚，改投培元固本、扶正涤邪法治之。处方：

潞党参30g	麦冬12g	五味子10g	玄参12g
肉苁蓉15g	郁金15g	淫羊藿10g	泽泻12g
绞股蓝15g	红花10g	紫丹参15g	薤白10g
烫水蛭5g	荷叶10g	制半夏10g	

30剂，每剂服2天。

七诊：10月15日，未见明显心痛发作，患者坚持服药120剂，遂停服煎剂，改服复方丹参滴丸及芪参益气滴丸2个月。

八诊：12月25日。复查冠状动脉造影示：左冠脉回旋支狭窄50%，前降支狭窄25%，心电图较前明显改善，随访两年无明显不适。

按语： 本例系中年男性患者，因素嗜膏粱厚味，肢体肥胖，心痛频作，冠脉造影示左冠脉回旋支狭窄90%，患者拒绝支架植入而应余诊治。初诊辨析为痰瘀痹阻之重症，治以"精锐直击"、化癥消斑，药用菖蒲、郁金、瓜蒌、枳实、礞石涤痰开窍，丹参、莪术、乳香化瘀通痹，水蛭、土鳖、蜂房等虫类搜剔以逐瘀除癥，伍大黄、黄连、半夏等通便解毒和胃，共奏化癥积、消斑块以除心痛之功效。上方进14剂后，心胸憋痛显著缓解，大便日行1~2次，精神逐渐好转。三诊时因病情稳定，去蜂房、黄连，大黄减至10g，增太子参、玄参以益气养阴，连服16剂。四诊、五诊中，乃因痰瘀痹阻明显化解，胸闷心痛偶见发作，故予"综观合围"、补偏救弊法选方遣药，即益气养阴、化痰逐瘀、宣痹通络法合治，以调整机体阴阳平衡。期间相继各服30剂，前30剂为2剂服3天，后30剂为每剂服2天，并嘱患者以素食为主，戒烟酒肥甘。2013年8月患者体重已减14kg，腻苔已除，病情明显向安。考虑本例年将半百，病程已届5年，痰瘀与正虚并存，乃以培元固本、扶正涤邪以善其后，药用党参、麦冬、五味子、玄参益气养阴，淫羊藿、肉苁蓉、绞股蓝补肾健脾，丹参、郁金、红花、水蛭化瘀消癥，半夏、薤白、荷叶、泽泻降脂除痰。患者坚持治疗近半年，服汤药120余剂，后改服复方丹参滴丸及芪参益气滴丸2个月，以资巩固。于同年岁末复查冠状动脉造影：左冠脉回旋支、前降支分别狭窄为50%、25%，随访两年余未见典型心绞痛发作。

心痹（冠心病心绞痛）二

王某某，女，75 岁，新疆生产建设兵团六师芳草湖农场退休干部。

初诊：2010 年 9 月 20 日。主诉心胸闷痛反复发作 2 年余，加重 1 周。2 年前因情绪欠佳引发心前区憋闷、刺痛，每次发作约 2 分钟，含服硝酸甘油片可迅速缓解，当地医院查心电图示心肌缺血，诊断为冠心病。后因劳累及情绪波动时有心绞痛发作，服硝酸甘油片及速效救心丸均可缓解。1 周前因受凉感冒后心痛发作频繁，患者素有高血压病史近 20 年，高脂血症病史近 10 年，双膝关节骨质增生症 8 年余。刻诊：心胸闷痛，气短乏力，虚汗自出，头晕健忘，饮食少思，腰膝酸困，寐少梦多，二便自可，舌质紫暗，舌苔白腻，脉象濡缓。证属气阴两虚、痰瘀互结、痹阻心脉，不通则痛。治以益气养阴，芳香化湿、活血止痛。处方：

党参 30g	麦门冬 10g	五味子 10g	藿香 10g
佩兰 10g	白豆蔻 10g	制半夏 10g	陈皮 10g
丹参 15g	浮小麦 30g	烫水蛭 6g	红花 10g
降香 10g	炒枣仁 30g	珍珠母 30g	莲子心 10g

本方服 14 剂，每日 1 剂，水煎服。

二诊：服药两周后已无明显心绞痛发作，仍感胸闷气短，夜寐不安，苔腻大减，舌质紫暗有裂纹，脉沉弦。处方：

太子参 30g	麦冬 10g	五味子 10g	藿香 10g
白豆蔻 10g	陈皮 10g	石菖蒲 10g	红花 10g
烫水蛭 6g	瓜蒌 15g	莲子心 10g	丹参 15g
炒枣仁 30g	玄参 12g		

继服 14 剂，每日 1 剂，水煎服，观察之。

三诊：胸闷气短显著缓解，心痛未发，夜寐好转，苔腻已除，舌紫暗隐现裂纹，脉如故。仍守益气养阴、化湿祛痰、活络止痛为治，并嘱患者每剂服两天，经常间断服用，以资巩固疗效。处方：

太子参 30g	麦冬 10g	五味子 10g	丹参 15g
瓜蒌皮 15g	玄参 12g	制半夏 10g	藿香 10g
石菖蒲 10g	竹茹 6g	延胡索 10g	鸡血藤 15g
莲子心 10g	水蛭 6g		

嘱常服本方以巩固疗效。

按语： 患者年逾古稀，下焦精血亏虚，温养心脉功能不足，气虚则血运无力，阴虚则血运滞涩，久之心脉失荣，不荣则痛。高龄华食积久，水湿分解失利，聚生痰浊，渐之痰瘀互结阻络，致生心痛，乃为不通则痛。本例 75 岁女性患者，虽非操劳及食膏粱厚味之体，但罹患冠心病心绞痛之疾，业经心电图检查确诊。其证候表明，心胸闷痛，气短乏力，不时汗出，头晕健忘，纳谷不馨，腰膝酸困，寐少梦多，舌质紫暗，舌苔白腻，脉象濡缓，是为气阴两虚，痰瘀互结，心脉痹阻，不荣与不通之证皆具。方以生脉散法益气养阴敛汗；藿香、佩兰、半夏、陈皮、白豆蔻醒脾和中，化湿浊以辟秽；配丹参、降香、红花、水蛭活血化瘀，行气止痛；并以枣仁、莲子心、珍珠母、浮小麦养血清心，潜镇安神。患者三诊时诸症明显改善，心痛未再发作，遂仍守生脉散为主方，配以养阴、活血通络、宽胸理气化痰之品，嘱其常服以善其后。

心痹、热痛（冠心病心绞痛）

张某某，男，58 岁，新疆石河子八一糖厂车间主任，1974 年 9 月 11 日初诊。

患者素体健康，半月前发高烧，经检查诊断为支气管肺炎，曾用庆大霉素、卡那霉素，后用苄基青霉素及中药清肺化痰等治疗，体温渐降。发病后第十天晚，自感心胸憋闷，心前区绞痛不可忍受，遂急诊入院。查心电图示：心肌缺血型改变，Ⅱ、Ⅲ 导联 ST 段下降，各导联 T 波低平。西医用低分子右旋糖酐、心得安、地巴唑，同时服中药活血化瘀之剂及冠心苏合丸，治疗 1 周后心绞痛仍频繁发作，患者神差，汗出淋漓，夜间为甚，体温 37.5℃。邀余会诊，按其脉象细数，舌红苔薄少津，气短乏力，语音低怯，渴喜冷饮，大便已 5 日不通。考虑热病后气阴两伤，津液耗损，心失所养，传导失司，证属心绞痛之热痛。治以益气养阴，清热生津，通腑泄浊，用竹叶石膏汤合小承气汤化裁。

生石膏 30g	竹叶 10g	麦冬 15g	太子参 30g
北沙参 30g	百合 30g	丹参 15g	五味子 10g
浮小麦 15g	厚朴 12g	枳实 15g	生大黄 15g
火麻仁 30g	瓜蒌 15g	郁金 15g	烫水蛭 5g

服 3 剂，每日 1 剂，水煎服。

二诊：药后微汗出，低热已除，燥屎泻下，大便已通，精神好转，胸闷心痛明显缓解。原方生大黄减为 10g，去火麻仁，加玄参 15g，嘱服七剂。

三诊：汗出已止，饮食有增，大便每日一行，心绞痛之热痛再未发作，患者除服药以外，每日冰棒吃 3~5 根，自觉心胸舒适。处方：

太子参 30g	知母 10g	竹叶 6g	沙参 30g
五味子 10g	麦冬 12g	玄参 15g	大黄 6g
炒枳实 12g	竹茹 6g	水蛭 5g	红花 10g
绞股蓝 15g	丹参 15g	瓜蒌 15g	红景天 15g

14 剂，每日 1 剂，水煎服。

四诊：诸证已安，复查心电图已基本正常，嘱其出院后戒烟少酒，以素食为先，清淡为主，并以生脉散合温胆汤及冠心小Ⅱ号方常服之，以善其后。处方：

太子参 30g	北沙参 30g	大麦冬 12g	百合 30g
五味子 10g	绞股蓝 15g	姜半夏 10g	陈皮 10g
炒枳实 12g	淡竹茹 6g	炙甘草 10g	茯苓 12g
紫丹参 15g	草红花 10g		

本方，水煎常服。

按语： 本例心绞痛为心痹之热痛，因其肺系感染后气阴两伤，心气不足，心阴亏虚，津液耗损，大肠传导失司，汗出低热，神差乏力，查心电图示明显心肌缺血性改变，故心痛频发。将辨病与辨证相结合来分析论治，先以清热生津，益气养阴，兼以通腑泄浊为治。热除后仍守益气养阴，并配以活血化痰法治之。心电图恢复正常后，用生脉饮、温胆汤、冠心小Ⅱ号方化裁，以巩固疗效。中国科学院院士、国医大师陈可冀教授，曾治多例心绞痛属热痛者，每日服数十片硝酸甘油，并用 10 多根冰棒含服，而使心绞痛热性疼痛缓解，实属经验之谈，临床可资借鉴。

心痹（冠状动脉心肌桥）

患者哈尼某某，男，56 岁，哈萨克族，新疆沙湾县某职业学校教师。

初诊：2009 年 7 月 6 日。患者近 2 年来，经常胸痛，伴心前区憋闷不适，曾在乌鲁木齐市某大医院住院检查，经冠状动脉 CT 血管造影，发现心肌桥位于冠脉左前降支，诊为冠状动脉心肌桥。患者担忧手术治疗风险，未做冠脉介入及外科手术治疗，服用β受体阻滞剂和钙拮抗剂，胸痛发作时兼服硝酸甘油片。近因工作繁忙，劳累过度，胸痛发作频繁，遂由同事介绍慕名求中医治疗。刻下：心悸气短，面唇青紫，胸闷憋痛，头痛恶心，便秘尿黄，舌质暗、舌下有瘀点，苔腻略黄，脉弦数、结代。中医诊断：心痹。辨证：气虚血瘀、痰热痹阻，不通则痛。治法：益气活血，化痰逐瘀，软坚散结。方剂：三参三七蛭琥方加味。处方：

生晒参 15g	丹参 15g	三七粉（冲服）6g	玄参 15g
烫水蛭 6g	瓜蒌 15g	琥珀粉（冲服）6g	莪术 10g
绞股蓝 15g	黄连 6g	生大黄（后下）10g	姜黄 10g
炙僵蚕 12g	甘草 10g		

14 剂，水煎服，每日 1 剂。

二诊：2009 年 7 月 20 日。药后心胸疼痛显著缓解，硝酸甘油片用量减少，头痛告失，已无恶心呕吐，二便通畅，仍感气短乏力，脉象弦数，节律整齐，未诊得结代脉。治守上方不变，继投 16 剂，服法如前。

三诊：2009 年 8 月 5 日。患者服益气活血，化痰逐瘀方已 1 月，近日未用硝酸甘油片，心悸气短明显好转，偶见胸痛，可自行缓解，二便正常，睡眠安好，舌苔微腻不黄，脉象弦滑，无结代之象。此乃痰瘀渐除，心主血脉复常之象，治以三参三七蛭琥颗粒冲剂，慢病守方，坚持服用，以善其后。处方：

西洋参 10g	丹参 10g	玄参 10g	赤芍 10g
绞股蓝 10g	水蛭 5g	琥珀 5g	三七 5g

每日 1 剂，用开水冲服，分早晚 2 次温服。

四诊：2009 年 12 月 20 日。坚持服上方颗粒剂 4 月余，已无胸痛、头痛、恶心诸症，此为无症状冠状动脉心肌桥。心绞痛症状疗效评定：显效。复查心电图示：大致正常。

按语：冠状动脉心肌桥是一种先天性冠脉发育畸形的心血管疾病，应用冠脉造影或冠脉 CT 血管造影检查即可确诊。冠状动脉正常走行于心外膜下的结缔组织，若一段冠脉分支走行于心肌内，这束心肌纤维称为心肌桥，行走于心肌桥下的冠状动脉称为壁冠状动脉。西医认为，本病无症状者可暂不治疗，对症状较重者应及时治疗，包括药物、冠脉介入及外科手术治疗。

本病中医文献无明确记载，根据临床表现结合现代认识，可归属于"心痹""胸痹""心痛""真心痛"等范畴。本例辨证为气虚血瘀，痰热痹阻，不通则痛，初诊、二诊时用三参三七蛭琥方加味治之。方中人参补益元气，调节心脏功能；丹参、赤芍、三七活血化瘀，改善冠脉循环，抗血小板聚集；水蛭乃水中之精华生成，专入血分而不伤气，实为破瘀消癥之良品；玄参滋阴清热，软坚散结，以助化癥；绞股蓝益气健脾，解毒化瘀，增加冠脉流量；琥珀镇心安神，行血化瘀，与各药配伍相得益彰；黄连、瓜蒌、僵蚕清热化痰，散结止痛；莪术、姜黄行气破血，通络止痛；大黄活血祛瘀，清热通腑；甘草和中解毒，调节诸药。本方及其加味，适合冠状动脉心肌桥症状明显，高龄体弱，或因各种原因不能行手术治疗的患者所服用。

心悸、水肿（风湿性心脏病）

王某某，女，64岁，新疆塔城市退休职工，2012年3月2日诊。

患风湿性心脏病已18年，近两月来因受风寒而感冒，引发心悸、胸闷、气短、咳喘及下肢浮肿。心脏彩超示：二尖瓣狭窄并关闭不全。刻诊：心悸怔忡，气短喘促，面暗唇绀，咳吐白色泡沫样痰，小便短少，双下肢凹陷性水肿，舌质青紫，苔白微腻，脉沉细数结代。西医诊断为风心病、二尖瓣狭窄及关闭不全、心功能Ⅲ级。本例属中医心悸、水肿范畴，多因心阳失旷，痰瘀互结，气机不畅，气化无权，以致悸、喘、痰、肿。治以温通心阳，活血祛瘀，健脾化痰利水。

熟附子6g	潞党参30g	泽泻12g	猪茯苓各15g
紫丹参15g	薤白头12g	红花10g	生龙牡各30g
川桂枝10g	石菖蒲10g	泽兰12g	葶苈子（包煎）15g
炒白术15g	薏苡仁30g	防己12g	车前子（包煎）15g

14剂，每日1剂，水煎服。

二诊：心悸明显改善，咳喘减轻，下肢浮肿缓解。原方继进16剂，服法同前。

三诊：诸症渐安，下肢浮肿明显消退，睡眠欠佳，舌质青紫略淡，苔薄白，脉细缓未见结代。治守原方加以化裁。

潞党参30g	紫丹参15g	五味子10g	麦冬10g
熟附子6g	石菖蒲10g	生黄芪30g	郁金15g
炒白术12g	炒枣仁30g	云茯苓15g	远志10g
汉防己10g	炙甘草10g	葶苈子（包煎）12g	

服 30 剂，每日 1 剂，水煎服。

四诊：诸症已安，嘱常服心悦胶囊及金匮肾气丸，以善其后。

按语：风心病由风湿病引起心脏瓣膜病变所致，本病发病率已较 20 世纪逐渐减少。本例为心阳不振，痰瘀互阻，气机不利，气化无权所致，故用温通心阳，活血通脉，益气健脾，化痰利水为治，令心阳振奋，心脉通畅，痰瘀消除，则心得血养，水肿自消，诸症遂安。方中附子、桂枝、薤白温通心阳；丹参、红花、泽兰活血通脉；党参、白术、茯苓、猪苓、薏苡仁、泽泻、防己益气健脾利湿；葶苈子、车前子强心利尿；石菖蒲、龙骨、牡蛎化痰开窍，镇静安神。三诊时因诸症渐安，下肢浮肿明显消退，睡眠欠佳，故予温阳健脾、益气养阴利水，兼以解郁安神法治之。患者服药 60 剂后，诸症已安，暂停服汤剂，嘱常服心悦胶囊及金匮肾气丸，心肾同治，巩固疗效。

心悸、喘证、水肿（扩张型心肌病）

张某某，男，47 岁，新疆玛纳斯县人，从事个体运营工作近 30 年。

初诊：2011 年 10 月 31 日。患者以心悸、胸闷、气短、下肢浮肿 1 年余，加重 1 周求中医诊治。刻诊：心胸憋闷，气喘乏力，心悸怔忡，腹胀，小便不利，双下肢明显凹陷性水肿，舌质暗淡，苔白腻，脉细数无力，血压 92/64mmHg。追问病史，患者曾于 2010 年 6 月以冠心病住院治疗，2011 年 6~9 月因心胸憋闷加重 3 次住院接受西医治疗，疗效欠佳。查 9 月份住院复印病历检查示：心脏彩超多普勒提示心肌病变（扩张型心肌病？），左室肥厚，全心扩大，二尖瓣、三尖瓣轻度返流，肺动脉高压中度，左室收缩功能差。西医诊断：扩张型心肌病，心功能不全Ⅲ级。中医诊断：心悸，喘证，水肿。辨证：心阳虚衰，水气凌心。治法：益气温阳，利水消肿。选方：参附汤、四逆汤、葶苈大枣泻肺汤化裁。处方：

红参 15g	熟附子（先煎）12g	淡干姜 10g	麦冬 15g
黄芪 30g	车前子（包煎）15g	五味子 12g	茯苓 15g
丹参 30g	葶苈子（包煎）15g	大红枣 15g	地龙 12g

7 剂，每日 1 剂，水煎服。

出院时西药治疗方案暂不变：螺内酯片每服 20mg，一日 3 次；呋塞米片每服 20mg，一日 1 次；盐酸曲美他嗪片每服 20mg，一日 3 次；地高辛片每服

0.25mg，一日 1 次；琥珀酸美托洛尔片每服 23.75mg，每日服 1 次。

二诊：患者心悸、胸闷、气短及下肢浮肿均告减轻，舌质稍转淡红，脉虚数。处方：

红参 15g	熟附子（先煎）12g	丹参 15g	五味子 10g
麦冬 12g	葶苈子（包煎）15g	知母 10g	桑白皮 15g
茯苓 15g	车前子（包煎）15g	肉桂 10g	干地龙 10g

嘱服 14 剂，每日 1 剂，水煎服。

三诊：诸症向安，双下肢浮肿明显消退，稍事活动后仍感心悸不宁，舌淡略红、苔薄白，脉细数。处方：

红参 10g	熟附子 6g	玄参 12g	紫丹参 15g
麦冬 12g	五味子 10g	泽泻 12g	石菖蒲 10g
茯苓 12g	柏子仁 15g	泽兰 15g	葶苈子（包煎）10g

继服 14 剂，每日 1 剂，水煎服。

因其病情明显好转，停服呋塞米片。地高辛片减为 0.125mg，每日服 1 次。琥珀酸美托洛尔片减为 11.875mg，每日服 1 次。

四诊：诸症已安，停用上述所有西药。考虑患者急性期已缓解，然本病最易慢性化而顽固，应辨病与辨证相结合，标本兼施，治宜益气温阳、活血通脉、健脾利水之品，以巩固疗效。处方：

西洋参 300g	炒白术 150g	三七 200g	丹参 200g
藏红花 100g	石菖蒲 150g	茯苓 150g	泽泻 150g
川桂枝 150g	琥珀粉 100g		

1 剂，共为细末，每服 10g，每日 3 次。

五诊：患者服上方粉剂 1 月余，期间已能上班，并逐渐恢复正常工作。

按语：扩张型心肌病是以单侧或双侧心腔扩大，并伴有收缩功能减退，或伴有充血性心力衰竭的一种心肌疾病。临床表现为心功能不全、心律不齐，甚至因附壁血栓脱落导致脑、肺、肾栓塞，重则可致猝死，为难治性心血管疾病之一。本例患者单用西药尚不能缓解其临床症状，加用中药并逐渐减用西药而获良效。本例辨证为心阳虚衰，水气凌心，引起心悸怔忡、气喘胸闷，下肢水肿。以参附、四逆、生脉、葶苈、大枣，合活血利水之品治之，而收良效，并用益气温阳、活血通脉、健脾渗湿之粉剂缓图，巩固治疗以善其后。

心动悸（频发房性早搏）

患者周某某，男，63 岁，石河子大学医学院第一附属医院高级工程师。

初诊：2016 年 3 月 26 日。患者自诉于 30 年前时有早搏发生，未系统治疗。2013 年早搏频发，曾用生物制剂（何药不详）24 支，每周肌肉注射 2 支，早搏遂停。不久，仍频发房性早搏，且三年内伴阵发性心房颤动 2 次，赴北京某医院作射频消融术治疗，房颤消失。今年以来，胸闷、心悸时作，查 24 小时动态心电图示：频发房早为 14000 千多次，呈二、三联律者 8000 多次。按常规治疗服用心律平片等未见好转。刻下诊之：面暗无华，心悸怔忡，胃胀不适，寐欠安和，二便正常，舌质暗红少津，脉结代。证属气血不足，脾胃不和，心神不安。治以益气养血，健脾和胃，宁心安神。方用《伤寒论》炙甘草汤加减。处方：

炙甘草 12g	生姜 9g	党参 30g	生地 15g
五味子 10g	阿胶 9g	麦冬 10g	桂枝 9g
柏子仁 15g	丹参 15g	当归 15g	木香 10g
生龙牡各 30g	陈皮 12g		

12 剂，每日 1 剂，水煎服，阿胶烊冲。

二诊：2016 年 4 月 14 日。服上方 12 剂，仍兼服心律平片，精神略有好转，心悸怔忡未减，复查心电图频发房性早搏如故，患者自述胃脘不适及睡眠欠安时早搏频繁发作，予以心、脾、胃同治，拟用香砂六君子汤合左金丸加味。处方：

党参 30g	茯苓 12g	炙甘草 10g	白术 12g
木香 10g	陈皮 10g	制半夏 10g	砂仁 10g
丹参 15g	降香 10g	石菖蒲 10g	黄连 6g
当归 15g	苦参 10g	生龙牡各 30g	吴茱萸 6g

12 剂，每日 1 剂，水煎服。

三诊：2016 年 4 月 28 日。服药 24 剂以来，自觉心悸不适逐渐有所改善，双脉时结代，胃脘胀满，入睡后时醒，仍兼服心律平片，睡前服阿普唑仑 1～2 片。继投上方不变，连服 16 剂。

四诊：2016 年 5 月 16 日。心电图检查示：频发房早已无二、三联律，早搏频数亦明显减少。偶感心悸、胸闷，胃脘胀满减轻，睡眠向安。治以益气养阴，化瘀安神，健脾和胃。用三参稳律汤合黄连温胆汤法化裁。处方：

潞党参 50g	丹参 15g	苦参 10g	麦门冬 12g
五味子 10g	黄连 10g	薤白 10g	制半夏 10g
云茯苓 15g	陈皮 10g	竹茹 6g	炒枳实 15g
炒枣仁 30g	当归 15g	莲子心 10g	琥珀粉（冲）6g

30 剂，每日 1 剂，水煎服。

五诊：2016 年 6 月 20 日。患者服上药以来，感觉胃脘舒适，饮食有增，睡眠安和，中午也能静卧 1 小时左右。心律平已停服近 1 月，近 2 周晚未服阿普唑仑。查心电图示：窦性心律，偶见房性早搏，心电图大致正常。嘱用西洋参 500g、三七 500g、琥珀粉 250g，共为细末，每服 6g，每日 2～3 次服，以资善后。

按语： 本例年逾花甲，患房颤房早，虽经射频消融术治之房颤已除，但房早频发，痛苦非常，且为担忧，服心律平罔效。中医辨证先按脉结代、心动悸治之，拟《伤寒论》炙甘草汤加减，以益气养血，健脾和胃，宁心安神。患者素患胃脘不适及睡眠障碍，与心悸房早相互影响，继则用香砂六君子汤、左金丸合丹参、苦参、菖蒲、龙牡、柏子仁之属，以益气健脾和胃，并活血化瘀安神。经治病情逐渐好转，四诊时自拟经验方三参稳律汤配黄连温胆汤加减，连续服 1 月后诸证悉平，查心电图大致正常。三参稳律汤是治疗早搏的有效方剂，方中红参 6～10g（或党参 30～60g）补益心气，改善心肌营养代谢，增强心肌收缩力；配麦冬、五味子为生脉饮，以益气养阴，缓脉结或代之证；丹参活血化瘀，降低血液黏稠度，增加冠脉血流量，改善心脏功能；苦参清热燥湿，抑制异位起搏点，具有抗快速心律失常之功；当归养血活血，具有类奎尼丁样作用，对室上性心动过速及不同部位发生的早搏有抑制作用；酸枣仁、琥珀养心安神，散瘀除烦，抑制异位兴奋灶的应激性，与上药起协同作用；茯苓健脾安神，和胃化湿；薤白辛温通阳散结，专治各类早搏所致胸闷憋气。本方疗效不仅发挥了药物个体应有的作用，更有复方综合效能。黄连温胆汤中之黄连清心泻火，可防治早搏；温胆汤清胆和胃，主治惊悸不宁，虚烦不寐。以上二方合用，相得益彰，令心动悸、胃不和、寐欠安诸症悉除，多年顽固之房性早搏，几经调治一旦霍然，继以人参三七琥珀末调治善后，随访至今尚未见房早复发。

心悸（病毒性心肌炎、多源性频发室性早搏）

患者李某某，女，25 岁，新疆生产建设兵团第八师 151 团砖瓦厂职工。病历号：216139。

患者以间歇性心悸伴双下肢浮肿 4 年，加重 3 月，于 1982 年 4 月 23 日入院。起病于 1978 年 8 月，因劳累受凉，先高热寒战，随即心慌气短，经用抗生素及对症处理后病情好转，但不久出现乳糜尿及双下肢明显浮肿。基层医院曾按"先心病""心肌炎""乳糜尿病因待查"治疗，多次反复住院医治，其效不显。今年元月以来，心悸气短明显加重，夜间常因憋气不能入寐，头晕发作严重时可晕倒，停用利尿剂则下肢浮肿明显。入院后先在心内科检查诊断为病毒性心肌炎、心功能不全 Ⅲ 级，血丝虫病乳糜尿，按一级护理报病危。先后用苯妥英钠、心得安、利多卡因、异搏定、双氢克尿噻、氯化钾、能量合剂、强的松、海群生、速尿等治疗 50 余天，诸症有所好转，但早搏仍然频发。

1982 年 6 月 15 日转中医科观察治疗。查：心悸怔忡，气短乏力，面浮肢肿，午后两颧微红，口唇发绀，咽部稍充血。两肺呼吸音清晰，心界向左下方扩大，心率 110 次/分，闻及连续性二联律，肺动脉瓣听诊区闻及 Ⅲ 级收缩期吹风样杂音，P2 分裂。肝脾未及，双肾区叩击痛阳性。心电图检查示：IOAV—B，IR BBB，频发室性多源性早搏呈二联律。心电向量检查示：心肌受累。尿检：尿蛋白 4＋，乳糜试验阳性。舌质淡黯，边有瘀斑，苔薄微腻少津，脉象细数、结代。西医诊断：病毒性心肌炎、多源性频发室性早搏。中医诊断：心悸。辨证：气阴两虚，心血瘀滞。治法：益气养阴，化瘀调脉。方剂：三参稳律汤加味。处方：

太子参 30g	麦冬 12g	五味子 10g	苦参 15g
紫丹参 30g	当归 15g	炒枣仁 30g	茯苓 15g
绵茵陈 15g	川连 9g	生地黄 15g	薤白 10g
生黄芪 30g	萆薢 30g	汉防己 12g	琥珀 6g（冲）

每日 1 剂，水煎服，早、中、晚各 1 次。

本方连续服用 1 疗程（30 剂），药后无不良反应，未用任何抗心律失常西药，间用小剂量利尿剂（双氢克尿噻、安体舒通）。诸症逐渐缓解，早搏明显减少，乳糜试验弱阳性，尿蛋白 1＋。

1982 年 7 月 16 日查房。因病情稳定，仍守益气养阴、化瘀调脉法为治，兼以清热利湿、分清化浊。处方：

西洋参 15g	麦冬 10g	五味子 10g	苦参 10g
紫丹参 15g	当归 15g	炒枣仁 15g	茯苓 15g
川黄连 6g	萆薢 30g	石菖蒲 10g	薤白 10g
生黄芪 30g	乌药 10g	益智仁 10g	琥珀 6g（冲）

每日 1 剂，水煎服，早、中、晚各 1 次。

1982 年 8 月 16 日查房。患者服上方 1 疗程（30 剂），临床症状几近消除，近期多次心电图检查未发现早搏。今日再次复查心电图示：窦性心律，IOAV—B，未见早搏。尿检乳糜尿、蛋白尿亦告消失。早搏疗效评价：显效。

按语： 病毒性心肌炎是因感染病毒后心肌受损所致，临床可见心悸不适及各种类型之心律失常，本病约占心肌炎病症的半数以上。本病发病早期应用抗病毒和保护心肌功能治疗，其他无特异性治疗方法，主要是卧床休息及补充营养等。本病常引起各种类型的心律失常，尤其是多源性频发室性早搏，治疗效果每多不尽人意。

本例可属中医学"心悸"范畴，应用自拟验方三参稳律汤化裁，治疗 2 个月竟收临床显著疗效之功。三参稳律汤由人参（宜酌情选用红参、太子参、西洋参、生晒参或党参）、麦冬、五味子、丹参、苦参、当归、茯苓、薤白、酸枣仁、琥珀组成，诸药合用共奏益气养阴，宁心安神，化瘀调脉之效。本方经长期观察，对各种病因所致早搏总有效率为 82.7%。动物实验结果表明，本方能明显延长 $BaCl_2$ 诱发室性早搏的潜伏期，并能明显缩短其早搏持续期，说明该药确有抗心律失常之功效。

本例多源性频发室性早搏合并血丝虫病乳糜尿，前期配合海群生治疗，对抑杀血丝虫发挥了疗效，转入中医科治疗后以三参稳律汤合防己黄芪汤、萆薢分清饮化裁，经 2 个疗程观察治疗，频发早搏、乳糜尿及蛋白尿均告消除，病情逐渐改善而收全功。

参考文献：

（1）周云霄，袁今奇，张尚俭等 . 三参稳律汤治疗早搏的临床及实验观察〔J〕. 中医杂志，1991，32（11）：20—21.

（本案曾载于《湖北中医杂志》1983 年第 4 期，按语略作修改）

怔忡（预激综合征）

患者史某，男，36 岁，新疆石河子市广播电视局职员。

初诊：1978 年 4 月 5 日。患者 3 月前因室外工作劳累，自感心悸不适，未作治疗。尔后常心悸气短，胸闷胸痛，曾用心律平、异搏定等口服治疗，症状可缓解。近因淋雨，受凉感冒，致心悸加重。查心电图示：房室旁路较典型预激表现，窦性心搏 PR 间期短于 0.12S，多导联 QRS 波群超过 0.12S，QBS 波群起始段粗钝，终末部分正常；ST－T 波呈继发性改变，与 QRS 波群主波方向相反；可见房室折返性心动过速，心室率每分钟大于 180 次。刻诊：阵发心悸，躁动不安，胸闷胸痛，气短懒言，舌质黯红，舌边侧青紫，舌苔薄白，脉象弦细而数，时现促脉。西医诊断：预激综合征。中医诊断：怔忡。辨证：瘀血阻滞心脉，心神不宁。治法：活血化瘀，养心安神。方剂：血府逐瘀汤合三参稳律汤化裁。处方：

当归 15g	丹参 30g	赤芍 15g	醋柴胡 10g
桃仁 12g	红花 10g	薤白 10g	炒枳壳 10g
党参 30g	麦冬 12g	苦参 10g	炒枣仁 30g
黄连 9g	茯苓 15g	甘草 10g	五味子 10g

15 剂，每日 1 剂，水煎服。

二诊：1978 年 4 月 21 日。服上方以来，阵发心悸减少，胸闷胸痛明显缓解，精神好转，脉象细数。上方去柴胡、枳壳，加水蛭 6g、莪术 12g，嘱再进 15 剂，服法如前。

三诊：1978 年 5 月 8 日。近日心悸、怔忡未发，已无胸闷胸痛，饮食及二便正常，睡眠安好，已能上班在室内工作，脉细稍数。嘱以二诊方隔日服 1 剂，连服 1 月，以观疗效。

四诊：1978 年 6 月 12 日。近 1 月来，患者多次复查心电图示：未见房室折返心动过速，心室率多在 90～100 次/分，未见 ST－T 段波形改变。患者未发心悸，无躁动不安及胸痛胸闷，亦无气短，病情稳定。嘱服下列散剂，以维持并巩固。处方：

太子参 300g	麦冬 200g	五味子 150g	丹参 300g
赤芍药 200g	降香 200g	云茯苓 200g	黄连 150g

| 柏子仁 300g | 苦参 200g | 炙甘草 150g | 生地 250g |
| 蓬莪术 200g | 水蛭 100g | | |

上药 14 味，共为细末，和匀，每次用 15g，温开水冲服，一日 2 次。本方服完后，可随症状变化调整处方。

1978 年年底随访，心悸、怔忡未再复发，嘱患者保持心情愉快，避免劳累，合理膳食，戒烟少酒，必要时可作射频消融术治疗。

按语： 预激是房室传导的异常现象，冲动经附加通道下传，过早兴奋心室的部分或全部，引起部分心室肌提前激动，称为"预激"，合并室上性心动过速发作者，称为预激综合征。本病为少见的心律失常，临床主要靠心电图诊断。青壮年男性为多发群体，常因有正常房室传统系统以外的先天性房室附加通道存在，患者可无症状或心动过速，突然发病，或突然消失。预激本身不需特殊治疗，并发室上心动过速、房扑或房颤者，可按相应药物或尽快采用同步直流电复律。发作频繁者，也可采用经皮导管射频消融术，治疗效果良好。

心悸、怔忡，皆为中医病名，首见于《济生方·惊悸怔忡健忘门》："惊者，心卒动而不宁也；悸者，心跳动而怕惊也；怔忡者，心中躁动不安，惕惕然如人将捕之也"。以上皆为心悸的一种，是心神不安不能自控的病症，怔忡与心悸也常合并称为心悸。根据预激综合征的临床表现，本病可属中医学"心悸""怔忡"范畴，临床结合心电图检查及现代病理认识，可辨为瘀血阻滞心脉之证，治以活血化瘀，养心安神。本案用血府逐瘀汤（《医林改错》）合三参稳律汤（自拟经验方）化裁，方中当归、赤芍、桃仁、红花、柴胡、枳壳养血活血，理气止痛；丹参、薤白活血化瘀，通阳散结；党参、麦冬、五味子、甘草益气养阴，振奋血行；黄连、苦参清心安神，减慢心率；酸枣仁、茯苓宁心安神，健脾和中。诊治中，曾去柴胡、枳壳，益以水蛭、莪术破血消癥，行气止痛。后以三参稳律汤加减，改为散剂，以资巩固，并建议患者，必要时可作射频消融术治疗，避免贻误病情。三参稳律汤的临床应用及实验研究，详见《中医杂志》1991 年第 11 期《三参稳律汤治疗早搏的临床及实验观察》。

迟脉证（病态窦房结综合征）

患者张某，女，61 岁，石河子大学农学院教授。

初诊：2002 年 5 月 3 日。患者以心悸、气短、胸闷、自汗反复发作 1 年余，在某三甲医院就诊，诊断为冠心病、病态窦房结综合征，曾用营养心肌、扩张血管、提升心率等药物治疗，其效不显。症见：面色萎黄，心悸胸闷，气短汗出，乏力倦怠，动则加剧，纳食减少，腰困肢冷，入寐不安，舌质淡红，舌苔薄白，脉象沉细而迟。查心电图示：心率46次/分，窦性心动过缓，心肌缺血。阿托品试验阳性。西医诊断：病态窦房结综合征。中医诊断：迟脉证。辨证：心肾阳虚，寒凝心脉。治法：温阳散寒，益气养阴，化瘀通脉。方剂：麻黄附子细辛汤合生脉散加味。处方：

红参 10g	麦门冬 15g	麻黄 10g	五味子 12g
细辛 3g	熟附子 6g	桂枝 10g	炙黄芪 30g
丹参 15g	淫羊藿 10g	红花 10g	补骨脂 12g
红枣 12g	炙甘草 10g		

14 剂，水煎服，每日 1 剂。

二诊：2002 年 5 月 17 日。服药后诸症明显改善，面色转润，心悸锐减，肢体转温，心率 56 次/分，治守原法进步。处方：

党参 30g	五味子 10g	麦冬 15g	炙麻黄 6g
细辛 3g	熟附子 6g	桂枝 10g	生黄芪 30g
丹参 15g	淫羊藿 10g	赤芍 10g	补骨脂 12g
三七 10g	炙甘草 10g	薤白 10g	琥珀粉 6g（冲）

14 剂，水煎服，每日 1 剂。

三诊：2002 年 6 月 3 日。近 2 周来，已无心悸、胸闷、汗出，进食增加，四肢有力，睡眠安好，舌淡红，苔薄白，脉细有力。复查心电图正常，心率 66 次/分，节律整齐，未见窦性心动过缓及心肌缺血。嘱以人参三七琥珀末常服之，以资巩固。处方：

红参 250g	西洋参 250g	田三七 500g	琥珀末 250g

研细末，和匀，温开水冲服，每次 5g，每日 2 次。

随访 1 年未见复发，复查心电图正常，心率 72 次/分。

按语： 病态窦房结综合征简称病窦综合征，又称窦房结功能不全，是由窦房结及其邻近组织病变引起窦房结起搏功能障碍或窦房传导功能障碍。多数患者在 40 岁以上出现症状，以 60～70 岁最为多见。本病常由冠心病、高血压病及各种心肌病、心肌炎所引起，出现以窦性心动过缓、窦房阻滞、窦性停搏为主的心律失常，甚则可发生晕厥或猝死。目前对病情严重患者主张安装心脏起搏器，但因价格昂贵，尚难做到普及。

　　病态窦房结综合征属中医学"迟脉证""寒厥"等范畴，中医文献相关论述最早见于《黄帝内经》，如"寒厥者阴气盛，阳气衰""其脉迟者病""迟者为阴"，表明本病属阴寒证。汉代张仲景《金匮要略》载："寸口脉迟而涩，迟则为寒，涩则为血不足，趺阳脉微而迟，微则为气，迟则为寒。"指出气血不足是迟脉证、寒厥之病机。《内经》首创"寒者热之，虚则补之"之大法，西晋王叔和提出"迟者宜温药"之治则，至今仍具有临床指导价值。现代中医研究认为，本病临床多表现为心阳不振、气阴两虚、痰瘀阻络及心肾阳虚等证候，宜辨析治之，疗效评定标准根据证候的改善和心率提升的程度而定。本案辨为心肾阳虚、寒凝心脉之证，治以温阳散寒，益气养阴，化瘀通脉。用麻黄附子细辛汤（《伤寒论》）合生脉散（《内外伤辨惑论》）化裁，合方中增加丹参、赤芍、红花养血活血，化瘀通脉；配淫羊藿、补骨脂温阳补肾，温而不燥；伍黄芪、桂枝益气升阳，温经通脉；佐大枣、甘草调补脾胃，缓和药性。二诊于原方加减，更以三七通脉行瘀，薤白通阳散结，琥珀散瘀安神。继宗著名中医学家岳美中教授人参三七琥珀末为治，三药用量比例为 2∶2∶1，共奏调节窦房结起搏功能，改善冠脉循环，益气化瘀，镇心安神之功。令患者经常服用，以资巩固疗效。本方临床研究报告，详见袁今奇等《中医杂志》1992年第 9 期中文版及 1997 年第 1 期英文版《人参三七琥珀末治疗冠心病、心绞痛 116 例临床观察》。

第二辑　肝胆疾病

胁痛（急性无黄疸型甲型肝炎）

患者陈某，男，25 岁，新疆石河子兵团第八师 145 团职工。

初诊，1999 年 4 月 10 日。患者以乏力 1 周，低热，恶心呕吐，伴胁痛便溏而就诊。患者 10 天前在马路边吃烤羊肉串，喝啤酒 3 瓶，回家后即感肢倦乏力，近 1 周来恶心、呕吐 5 次，呕吐物为所进食物及酒水，无血性物，右胁胀痛，发热，大便稀溏，每日 2～3 次。于 4 月 9 日查肝功能及三对半，丙氨酸氨基转移酶 1260U/L，门冬氨酸氨基转移酶 826U/L，总胆红素及直接和间接胆红素均正常，甲肝病毒指标阳性。刻诊：面色略黄，发育正常，巩膜、皮肤无黄染，腹部平软，肝区叩击痛阳性，腹水征（一），下肢无浮肿，体温 37.8℃，舌质稍红、苔白腻略黄，脉象弦滑微数。西医诊断：急性无黄疸型甲型肝炎。中医诊断：胁痛。辨证：湿热内蕴、湿重热轻。治以化湿和中，清热解毒。处方：

茵陈 30g	藿香 10g	佩兰 10g	赤芍 10g
陈皮 10g	干姜 6g	香附 10g	甘草 10g
制半夏 10g	代赭石 15g	板蓝根 30g	炒柴胡 10g
生苡仁 30g	垂盆草 15g	蒲公英 15g	蛇舌草 15g

14 剂，每日 1 剂分 3 次，水煎饭后服。

二诊：1999 年 4 月 24 日。服上药 14 剂后，患者精神好转，乏力明显改善，体温正常，右胁胀痛锐减，已无恶心呕吐，但仍觉脘腹胀闷不适，大便转干，小便仍黄。舌苔薄腻，脉象弦滑。复查肝功能：丙氨酸氨基转移酶 226U/L，门冬氨酸氨基转移酶 148U/L。患者病情迅速好转，治从原法进步。处方：

茵陈 15g	藿香 10g	佩兰 10g	白豆蔻 10g
香附 10g	陈皮 10g	赤芍 10g	白术 12g
蛇舌草 15g	垂盆草 15g	板蓝根 30g	炒厚朴 10g
炒柴胡 10g	生苡仁 30g	制苍术 10g	生甘草 10g

16 剂，每日 1 剂分 3 次，水煎服。

三诊：1999 年 5 月 12 日。患者服药已 1 个月，症状显著改善，复查肝功丙氨酸氨基转移酶及门冬氨酸氨基转移酶均告正常。嘱以板蓝根冲剂和逍遥丸，连续服 1 个月，以资巩固，防其"死灰复燃"。

按语： 甲型肝炎，是由甲肝病毒（HAV）主要经肠道传播所致，急性患者血清抗–HAVIgM 阳性，可确诊为甲型肝炎。本病属自限自愈性传染病，虽发病急，但预后良好，通常不留后患。病毒性肝炎有甲肝、乙肝、丙肝、丁肝及戊肝之分，其病因皆为湿热疫毒内侵，伤及肝脾肾所致。中医药治疗急性病毒性肝炎具有优势和独特疗效，此已为广大患者所认可。本例系急性无黄疸型甲肝，中医辨证为湿热内蕴、湿重热轻，治以化湿和中，兼以清热解毒。方中茵陈、藿香、佩兰芳香化浊，清利湿热；半夏、陈皮、干姜、赭石燥湿和胃，降逆止呕；柴胡、香附疏肝理气；赤芍凉血散瘀；生苡仁健脾利湿；板蓝根、蛇舌草、垂盆草、蒲公英清热解毒，护肝降酶；生甘草清热解毒，调和诸药。二诊时诸症明显好转，肝功能迅速恢复，惟感脘腹胀闷不适，于初诊方中去半夏、干姜、赭石等和胃降逆，平肝止呕之品，增白术、白豆蔻、苍术、厚朴燥湿健脾，理气消胀，以促进疾病恢复。患者经用上法治疗 1 月，病告痊愈。为巩固疗效，嘱其继服逍遥丸和板蓝根冲剂，期在疏肝健脾，清热解毒，以防复发。1999 年底随访，患者复查甲肝血清标志物：抗–HAVIgM 阴性，抗–HAVIgG 阳性，提示曾感染甲肝病毒，现已产生免疫抗体。

急性无黄疸型病毒性肝炎，难以用中医学某个单独病证概括，多属于"胁痛""郁证""湿热内蕴""肝胆湿热""肝胃不和""肝郁脾虚""积聚"等范畴，临床应根据病证特点辨析治疗。

阳黄（急性黄疸型乙型肝炎）

患者吕某某，男，37 岁，乌鲁木齐市某公司职员。

初诊：2002 年 11 月 22 日。患者近因工作繁忙，劳累过度，1 周来肢倦乏力，食少恶心，2 天前面目发黄，遂于昨日住乌鲁木齐市兵团医院中医科诊治。查肝功能示：谷丙转氨酶 3820U/L（正常值为 8～40U/L），谷草转氨酶 1440U/L（正常值为 5～40U/L），碱性磷酸酶 218U/L，r–谷酰转肽酶 425U/L，总胆红素 85μmol/L（正常值为 5～22μmol/L），直接胆红素 56μmol/L（正常值为 2～7μmol/L），白、球蛋白检测值正常。以上检测指标均经复查无误。HBV–M：乙肝表面抗原阳性，乙肝 e 抗体阳性，乙肝核心抗体阳性。HBV – DNA（PCR）：2.245×10⁴拷贝/ml。腹部超声检查：肝内回声增粗，肝脏略肿大。患者无乙肝家族史。刻诊：面部及巩膜黄染如橘子色，身热口渴，口干口苦，恶心欲呕，右胁胀痛，腹胀便秘，小便黄赤短少，舌质红苔黄腻，脉象弦数。西医诊断：急性黄疸型乙型肝炎。中医诊断：黄疸 – 阳黄。中医辨证：湿热疫毒内侵，伤及肝胆，热重于湿。治法：清热利湿退黄，凉血解毒护肝。用茵陈蒿汤合自拟护肝抑毒Ⅱ号方加减。处方：

茵陈蒿 60g	炒栀子 15g	生大黄（后下）15g	醋柴胡 12g
广郁金 15g	赤芍药 60g	飞滑石（包煎）12g	赤茯苓 15g
蛇舌草 30g	珍珠草 30g	水牛角 15g	垂盆草 15g
广陈皮 10g	淡竹茹 10g		

7 剂，每日 1 剂，水煎服。

二诊：2002 年 11 月 29 日。服上药 1 周中，测肝功能 3 次，提示转氨酶呈快速明显下降。药后面目及身黄略退，身热已除，二便通利，脘腹及右胁胀闷均减，进食略增。治从上方不变，再进 7 剂。

三诊：2002 年 12 月 7 日。12 月 5 日复查肝功能：谷丙转氨酶 376U/L，谷草转氨酶 69U/L，r – 谷氨酰转肽酶 175U/L，碱性磷酸酶正常，总胆红素 26μmol/L，白、球蛋白值比例正常，电解质及尿检无异常。患者精神明显好转，黄疸几近悉退，已无呕恶，饮食有增，右胁胀减，大便正常，尿色微黄，舌质仍红，苔薄微腻稍黄，脉小弦濡数。证为湿热疫毒已清其大半，故诸证向安，治从原法进步，以期早日康复。处方：

茵陈蒿 30g	醋柴胡 10g	炒栀子 10g	制苍术 12g
土茯苓 30g	广郁金 15g	金钱草 15g	板蓝根 30g
珍珠草 30g	赤芍药 15g	金银花 30g	生甘草 10g
熟大黄 15g	白豆蔻 10g		

7 剂，每日 1 剂，水煎服。

四诊：2002 年 12 月 15 日。服上方无不适，症状继续好转，查肝功能已接近正常，上方继投 7 剂。

五诊：2002 年 12 月 22 日。患者住院 1 月，服药 28 剂。昨日查肝功能：谷丙转氨酶 76U/L，谷草转氨酶 54U/L，r – 谷氨酰转肽酶 70U/L，总胆红素 22.2μmol/L。患者面目已不黄，精神振作，饮食及二便正常，自己要求出院回家休养。嘱其服三诊方加减，每 2 周来门诊随访 1 次，忌烟戒酒，饮食宜清淡，避免辛辣刺激之品。

六诊：2003 年 1 月 24 日。患者出院 1 月，按医嘱服药治疗，注意休息及饮食禁忌，作息有序。复查肝功能各项指标，均在正常范围。HBV－M（放免定量检测）：乙肝表面抗原阴性，乙肝表面抗体阴性，乙肝 e 抗原阴性，乙肝 e 抗体阳性，乙肝核心抗体阳性。以上血清免疫学指标已复查 2 次无误。HBV－DNA（PCR）：低于正常检测值下限。患者经 2 个月治疗，诸症悉除，黄疸消失，乙肝表面抗原阴转，乙肝病毒 DNA 阴性。嘱注射乙肝疫苗，可望形成保护性抗体。

按语：本例急性黄疸型乙型肝炎，病程短，黄疸重，且转氨酶异常升高，尚属罕见。笔者于当时应邀在乌市兵团医院中医科帮助工作，适遇此患者。初诊辨为阳黄，系湿热疫毒内侵，伤及肝胆，热重于湿。用《伤寒论》茵陈蒿汤合自拟护肝抑毒Ⅱ号方，以清热利湿退黄，凉血解毒护肝。茵陈蒿汤为治湿热黄疸之第一要方，方中重用茵陈至 60g，以其清利退黄；栀子通利三焦，导湿热下行；大黄泻热逐瘀，通利大便。三药合用，令湿热瘀滞下泄，黄疸自退。护肝抑毒Ⅱ号方，为治疗慢性乙型肝炎免疫清除期所创，免疫清除期正邪相争，肝功能异常。本方功用清热解毒，凉血化瘀，可使患者安全度过免疫清除期而步入坦途。本方由黄芪、升麻、丹参、赤芍、柴胡、白术、蛇舌草、珍珠草、银花、虎杖、垂盆草等组成。本例全程治疗中，未用任何西药治疗，皆以茵陈蒿汤配护肝抑毒Ⅱ号方之柴胡、赤芍、蛇舌草、珍珠草、垂盆草、金银花等，以增强清热解毒、凉血保肝、退黄降酶之效。治疗 2 个月，竟收乙肝表面抗原阴转、乙肝病毒 DNA 低于正常下限之效，故嘱注射乙肝疫苗，以资产生乙肝保护性抗体，而收全功。

胁痛（慢性乙型肝炎）

患者史某某，男，38 岁，石河子大学医学院第一附属医院医生。

初诊：2011 年 1 月 13 日。患者于 2006 年单位体检时发现慢性乙型肝炎"大三阳"，曾服用中西药间断治疗，各项检测指标如故。刻诊：面色正常，时觉乏力，胁肋胀痛，两目干涩，口干口苦，腰膝酸软，大便偏溏，小便略黄。舌质暗红，苔中部微黄腻，脉象弦滑。查 B 超示：肝内回声不均匀，门脉不宽，脾略大，胆囊息肉伴多发结晶。肿瘤标志物 4 项及肝功能均正常，血球分析无异常。乙肝血清学标志物五项（HBV－M）：乙肝表面抗原（HBsAg）阳性，乙肝 e 抗原（HBeAg）阳性，乙肝核心抗体（抗－HBc）阳性。HBV－DNA 定量为 4.38 ×

10^6 IU/ml。其母为乙肝病毒携带（ASC）者。西医诊断：慢性乙型肝炎——免疫耐受期。中医诊断：胁痛。辨证：疫毒深伏，毒瘀互结，正不胜邪。治法：扶正解毒，化瘀散结。方用：护肝抑毒Ⅰ号合五色六味方。处方：

青蒿 15g	生黄芪 30g	生晒参 15g	白术 15g
乌梅 12g	淫羊藿 10g	土茯苓 30g	蜂房 10g
蜈蚣 2 条	蛇舌草 30g	炒柴胡 10g	升麻 10g
赤芍 15g	皂角刺 15g		

30 剂，水煎服，每日 1 剂。

二诊：2011 年 2 月 16 日。服上方 1 月，自觉精神好转，乏力瘥，胁胀减，二便自可。复查肝功能无异常，病证仍属免疫耐受，正不敌邪。原方去土茯苓，黄芪增为 60g，加葛根 15g。继服 30 剂，冀其转氨酶升高，以示正邪相争，病毒指标乃可下降。

三诊：2011 年 3 月 20 日。近感疲乏，进食稍减，精神尚好。复查肝功能：丙氨酸氨基酶（ALT）76U/L，门冬氨酸氨基转移酶（AST）58U/L，谷氨酰转肽酶 72U/L。此为正气逐渐恢复，能与湿热瘀毒相争，故出现上述指标略有增高，病程已进入免疫激活期，治从原法进步，以待 ALT 上升至 800U/L 左右，AST 在 400U/L 左右，并安全进入免疫清除期。处方：

青蒿 15g	黄芪 60g	生晒参 15g	白术 15g
乌梅 12g	赤芍 15g	淫羊藿 10g	苁蓉 15g
柴胡 10g	升麻 10g	珍珠草 30g	葛根 15g
蜂房 10g	皂角刺 15g		

30 剂，水煎服，每日 1 剂。嘱每 10 天复查 1 次肝功能，以动态观察正邪斗争之变化。

四诊：2011 年 4 月 27 日。面色及巩膜略黄，自感仍乏力，纳可，时有恶心。舌质红，苔腻微黄，脉弦滑稍数。复查肝功能：ALT376U/L，AST134U/L，GGT293U/L，球蛋白（G）35g/L，白蛋白（A）正常，总胆红素（TBIL）26.9μmol/L。此为正邪相搏，免疫激活。用三诊方不变，再进 16 剂。

五诊：2011 年 5 月 15 日。肝功能示：ALT782U/L，AST368U/L，GGT345U/L，G39.5g/L，A/G 比例正常，TBIL30.2μmol/L，血凝分析在正常范围，凝血酶原活动度 > 40%。患者经治疗已进入免疫清除期，正邪相争，故肝功能出现异常，治以清热解毒，凉血化瘀，酌用降酶和退黄之品。方以护肝抑毒Ⅱ号合五色六味方化裁。处方：

蛇舌草 30g	珍珠草 30g	升麻 10g	青蒿 15g
水牛角 15g	京赤芍 30g	白术 15g	乌梅 12g
土茯苓 15g	紫丹参 15g	银花 30g	虎杖 15g
绵茵陈 30g	垂盆草 15g		

16 剂，水煎服，每日 1 剂。

六诊：2011 年 6 月 3 日。饮食尚好，肢体稍有不适。查肝功：ALT276U/L，AST167U/L，GGT273U/L，A40.2g/L，G35.5g/L，TBIL26.5μmol/L。免疫清除期，经清热解毒，凉血化瘀，降酶退黄治疗，肝功能指标下降，此为正胜邪却，肝功能一过性损伤已见恢复。治守五诊方不变，嘱仍服 16 剂观察。

七诊：2011 年 6 月 22 日。复查肝功能：ALT126U/L，AST78U/L，GGT159U/L，TBIL23.2μmol/L。面目色黄明显转淡，精神好转，纳食尚可，苔稍黄腻，脉象弦滑。惟感右胁胀闷，口干口苦，不欲饮水。拟方清热化湿解毒，舒肝健脾和胃。处方：

蛇舌草 30g	珍珠草 30g	土茯苓 30g	绵茵陈 15g
板蓝根 30g	制苍术 15g	炒黄芩 12g	醋柴胡 12g
制香附 12g	炒白术 12g	龙胆草 10g	制半夏 10g
垂盆草 15g	淡竹茹 6g		

16 剂，水煎服，每日 1 剂。

八诊：2011 年 7 月 10 日。复查肝功能：ALT76U/L，AST58U/L，GGT75U/L，TBIL21.4μmol/L。HBV－M：HBsAg 阳性，HBeAg 阴转，抗 HBe 阴性，抗 HBC 阳性。HBV－DNA 小于最低检测值。此为乙肝 e 抗原阴转，但尚未形成 e 抗体，HBV－DNA 阴转。患者经半年治疗已达到部分应答。为巩固疗效，嘱患者坚持服护肝抑毒Ⅲ号方合五色六味方化裁，以资善后。处方：

黄芪 30g	制首乌 15g	淫羊藿 10g	青蒿 10g
赤芍 10g	肉苁蓉 15g	五味子 10g	白术 12g
乌梅 10g	珍珠草 30g	板蓝根 15g	柴胡 10g
陈皮 10g	皂角刺 15g		

每周服 2 剂，水煎服。

2011 年年底随访至今，患者复查肝功能无异常，HBV－M：抗 HBe 阳转，HBV－DNA 低于正常检测值下限。疗效评定：完全应答。

按语：慢性乙型肝炎（CHB）治疗难点有二：一是乙肝病毒（HBV）不易清除，各种药物尚无法作用于 HBV 的关键部位：共价闭合环状 DNA（cccDNA）；

二是 CHB 的免疫耐受。此两者还相互影响。HBV 为"疫毒"，属湿热性邪毒，具有传染性。作者运用中医学正邪理论，对 HBV 感染的自然病程及各阶段治疗做了初步研究。提出免疫耐受期为正不胜邪，肝功能正常，治以扶正解毒，用护肝抑毒Ⅰ号方（黄芪、红参、熟附子、肉桂、升麻、柴胡、仙灵脾、蜈蚣、白术、蛇舌草、蜂房、土茯苓、皂角刺等）。免疫清除期为正邪相争，肝功能异常，治以清热解毒，凉血化瘀，重视辨病与辨证相结合，用护肝抑毒Ⅱ方（黄芪、升麻、丹参、白术、赤芍、茵陈、银花、蛇舌草、珍珠草、柴胡、水牛角、垂盆草、皂角刺等）加减。非活动或低复制期为正复胜邪，暂时性完全应答或部分应答，治以健脾补肾，甘寒解毒，调节免疫，以和为度，用护肝抑毒Ⅲ号方（黄芪、制首乌、淫羊藿、枸杞子、丹参、白术、五味子、银花、珍珠草、水牛角、赤芍、茯苓、皂角刺等）加减。以上详见《中西医结合肝病杂志》2007 年第 2 期 65～67 页、2009 年第 6 期 323～326、330 页。

作者曾自拟五色六味方（青蒿、黄芪、赤芍、白术、乌梅、仙灵脾）联合拉米夫定片对慢性乙型肝炎患者外周血 Th17/Treg 平衡的影响，做了初步的临床研究，详见《中医杂志》2016 年第 13 期 1121～1123 页。

胁痛、黄疸（慢性病毒性丙型肝炎）

患者李某，男，32 岁，新疆五家渠市某建筑安装公司材料实验员。

初诊：2014 年 6 月 4 日。患者于 2008 年严重眼外伤，经手术处理并输血 400ml，2012 年 5 月出现胁痛、黄疸、便溏，查肝功能异常，检测血清抗 HCV 阳性、HCV RNA 3.75×10^7 IU/ml，五家渠市人民医院诊断为输血后丙型肝炎。新疆医科大学第一附属医院感染科用保肝降酶法，肝功能转为正常，并建议用 α 干扰素常规治疗，患者未接受。后闻讯印度产"索非布韦"可治丙肝，曾系统治疗 24 周，复查病毒载量依旧，因服药致头痛、失眠，且费用昂贵，遂停用。患者转求中医，乃由他人介绍来诊。诊下：身目黄染，倦怠乏力，情志抑郁，胁肋胀痛，纳差，脘胀，便溏不爽，尿黄欠畅，舌质淡红，苔薄黄腻，脉象弦滑。查肝功能：ALT 126 U/L、AST 114 U/L、TBIL 48.6 μmol/L，血球分析正常，HCV RNA 8.78×10^6 IU/ml。西医诊断：慢性病毒性丙型肝炎。中医诊断：胁痛、黄疸。辨证：肝郁脾虚，湿热蕴结。治法：疏肝健脾，清热化湿。方剂：逍遥散合茵陈蒿汤化裁。处方：

醋柴胡 12g	当归 15g	炒白芍 12g	白术 15g
绵茵陈 30g	赤芍 30g	土茯苓 30g	紫草 10g
水牛角 15g	茯苓 15g	炒苡仁 30g	陈皮 10g
熟大黄 10g	郁金 15g	怀山药 30g	滑石 12g（包煎）

20 剂，每日 1 剂，水煎服。

二诊：2014 年 6 月 25 日。患者服药 20 剂无不良反应，自觉诸症好转，饮食略增，二便转调。原方不变，继进 20 剂，服法如前。

三诊：2014 年 7 月 16 日。患者于昨日在乌市测肝功能：ALT 68 U/L、AST 64 U/L、TBIL 26.8 μmol/L，血球分析正常。身目黄染锐减，胁肋胀痛转轻，饮食及二便正常。证属肝郁得解，脾运已健，湿热方除。权拟柴胡疏肝散合茵陈、赤芍之属，并重用抗丙肝病毒之柴胡、土茯苓、水牛角、紫草、蜂房。处方：

醋柴胡 12g	川芎 12g	炒白芍 15g	香附 12g
土茯苓 50g	紫草 15g	炒枳壳 15g	蜂房 10g
水牛角 20g	茵陈 15g	熟大黄 6g	赤芍 15g
制半夏 10g	郁金 12g	生甘草 10g	陈皮 10g

30 剂，每日 1 剂，水煎服。

四诊：2014 年 8 月 18 日。患者服药已 70 剂，今日查肝功能已全部正常，诸症日趋好转，已无黄疸、胁痛，心情愉快，饮食及睡眠安好，舌仍淡红，苔腻已净，脉转弦细。原方去茵陈、大黄、赤芍，增黄芪 30g、淫羊藿 10g。嘱再进 30 剂，服法不变。

五诊：2014 年 9 月 17 日。迭进疏肝健脾，清热化湿及抑制丙肝病毒复制之汤剂，业已百剂，复查肝功能仍正常，HCV RNA 1.75×10^5 IU/ml。病毒载量显著下降，患者对中医药治疗信心倍增。四诊方继用 30 剂，服法如上。

六诊：2014 年 10 月 20 日。病情仍趋稳定，自觉口干微苦。今日查腹部超声常规示：肝脏实质回声欠均匀，门静脉主干未见扩张，超声提示肝囊肿、胆囊壁毛糙。更方合清肝利胆之品治之。处方：

醋柴胡 12g	赤芍 12g	炒白芍 15g	甘草 10g
绵茵陈 15g	黄芩 10g	金钱草 30g	郁金 15g
炒枳实 15g	竹茹 6g	炒白术 15g	青蒿 10g
水牛角 15g	紫草 10g	土茯苓 50g	蜂房 10g

30 剂，每日 1 剂，水煎服。

七诊：2014 年 11 月 19 日。胁肋无胀痛，口干苦已减轻，舌质淡红，苔薄黄不腻，脉弦细稍数。重点观察病毒指标变化，治以清肝胆湿热。继服原方30剂，服法不变。

八诊：2014年12月22日。今日复查血清HCV RNA，隔日取检查报告单，3月1日来诊。此次复查结果显示：丙型肝炎病毒 $< 1.0 \times 10^3$ IU/ml，提示病毒下降未检出，即HCV RNA阴转。嘱用以下颗粒冲剂，以资巩固疗效。处方：

醋柴胡10g	茵陈15g	炒白术10g	郁金10g
金钱草15g	虎杖10g	土茯苓15g	紫草10g
水牛角10g	当归10g	炒白芍10g	蜂房5g
姜半夏10g	陈皮10g		

本颗粒剂方，每日1剂，以温开水冲服，每剂服2次，连续服用1个月。

九诊：2015年1月21日。患者近日经两所三甲医院复查：HCV RNA阴转；肝肾功能正常；血球分析正常；腹部B超示肝囊肿，余无异常发现，已无胆囊壁毛糙。综上，遂停药观察。

2015年8月底随访，病情无复发，各项检测指标正常，提示本案治疗效果显著，已达到持续病毒应答（SVR），即停药24周时HCV RNA仍为阴性。

按语：丙型病毒性肝炎，简称丙型肝炎，是由丙型肝炎病毒（HCV）感染引起的病毒性肝炎，主要经输血、针刺、吸毒等传播。据世界卫生组织统计，全球HCV感染率为3%，估计1.8亿人感染了HCV，每年新发病例约3.5万例。丙肝呈全球性流行，可导致肝脏慢性炎症坏死和纤维化，部分患者感染20~30年后，可发展为肝硬化甚至肝细胞癌（HCC）。本病对患者的健康和生命危害极大，已成为严重的社会和公共卫生问题。西医治疗丙肝，主要是应用长效干扰素联合利巴韦林等方案，其费用较高，副作用不少，为多数患者所难以接受。

本病中医学无确切的文献记载，因其多伴有胁肋胀痛、黄疸、积聚等诸症，故可归属"胁痛""黄疸"等范畴。据现代中医药研究，针对不同病程和证候，可辨为湿热内蕴、肝郁脾虚、肝肾阴虚、瘀血阻络及脾肾阳虚等证，宜分别治之。但临床多为兼夹证候出现，故应抓准主症，兼顾兼症，辨证与辨病相结合，方可获益良效。本例丙肝辨为肝郁脾虚、湿热蕴结，坚持疏肝健脾、清热化湿，并紧密配合抗丙肝病毒之专药为治，共服药220剂，多年顽疾，一旦霍然。据日本汉方医学有关研究资料表明，柴胡、土茯苓、水牛角、紫草具有抑制丙肝病毒之功用，笔者认为蜂房亦有抗丙肝病毒疗效。以上5味中药能抑杀丙肝病毒，其确切机理尚待深入研究。

（本案为传承工作室及师承弟子讲稿，2015年12月）

积聚（慢性乙型肝炎后肝硬化）

张某某，男，53 岁，新疆生产建设兵团 8 师 146 团职工。

初诊：2010 年 5 月 17 日。主诉：患慢性乙型肝炎 16 年，反复右胁胀痛半年，曾在石河子某医院诊断为"肝硬化"，后经自治区人民医院进一步检查，确诊为"肝炎后肝硬化"，多次住院经保肝、抗炎、抗纤维化等治疗，临床症状和相关检查指标好转后出院。出院后在家休息并服安络化纤丸，但右胁疼痛反复发作不已。刻诊：面色晦暗，右胁隐痛，按之则甚，疲倦乏力，四肢酸困，饮食尚可，二便正常，舌质暗红，苔腻微黄，脉象沉细微弦。肝功能示：丙氨酸氨基转移酶（ALT）88U/L，门冬氨酸氨基转移酶（AST）71U/L，白蛋白（ALB）31.8g/L，球蛋白（GLO）36.4g/L，其余指标均属正常范围。CT 提示："肝硬化，脾大"。既往患有慢性乙肝病毒携带史近 30 年，未予系统治疗。西医诊断：慢性乙型肝炎后肝硬化。中医诊断：积聚、胁痛。辨证：肝气郁结，气滞血瘀，气虚兼夹湿热。治以疏肝健脾，益气化瘀，兼以清热利湿解毒。处方：

醋柴胡 12g	炒白芍 15g	生晒参 15g	炒白术 12g
云茯苓 12g	生黄芪 30g	紫丹参 15g	京赤芍 15g
炙鳖甲 15g	皂角刺 15g	生苡仁 30g	土茯苓 15g
珍珠草 30g	金钱草 15g		

14 剂，每日 1 剂，水煎服。

二诊：2010 年 6 月 4 日。药后右胁隐痛减，偶现刺痛，可放射至右肩背及右腰部，其余症状均见好转，舌质红、苔薄腻、脉沉细。原方去白芍、土茯苓，加牡蛎、桃仁、红花，以增强软坚散结、活血化瘀之功。嘱投 30 剂，水煎服，每日 1 剂。

三诊：2010 年 7 月 6 日。患者已服药 44 剂，右胁疼痛已除，精神明显好转，面色略转淡，脉舌如故。嘱守原方加减服用 3 个月，宗慢性病有方有守图治。

四诊：2010 年 10 月 12 日。患者右胁疼痛告愈，面色转华，乏力好转，四肢酸困显著减轻，饮食、睡眠及二便正常，复查示 ALT44U/L，AST34U/L，ALB35.6g/L，GLO32.3g/L，其余指标皆为正常。

按语：肝炎后肝硬化属中医学"积聚"范畴，如肝硬化腹水则属"臌胀"。乙肝病毒为湿热疫毒，人感染之后，阻遏气机，肝气郁结，病久入络，遂致肝血瘀阻。肝病传脾,肝郁脾虚,脾主运化,为气血生化之源,脾虚失运,气滞血瘀,可使胁下包块形成,积聚乃生。本例辨为肝郁气滞血瘀,气虚兼夹湿热,治以疏肝健脾化瘀,兼以清热化湿解毒。方药对证,丝丝入扣,故收良效。方中柴胡舒肝解郁;参、芪、苓、术益气健脾;白芍、丹参、赤芍养血柔肝,活血化瘀;珍珠草、金钱草、生苡仁、土茯苓清热利湿,解毒消痈;鳖甲、皂角刺软坚散结,阻断硬化。后加用桃、红、牡蛎之属,亦为增强软坚、化瘀之功效。本病西医分为早期、代偿期、失代偿期及晚期,宜早期诊断,早期治疗。早期积极使用中药治疗,可阻断肝细胞纤维化,延缓疾病向纵深发展。临床配用复方鳖甲软肝片、安络化纤丸及扶正化瘀胶囊等,可以收到较好的疗效。

臌胀(肝硬化腹水)

患者陈某某,男,54 岁,新疆石河子某酒厂管理员。

初诊:2008 年 3 月 26 日。患者有慢性乙型肝炎病史已 18 年,长期用抗病毒治疗。3 年前疲倦乏力加重、下肢浮肿,曾在某医院检查诊断为肝硬化腹水,用保肝、利尿、抗感染等治疗,腹水时有减少,但始终未见消退,遂慕名来诊。症见:形瘦神疲,语音低怯,右胁胀痛,纳食不馨,脘腹胀满,便溏尿黄,下肢浮肿,舌淡苔薄腻,脉象沉细无力。腹围 92cm,腹水征明显,双下肢凹陷性水肿。B 超:肝回声不均呈结节状,门脉主干内径 1.3cm,肝后段下腔静脉入口处 0.50cm,脾厚 4.5cm,腹水最深处 9.8cm。实验检查:白蛋白/球蛋白比值 0.89,总胆汁酸 27μmol/L,白细胞 2.92×10^9/L,血小板 75×10^9/L,HBV – DNA1.0 × 10^5 IU/ml。西医诊断:肝硬化腹水。中医诊断:臌胀。中医辨证:肝郁脾虚,气滞血瘀,水湿内停。治以疏肝健脾,理气化瘀,利水消肿。处方:

黄芪 30g	茯苓 15g	炒白术 12g	木瓜 15g
木香 10g	草果 10g	大腹皮 15g	炮姜 10g
猪苓 15g	茅根 30g	炒厚朴 12g	蝼蛄 6g
柴胡 10g	香附 12g	炙鳖甲 15g	丹参 15g
泽兰 15g	车前子(包煎)12g		

14 剂,每日 1 剂,水煎服。

二诊:2008 年 4 月 10 日。服药 2 周后,诸症减轻,饮食有增,尿量增多,下肢浮肿锐减,腹围由 92cm 减至 88cm,脉舌如故。原方去茅根 30g,加生黄芪

60g。嘱投20剂，服法如前。

三诊：2008年5月3日。患者服药月余，近来每日尿量1500～2000ml，大腹水肿明显减轻，纳可，寐安，舌质转润、苔薄微腻，脉仍沉细，治守原法进步。处方：

黄芪60g	茯苓15g	炒白术12g	木香10g
丹参15g	鳖甲15g	鸡内金15g	柴胡10g
当归15g	泽兰15g	生牡蛎30g	莪术12g
枸杞15g	僵蚕12g	淫羊藿10g	木瓜15g
蝼蛄6g	车前子（包煎）12g		

30剂，每日1剂，水煎服。

四诊：2008年6月10日。患者服药至今，病情逐渐好转，精神转好，体力有增，腹围下降8cm，体重减轻3.5kg，纳食正常，脘腹不胀，每日尿量约2000ml。原方去蝼蛄、车前子，并随症加减。嘱2剂服3天，继续治疗2个月。

五诊：2008年8月15日。复查肝功能示转氨酶正常，总胆汁酸12.5μmol/L，白蛋白40.8g/L，球蛋白36.5g/L，白蛋白球蛋白比值为1.12，肝功能明显恢复。治以益气养血，疏肝理气，健脾化湿，软坚散结。处方：

黄芪60g	党参30g	当归15g	阿胶（烊冲）15g
柴胡10g	香附10g	郁金15g	草果10g
薏苡仁30g	冬瓜皮15g	茯苓15g	白术12g
炙鳖甲15g	生牡蛎30g	丹参15g	泽兰15g
赤芍药15g	鸡内金15g		

水煎服，每剂服2天。

2008年12月20日。患者坚持服用上方约4个月，病情恢复良好。复查B超：肝实质回声欠均匀，呈弥漫性增粗，门静脉主干内径约1.2cm，肝后段下腔静脉1.6cm，下腔静脉未见明显异常，脾厚4.0cm，未见腹水。实验室检查：转氨酶正常；胆汁酸10.2μmol/L；白蛋白42.6g/L，球蛋白30.5g/L，比值为1.4。白细胞3.6×10^9/L，红细胞4.5×10^{12}/L，血小板计数125×10^9/L。HBV-DNA1.0×10^3IU/ml。

按语：肝硬化腹水属中医学"臌胀""单腹胀"等范畴。《素问·至真要大论》云："诸湿肿满，皆属于脾""诸胀腹大，皆属于热"，《灵枢·水胀》载："臌胀何如？……腹胀身皆大，大于肤胀等也。色苍黄，腹筋起，此其候也。"本病内因多为情志失调，饮食不节，劳欲过度所致，外因系感染湿热邪毒或虫毒引发而成。临床常见气滞湿阻、寒湿困脾、湿热蕴结、肝脾血瘀、脾肾阳虚及肝肾阴虚等证，本病病机为本虚标实，虚实夹杂，故治疗需注意攻补兼施，补虚不忘实，泻实当顾虚。

本例患者为久病之慢性乙肝，肝病传脾，伤及脾气，气滞血瘀，水湿内停所致。脾为后天之本，气血生化之源，脾失健运则气血生化不足，气虚则无力推动血液运行，血虚而血运缓慢，久则瘀血阻滞，导致癥积，水湿内停，形成腹水。方中重用黄芪，辅以丹参、鳖甲、泽兰、牡蛎、鸡内金、莪术、赤芍等补气活血，软坚散结；柴胡、香附、郁金、茯苓、白术等疏肝健脾；木香、木瓜、草果、厚朴等理气宽中；猪苓、茅根、车前子、冬瓜皮、薏苡仁、蝼蛄等利水消肿；配党参、当归、阿胶、枸杞、淫羊藿、僵蚕等，以增补气养血、兼以益肾、促进蛋白合成之功。患者经过近9个月治疗，精神明显好转，体力增强，腹水消失，各项检查指标恢复正常。治疗中未用逐水峻剂，如大戟、芫花、甘遂、商陆之属，考虑到臌胀病多为虚中夹实之证，虽获效一时，但易损伤元气，故以疏肝理气、健脾利水、益气养血、软坚散结诸法，缓图为治，而收其功。治疗中未用抗病毒西药，患者病毒载量明显下降，几近正常。本案说明在目前抗病毒无特效药的情况下，应发挥中医药优势，通过整体调节机体阴阳气血平衡，以提高自身免疫功能，战胜病毒，方为稳妥有效措施，值得我们进一步深入研究。

臌胀（酒精性肝硬化、重度腹水）

患者杨某某，男，44岁，新疆兵团第八师142团职工。

初诊：2017年3月13日。患者素嗜烟酒，常以酒代茶，一醉方休。3年前曾诊断为酒精性肝硬化，未作系统治疗。今年2月初突感腹胀尿少，面目黄染，住该团医院治疗无效，因总胆红素急剧升高，精神萎靡，由市人民医院转石河子大学医学院第一附属医院诊治。经消化内科以营养支持和利尿剂治疗，3天后出现神经及精神症状，即转重症医学一科，报病危抢救。该科迅速完善相关检查，用西医常规治疗方法，如纠正水电解质紊乱、抗感染、补充白蛋白、放腹水、防肝衰竭及肝昏迷等，经治21天，病情未见明显缓解，经治医生告其家属：病情严重，最多能活10天，准备后事，遂报治疗无效而出院。患者亲属四处求医，由他人介绍，慕名来诊。刻下：病人由轮椅推进诊室，面色青黄而暗，神衰少语，形体羸弱，腹胀如鼓，青筋暴露，二便俱艰，痛不欲生。舌红苔黄腻、少津，脉沉细滑数。两日前实验室检查：丙氨酸氨基转移酶（ALT）72 U/L、门冬氨酸转移酶（AST）171U/L、谷氨酰转肽酶（GGT）470U/L、总胆汁酸（TBA）131μmol/L、总胆红素（TB）239.5μmol/L 、直接胆红素（DB）181.8μmol/L、间接胆红素（IB）57.7μmol/L，总蛋白（TP）47.9 g/L、白蛋白（A）28.0 g/L、球蛋白（G）19.9g/L；白细胞计数（WBC）18.2×10⁹/L、中性粒细胞计数（CN）15.0×10⁹/L、红细胞计数（RBC）2.53×10¹²/L、血小板计数（BPC）171×10⁹/L；凝血酶原时间（PT）17.50/秒、凝血酶原比率1.62、国际标准化比值1.70、活化部分凝血酶原时间44.90/秒。西医诊断：酒精性肝硬化、重度腹水。中医诊断：臌胀。辨证：肝木克土，脾失健运，湿热蕴结，水湿内停，积聚成臌。治法：益气健脾，清热利湿，消胀除臌。方剂：茵陈实脾分消汤（自拟）化裁。处方：

绵茵陈60g	赤芍30g	炒栀子10g	熟大黄15g
生黄芪30g	白术15g	茯苓皮30g	汉防己12g
炒厚朴12g	草果12g	广木香10g	宣木瓜15g
大腹皮15g	蝼蛄10g	花槟榔15g	车前子15g(包煎)

14 剂，每日 1 剂，水煎服。

另兼服复方牛胎肝提取物片（安珐特），每次 2 片，每日 3 次。根据腹水消退情况，可酌情配用双氢克尿噻及安体舒通片，不用速尿等对肝肾副作用大之利尿剂。

二诊：2017 年 3 月 27 日。患者由家人陪同步入诊室，精神好转，面暗黄改善，二便俱通，尿量锐增，自诉腹水消其大半，未用西药利尿剂。昨日复查肝功示：ALT 61 U/L、AST 92 U/L、GGT 435 U/L、TBA 19μmol/L、TB 115.3μmol/L、DB 81.9μmol/L、IB 33.4μmol/L，TP 62.8g/L、A 30.5g/L、G 32.3g/L。药中病机，疗效显著，治守原方加僵蚕12g、水蛭5g，再进14 剂，服法同前。

三诊：2017 年 4 月 12 日。精神明显好转，面色转淡，进食增加，排尿畅通，大便稀溏，日行 2～3 次，腹围显著缩小。舌红苔腻略黄，尚有津液，脉沉细稍数。肝功能示：ALT 56 U/L、AST 88 U/L、GGT 428 U/L、TBA 21μmol/L、TB 64.0μmol/L、DB 48.1μmol/L、IB 15.9μmol/L、TP 75.5 g/L、A 39.0 g/L、G 36.5 g/L 。血球分析：WBC 7.4×10⁹/L、RBC 3.36×10¹²/L、BPC 179×10⁹/L、WBC 分类比正常。治宗上方进步，企及良效。处方：

潞党参30g	茯苓15g	广木香10g	大腹皮15g
生黄芪30g	白术15g	宣木瓜15g	熟大黄10g

| 绵茵陈50g | 赤芍20g | 炒栀子10g | 紫丹参15g |
| 烫水蛭6g | 僵蚕15g | 干地龙12g | 车前子10g（包煎） |

14剂，每日1剂，水煎服。

四诊：2017年5月1日。患者症情显著缓解，纳谷已馨，二便正常，腹水基本消失，体重减轻13kg，舌质淡红，苔稍厚腻，脉象沉细。查肝功能示：ALT 53 U/L、AST 92 U/L、TB 44.0μmol/L，DB 31.8μmol/L、IB12.2μmol/L、GGT 502 U/L、TBA 20 μmol/L，TP 78.7g/L、A 43.9g/L、G 34.8g/L 。考虑酒精性肝病GGT恢复较慢，原方加郁金15g、金钱草30g，继进14剂，服法如前。

五诊：2017年5月15日。病情继续好转，今日测肝功能：ALT、AST正常，A 39.6g/L（已接近正常），TB 24.7μmol/L、DB 18.1μmol/L、IB 6.6μmol/L，GGT 405 U/L、TBA 7μmol/L（已正常），原方郁金增至30g、金钱草增至50g，仍服14剂，继续观察病情变化。

六诊：2017年6月7日。患者自行停药8天，其间去乌鲁木齐市参加亲戚子女婚礼，近日稍感乏力，进食正常，尿量减少，睡眠安好。测肝功能，各项指标基本正常，GGT已由初诊时470 U/L，下降至311 U/L。处方：

生黄芪60g	防己15g	云茯苓15g	郁金30g
金钱草60g	白术15g	怀山药30g	赤芍20g
绵茵陈30g	草果12g	炙僵蚕15g	蝼蛄10g
淫羊藿12g	泽泻12g	车前子12g（包煎）	滑石12g（包煎）

14剂，每日1剂，水煎服。

七诊：2017年6月21日。患者病情基本稳定，大便溏，尿量可，原方去滑石，加补骨脂12g，继服14剂，服法如前。

八诊：2017年7月5日。今日测肝功能示：ALT、AST、TBA 均在正常值范围，TP 68.6g/L 、A 43.7g/L、G 24.9g/L、TB 17.7μmol/L、DB 9.9μmol/L、IB 7.8μmol/L、GGT 287 U/L。血常规检查：WBC 4.2×10^9/L、RBC3.78 $\times 10^{12}$/L 、BPC 109 $\times 10$/L。腹部超声常规检查：肝脏弥漫性病变、肝内多发囊肿、门静脉主干内径1.3cm，胆囊结石，脾大4.4cm，未见腹水征。组方配以扶正化瘀，安络软坚，清利肝胆湿热法为治。处方：

潞党参30g	黄芪30g	炒白术12g	茯苓12g
紫丹参15g	赤芍10g	干地龙10g	水蛭5g
醋柴胡10g	莪术10g	炙鳖甲15g	茵陈15g
金钱草30g	郁金15g	生牡蛎30g	红花10g

14 剂，每日 1 剂，水煎服。

九诊：2017 年 7 月 24 日。患者服上药无不适，自觉右胁舒展，饮食及二便正常，舌质淡红、苔薄微腻，脉象弦细。复查肝功能 11 项，GGT 252 U/L，其余 10 项均在正常值范围内。嘱患者保持心情舒畅，避免暴饮暴食，彻底戒除烟酒，适当锻炼身体，注意劳逸结合，定期复查肝功能等。并以下列颗粒剂，每周冲服 2~3 剂，建议经常服用复方鳖甲软肝片，以资巩固难能获得的疗效。颗粒剂处方：

醋柴胡 10g	党参 10g	炒白术 10g	茯苓 10g
炙鳖甲 10g	赤芍 10g	紫丹参 10g	地龙 10g
金钱草 15g	郁金 10g	生牡蛎 30g	香附 10g

颗粒冲剂，用开水冲调后，每剂早晚各 1 次温服。

按语：酒精性肝硬化是一种常见的慢性、进行性、弥漫性肝病。长期饮酒，导致酒精代谢中间产物乙醛直接损害肝细胞，日久发展而致本病。临床上有多系统受累，以肝功能损害和门脉高压为主要表现，晚期常出现肝功能失代偿、大量腹水、继发感染、消化道出血、肝性脑病等严重并发症。本病失代偿期症状显著者，可见消瘦乏力，精神不振，食欲减退，上腹饱胀，不同程度贫血，颈、胸部蜘蛛痣，肝脏缩小变硬，腹壁静脉曲张，大腹水肿等。现代医学多根据病因进行改善肝功能、抗肝纤维化、防治并发症等治疗，然而到失代偿终末期，每多预后不良。

本病属中医学"臌胀""单腹胀""蛊胀""膨脝""蜘蛛蛊"等范畴。《灵枢·水胀篇》曰："鼓胀如何？岐伯曰：腹胀身皆大，大与肤胀等也。色苍黄，腹筋起，此其候也。"《金匮要略·水气病脉证并治篇》中，有心水、肝水、肺水、脾水、肾水之论述，其中肝、脾、肾三种水病，皆有腹部胀大，小便续通之候，此与《内经》所论鼓胀相当。隋代巢元方《诸病源候论》载："水症者，由经络否涩，水气停聚，在于腹内，大小肠不利所为也。其病腹内有结块靯强，在两胁间胀满，遍身肿，所以谓之水症。""若积引岁月，人即柴瘦，腹转大。"巢氏能在一千三百多年前，对胁下癥块产生腹水的临床过程，做出如此精细的描述，实属难能可贵。根据历代医家论述和近代认识，本病主要由于情志所伤，酒食不节，劳欲过度，感染虫毒，以及黄疸、积聚失治所致。临床辨证，应注意起病缓急，分清寒热虚实，把握湿热、气积、血瘀之孰轻孰重，以分别治疗。本案因长期酒食不节，致肝木克土，脾失健运，湿热蕴结，水湿内停，积聚成臌。方用自拟茵陈实脾分消汤化裁，本方由茵陈蒿汤（《伤寒论》）、实脾饮（《重定严氏济生方》）及中满分消丸（《兰室秘藏》）三方取舍组合而成。方中茵陈、赤芍、栀子、大黄清热利湿，化瘀通腑；黄芪、白术、茯苓皮、防己益气健脾，胜湿利水；木香、厚朴、草果、木瓜行气化湿，消胀除满；大腹皮、槟榔、蝼蛄、车前子理气导滞，利水消肿。各药组合，共奏益气健脾，清热利湿，消胀除臌之功。二诊因黄疸、腹水退其大半，各项指标均见改善，故守原方不变，益以僵蚕、水蛭化瘀散结，破血消癥，且不伤气，或可促进蛋白合成。三诊病情继续好转，饮食有增，二便俱畅，腹围明显缩小，肝功能继续改善，原方去草果、槟榔、防己，加党参以增益气健脾之力，并以丹参、地龙清热化瘀通络。四诊腹水几除，体重减13kg，白蛋白已正常，惟谷氨酰转肽酶测值仍较高，于三诊方中加郁金15g、金钱草30g清泄肝胆湿热，疏其肝内胆管不畅。五诊肝功能检测，各项指标渐趋正常。GGT 405U/L，系酒精性肝病，此项指标恢复甚难，故加重金钱草、郁金用量，以增强疏通瘀胆之力。六、七、八诊时，病情明显好转，治守原法加强扶正化瘀，安络软坚。及至九诊，患者已服药112剂，诸症全部改善，肝功能除GGT外，其余指标皆为正常。为巩固疗效，嘱患者常服疏肝健脾、化瘀通络及清利湿热之颗粒剂，并坚持服用复方鳖甲软肝片，以善其后。前医云：患者出院后只能活10天。吾曰：出院已120天，服中药112剂，几收全功。如蒙科学调理，合理治之，尚可怡享5至10年。何谓也？答曰：此乃中医特色之优势也。

（本案为传承工作室及师承弟子讲稿，2017年7月31日）

胁痛、胆胀（胆囊炎、胆囊多发性结石）

患者张某某，女，39岁，新疆石河子市某酒店负责人。

初诊：2004年5月7日。患者以右胁隐痛反复发作1年余，经某医院检查诊为"胆囊多发结石""脂肪肝"，用输液抗炎、口服大黄利胆片等治疗，病情好转。近两周来右胁肋疼痛加重，放射右肩背伴恶心呕吐，本院急诊内科检查诊为胆绞痛。腹部B超示：胆总管略粗7.5mm，胆囊88mm×43mm，胆囊壁厚4.2mm、毛糙，胆囊底部有数个10mm×12mm不等之强回声；中度脂肪肝。建议住普外科手术治疗，患者及家属商量暂不作手术治疗，改投中医诊治。刻下：胁肋胀痛，烦躁易怒，口干口苦，脘痞胸闷，恶心欲吐，腹胀便秘，大便3~5日一行，小溲黄赤短少，舌质黯红，苔厚黄腻，脉象弦数。西医诊断：胆囊炎、胆囊多发性结石、中度脂肪肝。中医诊断：胁痛、胆胀。辨证：湿热蕴结肝胆，日久积聚成石。治法：清利湿热，和解少阳，通腑排石。方剂：大柴胡汤合四金排石汤化裁。处方：

醋柴胡 10g	炒枳实 15g	黄郁金 15g	生大黄 15g（后下）
炒黄芩 10g	姜半夏 10g	广木香 10g	海金沙 10g（包煎）
金钱草 30g	绵茵陈 15g	川虎杖 10g	飞滑石 10g（包煎）
鸡内金 15g	蓬莪术 10g	炒白芍 18g	生甘草 10g

14 剂，每日 1 剂，水煎服。

二诊：2004 年 5 月 21 日。患者服药已 2 周，前 5 日每天排便 3 次，臭秽难闻，后 9 日每天排便 2 次，自觉胁肋胀痛减轻，已无恶心呕吐，腹胀缓解，尿黄转清，脉舌如故。治从原法进步，兼以益气健脾，加强溶石、化石及排石之力。处方：

醋柴胡 12g	炒枳实 15g	黄郁金 15g	生大黄 10g（后下）
金钱草 60g	绵茵陈 30g	川虎杖 15g	飞滑石 15g（包煎）
姜半夏 10g	淡竹茹 6g	生山楂 30g	海金沙 15g（包煎）
潞党参 30g	生白术 12g	鸡内金 30g	蓬莪术 12g
炒白芍 20g	生甘草 10g		

14 剂，每日 1 剂，水煎服。

三诊：2004 年 6 月 7 日。服药已 28 剂，右胁胀痛锐减，大便每日 2 次，精神明显好转，纳食有增，苔略黄腻，脉象如故。治守原法再进 30 剂，服法同前。

四诊：2004 年 7 月 9 日。患者经上述治疗，加强锻炼，控制动物性脂肪饮食，并每餐半饱，体重已减 5kg，未见明显胁肋胀痛发作，饮食及二便正常。复查 B 超：胆总管变细为 6mm，胆囊缩小为 76mm×36mm，胆囊壁厚 2.5mm、毛糙，胆囊底部未见强回声、隐现少量泥沙状强光点，并提示轻、中度脂肪肝。嘱患者常服胆道排石冲剂及香砂六君丸，以资巩固及善后。

2004 年年底随访，未见胁痛发作，B 超检查未见胆道系统明显异常。

按语：胆囊结石是一种常见病，随着患者年龄的增加，发病率逐渐升高，女性明显多于男性。随着国人生活水平的提高，饮食习惯的改变，我国胆囊结石已由胆管的胆色素结石转变为以胆囊胆固醇结石为主。本病的主要病因与喜静少动、恣食肥甘、体质肥胖、不吃早餐、餐后零食等有关。对结石直径≥3cm，伴有胆绞痛、胆结石并发症及胆囊息肉 >1cm 者，西医主张首选腹腔镜胆囊切除术或开腹手术。

胆囊结石常与胆囊炎合并发生，中医学将本病归类于"胁痛""胆胀"等范畴，临床诊治属中医优势病种。《景岳全书·胁痛》云："胁痛之病，本属肝胆二经，以二经脉皆循胁肋故也"。中医学认为胆依附于肝，受肝之余气而为胆汁，肝主疏泄，调节情志，运行气血，肝郁则胆汁疏泄受阻，凝而为石；肝失疏泄，脾失运化，水湿内停，聚湿生热，湿热蕴结肝胆，胆汁受煎，熬而为石；结石阻遏气血运行，则胁肋胀痛；湿热伤及肝胆，胃失和降，故烦躁易怒，口干口苦，脘痞胸闷，恶心欲吐；湿热熏蒸，结石凝聚，腑气不通，则腹胀便秘，小便黄赤短少。本案辨为湿热蕴结肝胆，日久积聚成石，方用大柴胡汤（《金匮要略》）合四金排石汤（自拟方）化裁而成。大柴胡汤具有和解少阳，内泻热结之功。四金排石汤由金钱草、郁金、鸡内金、海金沙、茵陈、滑石组成，功能清热化湿，利胆排石。治疗中各药相配，共具疏郁、清化、溶石、化石、排石之功。其间曾增参、术益气健脾，即祛邪而不伤正也。后以利胆排石，健脾养胃之胆道排石冲剂及香砂六君丸巩固以善后。本病因其发作时胁痛难忍，西医多主张手术治疗。中医认为"胆者，中正之官，决断出焉""凡十一脏，取决于胆也"。胆囊切除后对消化、神经等功能有一定影响，部分患者虽然切除胆囊，但病因未除，肝内胆管仍可产生新的结石。中医中药治疗，可使脏腑自身功能恢复正常，阻断再发结石的病因，远期疗效比较满意。

胁痛（胆囊息肉）

张某，女，38岁，新疆玛纳斯县城建局公务员。

初诊：2005年2月24日。患者时感右胁不适，隐隐作痛，脘腹胀满，口干口苦，大便干燥，每3日1行，苔薄黄舌边略紫暗，脉弦细而数。B超示慢性胆囊炎，胆囊内显一处0.55cm×0.75cm息肉。患者慕名求治中医，以免除息肉继续长大甚或普外科手术处置。拟用少阳化癥方加味治之。处方：

炒柴胡10g	炒枳壳10g	炒白芍15g	炙甘草10g
白芥子10g	蓬莪术12g	生苡仁30g	生牡蛎30g
炙僵蚕15g	姜半夏10g	川郁金15g	金钱草15g
烫水蛭5g	乌梅肉10g	茵陈蒿15g	生大黄15g

14剂，每日1剂，水煎服。嘱保持心情舒畅，注意劳逸结合，加强锻炼，忌食辛辣刺激食物及膏粱厚味，保持大便通畅。

二诊：2005年3月11日。服7剂后大便明显通畅，脘腹胀满减轻，再进7剂后右胁不适若失，口干苦已除。原方生大黄改为熟大黄10g，去炙甘草10g，加陈皮 10g。嘱再投 16 剂，服法如前。

三诊：2005 年 3 月 28 日。诸症几除，已无胁痛口苦，饮食及二便正常。守二诊方熟大黄减为 6g，去茵陈蒿 15g，水蛭减为 3g，加京三棱 10g。嘱患者取 30 剂，2 剂服用 3 天，服法同上。

四诊：2005 年 4 月 29 日。患者服药 2 月余，已无任何不适，今日 B 超复查示：胆囊壁增厚、略毛糙，胆囊息肉已告消失。嘱以下列颗粒剂方，以资巩固，防其复发。处方：

醋柴胡 10g	炒枳壳 10g	郁金 10g	金钱草 15g
炒白芍 10g	炙甘草 6g	莪术 10g	白芥子 6g
土鳖虫 10g	生白术 10g	茵陈 10g	炙僵蚕 10g

颗粒冲剂，每剂用开水冲匀，早晚各温服 1 次。本方隔日服 1 剂，连续服 3 个月。

随访：经多次随访，患者无胁痛不适，饮食及二便正常，复查 B 超未见胆囊息肉复发。

按语：胆囊息肉是指胆囊壁向腔内呈息肉样突起的一类病变的总称，又称"胆囊隆起性病变"。胆囊息肉包括由胆囊炎症所引起的息肉样改变，以及胆囊瘤性息肉。一般说来，除少数息肉有恶变可能外，85% 的胆囊息肉或小于 1cm 者，不予手术治疗，中医药对本病治疗效果较好。胆囊息肉属中医"胁痛"范畴，良由肝失疏泄，胆经湿热，气郁痰瘀，阻滞而生。方中四逆散疏利肝胆；郁金、金钱草清热利胆化湿；三棱、莪术、牡蛎、水蛭行气逐瘀，软坚散结；薏苡仁、僵蚕、乌梅、白芥子化痰消癥，善治息肉、赘肉及瘜肉，其中白芥子善除皮里膜外之痰，诸药合用，配伍得法，故药到病除。少阳化癥方治疗胆囊息肉，一般宜服 3～6 月，期间可短暂停药，为防止复发，宜忌食辛辣之品及膏粱厚味，并怡情释怀。

第三辑　脾胃疾病

痞满、胃脘痛（慢性萎缩性胃炎伴肠上皮化生）

患者王某某，男，51 岁，新疆石河子市某建筑工程公司干部。

初诊：2011 年 8 月 3 日。患者 3 年前经常胃脘隐痛，服胃舒平片及胃复春片可缓解。近半年来，胃痛加重，伴反酸嗳气，曾在某医院作胃镜检查示：1. 慢性胃炎伴糜烂；2. 反流性食管炎（A 级）。病理诊断：中度萎缩性胃炎急性活动，局灶黏膜上皮腺体肠化及中度非典型增生，Hp（2 ＋）。服果胶铋、克拉霉素、奥美拉唑、阿莫西林等治疗 3 个月，未见明显疗效，遂就诊中医。刻下：面黄形瘦，胃脘胀闷，时有刺痛，反酸呃逆，饮食减少，四肢无力，口干便秘，舌质黯红，苔薄黄腻，脉象弦细。西医诊断：慢性萎缩性胃炎伴肠上皮化生、胃幽门螺杆菌感染、反流性食管炎。中医诊断：痞满、胃脘痛。辨证：脾胃气虚，湿热中阻，气滞血瘀。治法：健脾和胃，清化湿热，行气化瘀。方剂：平胃愈萎汤（自拟）化裁。处方：

党参 30g	云茯苓 12g	白术 12g	炒厚朴 12g
槟榔 15g	蒲公英 30g	黄连 9g	制苍术 12g
吴茱萸 6g	蛇舌草 30g	连翘 15g	蓬莪术 12g
丹参 15g	熟大黄 15g	全蝎 6g	生苡仁 30g

14 剂，每日 1 剂，水煎服。

并嘱患者戒烟禁酒，忌辛辣刺激食物，保持心情舒畅，加强有氧运动。

二诊：2011 年 8 月 17 日。服上药 14 剂后，胃脘胀闷及刺痛减轻，反酸仍存，饮食略增，乏力亦告好转，大便已畅，每日 1 行，继守原方不变，再进 16 剂，服法如前。

三诊：2011 年 9 月 2 日。患者服药已 1 月，面部气色改善，胃脘胀闷已除，偶见刺痛，纳谷转馨，仍反酸嗳气，胃热口干，二便正常，睡眠安好，黄腻苔渐退，脉象如故，治宗前方化裁。处方：

黄芪 30g	云茯苓 12g	白术 12g	海螵蛸 15g

槟榔 15g	蛇舌草 30g	黄连 9g	浙贝母 12g
连翘 15g	半枝莲 30g	莪术 12g	煅瓦楞 30g
丹参 15g	地鳖虫 10g	全蝎 6g	熟大黄 10g
枳实 15g	淡竹茹 6g		

14 剂，每日 1 剂，水煎服。

四诊：2011 年 9 月 16 日。服上药 2 周，胃脘刺痛若失，反酸嗳气锐减，口干胃热几除，进食增加，二便通畅，体重有增，苔微腻略黄，脉仍弦细，药中病机，上方再进 16 剂，服法不变。

五诊：2011 年 10 月 5 日。服健脾和胃，清热化湿，行气化瘀之品业已两月，刻下诸症悉减，仍略有反酸，偶见胃脘胀热，但不喜凉饮，苔稍腻不黄，脉弦不细，上方去连翘、竹茹，增柴胡 10g、香附 12g 以资疏肝理气，和胃止痛，继续巩固治疗 2 个月。

六诊：2011 年 12 月 26 日。患者于 12 月 23 日复查胃镜示：慢性胃炎，贲门口炎；病理诊断：慢性浅表性胃炎，Hp（－），原中度萎缩性胃炎急性活动、局灶黏膜上皮腺体肠化及中度非典型增生，均告消失。嘱患者坚持常服丹栀逍遥丸及香砂养胃丸，以善其后。

随访两年，未见病情复发。

按语：慢性萎缩性胃炎（CAG）伴肠上皮化生及幽门螺杆菌（Hp），是发病率较高的消化道疾病，我国属 Hp 高感染地区。目前西医主要采用铋剂、H_2 受体阻滞剂或质子泵抑制剂加两种抗生素的三联疗法，但存在着副作用大、复发率高、费用昂贵等缺陷，而且上述疾病被视为癌前病变，患者每多恐惧和担忧。此为中医药治疗带来了机遇和挑战，并提供了广阔的治疗空间。

CAG 伴肠上皮化生，以及合并 Hp 感染，属中医学"痞满""胃脘痛""吐酸""嘈杂"等范畴。病机特点以脾胃气虚为本，肝郁气滞、湿热内蕴、寒凝中焦、瘀血阻络为标，本虚标实，虚实夹杂，互为因果。本例胃脘痛辨证为脾胃气虚，湿热中阻，气滞血瘀，方以平胃愈萎汤（自拟）治之。方中党参、茯苓、白术、苡仁益气健脾，扶正安中；厚朴、槟榔、吴茱萸、大黄下气泄满，消胀除滞；黄连、苍术、连翘、蒲公英、蛇舌草清热化湿，解毒杀菌；莪术、丹参、全蝎行气活血，化瘀通络。三诊因反酸、胃热未除，增海螵蛸、贝母、瓦楞以制酸止痛，化瘀散结；以枳实、竹茹清热化痰，除胃热口干；黄芪易党参补气升阳，生肌托疮；加地鳖虫接脾胃之土气，以增强化瘀通络之效。五诊时因诸症几近悉除，去连翘、竹茹，益以柴胡、香附与各药相配，共奏平胃愈萎之功。

胃脘痛、吐酸（胃溃疡并幽门螺杆菌感染）

患者赵某某，男，42岁，新疆石河子市运输公司职员。

初诊：2012年6月11日。患者上腹疼痛伴反酸3年余，曾服胃舒平片及三九胃泰半年，症状可缓解。今年2月初因胃痛、胃胀、反酸加重，胃镜检查示慢性浅表性胃炎、胃幽门窦溃疡，14C尿素呼气试验（14C—UBT）为1040，遂诊断为慢性浅表性胃炎、胃溃疡及幽门螺杆菌感染。患者用氢氧化铝、平溃散、枸橼酸铋钾胶囊、阿莫西林胶囊、克拉霉素缓释片、奥美拉唑肠溶胶囊，按规定治疗3个月。于6月初复查胃镜示：浅表性胃炎消失，胃幽门窦部溃疡面增大，14C—UBT为860。患者诸症无明显改善，即转中医治疗。刻诊：上腹痛胀相兼，痛喜按揉，空腹痛甚，进食后稍舒，纳少倦怠，口干口苦，口中异味，反酸呕呃，欲进凉食，但进凉食后胃脘不适。舌质淡红，边有齿痕，苔薄腻略黄，脉沉细稍数。中医诊断：胃脘痛、吐酸。辨证：脾胃气虚，湿热留胃。治法：益气健脾和胃，芳香清热化湿。方剂：香砂六君子汤、乌芍散、左金丸加味。处方：

党参15g	茯苓10g	白术10g	木香10g
砂仁10g	制半夏10g	陈皮10g	甘草6g
乌贼骨15g	炒白芍10g	黄连6g	吴茱萸5g
制苍术10g	蒲公英15g	黄芩10g	藿香10g

14剂，每日1剂，水煎服。

二诊：2012年6月25日。上药服后，乏力好转，胃痛明显告减，纳食有增，呃逆已除，胃胀仍存，时有反酸，口中仍有异味，薄腻苔稍退。上方去苍术、黄芩、半夏，配以槟榔15g、佩兰10g、蛇舌草30g，以增理气消胀、芳香化浊、清热杀菌之功。16剂，每日1剂，水煎服。

三诊：2012年7月13日。服药已1月，患者胃脘胀痛几乎消失，反酸减少，纳谷馨香，体力有增，自觉胃脘时有热感，进冷食仍不适，口中异味未除，舌苔薄白，中部略黄，脉象沉细。治守原法进步，嘱以下方坚持服用2个月，期间可随症加减，定期复查。处方：

党参15g	茯苓10g	白术10g	乌贼骨15g
陈皮10g	黄连6g	黄芩10g	蛇舌草30g
炒白芍10g	木香10g	连翘15g	蒲公英30g

槟榔 10g　　　　藿香 10g

每日 1 剂，水煎服。

四诊：2012 年 9 月 19 日。上药坚持服用 2 个月，期间因工作较忙或出差，曾间或服颗粒冲剂。近来诸症悉安，口中渐无异味，舌淡红苔薄白，脉象细缓。复查胃镜示：胃幽门窦部溃疡告失，胃黏膜大致正常。14C‒UBT 低于 100，幽门螺杆菌已根除。嘱患者常服香砂养胃丸及蒲公英片，以期巩固疗效。

按语： 消化性溃疡，以胃溃疡、十二指肠溃疡为主，幽门螺杆菌（Hp）感染是主要致病因素之一。本病属中医学"胃脘痛""吐酸""痞满""嘈杂"等范畴，多因脾胃虚弱、七情所郁、饮食不节、劳倦内伤所致。《中医内科学》将此病分为寒邪客胃、饮食停滞、肝气犯胃、肝胃郁热、瘀血阻滞、胃阴亏虚及脾胃虚寒等七种类型，各类证型通常不是单独出现或一成不变的。虚实互见者，治宜邪正兼顾，寒热错杂者，治以寒热并调。故必须审证求因，辨证论治。

本例胃脘痛，诊为胃幽门窦溃疡并 Hp 感染，辨证为脾胃气虚、湿热留胃。首诊用益气健脾和胃，芳香清热化湿法为治。方中香砂六君子汤（《古今名医方论》）益气健脾，理气和胃；乌芍散（江苏省中医院验方）之乌贼骨、白芍、甘草，制酸止痛，修疡和中；左金丸（《丹溪心法》）黄连、吴茱萸清肝泻火，降逆止呕；苍术、黄芩、藿香、蒲公英，芳香化湿，清热解毒。二诊于脾胃功能改善之基础上，去苍术、黄芩、半夏，配以槟榔、佩兰、白花蛇舌草，以增理气消胀，芳香化浊，清热杀菌之力。三诊守原方化裁，坚持守方服 2 个月。四诊时复查胃镜及 14C‒UBT，已收全功，并嘱患者常服香砂养胃丸及蒲公英片，以资巩固。胃溃疡与 Hp 感染，两者互相影响，临床治疗既重视调节脾胃功能，又加强抑杀 Hp 力度，标本兼治，可促进溃疡愈合。

食管瘅（反流性食管炎）

患者陈某某，女，54 岁，石河子食品厂退休职工。

初诊：2011 年 3 月 10 日。患者自诉半年来胸骨后及上腹部胀痛，胸骨后有烧灼感，进食吞咽困难，伴嗳气、呃逆、恶心、反酸，不时呕吐食物，每进冷食时胃脘胀痛加重。近来饮食明显减少，神疲乏力，大便干结，每 2～3 日 1 行，呈硬块状。刻诊：面色略黄，语音尚有力，舌淡红，苔薄黄微腻，脉弦滑稍数。两月前纤维胃镜检查诊为反流性食管炎及食管裂孔疝，曾用中西药治疗效果不佳。西医诊断：反流性食管炎、食管裂孔疝。中医诊断：食管瘅。辨证：肝胃不和，痰热互结，胃气上逆。治法：涤痰开结，宽胸降逆。方剂：小承气汤合小陷胸汤加味。处方：

厚朴 10g	炒枳实 10g	熟大黄 15g	黄连 6g
干姜 6g	制半夏 10g	土鳖虫 10g	瓜蒌 15g
吴茱萸 5g	代赭石 30g	煅瓦楞子 30g	陈皮 10g

7 剂，每日 1 剂，水煎服。

二诊：2011 年 3 月 17 日。服上药 1 周后，进食时吞咽困难、呃逆、反酸、胃脘胀痛明显好转，胸骨后烧灼感已减其大半，大便每日 1 行，质稍硬。证见诸证悉减，原法进步。处方：

厚朴 10g	炒枳实 10g	熟大黄 10g	黄连 6g
干姜 6g	制半夏 10g	全瓜蒌 15g	吴茱萸 5g
丹参 15g	制香附 12g	土鳖虫 6g	陈皮 10g
竹茹 6g	蒲公英 15g		

14 剂，每日 1 剂，水煎服。

三诊：2011 年 3 月 31 日。胸骨后灼热感顿减，无嗳气，呃逆，不反胃，饮食有增，大便每日 1 行。原方去厚朴、枳实、干姜，加党参 15g、山柰 10g、全蝎 5g。14 剂，每日 1 剂，水煎服。

四诊：2011 年 4 月 15 日。诸症几近消失，面色略红润，饮食明显增加，睡眠较前为安，苔薄白，脉弦细。处方：

党参 15g	茯苓 12g	白术 12g	制半夏 10g
黄连 5g	吴茱萸 5g	瓜蒌 15g	制香附 10g
降香 10g	山柰 10g	陈皮 10g	土鳖虫 6g

14 剂，每日 1 剂，水煎服。

五诊：2011 年 4 月 29 日。患者诸症皆除，对其疗效颇为欣喜。嘱其更方隔日服 1 剂，并坚持服用香砂养胃丸，以资善后。处方：

党参 15g	茯苓 12g	制半夏 10g	白术 10g
木香 10g	砂仁 10g	蒲公英 15g	陈皮 10g
吴茱萸 5g	黄连 5g	土鳖虫 6g	甘草 6g

15 剂，隔日 1 剂，水煎服。

六诊：一年后诸证悉解，复查胃镜示：慢性浅表性胃炎，未发现反流性食管炎及食管裂孔疝。随访至今未再复发。

按语：反流性食管炎（RE）是由胃、十二指肠内容物反流入食管引起的食管炎症性病变，内镜下表现为食管黏膜的破损，即食管糜烂或溃疡。RE可发生于任何年龄的人群，成人发病率随年龄增长而升高。近20年来，全球发病率有上升趋势。本病可能与遗传、环境因素有关，中老年人、肥胖、吸烟、饮酒及精神压力均是导致RE高发的诱因。西医治疗常用胃动力药，如吗丁啉片、伊托必利、多巴胺拮抗剂、奥美拉唑及兰索拉唑等。中医治疗本病具有一定的优势。

反流性食管炎属中医"食管瘅""胃脘痛""反酸"等范畴。常见证型有肝胃不和，脾胃湿热，胃阴不足，脾胃虚弱等，临床应辨证论治。本例主症为胸骨后食管烧灼疼痛，且气逆呕恶，大便干结，苔黄，脉弦滑略数。此为肝气犯胃，痰热互结，用小承气汤合小陷胸汤加味，增以理气、降逆、化痰之品治之。方中土鳖虫化瘀通络除癥，以治食道裂孔疝，果获良效。全程治疗，先令气降、热清、痰除、瘀消，后期配香砂六君子汤法为主，以健脾和胃善后，先治其标，后图治本，故霍然治愈。

食瘕（十二指肠瘀滞症术后）

患者吕某，女，18岁，河南许昌市学生。

初诊：2004年2月16日。患者1年前因上腹痛、呕吐，当地医院确诊为"十二指肠瘀滞症"，行十二指肠空肠吻合术。术后症状未能解除，且日渐消瘦伴贫血。经河南省人民医院会诊，建议去上海二军大长海医院求治，该院以呕吐年余收消化科，查右上腹见一处30cm长手术疤痕，全消化道造影显示：十二指肠降段水平段轻度扩张，并呈纵形"笔杆样"压迫改变，钡剂呈钟摆样通过延迟。长海医院仍以十二指肠瘀滞症为诊断，作择期手术治疗，患者及家属拒绝手术，故慕名来疆求治中医。刻诊：面色萎黄，形体消瘦，脘腹胀痛，嗳气呕吐，胃中觉凉，得温则舒，大便秘结，一周未解，且形寒肢冷。舌质暗淡、苔白腻稍厚，脉沉弦而细。西医诊断：十二指肠瘀滞症术后。中医诊断：食瘕。辨证：脾胃虚寒，气滞血瘀，阻遏胃肠，不通则痛。治法：温降通腑，和中化瘀，理气止痛。方剂：温降承气汤化裁。处方：

熟附子9g（先煎）	炒厚朴12g	炒枳实12g	干姜10g
生大黄12g（后下）	潞党参30g	补骨脂12g	陈皮10g
代赭石20g（先煎）	姜半夏10g	五灵脂12g	蒲黄10g（包煎）

旋复花 10g（包煎）　　　川黄连 6g　　　　制吴茱萸 6g　　　　芒硝 9g（冲服）

7 剂，每日 1 剂，水煎服。

二诊：2004 年 2 月 23 日。服药两剂后，每日排臭秽粪便 3 ~ 4 次，呕吐已止，腹痛明显缓解，并可进少量清稀饮食。舌黯转淡，苔薄腻，脉细弦。上方去芒硝，余药不变，7 剂，服法同上。

三诊：2004 年 3 月 2 日。腹痛消失，大便日行 2 次，质软。进食渐正常，精神明显好转。于二诊方中去旋复花、代赭石，加当归 15g、炙鸡内金 15g，熟附片减为 6g，7 剂，服法不变。

四诊：2004 年 3 月 9 日。腹痛、呕吐霍然，大便每日一行，饮食略增，面色渐润，苔微腻，脉细缓。治从温中健脾，理气和胃，轻下积滞。以附子理中、香砂六君及小承气法化裁。处方：

党参 15g	熟附子 6g	生白术 15g	木香 10g
干姜 6g	云茯苓 10g	姜半夏 10g	丹参 15g
当归 15g	炒厚朴 10g	炒枳实 10g	陈皮 10g
砂仁 10g	熟大黄 12g	焦三仙各 15g	甘草 10g

20 剂，每日 1 剂，水煎服。

五诊：2004 年 4 月 2 日。患者父母从河南许昌来电说，病情稳定，无胃胀胃痛，进食良好，体重增加，准备住校复读高三年级。嘱其适寒温，少吃多餐，保持大便通畅。并常服仲景牌附子理中丸及香砂养胃丸，以资巩固。

随访：患者于 2005 年已在上海上大学，健康状况良好。2006 年 8 月作全消化道造影，结果显示：十二指肠降部可见与空肠端侧吻合，余未见异常。

按语： 十二指肠瘀滞症，是由多种原因引起的十二指肠远端或十二指肠空肠交界处的阻塞，造成十二指肠近端扩张、内容物壅积所致的一组综合病证，是一种比较少见的消化系统疾病。

本病属中医学"食痕""呕吐""胃脘痛"及"便秘"等范畴，西医常规是行手术治疗，病人痛苦，疗效不显。本病多因素体阳虚，脾胃运化无力，气滞血瘀所致，病邪阻遏肠胃，不通则痛。气逆则呕吐，气滞血瘀则腹痛，运化无力则食少而腑气不通，阳气虚则温运失司，气血运行受阻。其发作期，应以温降通腑，和中化瘀，理气止痛治之。本案用温降承气汤（自拟验方）化裁，方中附子、干姜、补骨脂、党参温阳益气；大黄、厚朴、枳实、芒硝通里攻下；代赭石、旋复花、半夏、陈皮降逆和胃；黄连、吴茱萸辛开苦降；蒲黄、五灵脂祛瘀止痛。本方的临床应用，可参考袁今奇、刘晨波著《温降承气汤治疗十二指肠壅积症的临床观察》，详见《中医杂志》1990 年 11 期。本病可分三阶段治疗，第一阶段约 1 周左右，用温降法以迅速解除腹痛、呕吐及便秘，可使病情向安。第二阶段为巩固治疗，大约 2 周左右，仍守温降法兼理气和胃、化瘀止痛。第三阶段为善后治疗，约 4 周左右，改投附子理中及香砂养胃法。以上宜根据病情变化，灵活掌握应用。

肠澼（溃疡性结肠炎）

患者陈某某，女，40 岁，新疆生产建设兵团第八师 148 团职工。

初诊：2006 年 8 月 18 日。患者大便稀溏，夹带脓血 5 年余，曾在多家医院诊治，用抗生素、水杨酸类药物、糖皮质激素等治疗效果不佳。1 周前作纤维结肠镜检查示：溃疡性结肠炎。大便常规：稀黏液便、色黄，镜检示：白细胞 3 +／HP、红细胞 3 +／HP、黏液丝 3 +／HP。刻下：面色萎黄，形体略瘦，左下腹隐痛，大便溏薄，日行 3～5 次，里急后重，便带黏液及脓血，纳差，乏力，四肢倦怠，舌质淡红，苔薄黄腻，脉象细缓。西医诊断：溃疡性结肠炎。中医诊断：肠澼。辨证：脾胃气虚，湿热蕴肠，肠络损伤。治法：健脾止泻，清热化湿，调气行血。方剂：参苓白术散合芍药汤化裁。处方：

党参 30g	怀山药 30g	白术 15g	莲子肉 15g
茯苓 15g	炒苡仁 30g	扁豆 15g	炒白芍 15g
当归 15g	广木香 10g	砂仁 10g	炒黄芩 12g
槟榔 15g	川黄连 9g	肉桂 6g	炙甘草 10g

14 剂，每日 1 剂，水煎服。

二诊：2006 年 9 月 1 日。服药以来，便溏明显好转，日行 2～3 次，里急后重锐减，脓血及黏液便已除大半，纳食增加，精神好转。效不更方，继投 14 剂，服法如前。

三诊：2006 年 9 月 15 日。诸症继续改善，舌质淡红，苔薄稍腻，脉仍细缓。大便常规示：黄色软便，夹有黏液，镜检：白细胞 1 +／HP、红细胞 2 +／HP、黏液丝 1 +／HP。宗原法更方，增加化瘀止血，收敛生肌之品，可望改善肠络损伤，促进溃疡愈合。处方：

党参 30g	怀山药 30g	白术 12g	莲子肉 15g
当归 15g	广木香 10g	茯苓 12g	炒白芍 12g

三七 6g	川黄连 6g	槐花 10g	浙贝母 10g
白及 10g	乌贼骨 15g	炮姜 10g	炙甘草 10g

14 剂，每日 1 剂，水煎服。

四诊：2006 年 10 月 3 日。服三诊方无不适，大便每日 1～2 次，无滞下不爽，尚有少许黏液及脓血便，饮食正常，体重增加。嘱再进上方 14 剂，服法不变。

五诊：2006 年 10 月 20 日。诸症若失，面色转华，大便每日 1 次，未带黏液及脓血。大便常规示：黄色软便、无黏液，镜检：白细胞 -/HP、红细胞 +/HP、黏液丝 -/HP。继服颗粒冲剂方，以期巩固，可望获益全功。处方：

党参 15g	炒白术 10g	茯苓 10g	炒白芍 10g
当归 10g	乌贼骨 10g	吴茱萸 5g	川黄连 6g
三七 6g	浙贝母 10g	白及 10g	炙甘草 10g

本方连续服 2 个月，每日 1 剂，温开水冲服，早晚各 1 次。并嘱忌辛辣、生冷及不良刺激之食物。

六诊：2006 年 12 月 25 日。患者于两日前作纤维结肠镜检查示：结肠黏膜部分轻度充血，未发现溃疡，乙状结肠处有 2 枚小于 10mm 息肉已摘除，病检报告系炎性增生。嘱患者注意饮食卫生，常服香砂六君丸，以善其后。

随访 10 年，肠澼未再复发。

按语：溃疡性结肠炎，是一种病因尚不十分清楚的直肠和结肠慢性非特异性炎症性疾病。临床表现为腹痛、腹泻、黏液及脓血便，病情轻重不等，多为反复发作的慢性病程。本病可发生在任何年龄，尤以 20～40 岁患者为多见。临床治疗常用水杨酸类制剂，糖皮质激素，免疫调节剂，生物治疗等方法，其疗效每多不尽人意。

溃疡性结肠炎属中医学"肠澼""久痢""大瘕泄"等范畴，中医辨证可分为湿热蕴肠、肝郁脾虚、脾胃气虚、脾肾阳虚、气阴虚燥及血瘀肠络等证型，临床所见多以两种以上证候兼而有之，宜精准主证，辨析治疗。本案辨为脾胃气虚，湿热蕴肠，肠络损伤之证。初用参苓白术散（《太平惠民和剂局方》）合芍药汤（《保命集》）化裁，方中党参、茯苓、白术、山药、莲子、苡仁、扁豆、甘草益气健脾，和胃化湿；木香、槟榔、砂仁行气导滞，"调气则后重自除"；当归、白芍养血行血，"行血则便脓可愈"；黄芩、黄连苦寒清热，燥湿除邪；肉桂于苦寒药中是为"反佐"，防其伤阳，冰伏湿热，与归、芍同用可增强行血之功。继宗原法，合三七、乌贼骨、贝母、白及化瘀止血，修复络伤，收敛溃疡；配槐花、炮姜寒热并投，凉血止血，温中止泻。后以补气健脾，化瘀敛疮之颗粒剂，连服 2 月而告全功。本病中医辨证治疗，确能消除炎症，改善症状，愈合溃疡，恢复功能，防止并发症和减少复发，为中医临床诊治的优势病种。

第四辑　肺系疾病

热厥（肺炎、感染性休克）

患者马某某，男，16岁，回族，沙湾县四道河子公社学生。以高热寒战，咳嗽胸痛两天于1969年2月23日入院，入院后第二天体温随即由41℃降至36.5℃，脉搏112次/分，呼吸24次/分，血压由80/50毫米汞柱降至56/36毫米汞柱。患者神志恍惚，烦躁不安，面色微潮红，口唇发绀，冷汗自出，四肢厥冷，舌质暗红，苔黄而干，脉细数重按无力。右肺中下叶可闻及广泛湿性罗音，心律齐，未闻及病理性杂音。胸透右肺中下部大片状阴影，检查白细胞35500/mm³。急以大剂量青霉素及抗休克药物联合治疗，经24小时观察，病情无好转。患者神志不清，呼吸急促，口唇发绀加重，注射部位青紫出血，血压50/30毫米汞柱，患者家属拒绝各种打针治疗，并根据民族习惯要求出院回家处理后事。此时患者所住医院（公社医院）的中医医生，提出不妨改用中药试治，遂停用任何西药。前医据西医诊断，病属休克，血压下降，四肢厥逆，冷汗自出，乃投参附四逆，以冀回阳逆挽。药后两时许患者面色潮红，昏睡而躁扰，血压继续下降。当此危急之秋，余诊之并与前医共商，察其四肢逆冷但胸腹尚温，虽冷汗如洗但苔黄而干，审证求因，统一认识，属热闭肺气，瘀血内阻，干扰神明，阳气欲脱之证，亟以安宫牛黄丸化水鼻饲，一粒一日三次，再宗王清任解毒活血汤合生脉散加减，即服一剂，后每六小时服一剂，连续服用。处方：

西洋参12g　　麦冬15g　　五味子9g　　炒黄芩9g
川连9g　　　柴胡9g　　　赤芍15g　　　炒枳实30g
丹参18g　　　生地15g　　桃仁15g　　　藏红花4.5g
甘草9g
水煎服。

经上述治疗，患者12小时后神志渐清，24小时后四肢转温，汗出明显减少，36小时后血压接近正常，48小时后血压稳定，休克治愈。后经清肺化痰，益气养阴法治疗十天，气平咳止纳增，拍片复查肺部阴影告失。

按语：本例系作者于基层医院会诊验案。此为热深厥深阳气欲脱案，前医予温阳救逆，病根不拔，如同火上加油。作者经辨证，论以清热开窍，解毒化瘀，益气养阴等法治之而收全功。考中毒性休克一病，临床须辨其寒热厥脱之各异，切不可一见休克便妄投回阳救逆之方。温病因热毒常可灼伤血络，故瘀血之证不可不辨，本例注射部位出现青紫出血可视为瘀血之象，伍以化瘀之品，或可化险为夷。叶天士十分重视温热病瘀血的机制，现代医学急性血管内凝血，即示有瘀血之证，配合活血化瘀之法，常可于危急之候而起沉疴。本例救治急以安宫牛黄丸清热解毒开窍，随即用王清任《医林改错》解毒活血汤合《内外伤辨惑论》生脉散化裁，热厥之证，病乃告愈。方中西洋参、麦冬、五味子益气养阴生津，以防厥脱；黄芩、黄连、甘草清热解毒，治其热深厥深；生地、赤芍、丹参、桃仁、藏红花凉血活血散瘀，其中藏红花味甘性寒，入心肝经，功擅活血通经、凉血解毒，尤用于温热病，热入营血，斑疹紫暗者；柴胡、枳实疏理气机，气行则血行，以助活血散瘀之力。现代研究表明，大剂量枳实具有升提血压之功，临床用枳实注射液静脉注射，治疗各种原因引起的休克。本方共奏益气养阴，清热解毒，凉血活血化瘀之效，而使感染性热厥挽回于什一。

又按：国医大师王琦教授，曾发表多篇关于中医治疗热病急症经验有价值的论文，他说中医对热病急症的处理有许多宝贵经验，但由于诸多原因，近年来世人大多认为中医是只能看慢性病的"调理"医生。我们有些中医也有这种认识，怕担风险，遇到急症就推，病人也认为西医治疗急症更保险，致使许多珍贵方药无用武之地。长此以往，中医药治疗热病急症的珍贵遗产有散失的危险。目前抗生素类西药越来越广泛地表现出它的弊病，如耐药菌株的不断出现、菌群失调、二重感染、过敏反应逐渐增多等等，因此，当今对中医药治疗热病急症的研究与应用，显得更加迫切。在当前中医药发展的大好形势下，我们中医药工作者应当努力攻克热病急症的难关。

（本文原载于《石河子医药》1982 年，中医专辑，按语略作补充）

湿温（重症肺炎）

患者朱某某，男，56 岁，石河子柴油机厂机械车间职工。

初诊：1982 年 9 月 16 日。初因受凉感冒，恶寒发热、头痛、身痛，服感冒宁、维 C 银翘片及生姜红糖茶治之不效，继则体温逐渐升高，周身酸困、胸闷、咳嗽、咯痰、身目俱黄、神志欠清，住某医院内科。经查血象、胸部 X 线摄片、痰细菌培养等，诊为重症肺炎。先后用阿莫西林、头孢、先锋等抗生素治疗两周，中毒症状无明显控制，体温波动在 39°～40℃ 之间，由慕名者介绍，转石河子医学院一附院中医科诊治。刻诊：身目黄染，口唇发绀，热势朝轻暮重，日晡先寒后热，热盛则谵语妄言，入夜汗出热退。胸闷呕恶，肢体困重，咳嗽痰中带血，渴不欲饮。舌红苔黄腻，脉象濡数。西医诊断：重症肺炎。中医诊断：湿温。中医辨证：邪伏膜原，深及气分，热重于湿。治以透达膜原，辟秽化痰，清热利湿。方用达原饮合麻杏石甘汤化裁。处方：

槟榔 10g	草果 10g	厚朴 10g	黄芩 12g
知母 10g	茵陈 15g	藿香 10g	滑石（包煎）15g
麻黄 10g	杏仁 10g	石膏 50g	甘草 10g
贝母 10g	粳米 10g		

4 剂，每日服 2 剂，水煎服。

二诊：1982 年 9 月 19 日。服药 4 剂后，热退（37.5°～38℃），神清，无谵语妄言，身目黄染已除大半，咳嗽减轻，咯痰较爽，黄腻苔转淡转薄，原方石膏减为 30g，加竹叶 6g。4 剂，每日 1 剂，水煎服。

三诊：1982 年 9 月 23 日。患者服药已 8 剂，病情明显好转，精神恢复，能进流食，咳轻痰少，已无黄疸，唇紫消退，仍有低热。查血象正常，胸部 X 线片示：两肺纹理增多，部分炎症吸收。舌质稍红，苔薄黄少津，脉象细数。余邪尚未净除，阴液耗伤，原方去槟榔、草果、厚朴、麻黄，石膏减至 15g，增麦冬 10g、天花粉 15g、石斛 12g，4 剂，每日 1 剂，水煎服。

四诊：1982 年 9 月 27 日。服达原、麻杏石甘之辈，复以更方增其清热养阴之属，患者湿热稽留已除，气分之邪化解，故热退神安，咳痰若失，胸闷解除，已无呕恶，身目不黄，困倦无几，黄腻苔净退，脉转细稍数。唯低热仍存（37.0°～37.5℃），虚汗自出，口舌干燥，食少气逆，虚烦少寐，舌红苔少。此为温热病之后，余热未清，气津两伤，治以清热生津，益气和胃。用竹叶石膏汤加减。处方：

竹叶 10g	石膏 15g	制半夏 10g	麦冬 15g
石斛 12g	天花粉 15g	西洋参 10g	陈皮 10g
竹茹 6g	浮小麦 15g	粳米 15g	甘草 10g

6 剂，水煎服，每日 1 剂。

五诊：1982 年 10 月 3 日。低热已除，诸证悉平，上方去石膏、半夏，增生地、鳖甲养阴清热，以资生津，6 剂，水煎服，每日 1 剂。10 月 10 日复查 X 线胸片及相关检查，均属正常，病告痊愈而出院。

按语： 当今医案中提及湿温病者殊属少见。湿温病是由湿热病邪引起的急性热病，临床表现具有湿、热两方面的特点，四季皆有，但多发生在雨湿较多的夏秋季节。本例诊断为湿温，辨证为邪伏膜原，深及气分，热重于湿。治以透达膜原，辟秽化痰，清热利湿。方以《温疫论》达原饮合《伤寒论》麻杏石甘汤化裁，方中槟榔、厚朴、草果直达膜原，透泄盘踞之湿浊；黄芩善清湿中蕴热；茵陈、藿香、滑石清热化湿退黄；麻黄、杏仁、石膏、甘草清泄肺热，去麻黄、杏仁，加知母、粳米，名白虎汤，功擅清热生津；贝母清热润肺，止咳化痰；粳米和胃调中。三诊时，因其秽浊之邪已除，然余邪未尽，津液告伤，故去槟榔、草果、厚朴、麻黄，增麦冬、天花粉、石斛以养阴生津。四诊病情明显好转，热退神安，身目不黄，胸闷解除，已无呕恶，咳痰若失，腻苔净退，脉转细数。唯口干舌燥，食少气逆，虚烦少寐，乃拟《伤寒论》竹叶石膏汤化裁，清热生津，益气和胃。及至五诊时，诸证悉平，于四诊方去石膏、半夏，加生地、鳖甲以滋养阴生津，巩固 1 周而痊愈出院。

膜原又名募原。胸膜与膈肌之间的部位，《素问·举痛论》云："寒气客于肠胃之间，膜原之下"。王冰注："膜，谓膈间之膜；原，谓膈肓之原。"温病辨证指邪在半表半里的位置。《瘟疫论》曰："其邪去表不远，附近于胃……邪在膜原，正当经胃交关之所，故为半表半里。"现代中医谓膜原有广义和狭义之分，广义泛指伏邪在体内潜伏的部位；狭义为内外交接之处，居于卫表肌腠之内，脏腑之外的膜及膜所围成的空样结构，既是外邪入侵体内的途径，又是体内邪气排出的通路。笔者认为：膜原为三焦之门户，乃手少阳经所主，临床多指湿温病湿热之邪稽留之处，透达膜原即指，使膜原之邪处达，令病邪方有出路。

肺咳、喘证（支气管感染、慢性阻塞性肺疾病）

患者陈某某，男，48 岁，新疆石河子市开发区管委会公务员。

初诊：2008 年 11 月 7 日。反复咳嗽、气喘、咯痰 10 年余，曾诊为慢性支气管炎、慢性阻塞性肺疾病，近因劳累受凉引发支气管感染，咳、痰、喘加重，用抗生素及止咳化痰药 5 天无效，而延余诊治。症见咳嗽，咯清稀痰涎，气急咽痒，喘息不已，喘剧则烦躁不安，肢体酸楚，恶寒发热无汗，体温 38.2℃，舌质淡红，苔薄白而润，脉浮紧数。中医诊断：肺咳、喘证。辨证：风寒束肺，水饮内停。治法：解表蠲饮，止咳平喘。方剂：小青龙加石膏汤。处方：

炙麻黄 10g	桂枝 10g	炒白芍 10g	细辛 3g
五味子 6g	干姜 6g	制半夏 10g	杏仁 10g
生石膏 15g	茯苓 10g	生白术 10g	甘草 6g

5 剂，水煎服，每日 1 剂。

二诊：2008 年 11 月 12 日。服药后，寒热已除，咳喘明显减轻，痰量减少，肢体酸困好转，舌淡红，苔薄白，脉缓。此为外邪已解，水饮渐除，痰湿仍存，正气尚待恢复。继以苓桂术甘汤合二陈汤化裁，令正气回复，邪却正安。处方：

生晒参 10g	炒白术 12g	桂枝 10g	茯苓 12g
炙甘草 6g	姜半夏 10g	橘红 10g	苏子 10g
五味子 6g	炒白芍 10g	百合 15g	杏仁 10g

14 剂，水煎服，每日 1 剂。

三诊：患者咳、痰、喘显著减轻，精神好转，形体渐安，脉舌如前。为巩固疗效，嘱其常服下列颗粒剂，以期善后。处方：

党参 10g	黄芪 10g	防风 6g	白术 10g
茯苓 10g	百合 10g	麦冬 10g	五味子 6g
姜半夏 6g	橘红 6g		

冲服，每日或隔日 1 剂。

按语："肺咳"，首见于《黄帝内经素问·咳论篇》："肺咳之状，咳而喘，息有音，甚则唾血"。肺主气，司呼吸，肺主宣发肃降，通调水道，下输膀胱。临床所见，外邪侵肺，可致咳嗽，屡咳则喘，即为肺咳、喘证。反复发作者，西医谓之慢性支气管炎，咳喘日久者，可引致"肺胀"，西医常诊为慢性阻塞性肺疾病。

本例起病因风寒束肺，引动内伏之痰饮，亦可称水寒射肺。西医用抗生素及止咳化痰药治疗 5 天，寒热未解，咳喘加重。此非一见炎症、感染，即以抗生素或清热解毒诸法所能奏效也。初诊因其气急咽痒，喘剧烦躁，体温38.2℃，仍恶寒发热无汗，苔薄而润，脉浮紧数，故以解表蠲饮、止咳平喘法治之。拟用《金匮要略》小青龙加石膏汤化裁，方中麻黄、桂枝为君药，发汗解表，除外寒而宣肺气；干姜、细辛为臣药，温肺化饮，兼助麻、桂解表；配五味子、白芍，敛气养血，舒缓气道反应，为佐制之用；半夏燥湿化痰，和胃散结，亦为佐药；甘草益气和中，调燮辛散酸收之间，兼佐、使之用；石膏清肺除烦，以防外邪化燥；

茯苓、白术、杏仁，健脾化饮，兼以止咳平喘。二诊因其外邪已除，水饮仍存，期待正气回复，故予苓桂术甘汤（《金匮要略》）合二陈汤（《太平惠民和剂局方》）加味，以收温化痰饮、健脾利湿、理气和中之功。后以生脉饮、玉屏风散合二陈汤加百合，共10味为颗粒剂，每日或隔日服1剂，以达益气固表、滋养心肺、和中化湿之用。

肝咳（支气管感染）

患者阿依某某，女，48岁，维吾尔族，新疆石河子市石河子乡某村干部。

初诊：2013年8月12日。反复咳嗽、咯痰2月余，某医院诊断为支气管感染，曾用阿莫西林、头孢及先锋霉素等治疗罔效，特来就诊。现症：咳逆阵作，痰滞咽喉，痰黏如絮，咯之难出，时觉寒热，口苦咽干，右胁烧灼，咳时痛引胸胁，诸症随情绪变化而增减，平素性急易怒。舌苔薄黄少津，脉象弦细而数。西医诊断：支气管感染。中医诊断：肝咳。辨证：肝气郁结化火，木火刑金，炼液成痰，肺失清肃。治法：平肝清肺，顺气化痰。方剂：加减泻白散合柴胡疏肝散化裁。处方：

桑白皮12g	柴胡10g	知母10g	黄芩10g
地骨皮10g	枳壳10g	白芍12g	陈皮10g
制香附12g	川芎10g	桔梗10g	甘草6g

7剂，水煎服，每日1剂。

二诊：2013年8月19日。药后咳减，咯痰已爽，寒热方除，胸胁疼痛缓解，情绪好转。仍口苦咽干，右胁灼热，原方去川芎加沙参15g、丹皮10g、栀子10g，继投14剂，水煎服，每日1剂。

三诊：2013年9月2日。服上药14剂，咳嗽、咯痰消除，右胁灼热及胸胁胀痛锐减，口苦咽干告失。考虑患者属更年期，素有多种不适，嘱其常服丹栀逍遥丸以疏肝健脾，清热解郁。

按语：《素问·咳论篇》载："肝咳之状，咳则两胁下痛，甚则不可以转，转则两胠下满。"本例患者咳嗽、咯痰2月余，诊为支气管感染，经用抗生素治疗无效。中医从整体出发，重视问诊，针对口苦咽干，右胁烧灼，咳甚痛引胸胁，平时急躁易怒，舌苔薄黄少津，脉象弦细而数诸症，诊为"肝咳"，颇合《内经》咳论之旨。初诊用加减泻白散（《医学发明》）合柴胡疏肝散（《景岳全书》）化裁，以清肺顺气化痰、疏肝行气止痛。方中桑白皮、地骨皮、知母、黄芩清热泻火；桔梗、陈皮化痰顺气；柴胡、枳壳、白芍、香附、川芎、甘草舒肝行气，和血止痛。二诊因咳痰、寒热尽除，仍觉口苦咽干，右胁灼热，但去川芎加沙参、丹皮、栀子，以增养阴清肺生津、清解肝经郁热之功。三诊时，诸症显著减轻，遂告肝咳治愈，并嘱常服丹栀逍遥丸，以善其后。中医四诊，可言神圣工巧。本案之治，足以说明问诊与审证求因何等重要，尤其对不同民族、不同语言的患者，医者当不可疏忽。

肾咳、喘证（慢性肺源性心脏病）

患者宋某某，女，60 岁，新疆生产建设兵团第 8 师 122 团中学退休教师。

初诊：1994 年 12 月 26 日。患者咳嗽、咯痰、气喘 20 余年，曾诊为慢性喘息性支气管炎、肺气肿、肺源性心脏病，经中西药治疗，病情尚可稳定，但常反复发作。近因受凉感冒，家务操劳，故疾复发，诸症加重。患者气急喘促，痰黏色黄，面浮唇紫，胸闷心悸，耳鸣耳聋，腰膝酸软，夜尿多频，下肢浮肿，舌质淡暗，苔腻微黄，脉沉细数。中医诊断：肾咳、喘证。辨证：肺肾气虚，肾不纳气，痰热阻肺。治法：补肾纳气，化痰平喘。方剂：人参蛤蚧散、清气化痰丸化裁。处方：

生晒参 10g	蛤蚧（去头足）半对	知母 10g	浙贝母 12g
制半夏 10g	葶苈子（包煎）10g	茯苓 12g	瓜蒌皮 15g
桑白皮 12g	杏仁 10g	黄芩 10g	化橘红 10g
炙麻黄 6g	地龙 12g	胆星 6g	生甘草 10g

7 剂，水煎服，每日 1 剂。

二诊：1995 年 1 月 4 日。咳嗽气喘减轻，黄黏痰略转清稀，夜尿次数减少，面浮肢肿好转，病情明显改善，治守原方不变，嘱服 14 剂，水煎服，每日 1 剂。

三诊：1995 年 1 月 20 日。咳喘锐减，咯痰清稀量少，腰膝酸软缓解，夜尿 1～2 次，双下肢已不浮肿，苔稍腻不黄，脉象沉细。治守原法进步，以资巩固。

生晒参 10g	蛤蚧（去头足）半对	知母 10g	浙贝母 10g
山萸肉 10g	葶苈子（包煎）10g	麦冬 10g	五味子 10g
炙麻黄 5g	地龙 10g	百合 15g	云茯苓 10g
补骨脂 12g	陈皮 10g		

隔日 1 剂，水煎服。

四诊：1995 年 4 月 16 日。守方加减服药近 3 个月，诸症均告明显缓解，安静状态下气息喘促甚微，能料理一般家务，感冒显著减少。嘱以下列散剂，继续巩固治疗，可望病情稳定。处方：

| 西洋参 300g | 蛤蚧（去头足）6 对 | 麦冬 100g |
| 五味子 100g | 浙贝母 100g | 杏仁 100g |

共为细末，每服 10g，1 日 2 次，坚持常服。

按语： "肾咳"，首见于《黄帝内经素问·咳论篇》："肾咳之状，咳则腰背相引而痛，甚则咳涎"。肺主气，司呼吸，肺主宣发肃降。肾藏精，主纳气。《类证治裁·喘证》曰："肺为气之主，肾为气之根，肺主出气，肾主纳气，阴阳相交，呼吸乃和。"肺吸入之清气，必下达于肾，有赖于肾的纳气作用。肾的纳气功能正常，则呼吸均匀调和，反之摄纳无权，则呼吸浅表，动辄气喘，呼多吸少，即称之"肾不纳气"。

本例肾咳、喘证，西医诊断为慢性肺源性心脏病。乃肺肾久虚，复感外邪，痰热蕴肺。治宜标本兼顾，用人参蛤蚧散（《卫生宝鉴》）合清气化痰丸（《医方考》）组方，功在补肾纳气、清肺化痰、止咳平喘。方中人参、蛤蚧大补元气，补肾纳气；知母、贝母、黄芩、杏仁、瓜蒌、胆星清热化痰，利肺止咳；半夏、陈皮、茯苓、甘草燥湿化痰，理气和中；葶苈子、桑白皮泻肺平喘，强心利尿；麻黄、地龙宣肺平喘，利水消肿。三诊时因病情明显好转，故于原方化裁。增以山萸肉、补骨脂补肾填精，强固本元；人参配麦冬、五味子益心气，养心阴，改善心脏功能；百合养阴润肺，止咳化痰。后用参、蛤加味，配为散剂，以资巩固善后。

膀胱咳（支气管感染）

患者李某某，女，36 岁，石河子大学教师。

初诊：1997 年 11 月 7 日。患者 2 年来，凡因感受外邪而咳嗽，多致尿液控制不住而溺在裤中，为此苦不堪言。西医诊断为支气管感染，除用抗生素、复方甘草片等制剂外，无药治疗，治之亦无效验。诊下：咳嗽，咯白色黏痰，呈阵发性剧咳，咳则尿液失禁，夹于裤中，时因尿液甚多，而顺腿下流，颇为烦恼。平时恶风畏寒，每多感冒，少气懒言，腰膝酸困，四肢乏力。舌苔薄白，脉象沉细。中医诊断：咳嗽。辨证：脾肾阳虚，下元不固，肺气失宣，肃降过度。治法：温补脾肾，益气缩尿，宣畅肺气，止咳化痰。方剂：缩泉丸合止嗽散加味。处方：

怀山药 30g	乌药 10g	益智仁 12g	桑螵蛸 10g
生晒参 15g	桔梗 10g	炙百部 10g	荆芥穗 10g
炙紫菀 15g	白前 10g	炙甘草 6g	化橘红 10g

7 剂，水煎服，每日 1 剂。

二诊：1997 年 11 月 14 日。药后咳嗽、咳痰明显缓解，已无咳尿裤中，仍有腰膝酸困，四肢乏力，脉舌如故，治守原方加减，以充补脾益肾固本。处方：

补骨脂 10g	淫羊藿 10g	怀山药 30g	乌药 10g
益智仁 12g	桑螵蛸 10g	北沙参 30g	百部 10g
炙紫菀 15g	秋桔梗 10g	化橘红 10g	甘草 6g

14 剂，水煎服，每日 1 剂。

三诊：诸症尽已告失，嘱用金匮肾气丸、玉屏风散常服之，以资巩固，竟收全功。随访多年，再未见因咳嗽而遗尿等诸多不适。

按语：《素问·咳论篇》云："肾咳不已，则膀胱受之，膀胱咳状，咳而遗溺。"遵此经文所示，膀胱咳实与肾虚攸关，亦源于肺、脾功能失调所致。本例患者，病发 2 年余，每感受外邪，即咳嗽咯痰，咳则遗溺，尿液失禁，夹于裤中，痛苦非常，伴形寒肢冷，腰膝酸软，综观脉舌，辨证为脾肾阳虚，下元不固，肺气失宣，肃降过度。先予缩泉丸（《妇人良方》）合止嗽散（《医学心悟》）加味为治，方中山药、乌药、益智仁、桑螵蛸、生晒参温肾益气，缩尿止遗；桔梗、百部、荆芥、紫菀、白前、橘红、甘草止咳化痰，疏表宣肺。服 7 剂，诸症向安。二诊治守原法进步，增补骨脂、淫羊藿，以北沙参易生晒参，旨在温补脾肾，温而不燥，滋而不腻。三诊时因其诸症告安，为巩固疗效，嘱患者经常服用金匮肾气丸及玉屏风散，以资善后。

大肠咳（急性支气管感染）

张某某，男，46 岁，石河子兵团六建职工。

初诊：1984 年 2 月 20 日。曾患慢性支气管炎 6 年，近 1 月来咳嗽、气喘加重，咳而遗矢，腥秽黏滞，日 3～5 次更裤。患者苦于咳嗽且阵发加重，更苦于咳甚则遗矢，故求余诊治。患者先后用庆大霉素、卡那霉素、止咳平喘及消炎止泻药无效，10天前服某中医用苏杏二陈汤合补中益气汤加减亦无效验，且脘腹胀满，腹痛时作，咳喘愈剧，大便愈加黏滞，欲解不得，时而咳剧，排少量粪便遗裤。刻诊：形体丰满，面暗唇紫，呼吸紧促，腹部微隆，苔白厚腻微黄，脉沉实有力。西医诊断：急性支气管感染。中医诊断：大肠咳。辨证：痰饮阻遏，肺失肃降，腑气不通。治法：寒热并投，通腑涤痰。方剂：三物备急丸方化裁。处方：

生大黄10g 　　　姜半夏12g 　　　生甘草10g 　　　巴豆霜1g（包煎）

1剂，水煎分3次温服。

二诊：1984年2月21日，患者服药后，腹鸣增强，腹痛加剧后而渐之缓解若失，继之频频泻下胶粘痰浊之秽粪，咳喘明显减轻。嘱予上方再进1剂，服法如前。

三诊：1984年2月22日。服上方2剂后，咳嗽已平，气顺喘止，胀痛俱消，泻停便畅，苔薄微腻，脉来小弦。嘱常服利肺片，以资善后。

随访：随访5年，未见大肠咳证复发。

按语： 大肠咳，始见于《黄帝内经素问·咳论篇》："五藏之久咳，乃移于六腑……肺咳不已，则大肠受之，大肠咳状，咳而遗矢"。大肠咳每以气虚、阳气不足或腑实证者居多，古籍中少有记载。本例系痰浊阻遏气机，升降失常，且大肠中胶稠痰浊内结，并因误用温补益气，愈补则愈滞，以致大肠咳不已。《金匮要略》三物备急丸原为寒积便秘之证而设，乃通因通用之法。本例用巴豆性温通便逐饮，大黄苦寒荡涤肠胃，推陈致新，兼制巴豆之毒性。因肠胃积热，故去干姜，增半夏以降逆化痰，消痞散结，配甘草清热解毒，调和药性。方中未用止咳平喘，涩肠止泻之品，竟收奇功。

巴豆辛热有大毒，入胃、大肠、肺经。善峻下冷积，通肠道闭塞，有斩关夺门之力，孕妇及体弱者忌服。若因证需用巴豆，服后泻下不止者，可饮冷粥止之。或用绿豆120g，急煎煮水以解之。

哮证（支气管哮喘）

患者夏某，女，29岁，新疆生产建设兵团第八师122团中学教师。

初诊：2008年8月4日。患哮喘病11年，曾经多家医院诊断为"支气管哮喘"，服止咳平喘药、氨茶碱等可缓解哮喘症状，5年前开始用沙美特罗替卡松气雾剂吸入，哮鸣及喘促可以缓解，相关症状即除。近年来，每遇立秋前发病，仍用舒利迭吸入，并合用抗生素，尚能减轻症状。患者秋季几乎每天都在用药，稍停哮喘辄发，诸症如故，并逐渐出现典型激素副作用，遂停用西药，慕名来诊。症见：痛苦面容，呼吸急促，喉中哮鸣，胸膈满闷，吐白色黏痰，咯吐不爽，渴喜热饮，形寒肢冷，天凉或受寒时易发，舌苔白滑，脉象浮紧。西医诊断：支气管哮喘。中医诊断：哮证。辨证：痰饮内伏，外寒束肺。治法：宣肺平喘，散寒化痰。方剂：小青龙汤合苏杏二陈汤化裁。处方：

炙麻黄 10g	桂枝 10g	苏子 10g	杏仁 12g
炒白芍 12g	细辛 3g	干姜 10g	茯苓 12g
姜半夏 10g	桔梗 10g	地龙 10g	陈皮 10g
五味子 10g	甘草 10g		

14 剂，每日 1 剂，水煎服。

二诊：2008 年 8 月 18 日。药后呼吸急促明显缓解，喉中哮鸣音锐减，仍觉胸闷，痰量增多，且易咯出，形寒好转，舌淡红苔薄白，脉象细缓，原法合益肺化饮之品，以除内伏痰饮。处方：

沙参 30g	浙贝母 10g	姜半夏 10g	地龙 10g
百合 15g	炙麻黄 6g	化橘红 12g	茯苓 15g
白术 15g	炒白芍 10g	五味子 10g	干姜 6g
桂枝 10g	炙甘草 10g		

14 剂，每日 1 剂，水煎服。

三诊：2008 年 9 月 3 日。患者气息平稳，哮鸣音消失，胸闷几除，少有咯痰，已无形寒，脉舌如故，继守上方再进 16 剂，服法同前。

四诊：2008 年 9 月 22 日。自 8 月初以来，未再用激素气雾剂吸入。哮喘业已平息，精神明显好转，饮食、睡眠及二便正常，并能正常上班工作。嘱常服金匮肾气丸，以资巩固。并以下列方药，于每年立秋前开始用药，连续服用 3 个月，以图根治。处方：

北沙参 30g	麦冬 12g	炙麻黄 5g	地龙 10g
炒白芍 15g	白术 12g	补骨脂 10g	茯苓 12g
五味子 10g	射干 12g	山萸肉 15g	桂枝 10g
化橘红 10g	蛤蚧半对（去头足）		

每日 1 剂，水煎服。

随访：患者遵医嘱用上方，连续服 3 年，病根已拔，随访 6 年，未见哮喘复发。其间偶因受凉感冒，鼻腔不适，经对症处理即愈。

按语： 支气管哮喘是慢性炎症，与气道高反应相关，引起反复发作的喘息、哮鸣、胸闷及咳嗽等症状，常在夜间或清晨发作并加重。本病与基因遗传、变应原（室内外、职业性、药物及食品添加剂）刺激有关，空气污染及气候转变常为促发因素。目前本病治疗尚无特效药物，首选吸入激素制剂，若控制不理想者，可加用吸入长效β2激动剂或缓释茶碱。久治不愈者，可逐渐形成慢性阻塞性肺疾病。

哮证是指发作性痰鸣气喘疾患。喘证是以呼吸困难，甚则张口抬肩，鼻翼扇动，不能平卧为特征，严重者每致喘脱。鉴于哮必兼喘，故一般通称哮喘，而简名为哮证。哮证的发生，为宿痰内伏于肺，复加外感、饮食、情志、劳倦等因素，以致痰阻气道，肺气上逆。发作期多有寒哮、热哮及寒包热之分，宜分别治之。哮证反复频发，正气必虚，故在平时缓解期应培补正气，根据体质和内脏的不同虚候，治宜固本培元，从补益肺、脾、肾着手。本案属寒哮，初以小青龙汤合苏杏二陈汤化裁，宣肺平喘，散寒化痰。继合益肺化饮之品，以增治标之效。以上处方中，均配以麻黄、地龙宣肺散寒，止咳平喘；五味子、白芍敛气养血，收敛上逆之肺气，舒缓气道高反应；半夏、陈皮健脾和胃，燥湿化痰。该例哮喘发作，经治迅速控制诸症，缓解期用金匮肾气丸以巩固。鉴于患者每于秋季复发，且11年来均在立秋当天发病，故以补肺益肾，化饮平喘之剂提前内服，并连续治疗3个月。如斯坚持服药3年，随访6年未再复发，多年顽疾，霍然而愈。方中配用山萸肉、补骨脂、蛤蚧补肾敛精，温而不燥，尤以蛤蚧为补肺温肾、纳气平喘之要药，临床应用，对肺虚咳嗽、肾虚作喘，每多获益良效。

肺痿（特发性肺间质性纤维化）

患者托德·冯博阁（Todd　VonBargen），男，56岁，美国密歇根州沃什特诺县化学专家。

初诊：2016年7月6日。患者久咳10余年，曾在美国多家医院皆诊断为"特发性肺间质性纤维化"，经多种药物治疗（用药不详），其效不显。近期来新疆石河子市探亲，病情复发，遂就诊中医。刻诊由其妻代诉病情，症见干咳痰少，不易咯出，以夜间为重，咳甚痰中带血，咽干口燥，渴喜凉饮，伴五心烦热，潮热盗汗，形体消瘦，食欲不振，活动后气喘乏力，平时易患感冒，舌红苔少，脉象弦细，双脉寸尺均沉。西医诊断：特发性肺间质性纤维化。中医诊断：

肺痿。辨证：肺肾阴虚，气阴双亏。治法：养阴润肺，益气健脾，止咳化痰。方剂：百合固金汤化裁。处方：

炙百合 30g	生地 15g	熟地 15g	麦门冬 15g
全当归 12g	白芍 12g	玄参 12g	浙贝母 12g
北沙参 30g	桔梗 10g	白术 12g	云茯苓 12g
款冬花 12g	陈皮 10g	知母 10g	生甘草 10g

14 剂，每日 1 剂，水煎服。

二诊：2016 年 7 月 20 日。患者系美国人，其妻为美籍华人。患者有生以来，首次服用中药疗疾，倍感神奇。出非所料，服药无不适，近 1 周来，干咳几除，咯痰减少，已无痰中带血，咽喉清爽，入暮烦热盗汗锐减，纳食渐增，其妻翻译说："OK！"继守上方不变，再进 14 剂，服法如前。

三诊：2016 年 8 月 3 日。服药近 1 月，诸症悉退，未患感冒，体重增加 1kg，仍有口舌干燥，入暮微有盗汗，活动后气息不平，舌质稍红，苔薄略黄，脉来弦细。治守原法，并增强益气平喘，化瘀散结之品，俾气阴得补，痰瘀告散，则喘息自安。处方：

西洋参 15g	丹参 15g	玄参 12g	麦门冬 12g
炙百合 30g	白芍 12g	知母 10g	生地黄 15g
五味子 10g	茯苓 12g	白术 12g	浙贝母 12g
生牡蛎 30g	僵蚕 12g	地龙 10g	化橘红 10g

14 剂，每日 1 剂，水煎服。

四诊：2016 年 8 月 17 日。药后气息平稳，不咳、不喘、无痰，口不干燥，已无盗汗，饮食及睡眠均安，精神明显好转。上方再投 14 剂，服法不变。

五诊：2016 年 8 月 31 日。诸症若失，患者及其家属称赞中医中药疗效甚好，此次回国探亲没有白来。为巩固疗效，以资善后，嘱以下列颗粒冲剂，带回美国后坚持常服，可望肺间质性纤维化得以理想改善，并可阻止其发展。处方：

西洋参 6g	炙百合 10g	生地 10g	麦冬 10g
五味子 6g	浙贝母 10g	丹参 10g	地龙 10g
生牡蛎 30g	炙僵蚕 10g	茯苓 10g	橘红 6g
炒白芍 10g	三七粉 6g		

颗粒冲剂，60 剂，每日或隔日服 1 剂，用开水冲后于早晚各温服 1 次。

随访：2016 年岁终随访，诸症告失，病情稳定，未再复发。

按语：特发性肺间质性纤维化（UIP），50 岁以上的成年人多发，约 2/3 患者年龄大于 60 岁，男性多于女性。临床表现为干咳、气喘、呼吸困难等，多数患者可闻及吸气性爆破音，以双肺底部最为明显，1/3 以上的患者可见杵状指。肺功能异常主要为中至重度限制性通气功能障碍，或弥散功能障碍。实验室检查缺乏特征性，部分患者血清抗核抗体（ANA）和类风湿因子（RF）阳性，CT 对 UIP 的诊断具有重要意义，主要表现为两肺片状、以基底部为主的网状阴影，可有少量毛玻璃状影。在纤维化严重的区域，常有牵引性支气管和细支气管扩张，或胸膜下蜂窝样改变。现代医学认为积极正确治疗原发病尤为重要，糖皮质激素仍是目前治疗的主要药物。选用环磷酰胺、硫唑嘌呤等时应慎重，因其既可治疗 UIP，也可造成 UIP。肺泡炎症期给予抗炎药治疗，西医主张用抗生素，但不能单纯依赖抗生素治疗。中医药治疗有很大优势，既可抗炎，又能显著减缓肺纤维化的进展。

特发性肺间质性纤维化属中医学"肺痿"范畴，本病多继发于慢性肺系疾病，如肺痈、肺痨、咳嗽、喘、哮等久治不愈后所致。肺痿首见于《金匮要略·肺痿肺痈咳嗽上气病篇》："寸口脉数，其人咳，口中反有浊唾涎沫者……为肺痿之病。"后世医家多在此基础上引申阐述，认为乃肺虚亏损之疾，并有"肺伤善痿"之解释。清代江笔花在《笔花医镜·虚劳》中谈及："肺金痿者，其受病不同，及其成劳一也。"本病发病机理主要为热在上焦，肺燥津伤，或肺气虚冷，气不化津，以致津气亏损，肺失濡养，肺叶日渐枯萎而成。临床以虚热证为多见，但久延伤气，亦可转化为虚寒证。治宜保护肺之气阴，重视调理脾肾，培土有助于生金，补肾可益肺之纳气，燥热、苦寒及滋腻之品宜慎用。本案辨为肺肾阴虚，气阴两亏，拟用清代汪昂《医方集解》百合固金汤加味。原方由百合、生地、熟地、麦冬、当归、白芍、玄参、贝母、桔梗、甘草组成，今增以沙参、知母、茯苓、白术、款冬花、陈皮，共奏养阴润肺、益气健脾、止咳化痰之功。三诊时因其诸症悉解，惟活动后气息不平，故更以西洋参、五味子、丹参、地龙、僵蚕、牡蛎，冀其气阴双补，痰化结散，则喘息自安。五诊用颗粒冲剂善后，仿生脉地黄、百合固金汤意，以益气养阴润肺。增加僵蚕、地龙、丹参、牡蛎、三七之属，行化瘀通络，活血散结之力，企及肺间质性纤维化病变稳定，并控制其进展。中医药治疗本病，其疗效不可低估。

第五辑　肾系疾病

尿血、肌衄（过敏性紫癜性肾炎）

患者陈某某，男，15 岁，新疆生产建设兵团第 6 师芳草湖农场中学学生。

初诊：2010 年 4 月 7 日。患儿体质素弱，易患感冒发热，咽喉时痛，1 周前发现皮肤紫癜、瘙痒，伴下肢关节疼痛，皮肤科门诊诊为过敏性紫癜，用抗过敏药治疗，紫癜基本消除。后发现泡沫尿及镜下血尿，经儿科、肾内科会诊，作肾穿刺病理检查，确诊为过敏性紫癜性肾炎，患儿父母拒绝用激素治疗，故慕名来诊。症见上肢远端、小腿外侧及臀部有对称性紫癜，大如绿豆，小如针尖样，咽部充血灼痛，舌红苔薄黄，脉弦细而数。尿镜检红细胞满视野，时有尿血可见。西医诊断：过敏性紫癜性肾炎。中医诊断：尿血、肌衄。辨证：风湿热毒，侵袭血分，伤及咽喉，阻滞经脉，内舍于脏，血络受损。治法：清热疏风，解毒化瘀，凉血止血。处方：

金银花 15g	连翘 10g	荆芥 6g	防风 6g
蛇舌草 15g	乌梅 6g	僵蚕 6g	蝉衣 6g
生地黄 10g	赤芍 10g	丹皮 10g	丹参 10g
水牛角 10g	紫草 10g	茅根 15g	甘草 6g

14 剂，水煎服，每日 1 剂。

二诊：2010 年 4 月 21 日。咽痛顿减，紫癜部分消失，留有色素沉着，关节疼痛好转，尿常规检查：潜血（＋＋＋），尿蛋白（＋），镜检红细胞（＋＋）。治守上方不变，继投 16 剂，服法同前。并嘱注意休息勿劳，切忌海鲜及辛辣之品。

三诊：2010 年 5 月 7 日。咽喉疼痛已除，紫癜显著减轻，局部色素沉着，尿检：潜血（＋＋），尿蛋白（＋／－），镜检红细胞仍为（＋＋）。原方去清热疏风之品，增补肾养阴之属。处方：

生地黄 15g	赤芍 10g	丹皮 10g	丹参 10g
旱莲草 10g	茜草 10g	乌梅 6g	蝉衣 6g

| 女贞子 10g | 紫草 10g | 茅根 15g | 小蓟 10g |
| 水牛角 10g | 阿胶 (烊冲) 10g | 陈皮 10g | 甘草 6g |

14 剂，水煎服，每日 1 剂。

四诊：2010 年 5 月 22 日。未见紫癜，色素沉着已除，尿常规检查示：潜血（+），尿蛋白（-），镜检红细胞（+）。嘱以下列颗粒剂方巩固治疗，并定期复查尿液常规。处方：

生地黄 10g	丹参 10g	女贞子 10g	紫草 10g
炙龟板 10g	阿胶 10g	旱莲草 10g	茅根 10g
牡丹皮 10g	陈皮 10g		

每日或隔日 1 剂，冲服。

2011 年年初随访，患者体质改善，未患感冒，复查尿常规无异常。

按语： 过敏性紫癜是以皮肤紫癜、出血性胃肠炎、关节炎及肾脏损害为特征的综合征，是一种与免疫有关的全身性小血管炎，引起肾脏损害则称为过敏性紫癜性肾炎，多发于儿童和青少年。病因可能为细菌、病毒及寄生虫感染等所引起的变态反应，或因某些药物、食物、花粉、虫咬及寒冷刺激等因素引起。病理改变以肾小球系膜增生性病变为主，伴有节段性肾小球毛细血管祥坏死、新月体形成等血管炎表现。本病临床表现为皮疹、紫癜、关节痛、腹痛、淋巴结肿大或肝脾肿大。部分患者肾功能下降，最多见的尿异常为血尿、蛋白尿。本病总体预后良好，儿童优于成人。迄今西医治疗仍以糖皮质激素（如强的松、甲泼尼龙）和免疫抑制剂环磷酰胺等为首选药物。

本病属中医学"尿血""肌衄""痹证"等范畴。中医认为内蕴血热，外感风邪或恣食荤腥燥热动风之品，或环境或药物过敏，以致风热相搏，邪毒郁而化热，侵及血络，迫血妄行，外溢肌肤，而成红斑；内渗于里，迫于肠胃，可致腹痛、便血；深侵入肾，阴虚火旺，扰动肾络则尿血、尿浊；气血不畅，瘀阻关节脉络，可致关节痹痛；浊邪内停，肾气不化，可引起尿毒症。辨证多从风、热、毒、瘀、虚分析，治宜标本兼施。本例初诊辨为风湿热毒，侵袭血分，伤及咽喉，阻滞经脉，内舍于脏，血络受损。治以清热疏风，解毒化瘀，凉血止血。方中银花、连翘、荆芥、防风、僵蚕、乌梅、蝉衣清热疏风，抗过敏反应；白花蛇舌草、水牛角、紫草、丹参清热解毒，化瘀消癥；生地、赤芍、丹皮、茅根养阴清热，凉血止血；甘草清热解毒，调和诸药。三诊因其咽痛已除，紫癜消失，尿血明显好转，故于原方加减，增女贞子、旱莲草、阿胶滋阴补肾，养血止血；更以小蓟、茜草凉血止血，解毒散瘀；陈皮配甘草理气健脾，和中解毒。四诊以滋阴补肾，凉血散瘀之颗粒剂冲服，以资巩固，患者经 9 个月调治，病乃告愈。

虚劳（IgA 肾病）

患者热依某某，女，32 岁，维吾尔族，新疆沙湾县某中学教师。

初诊：2011 年 4 月 13 日。患者于 3 年前反复上呼吸道感染，并扁桃体肿大，曾作扁桃体摘除术。随后出现尿色加深伴泡沫尿，于某医院行肾穿刺检查示局灶增生性 IgA 肾病。肾脏病理光学显微镜图文报告：系膜增生性肾小球肾炎，伴系膜区大量沉积物，遂诊断为 IgA 肾病。经中西医结合治疗，病情曾一度明显缓解。近因感冒发烧后泡沫尿增多，下肢浮肿，查尿微量白蛋白 353.42mg/L、尿 β2 微球蛋白 1.35mg/L、24h 尿蛋白 0.82g/L，尿常规检查示：潜血（＋＋＋）、尿蛋白（＋＋）、镜检红细胞（＋＋）。患者自去年 10 月底每日用去氢化可的松 10mg 量维持至今。刻诊：易患感冒，面色略红，乏力浮肿，腰膝酸困，尿量较少呈泡沫状，舌质淡红，舌体胖嫩，边有齿痕，苔薄黄稍腻，脉象沉细。西医诊断：IgA 肾病。中医诊断：虚劳。辨证：脾肾亏损，固摄无权，下焦湿热，血瘀阻络。治法：益气补肾，清利湿热，化瘀通络。方用防己黄芪汤、知柏地黄汤、草薢分清饮化裁，并嘱激素药于 1 月内递减而停服。处方：

生黄芪 30g	汉防己 10g	白术 12g	云茯苓 15g
大熟地 15g	怀山药 30g	知母 10g	盐黄柏 10g
山萸肉 10g	粉草薢 30g	芡实 30g	金樱子 15g
车前子（包煎）10g	紫丹参 15g	茅根 30g	牡丹皮 10g

14 剂，水煎服，每日 1 剂。

二诊：2011 年 4 月 27 日。乏力浮肿缓解，腰膝酸困减轻，尿量增多，泡沫锐减。查尿微量白蛋白 310.51mg/L、尿 β2 微球蛋白 0.68mg/L、24h 尿蛋白 0.62g/L，尿常规示：红细胞（＋＋）、尿蛋白（＋）。病情已明显好转，治守原方不变，继进 16 剂，服法同前。

三诊：2011 年 5 月 16 日。下肢浮肿消除，精神向安，二便正常，未见泡沫尿，舌质淡红，苔薄白略腻，脉仍沉细。尿常规检查：潜血（＋）、尿蛋白（＋／－）。激素量递减并已停服，治从原法进步。处方：

生黄芪 50g	茯苓 12g	怀山药 30g	白术 12g
熟地黄 15g	泽泻 12g	盐黄柏 10g	小蓟 15g

| 山萸肉 15g | 茅根 15g | 金樱子 15g | 芡实 30g |
| 紫丹参 15g | 地龙 10g | 牡丹皮 10g | 茜草 10g |

本方，水煎服，每日 1 剂。

四诊：2011 年 6 月 17 日。本方连续服 1 月，诸症悉退，几如常人。查 24h 尿量 1800ml、尿蛋白定量 0.30g、尿微量白蛋白 40.41mg/L、尿 β_2 微球蛋白 0.46mg/L，尿常规检查：潜血（+／-）、蛋白质（-／+）、镜检红细胞（-）。嘱以三诊方加减，巩固治疗半年。

2012 年年初随访，临床已无症状，尿液各项检查及肝肾功均告正常。

按语： IgA 肾病是最为常见的一种原发性肾小球疾病，是肾小球系膜区以 IgA 或 IgA 沉积、增生为主，伴有或不伴有其他免疫球蛋白在肾小球系膜区沉积的原发性肾小球疾病。本病多在上呼吸道感染后，出现易反复发作的肉眼血尿或镜下血尿。部分患者可在体检时发现尿异常，此为无症状性蛋白尿或镜下血尿，少数患者可伴有水肿和血压升高。本病确诊必须经肾活检病理检查，临床无特殊治疗方法，仅限激素制剂和环磷酰胺等，且疗程长、副作用较大，患者每多难以接受。

IgA 肾病属中医学"虚劳""尿血""水肿"等范畴，临床多见肾气不足，复感外邪；脾肾亏损，下焦湿热；肾阳虚衰，水湿泛滥等证型。虚损日久，可致血瘀阻络。本例为少数民族女性患者，确诊前有上呼吸道反复感染及扁桃体摘除术病史。中医辨证为脾肾亏损，固摄无权；下焦湿热，瘀血阻络。治以益气补肾，清利湿热，化瘀通络。方用防己黄芪汤（《金匮要略》）益气祛风，健脾利水；知柏地黄汤（《医宗金鉴》）滋补肝肾，养阴清热；草薢分清饮（《医学心悟》）清热利湿，分清化浊。以上 3 方化裁，可以对药相伍，以示功效。黄芪、防己益气固表，行水消肿；茯苓、白术健脾和中，淡渗水湿；熟地、山萸肉滋补肾阴，固肾涩精；山药、泽泻收摄脾经，宣泄肾浊；芡实、金樱子益肾固精，消除尿蛋白；知母、黄柏滋阴降火，清热燥湿；草薢、黄柏分清去浊，清泻相火，用于膏淋白浊，善治泡沫尿及蛋白尿；茅根、车前子、小蓟清热利尿，凉血止血；丹参、地龙活血化瘀，通络利水；丹皮、茜草凉血活血，散瘀止血。蛋白尿的治疗，可从益气利水、补肾固精、清利湿热、温补脾肾、化瘀通络诸法治之，临床应从整体考虑，着眼主证分析，并结合现代机理认识而选方遣药，常可获益良效。

关格（慢性肾盂肾炎、慢性肾衰竭）

患者方某某，女，63 岁，新疆石河子市北泉镇退休职工。

初诊：2011 年 7 月 1 日。患者曾患慢性肾盂肾炎 8 年余，退休后经常服知柏地黄丸及三金片，查尿常规及肝肾功能良好，素有腰酸腿痛，四肢欠温。2 年前发现血肌酐升高，曾在某医院肾内科检查肾功示：肌酐 189.6μmol/L、尿素 9.46mmol/L、尿酸 475μmol/L，服金水宝胶囊及尿毒清颗粒等，余未作特殊处理。近 2 月来，自感乏力尿少，纳差，胃胀，时有恶心，遂慕名来诊。刻诊：面色㿠白，神疲乏力，形寒肢冷，腰膝酸软，纳呆呕恶，下肢浮肿，尿量减少，尿有泡沫，大便 3～5 日一行。舌质黯红，舌苔黄腻，舌边齿痕，脉象沉细。尿常规检查：潜血（＋＋）、蛋白质（＋＋＋）。肾功能检查：尿素 18.80mmol/L、肌酐 678.66μmol/L、尿酸 590μmol/L。患者心理恐惧，未接受透析治疗。西医诊断：慢性肾盂肾炎、慢性肾衰竭。中医诊断：关格。辨证：脾肾阳虚，浊毒内蕴，三焦不利。治法：温补脾肾，泄浊解毒，通利三焦。方剂：温脾汤、济生肾气汤、黄连温胆汤化裁。处方：

红参 15g	熟附子（先煎）10g	肉桂 10g	山萸肉 15g
熟地 15g	生大黄（后下）15g	知母 12g	盐黄柏 10g
泽泻 10g	车前子（包煎）15g	茯苓 15g	怀山药 15g
黄连 6g	姜半夏 10g	干姜 6g	川牛膝 15g
枳实 15g	淡竹茹 6g		

14 剂，每日 1 剂，水煎服。

二诊：2011 年 7 月 15 日。患者大便通畅，日行 2～3 次，尿量有增，泡沫减少，已无呕吐，但时有恶心，饮食未增，下肢仍然浮肿。原方加黄芪 30g、防己 12g，继投 16 剂，服法如前。并嘱注意卧床休息，适当进高热量、高脂肪、低盐及优质低蛋白饮食。

三诊：2011 年 8 月 3 日。患者精神向安，四肢转温，饮食有增，呕恶锐减，自述晨起眼睑略肿，入暮足背、踝处仍现凹陷性浮肿，大便日行 2 次，尿量增加。舌黯红转淡，苔腻略黄，脉仍沉细。尿常规检查：潜血（＋）、蛋白质（＋＋）。肾功能检查：尿素 13.50 mmol/L、肌酐 464.70μmol/L、尿酸 510μmol/L。治守二诊方合化瘀通络之品，以促进肾功能改善，并以中药保留灌肠，以增通腑降浊之功。处方：

生晒参 15g	黄芪 30g	熟附子 6g	肉桂 10g
川牛膝 15g	熟地 15g	山萸肉 15g	泽泻 12g
女贞子 10g	知母 10g	盐黄柏 10g	水蛭 5g
旱莲草 10g	防己 10g	姜半夏 10g	地龙 10g
熟大黄 15g	陈皮 10g		

每日 1 剂，水煎服。

降浊灌肠方：生大黄 50g、土茯苓 30g、煅牡蛎 30g，浓煎成 150ml，高位保留灌肠约 2h，每日 1 次。连续灌肠 10 天，停 5 天后，可再继续下 1 疗程。

四诊：2011 年 10 月 7 日。患者服上方随症加减并配合降浊灌肠方治疗 2 个月，精神好转，饮食改善，已无恶心呕吐，浮肿显著改善，二便基本正常，舌质淡红，黄腻苔已退，脉象弦细。查 24h 尿量为 1600ml、尿蛋白定量 0.86g，尿常规检查：潜血（＋）、蛋白质（＋）。肾功能检查：二氧化碳结合力 18.0mmol/L、尿素 11.46mmol/L、肌酐 286.50μmol/L、尿酸 460μmol/L。于三诊方去生晒参易太子参 30g、去防己更为砂仁 10g，嘱患者坚持以此方化裁服用，适当结合降浊灌肠方治疗，以资巩固，可望企及良效。

五诊：2012 年 1 月 20 日。患者坚持以四诊方药治疗，来诊时已无明显不适，查血肌酐为 210μmol/L，嘱患者间断使用四诊方治疗，并坚持常服济生肾气丸及金水宝胶囊，定期复查尿液常规和肝肾功能。

按语：慢性肾衰竭是指各种原因引起慢性、进行性肾实质损害，致使肾脏萎缩，不能维持基本功能，临床以代谢产物潴留，水、电解质、酸碱平衡失调，全身各系统受累为主要表现的临床综合征。主要由慢性肾炎、慢性肾盂肾炎、高血压肾小动脉硬化、糖尿病肾病、肾小管间质性病变、遗传性肾脏疾病以及长期服用解热镇痛剂及接触重金属等引起。现代医学以纠正水、电解质、酸碱平衡为主要治疗手段，有条件的患者可行血液透析或肾移植术。本病易发展为尿毒症，预后每多不良。

中医学认为：小便不通名曰关，呕吐不止名曰格，两者并见名曰关格。关格属于危重病症，多见于"水肿""淋证""癃闭""虚劳"等疾病的晚期。《灵枢·脉度篇》曰："阴气太盛则阳气不能荣也，故曰关。阳气太盛，则阴气弗能荣也，故曰格。阴阳俱盛，不得相荣，故曰关格。关格者，不得尽期而死也。"《伤寒论》正式将关格作为病名提出，认为"关则不得小便，格则吐逆"。后世自王叔和、李东垣以下，无不以此相传。现代中医研究认为：关格是由多种疾病晚期发展到脾肾阳衰，阳不化湿，水浊内生，浊邪壅塞三焦而成。因此，脾阳亏损，肾阳衰微是关格之本，浊邪壅盛，三焦不行，累及心肺、脾胃、肝肾等脏腑，是关格之标。病变主要部位在脾、肾、膀胱，但以肾为主。本例系年逾花甲女性患者，有慢性肾盂肾炎病史，两年前发现血肌酐升高，未作正规治疗。初诊时，根据四诊所悉，结合化验检查，辨为脾肾阳虚，浊毒内蕴，三焦不利。治以温补脾肾，泄浊解毒，通利三焦，用三方合治并化裁。处方中温脾汤（《备急千金要方》）温补脾肾，通腑泄浊；济生肾气汤（《济生方》）温肾化气，利水消肿；黄连温胆汤（《六因条辨》）清热燥湿化痰，和胃降逆止呕。本案用药特点及体会：①应用人参，对稳定病情，防止关格病向后期阶段发展，殊属有益。阳虚甚者，如水肿等发展而来，宜用红参为妥。兼有湿热，阴损及阳者，如淋证、癃闭、肾劳等转变而来，应用生晒参较好。总之，应用参类大补元气，配合通腑泄浊之品，不犯虚虚实实之诫；②温阳滋阴并济，共守阴阳和谐。方中桂、附温阳，熟地、二至滋阴，诚如《景岳全书》所载："善补阳者，必于阴中求阳，则阳得阴助而生化无穷；善补阴者，必于阳中求阴，则阴得阳生而泉源不竭"；③重用大黄通腑泄浊，解毒化瘀。初则生用，继则熟用，灌肠则主用，以降泄血中之肌酐等毒物；④半夏配附子，本属十八反之首。二药同用，温阳降逆，和胃止吐，相反相成，激荡药力，未见不良反应；⑤黄芪、防己益气固表，祛风行水，屡屡应用，以资消除尿蛋白；⑥水蛭、地龙、牛膝化瘀通络，强肾利水，尤以水蛭乃水中之精华生成，破瘀而不伤气。关格病脾肾衰败，命火式微，浊气上逆，瘀阻肾络，故宜配合化瘀通络之品，对改善慢性肾衰竭，当有裨益。

淋证（肾结石、输尿管结石）

患者陈某，女，35 岁，新疆石河子市开发区天富名城市民。

初诊：2017 年 6 月 12 日。患者于昨夜突感腰腹剧痛难忍，就诊某医院急诊外科，B 超检查示：右肾盂肾盏扩张，最大前后径约 3.5cm，内见数个大小不等的强回声，其中一处约 0.8cm，另于右肾周围最大内径约 1.3cm 的异常无回声分布。右侧输尿管上段扩张，最大内径 0.8cm，下段近膀胱开口处见大小约 0.9cm 的强回声，后方伴声影。左肾及输尿管未见明显异常。超声提示：右肾多发结石伴中度积水，右肾周围积液，右侧输尿管下段结石伴扩张。尿常规检查：潜血 4＋，尿蛋白 3＋。泌尿外科医生会诊，建议住院手术治疗，患者及其家属未同意，故于今日就诊中医。诊见：痛苦面容，右侧腰腹疼痛，时现绞痛难忍，小便频急，艰涩不畅，大便偏干，口干口苦，时渴喜凉饮，舌质红、苔黄腻，脉象弦数。西医诊断：肾结石、输尿管结石。中医诊断：淋证、石淋。辨证：湿热蕴结下焦，凝聚结为砂石。治法：清热利湿，通淋排石。方剂：通淋化石排石汤（自拟）化裁。处方：

金钱草 60g	石韦 15g	川牛膝 15g	飞滑石 15g（包）
生鸡内金 30g	萆薢 15g	冬葵子 15g	车前子 15g（包）
生牡蛎 30g	莪术 12g	醋元胡 12g	海金沙 15g（包）
炒白芍 18g	甘草 10g	熟大黄 10g	大小蓟各 15g

14 剂，每日 1 剂，水煎服。

二诊：2017 年 6 月 26 日。服药两周腰腹绞痛已除，患者服第 5 剂药以后见尿中有小结石排出，小便较前通畅，大便每日 2 次，精神明显好转。治守原方继进，金钱草增至 90g，余药不变，服 16 剂，服法如前。

三诊：2017 年 7 月 12 日。腰腹疼痛全止，再未反复，尿中仍可见小结石排出，排尿仍较畅通，大便每日 1～2 次，舌淡红、苔薄微腻，脉象弦缓。尿常规检查示：蛋白尿消失，潜血 1＋，余无异常。治守原法更方，处方：

金钱草 90g	丹参 15g	生牡蛎 30g	飞滑石 12g（包）
生黄芪 30g	当归 15g	冬葵子 12g	海金沙 12g（包）
生地黄 15g	莪术 10g	炒枳实 10g	淡竹茹 6g
生鸡内金 15g	小蓟 15g	川牛膝 15g	

14 剂，每日 1 剂，水煎服。

四诊：2017 年 7 月 26 日。患者诸症若失，精神明显好转，饮食及二便如常，服上药无不适，自觉胃脘较舒，脉舌如故。嘱以上方再进 16 剂，服法不变。

五诊：2017 年 8 月 14 日。患者今日复查 B 超示：双肾形态大小未见异常，包膜光滑，皮髓质分界清晰，实质与肾窦比例正常，肾盂肾盏、输尿管未见结石及明显扩张。嘱患者平日多饮水，适当运动，饮食宜清淡为主。并嘱每日用黄芪 15g、当归 10g、金钱草 10g、淡竹叶 5g 代茶饮之，以资巩固疗效。

按语：肾结石、输尿管结石及膀胱结石，是泌尿系统的常见病症，但以肾和输尿管结石最为多见。肾、输尿管结石临床表现以肾绞痛和血尿为主，膀胱结石的主要症状为排尿困难和小腹及排尿时疼痛。现代研究认为，泌尿系统结石形成的主要因素是尿中晶体的盐类呈超饱和状态，抑制晶体形成物质不足，以及核基质的存在。

本病有原发性尿石、代谢性尿石及感染性尿石之分，属中医学"淋证"中

"石淋"范畴，多因湿热蕴结下焦，煎熬尿液，年复一年，尿中杂质凝聚，结为砂石。清热利湿、通淋、化石、排石，是为治疗大法。本案仿《太平惠民和剂局方》八正散、《证治准绳》金砂散之方义，用自拟通淋化石排石汤为治。方中海金沙、冬葵子、车前子、萆薢利尿通淋，除湿化浊；石韦、滑石、牡蛎、鸡内金利水通淋，软坚散结，消坚化石；金钱草、大黄通淋排石，化瘀通腑；莪术、元胡行气活血，消积止痛；牛膝补益肝肾，引气血下行，利尿通淋；白芍、甘草柔肝缓急，解痉止痛；大蓟、小蓟凉血止血，解毒散瘀。上述配伍，共奏利尿通淋，行气散结，消坚化石，凉血止血，通下排石之功。三诊中以通淋化石排石汤化裁，配黄芪、生地、当归、丹参益气养阴，养血活血；伍枳实、竹茹消积导滞，和胃除烦。五诊时服药已60剂，结石已除，诸症尽消，遂以黄芪、当归、金钱草、淡竹叶代茶，以善其后。

（本文为传承工作室及师承弟子讲稿，2017年9月）

淋证、癃闭（慢性前列腺炎合并前列腺增生症）

患者宋某某，男，60岁，新疆石河子市某公司财务经理。

初诊：2011年10月7日。患慢性前列腺炎6年余，近半年来出现尿等待症状加重，夜尿多频，一夜4~5次。尿常规示镜下血尿，尿相差示畸形红细胞为65%。曾于某院接受中医治疗，服清利湿热、凉血止血药1月余，症状未见明显改善。今日来诊，尿常规仍示镜下血尿3＋。B超检查：前列腺增生，前列腺大小为42mm×46mm×50mm，膀胱内壁欠光整。刻下：排尿等待，尿后余沥，时有尿痛，夜尿频多，伴小腹坠胀，腰膝酸痛，舌质黯红，舌体偏瘦，苔白腻略黄，脉象弦细。西医诊断：慢性前列腺炎合并前列腺增生症。中医诊断：淋证、癃闭。辨证：肝肾亏损，相火妄动，湿热痰瘀阻滞下焦。治法：滋补肝肾，清泄相火，清热利湿，化痰散结。方剂：知柏地黄汤加味。处方：

生地黄15g	知母10g	炒黄柏10g	丹皮10g
山萸肉15g	泽泻12g	云茯苓15g	山药30g
生白术15g	萆薢15g	车前草30g	僵蚕10g
旱莲草15g	牡蛎30g	蛇舌草30g	地龙10g
桑螵蛸15g	甘草10g		

14剂，每日1剂，水煎服。嘱戒除烟酒，忌辛辣刺激食物，注意劳逸结合，

节制房事。

二诊：2011 年 10 月 21 日。服药两周后，排尿不适诸症明显好转，入夜尿频亦已告减，小腹仍坠胀，腰膝酸痛如故。治守上方不变，再进 14 剂，服法同前。

三诊：2011 年 11 月 4 日。患者服药 4 周，已无尿痛，夜尿为 2～3 次，小腹坠胀减轻，腰膝酸痛好转。治宗原方更方，处方：

熟地黄 15g	知母 10g	淫羊藿 10g	泽泻 10g
炒黄柏 10g	丹皮 10g	枸杞子 15g	山药 30g
山萸肉 15g	草薢 15g	生牡蛎 30g	莪术 10g
制首乌 15g	全蝎 5g	怀牛膝 15g	地龙 10g
炙僵蚕 10g	小蓟 15g		

14 剂，每日 1 剂，水煎服。

四诊：2011 年 11 月 18 日。患者服药已达 42 剂，尿频、尿急、尿痛、尿后余沥诸症显著改善，小腹坠胀及腰膝酸痛渐之消除，尿常规示镜下红细胞为 1 +，自觉精神好转，体力明显改善。予三诊方继进 18 剂，服法不变，以资巩固。

五诊：2011 年 12 月 7 日。服药已 60 剂，服药期间无不适，诸症几除。今日查尿常规示镜下未见红细胞。舌质稍暗，苔薄白微腻，脉仍弦细。嘱暂停服用汤剂，改投中成药以善其后，坚持常服知柏地黄丸、前列康片，定期复查尿常规、腹部 B 超及肿瘤标志物等项目。

随访：2014 年年底随访，复查尿常规未见异常，B 超检查示：前列腺增生，前列腺大小为 38mm×40mm×45mm，膀胱内壁仍欠光整。前列腺特异性抗原正常。患者病情稳定，未见复发。

按语：慢性前列腺炎合并前列腺增生肥大，是中老年男性比较常见的疾病。其发病原因，与人体内雄激素与雌激素水平失衡有关，多见于酗酒、吸烟、恣食辛辣及房事不节之人。西医药物治疗，常用 α－受体阻滞剂、抗雄激素制剂等内服。部分出现尿路梗阻、多次发作尿潴留、并发膀胱结石的患者，采用手术治疗或微创治疗。

本病属中医学"淋证""癃闭"等范畴，病因与劳累过度、情绪剧变、吸烟嗜酒、辛辣刺激食物、房事过度有关。发病机理多为脾肾亏损，本元失充；湿热下注，膀胱失约；气滞血瘀，脉络失养。临床常见证候，按病程长短可分为：湿热下注、气滞血瘀、脾肾气虚、肝肾亏损及肾阳衰微，病久每见数证兼而有之，宜辨证分别治疗。本案辨为肝肾亏损，相火妄动，湿热痰瘀阻滞下焦，治以滋补肝肾、清泄相火、清热利湿、化痰散结，方用知柏地黄汤加味。初、二诊组方中，生地、山萸肉、山药、茯苓、白术滋补肝肾，健脾化湿；知母、黄柏、丹皮、泽泻滋阴清热，清泄相火；草薢、车前草、蛇舌草、甘草清热解毒，利湿和中；桑螵蛸、旱莲草合生地、车前草补肾缩尿，凉血止血；僵蚕、地龙、牡蛎化痰通络，软坚散结。三、四诊时，因其诸症锐减，以熟地易生地，配淫羊藿、枸杞子、制首乌、怀牛膝增强补益肝肾之力；小蓟凉血止血，散瘀消肿；莪术配牡蛎软坚散结，行气逐瘀；全蝎伍僵蚕、地龙行瘀化痰，通络散结。五诊见其诸症悉解，乃用知柏地黄丸合前列康片巩固治之。随访3年，病情稳定。

第六辑 脑系疾病

眩晕（高血压病）

陈某某，男，56岁，新疆石河子市机关干部。

初诊：2011年6月20日。患高血压16年，平素常感眩晕、耳鸣，伴头痛及腰膝酸软，曾服复方降压片可稳定血压。近2年来，因血压波动较大，改用富马酸比索洛尔片，每日服2.5mg，血压稳定在130~150/80~90mmHg。1月前因工作操劳过度，眩晕、头痛加重，入夜难寐，血压升高，遂将富马酸比索洛尔片加量至5mg，但血压仍波动在140~150/90~110mmHg。刻诊：面色潮红，眩晕头痛，烦躁易怒，腰膝酸困，心悸耳鸣，失眠健忘，舌红苔少，脉弦细而数。中医诊断：眩晕。辨证：阴虚阳亢。治法：平肝潜阳，滋养肝肾，佐以活血通络。方以天麻钩藤饮化裁。处方：

明天麻15g	嫩钩藤（后下）15g	益母草15g	生地15g
夏枯草15g	石决明（先煎）30g	桑寄生15g	杜仲15g
川牛膝15g	珍珠母（先煎）30g	夜交藤30g	地龙15g

14剂，每日1剂，水煎服。

二诊：2011年7月6日。服上方14剂后面色潮红略退，眩晕头痛及心悸耳鸣均明显减轻，烦躁失眠仍存，血压稍有下降：145/96mmHg。药中病机，效不更方，初诊方再进14剂。

三诊：2011年7月22日。今诊之颜面潮红已消退，眩晕头痛若失，耳鸣减轻，惟烦躁易怒未减，仍觉腰膝酸软，睡眠欠安，舌质红苔少，脉象弦细稍数。血压145/90mmHg。此为肝阳上亢已得平息，肝肾阴虚尚未滋充，阴虚阳扰，心神不宁。治从原法进步，增疏肝养阴，清热安神之品。处方：

明天麻15g	嫩钩藤（后下）15g	醋柴胡10g	炒白芍15g
大生地15g	石决明（先煎）30g	制首乌15g	桑寄生15g
牡丹皮10g	珍珠母（先煎）30g	炒栀子10g	盐黄柏10g
炒枣仁30g	莲子心10g		

14 剂，每日 1 剂，水煎服。

四诊：2011 年 8 月 7 日。服上方 14 剂，病情渐趋稳定，眩晕头痛已除，烦躁易怒，腰膝酸软，入夜难寐诸症亦已向安，舌质淡红，苔薄微黄，脉象弦细。血压 136/84mmHg，患者诉自服中药以来，症状逐渐好转，近 1 周来血压均在临界值以内波动。为巩固疗效，嘱用三诊方加茯苓 15g、枸杞子 15g，继服 18 剂。

五诊：2011 年 8 月 28 日。患者血压一直波动在 130～140/80～90mmHg，眩晕、耳鸣、头痛、腰膝酸困、睡眠不安诸症均告悉平。为使血压能长期稳定，嘱患者经常服用自拟十味调压汤或颗粒剂，以善其后。十味调压汤组成：黄芪 15g、当归 15g、川芎 15g、炒白芍 15g、钩藤 15g、制首乌 15g、川牛膝 15g、醋柴胡 10g、地龙 10g、炒黄柏 10g。本方汤剂或颗粒剂，每日 1 剂，或隔日服 1 剂，以保持经常调节血压的变化，并改善临床症状。

患者坚持经常服用十味调压汤（颗粒剂），未用任何降压西药，2013 年年底随访，血压一直波动在正常临界值范围内，临床表现无明显不适。

按语： 高血压病属中医"眩晕""头痛""耳鸣"等范畴，临床表现多以"风"象示人。本例辨证为阴虚阳亢，肝风上扰之证。素体阳盛，肝阳上亢，或因长期忧郁恼怒，气郁化火，使肝阴暗耗，肝风升动，上扰清窍，发为眩晕。或因肾阴素亏，先天不足，肾阴不充，或老年肾亏，或久病伤肾，或房劳过度，导致肾阴亏耗，不能生髓，脑为髓海，髓海不足，上下俱虚，发生眩晕。肝肾乃乙癸同源，精血互生，肝肾阴虚，阴虚则阳亢，阳亢则肝风上扰，故眩晕、头痛、耳鸣频作。初诊方用《杂病证治新义》天麻钩藤饮化裁，方中天麻、钩藤、石决明平肝潜阳，熄风镇逆；杜仲、桑寄生、川牛膝滋补肝肾，引血下行；生地、夏枯草滋阴凉血，清肝泻火；益母草、地龙活血利水，清热通络；珍珠母、夜交藤镇心安神，潜阳通络。本方共奏平肝潜阳，滋养肝肾，活血通络之功。三诊时肝阳上亢已获平熄，惟阴虚内热阳扰，心神不安，故守初诊方合柴胡、白芍疏肝敛阴，栀子、黄柏清热泻火，枣仁、莲子心养心安神，令热清神安，则眩晕之治，方得巩固。四诊因血压已稳定在正常值范围，配枸杞、茯苓以增强补益肝肾之力，并佐健脾安神、利水渗湿。及至五诊时，诸症已安，血压正常，嘱患者常服自拟十味调压汤或颗粒冲剂，以资善后。笔者认为：血压不仅仅在于降，而应善于调，调之即可稳定并巩固其疗效。不若西药终生服药，一直不停，且需调整剂量或降压类型。十味调压汤，是根据日本汉方大家大塚敬节之经验方"八物降下汤"（四物汤加黄芪、黄柏、钩藤、杜仲）化裁而来。笔者遵中医气血及脏腑等基础理论，结合现代医学对高血压发病机制的认识，用十味药组成调压汤。

方中黄芪益气配阳以助阴，且可利水降压；当归、川芎养血活血，改善全身小动脉血管功能；何首乌、川牛膝补益精血，且引气血下行；柴胡、白芍疏肝养血，有升有敛；钩藤、地龙熄风通络，以利缓解全身小动脉血管痉挛；黄柏泻火解毒，善退虚热，且可导湿热之邪下行。本方各药组合，共奏益气养血活血，滋肾通络泻火之功，临床可作为治疗高血压病之基本方，亦即专病专方。若从辨病与辨证治疗，则按眩晕之肝阳上亢、肝肾亏损、痰湿壅盛、阴阳俱虚等证候，分别加减治之，方能体现中医个体化治疗的特色。

中风（脑梗死）

患者柴某某，男，62 岁，回族，新疆沙湾县乌拉乌苏乡个体职业户。

初诊：2010 年 12 月 3 日。患者于 1 月前因工作繁忙，入暮回家后，突然发生左侧肢体偏瘫，伴口眼㖞斜，言语謇涩，遂送我院急诊内科，查颅脑 CT 诊断为："急性脑梗死"，收住神经内科，经用溶栓治疗及一般常规治疗，病情缓解后出院。但肢体偏瘫，语言障碍等未能恢复，患者及家属急于赴海南三亚市冬季度假，虑其行动不便，难以生活自理，故慕名来诊，可望获益良效。刻诊：患者以轮椅推进诊室，神志清楚，思维缓慢，口眼㖞斜，语言艰涩，口角流涎，吞咽困难，左侧肢体偏瘫，站立不稳，行步困难，大便干燥，3 日 1 行，尿量减少，舌质淡紫，边有瘀斑，舌下静脉迂张，苔薄黄微腻，脉弦细涩。素患高血压病及糖尿病，服西药尚可稳定病情。西医诊断：脑梗死。中医诊断：中风。辨证：气虚血瘀，痰阻脑络。治法：益气活血，祛风化痰，化瘀通络。方剂：补阳还五汤化裁。处方：

生黄芪 60g	赤芍 30g	川牛膝 15g	川芎 15g
全当归 15g	水蛭 6g	土鳖虫 10g	全蝎 6g
炙僵蚕 15g	地龙 12g	石菖蒲 12g	红花 10g
白附子 6g	姜黄 12g	熟大黄 15g	甘草 10g

14 剂，每日 1 剂，水煎服。

二诊：2010 年 12 月 17 日。药后诸症均有所减轻，能自行下轮椅，口眼㖞斜好转，言语謇涩改善，已无口角流涎，进食仍呛，大便已畅，每日 1 行，左手尚能握物，左下肢能拄拐步行走数米，站立较稳。治宗上方，生黄芪增至 90g，再进 16 剂，服法同前。

三诊：2011 年 1 月 3 日。诸症继续好转，已能独自进入诊室，眼睑闭合尚好，语言较畅，左上肢活动恢复良好，左腿不用拐杖可慢步行走约 20 米，左侧肢体肌力达 3 级，脉舌如故。继守上方，去熟大黄、白附子，增制马钱子 1g、豨莶草 15g，生黄芪改为 120g。30 剂，每日 1 剂，水煎服。

四诊：2011 年 2 月 4 日。服药业已 2 月，今日来诊，患者面带笑容，精神明显好转，饮食及二便正常，睡眠安好，左手握力基本如常，左下肢肌力恢复良好，步履较稳，可慢步来回行走约 500 米，不用他人搀扶。于原方增滋补肝肾之品，以促进脑功能及肢体功能进一步恢复。处方：

生黄芪 120g	川芎 15g	天冬 15g	制首乌 15g
全当归 15g	熟地 15g	寄生 15g	乌梢蛇 15g
山萸肉 15g	地龙 12g	木瓜 15g	豨莶草 15g
石菖蒲 12g	僵蚕 12g	牛膝 15g	制马钱子 1g

30 剂，每日 1 剂，水煎服。

五诊：2011 年 3 月 6 日。患者服上方以来，体力逐渐增强，思维及记忆力明显改善，语言口齿清晰，左侧肢体肌力恢复达 4 级，左下肢活动功能接近正常，舌质淡黯，瘀斑略退，舌苔薄白，脉象弦细。新疆 3 月初，气温仍低，患者急于赴三亚度假，暂停服用汤剂。嘱加强肢体功能锻炼，并坚持服华佗再造丸（广州白云山奇星药业有限公司生产）及培元通脑胶囊（河南羚锐制药股份有限公司生产），以资巩固疗效。

随访：近年来数次随访，病情稳定，并能生活自理及正常工作。

按语：脑梗死又称缺血性脑卒中，是指局部脑组织因血液循环障碍，缺血缺氧而发生的软化坏死。主要因供应脑部血液的动脉出现粥样硬化和血栓形成，使管腔狭窄甚至闭塞，导致局灶性急性脑供血不足而发病。也有因异常物体（固体、液体、气体）沿血液循环进入脑动脉或供应血液循环的颈部动脉，造成血流阻断或血流量骤减，导致相应支配区域脑组织软化坏死。前者称为动脉硬化性血栓形成性脑梗死，占患者总数的 40～60%；后者称为脑栓塞，占患者总数的 15～20%。此外，尚有一种腔隙性脑梗死，系高血压小动脉硬化引起的脑部动脉深穿支闭塞形成的微梗死，也可由动脉粥样硬化斑块脱落崩解，导致微栓塞引起。由于 CT 及 MRI 的普及应用，发现微栓塞约占脑梗死者总数的 20～30%。本病在脑血管病中最为常见，约占总数的 75% 左右，病死率约为患病者总数的 10～15%，致残率极高，且极易复发，近年来复发性中风的死亡率大幅度上升。西医对本病急性期采取溶栓治疗和常规治疗，脑水肿时以脱水利尿、激素及人血白蛋白治疗，其他针对性治疗尚有待进一步研究和深入探讨。

脑梗死是中医内科临床上常见的四大证之一，属"中风病"范畴，亦称"卒中"。有关中风的记载，始见于《内经》。对卒中、昏迷有仆击、大厥、薄厥等描述，而半身不遂有偏枯、偏风、痱风等不同的名称。《素问·调经论篇》云："血之与气，并走于上，则为大厥，厥则暴死，气复返则生，不返则死。"《素问·通评虚实论篇》指出："……仆击、偏枯……肥贵人则膏粱之疾也。"历代医家对中风病多有不同认识，并有理论创新，使治法日趋完善。清代王清任专以气虚立说，爰立补阳还五汤治疗偏瘫，至今仍为临床常用方剂之一。现代中医认为，中风之发生，主要与心肝肾三脏阴阳失调有关，加之忧思恼怒，或饮酒饱食，或房室劳累，或外邪侵袭等诱因，以致气血运行受阻，筋脉失于濡养。或阴亏于下，肝阳上亢，阳化风动，血随气逆，挟痰挟火，蒙蔽清窍，妄窜经隧，肢体偏瘫，从而形成上实下虚，阴阳互不维系之证。本病有中经络、中脏腑之分，中脏腑者又有闭证、脱证之别，其后遗症可见中风㾪呆、语言不利、口眼㖞斜及半身不遂。临床应抓紧时机，积极治疗，并配合针灸、按摩和适当锻炼，确能提高临床疗效。本案年逾花甲，素有高血压病及糖尿病病史，突发卒中，经神经内科溶栓治疗病情缓解，但语言障碍、肢体偏瘫等症未能改善。中医辨证为气虚血瘀，风痰阻滞脑络，方用补阳还五汤（《医林改错》）化裁。方中重用生黄芪大补脾胃之元气，令气旺以促血行，祛瘀而不伤正；当归、川芎、赤芍、红花、姜黄养血活血，行气化瘀；水蛭、土鳖虫、全蝎、僵蚕、地龙、白附子祛风化痰，化瘀通络；石菖蒲开窍宁神，化湿和胃；川牛膝补益肝肾，引气血下行；大黄清热通腑，化瘀解毒；甘草清热解毒，和中缓急。各药配伍，共奏益气活血，祛风化痰，化瘀通络之功。三诊增马钱子通络止痛，健胃疗瘫；豨莶草通经活络，主治中风半身不遂，并可降血压。四诊时服药已2个月，病情明显好转，原方增滋补肝肾之品，以促进脑及肢体功能尽快恢复。五诊嘱加强锻炼，并改服华佗再造丸及培元通脑胶囊，标本兼治，并防止复发。

眩晕（梅尼埃病）

患者耿某某，男，63岁，新疆石河子市开发区伯爵庄园居民。

初诊：2006年7月5日。眩晕反复发作5年余，伴恶心呕吐，卧床休息可暂时缓解。曾多次住院诊为"内耳性眩晕"，静脉滴注葡萄糖生理盐水加维生素C，口服维生素 B 类、烟酸及镇静剂，诸症减轻后出院。近因家务操劳，夜寐不安，致眩晕发作加重，乃就诊中医。现症：头晕眼花，视物旋转，恶心呕吐，耳如蝉鸣，胸胁满闷，睡眠艰难，大便黏滞，小便欠爽，舌质偏红，舌苔浊腻，脉象弦滑。血压：140/90mmHg。西医诊断：梅尼埃病。中医诊断：眩晕。辨证：痰浊中阻，上蒙清窍，浊阴不降，下焦不利。治法：燥湿化痰，平肝降浊，熄风止眩。方剂：半夏白术天麻汤合复方泽泻汤化裁。处方：

姜半夏 10g	白术 15g	明天麻 12g	茯苓 15g
粉葛根 15g	泽泻 30g	炒枣仁 30g	陈皮 12g
炒枳实 15g	竹茹 6g	代赭石 20g	牛膝 15g
石菖蒲 10g	生姜 5g		

14 剂，水煎服，每日 1 剂。

二诊：2006 年 7 月 19 日。服药 7 剂，眩晕锐减，呕吐已除，恶心仍存，能在室内慢步走动。再进 7 剂，眩晕继减，耳鸣转轻，胸胁满闷基本已除，睡眠渐之向安，二便较前自如，苔仍厚腻，脉象如故。原方去葛根、代赭石、牛膝，加藿香 10g、白蔻仁 10g、荷叶 10g，继投 14 剂，服法如前。

三诊：2006 年 8 月 2 日。患者欣喜来诊，诸症悉退，舌苔薄腻，脉仍弦滑。守二诊方再进 14 剂，以观后效。

四诊：2006 年 8 月 16 日。近 2 周来，眩晕未再发作，无恶心呕吐，耳鸣已除，睡眠及二便正常，活动自如，舌淡红、苔薄白微腻，脉象弦细，病乃告愈。嘱以温胆汤加味，酌情服用，以资巩固。

随访 8 年，未见眩晕复发。

按语：梅尼埃病是一种特发性内耳疾病，曾称美尼尔氏综合征，也称内耳性眩晕。病理改变主要为内耳迷路神经水肿，临床表现为反复发作性眩晕，伴恶心呕吐，波动性听力下降，耳鸣及耳闷胀感。本病多发生于 30～50 岁的中青年人，儿童少见。本病病因至今仍未明确，目前尚无痊愈的治疗方法，临床多采用调节自主神经功能、改善内耳道微循环、解除迷路水肿为主的药物治疗或手术治疗。

本病属中医学"眩晕"范畴，多由脏腑亏虚，兼夹风、火、痰、湿等邪而发病，中医治之，可取得满意疗效。临床所见，常分为痰浊中阻、肝风上扰、肝火上炎、气血两亏及肾精不足等证型，但以痰浊中阻、肝风上扰为主者较为多见。《素问·至真要大论》云："诸风掉眩，皆属于肝。"《丹溪心法》曰："无痰不作眩。"本案眩晕反复发作 5 年余，每于操劳及睡眠不好而眩晕、呕恶、耳鸣等诸症频作，针对胸胁满闷，大便黏滞，小便不爽，舌苔浊腻，脉象弦滑，辨为痰浊中阻、上蒙清窍，用半夏白术天麻汤（《医学心悟》）燥湿化痰，平肝息风；复方泽泻汤（《临床经验方》）健脾利水，养心安神。复方泽泻汤由泽泻、白术、酸枣仁、五味子、川牛膝组成，方中以泽泻为君，功能滋阴泄热，利水渗湿，治梅尼埃病眩晕常用泽泻 30~60g，配白术 15g，每多获益良效。本案二诊时，患者眩晕锐减，因其湿浊内蕴较重，苔仍厚腻，故加藿香、白豆蔻、荷叶，以增芳香化湿，升清降浊之功。经月余调治，病告痊愈，后以温胆汤加味以善其后，多年随访，眩晕未作。

眩晕、项痹（颈椎病）

患者王某某，男，52 岁，新疆农垦科学院研究员。

初诊：2011 年 8 月 5 日。患者于 3 年前自感颈部不适，不时头晕，未经在意。近半年来，项部活动不灵，项强，眩晕渐之加重，伴左侧肩背不适，时有疼痛，牵及左臂并手指麻木，活动后可稍舒。经某医院 X 光片检查，诊断为第 4、5 颈椎骨质增生，颈椎病（神经根型）。曾以针灸推拿治疗，症状有所缓解，近因伏案工作增多，入夜时常加班，致使眩晕明显加重，故前来诊治。现症：眩晕恶心，颈背疼痛，左臂无力，手指发麻，甚则视物模糊，吞咽困难，舌质淡红，舌苔薄白，脉象弦细，血压正常。西医诊断：颈椎病。中医诊断：眩晕、项痹。辨证：痰瘀痹阻督脉，气血运行不畅，经脉失养。治法：舒筋活血，化痰通络，息风止眩。方剂：葛根通痹汤（自拟）。处方：

葛根 30g	威灵仙 30g	桂枝 10g	鸡血藤 30g
黄芪 30g	炙僵蚕 12g	全蝎 6g	乌梢蛇 15g
地龙 12g	姜半夏 10g	陈皮 10g	片姜黄 15g
红花 10g	豨莶草 10g		

14 剂，水煎服，每日 1 剂。

二诊：2011 年 8 月 19 日。眩晕告减，已无恶心，颈项活动较前自如，左手指麻木缓解，脉舌如故。效不更方，原方继投 14 剂，服法同前。

三诊：2011 年 9 月 5 日。服药无不适，眩晕、颈背疼痛、手指麻木等诸症均明显减轻，苔薄脉弦。原方合补肾健骨之品化裁，以抗颈椎骨质增生，并抑制新骨增生。处方：

葛根 15g	威灵仙 15g	熟地 15g	淫羊藿 10g
狗脊 15g	鹿衔草 10g	黄芪 15g	炙僵蚕 10g

姜黄 10g	补骨脂 10g	地龙 10g	炒枳实 10g
竹茹 6g	骨碎补 15g		

嘱以本方连续服 1 月，水煎服，每日 1 剂，以资巩固疗效。

四诊：2011 年 10 月 21 日。患者服三诊方 1 月，至今疗效稳定，眩晕、颈背肩臂疼痛及手指麻木，再未发作，视物清晰，吞咽正常，病告临床治愈。

随访 5 年，颈椎病眩晕未复发。

按语： 颈椎病又称颈椎综合征，是颈椎骨关节炎、增生性颈椎炎、颈神经根综合征、颈椎间盘脱出症的总称，是以颈椎退行性病理改变为基础的疾病。主要由于颈椎长期劳损、骨质增生，或椎间盘脱出、韧带增厚，致使颈椎脊髓、神经根或椎动脉受压，出现一系列功能障碍的临床综合征。表现为椎节失稳、松动；髓核突出或脱出；骨刺形成；韧带肥厚及继发性椎管狭窄等，刺激或压迫邻近的神经根、脊髓、椎动脉及颈部交感神经等组织，引起一系列症状和体征。

颈椎病引起的临床表现，属中医学"眩晕""项痹""麻木"等范畴，颈椎病引起的眩晕临床多为常见。眩晕最早见于《内经》，称为"眩冒""眩"等。外邪致病，如《灵枢·大惑论》云："故邪中于项，因逢其身之虚……入于脑则脑转……目系急则目眩以转矣"；因虚致病，如《灵枢·海论》载："髓海不足，则脑转耳鸣，胫痠眩冒"；与肝有关，如《素问·至真要大论》载："诸风掉眩，皆属于肝"；与运气有关，如《素问·六元正纪大论》载："木郁发之……甚则耳鸣眩转"。颈椎病多因长期伏案劳作，或颈部用力不当，日积月累为患。初始可由风寒湿诸邪伤及颈部，日久痰瘀痹阻督脉，肾虚不能主骨，牵及足太阳膀胱经，以致压迫上肢诸经，遂致眩晕、颈肩不舒及手指麻木，影响生活和正常工作。本案初用自拟葛根通痹汤，方中葛根、威灵仙、姜黄祛风通络，行气活血，专治项痹；黄芪、鸡血藤、桂枝补气养血，通阳解肌，温经通脉；僵蚕、全蝎、地龙、乌梢蛇息风止眩，祛瘀通络，化痰散结；半夏、陈皮燥湿化痰，理气健脾；红花、豨莶草活血通经，祛风活络。各药配伍，共奏舒筋活血，化瘀通络，息风止眩之功。患者服本方近 1 月疗效显著，三诊时于原方化裁，增熟地、淫羊藿、狗脊、鹿衔草、补骨脂、骨碎补之属，旨在补肾健骨，抗颈椎骨质增生，并可抑制新骨增生。

痴呆（阿尔茨海默病）

患者陈某某，男，82 岁，新疆石河子市某局离休干部。

初诊：2009 年 8 月 5 日。患者自 2006 年开始出现思维常有故障，反应迟钝，语无伦次，两年前曾就诊于上海某医院，诊为"阿尔茨海默病"，口服盐酸多奈哌齐片及盐酸美金刚片治疗，病情未见好转。去年年底改服重酒石酸卡巴拉汀胶囊，病情仍无明显改善，思维多现异常，记忆力明显下降，遂由家人陪同来诊。刻诊：表情呆板，头晕眼花，寡言少动，哭笑无常，腰膝酸软，饮食起居需人照料，大便偏干，小溲时遗，外出无人带领易迷路，记忆力甚差。舌质淡黯，舌下瘀点明显，苔薄白微腻，脉象细缓，双尺尤弱。西医诊断：阿尔茨海默病。中医诊断：痴呆。辨证：髓海空虚，痰瘀阻脑。治法：补肾充髓，活血化痰，醒脑开窍。方剂：龟鹿二仙胶加味。处方：

红参 10g	龟板胶 10g	山萸肉 15g	枸杞 15g
熟地 15g	鹿角胶 10g	楮实子 15g	丹参 15g
红花 10g	炒枳壳 10g	生枣仁 30g	茯苓 15g
郁金 15g	石菖蒲 10g	胆南星 6g	竹茹 6g

14 剂，每日 1 剂，水煎服，龟板胶、鹿角胶烊化后兑入药液，一并服用。

二诊：2009 年 8 月 19 日。患者服药无不适，精神略有好转，寡言少动亦有改善，饮食有所增加，脉舌如故。上方继进 16 剂，服法不变。

三诊：2009 年 9 月 4 日。服药已 1 月，表情呆滞改善，言语有增，遗溺减少，略有好动，舌质仍黯，微腻苔略减，脉来细缓。于上方化裁，改为膏剂缓图。处方：

龟板胶 60g	红参 60g	鹿角胶 60g	枸杞 60g
怀山药 60g	茯苓 60g	楮实子 60g	丹参 100g
益智仁 60g	当归 100g	生枣仁 100g	郁金 60g
石菖蒲 60g	姜黄 100g	生地黄 100g	地龙 60g
制首乌 60g	丹皮 100g	炙僵蚕 60g	泽泻 60g
鸡内金 50g	陈皮 50g	炒神曲 50g	甘草 50g

上药共 24 味，除龟板胶、鹿角胶烊化外，先将余 22 味药浸泡 1 小时，以文火煎煮 3 遍，3 次滤液合之，再以中、武火煎煮约 2 小时，共得药液约 2000 毫

升，以两胶烊化后，加入蜂蜜 500 克继续煎煮并收膏，膏剂重量约 1500 克。每日早晚各取 10 克，清酒调化，淡盐开水送服。

四诊：2009 年 11 月 30 日。患者坚持服上方膏剂 2 月余，诸症均明显好转，思维和记忆力改善，有喜笑表情，语言较流利，饮食及睡眠安好，二便基本正常。舌质淡红，苔薄白，双脉细缓有力。嘱以上膏方再进 1 料，煎煮及服法同前。

随访：经多次随访，近年来病情稳定，未发生其他意外。

按语：阿尔茨海默病，又称老年性痴呆，是一种中枢神经系统变性疾病，起病隐袭，病程呈慢性进行性，是老年期痴呆最常见的一种类型。主要表现为渐进性记忆力减退，认知功能障碍，人格改变及语言障碍等神经精神症状。本病病因及发病机制尚未阐明，其患病率随年龄增高而增长，在 65 岁以上人群中约 5%，85 岁以上人群中约 20%，女性多于男性。随着人口的老龄化，其发病率逐年上升，严重危害老年人的身心健康和生活质量，给家庭和社会带来沉重的负担，已成为严重的社会问题，引起各国政府和医学界的普遍关注。

阿尔茨海默病，属中医学"痴呆"范畴，又称呆病，是以呆傻愚笨为主要临床表现的一种神思疾病。轻者可见神情淡漠，寡言少语，健忘迟钝等症。重者常表现为终日不语，或喃喃自语，言辞颠倒，哭笑无常，举动不经，喜闭门独处，或不欲饮食，数日不知饥饿，甚则不能抵御危险伤害。中医对痴呆病因病机的认识，可概括为禀赋不充、痰瘀阻窍及肾虚髓空。临床诊断主要根据智力状态进行分析，如记忆、理解、判断、计算、定向等方面的能力减退，思维障碍、表情迟钝，甚则饮食及二便不能自理。本例男性患者，年届耄耋，肾气亏损，髓海空虚，痰瘀阻脑，故发为痴呆，且经治罔效。方用龟鹿二仙胶合活血化瘀，涤痰开窍之品为治。患者服药 1 月，疗效初见端倪。因其本病实属疑难，慢病应守方缓图，继以膏方综合调理，经多次随访，近年来病情稳定，未见不良进展。龟鹿二仙胶，出自明代医家吴昆编著《医方考》，方中龟得天地之阴气最厚，擅通任脉而足于精，故能伏息而寿；鹿角得天地之阳气最全，擅通督脉而足于气，故可多能而寿。二物为血肉有情之品，得造化之玄机，乃竹破竹补之法。人参性阳，善补元气之亏；枸杞质阴，兼清神中之火。由是精生而气旺，气旺则神昌，庶可怡养龟鹿之年。所拟汤剂及膏方中，尚有得学之配伍。如酸枣仁生用常可醒神，因痴呆每多寡言欲睡，不宜用炒枣仁。李时珍《本草纲目》记载："枣仁熟用疗胆虚不得眠，生用疗胆热好眠。"楮实子多有别名之称，本品补肾清肝，明目利尿，并能抑制肿瘤细胞，对老年痴呆尤为适宜。他如僵蚕、地龙、姜黄相伍，祛风化痰，清热通络，活血行气，对改善患者认知状态，治疗痴呆疗效甚佳。

痿证（运动神经元病）

患者于某某，男，52岁，新疆精河县某建筑工程公司职员。

初诊：2012年6月4日。患者于1年前无明显诱因出现右手臂及双下肢肌肉无力，言语迟缓，精神不振，曾就诊于乌鲁木齐某三甲医院，诊为"肌萎缩侧索硬化症"，嘱患者以适当锻炼为主，并用神经营养因子、抗氧化剂等治疗，半年后病情无改善，症状逐渐加重，遂由他人介绍来诊。刻下：面色黯无光泽，情绪低落，发声变化，言语滞顿，吐词不清，右臂及手腕无力，进餐时右手尚难持碗拿筷，需他人帮助，肌肉稍有紧张，时现僵直，偶呈跳动，双下肢困乏，步履略艰，饮食、睡眠及二便尚可。舌质黯红，舌边瘀斑，舌下脉络迂曲紫暗，苔薄微腻，双脉弦细无力。西医诊断：运动神经元病。中医诊断：痿证。辨证：肝脾肾亏损，痰瘀阻络，虚风暗动。治法：滋肾养肝，益气健脾，祛风通络。处方：

生黄芪90g	潞党参30g	生白术15g	云茯苓15g
熟地黄15g	山萸肉15g	炙龟板30g	巴戟天15g
全当归15g	宣木瓜15g	生龙骨60g	炒白芍20g
紫丹参15g	炙僵蚕12g	烫水蛭10g	干地龙12g
炙甘草10g	制马钱子1g		

本方服1月，每日1剂，水煎服。

二诊：2012年7月4日。患者服药1月，诸症已渐明显改善，精神好转，面带笑容，言语较前顺畅，右臂活动改善，右手腕已能持筷用餐，双下肢仍感乏力，饮食及二便自可，服药无不良反应。上方加炒枳实15g、秋桔梗10g，调节升降，以疏气机。继服1月，服法如前。

三诊：2012年8月6日。近1月来，诸症继续改善，双下肢肌力有增，步履尚稳，惟感咽中时有作梗，偶现咯痰。治守原法更方。处方：

生黄芪120g	云茯苓15g	生白术15g	宣木瓜15g
粉葛根15g	山萸肉15g	炙龟板30g	枸杞子15g
紫丹参15g	炒白芍15g	秋桔梗10g	生龙骨30g
炙僵蚕12g	大蜈蚣2条	炒枳实15g	淡竹茹6g
化橘红10g	制马钱子1g		

30 剂，每日 1 剂，水煎服。

四诊：2012 年 9 月 12 日。病情仍在好转，右手臂及下肢活动较前自如，言语缓慢，但吐词清楚，进食正常，无吞咽困难，二便正常，咽梗咯痰锐减若失，舌暗转淡，苔薄不腻。上方黄芪增为 150g，合太子参 30g，去制马钱子，嘱服 2 个月，并随症加减。

五诊：2012 年 11 月 16 日。患者病情稳定，无明显不适，10 月初已能正常上班，任仓库保管员工作。本病属慢性难治性疾病，收效非旦夕可功，慢病应有方有守，坚持治疗，方能企及稳定良效。

生黄芪 60g	太子参 30g	当归 15g	炒白芍 15g
炙龟板 15g	枸杞子 15g	红花 10g	紫丹参 15g
宣木瓜 15g	生白术 15g	全蝎 5g	生龙骨 30g
炙僵蚕 10g	干地龙 10g	陈皮 10g	炒枳壳 10g

本方为颗粒冲剂，每日或隔日服 1 剂，连续服用半年，以资巩固。

半年后随访：精神良好，语言清楚，四肢有力，无肌肉萎缩，饮食及睡眠正常。神经科临床检查及肌电图、神经传导速度检测、影像学等检查，未见明显异常。

按语： 运动神经元病（MND）也称肌萎缩侧索硬化症（ALS），它是上运动神经元和下运动神经元损伤之后，导致包括球部（延髓支配的部分肌肉）、四肢、躯干、胸腹部在内的肌肉逐渐无力和萎缩。本病病因至今未明，20% 的病例可能与遗传及基因缺陷有关，另有部分环境因素，如重金属铝中毒等，皆可造成运动神经元损害，早期症状轻微，易与其他疾病混淆。患者自感乏力、肉瞤、疲劳，逐渐进展为全身肌肉萎缩和吞咽困难，最后可产生呼吸衰竭。本病多发群体为 40～50 岁之男性，经神经科临床检查，肌电图、神经传导速度检测，血清特殊抗体检查，腰穿脑脊液检查，影像学检查等即可确诊。

本病属中医学"痿证"等范畴，为临床疑难病症之一。本案辨为肝脾肾亏虚，痰瘀阻络，虚风暗动之证，全程治疗坚持有方有守，故病情稳定逐渐向安。本案用药特点解析：1. 益气健脾：配参、苓、术、草，惟重用黄芪 90～150g，振奋大气，促进神经传导，改善肌肉营养，推动气血运行；2. 滋肾养肝：选用熟地、山萸肉、龟板、巴戟天、枸杞、当归、白芍、丹参，前四味重在滋肾填髓，后四味养肝血以疏筋；3. 平肝熄风：葛根升发清阳，疏筋止强，配龙骨平肝潜阳，镇惊安神，升潜并用，抑制颤动。以木瓜舒筋活络，和胃安中；4. 化瘀通络：僵蚕、全蝎、蜈蚣、水蛭、地龙，虫类搜别，化瘀通络，修复运动神经元损伤，改善侧索硬化；5. 化痰和胃：枳实、竹茹、陈皮、桔梗调节升降，以疏气机；6. 健胃疗瘫：马钱子虽有毒性，如炮制得法，剂量适中，可收健胃疗瘫之功。现代研究表明，本品能兴奋脊髓反射及兴奋延髓呼吸、血管运动中枢。

肉痿、睑痿（重症肌无力）

陈某某，男，21 岁，家住新疆石河子兵团第八师 147 团，现就读于中国石油大学。

初诊：2006 年 7 月 6 日。患者于 3 个月前在剧烈运动后感冒发烧，热退后不久出现双眼睑下垂，视物成双。曾经某医院检查诊为重症肌无力，轻度全身型。经抗胆碱酯酶药物治疗，其效不显。后症状逐渐加重，语音低微，四肢乏力，不能坚持学习，学校决定该生休学一年，遂返故慕名来诊。刻诊：面色无华，双眼睑下垂难睁，视物模糊，复视，语音低微，形体消瘦，四肢乏力，步履困难，食少便溏，舌质淡嫩，边有齿痕，脉沉细无力。中医诊断：痿证——肉痿、睑痿，证属中气不足，肾精亏虚。治法：补益中气，滋养肾阴。用补中益气汤合六味地黄汤化裁，处方：

黄芪 30g	怀山药 30g	炒白术 12g	当归 12g
陈皮 10g	怀牛膝 15g	炒柴胡 10g	熟地 15g
党参 30g	山萸肉 15g	炒枳实 30g	木瓜 15g
升麻 10g	枸杞子 15g	制马钱子 0.5g	菊花 10g

7 剂，每日 1 剂，水煎服。

二诊：2006 年 7 月 15 日。患者服药 7 剂后，自觉体倦乏力有所改善，大便溏薄好转，眼睑下垂及复视无变化。嘱上方再进 14 剂。

三诊：2006 年 8 月 3 日。患者已进补益中气，兼补益肾阴方 21 剂，病情已见好转。自诉晨起眼睑下垂时间推迟，眼睑重着不适减轻，视物较前清楚，食欲增加，大便每日一行。处方：

生黄芪 30g	党参 30g	炒白术 12g	茯苓 15g
炙甘草 10g	升麻 10g	炒柴胡 10g	熟地 15g
怀山药 30g	知母 12g	旱莲草 12g	木瓜 15g
炒枳实 30g	制马钱子 1g	女贞子 10g	玄参 12g

24 剂，每日 1 剂，水煎服。

四诊：2006 年 8 月 25 日。经治一个半月，症情已明显减轻，精神较前振作，全身肌力有所增长，上午眼睑下垂显著好转，下午则时感眼睑重着不适，复视尚未见改善，饮食及睡眠尚好，晨起已可作轻松锻炼，治以原方化裁。处方：

生黄芪60g	太子参30g	升麻10g	云茯苓15g
炒柴胡10g	炒枳实30g	熟地15g	怀山药30g
炙龟板30g	山萸肉15g	知母12g	女贞子10g
制马钱子1g	阿胶12g（烊冲）	陈皮10g	制首乌15g

五诊：2006 年 10 月 30 日。患者以四诊方加减服用约两个月，体力明显恢复，进食正常，便溏已除，大便每日一行，双眼睑上午已不甚下垂，下午视力仍差，入暮时仍睑疲难睁，复视减轻，但未能全除，脉舌如故。仍守补中益气举陷，滋肾养肝明目。处方：

黄芪90g	炒白术12g	升麻10g	炒柴胡10g
茯苓12g	山萸肉15g	生地15g	女贞子15g
知母10g	旱莲草12g	石斛12g	枸杞子15g
阿胶12g（烊冲）	炙龟板30g	山药30g	制马钱子1g

本方随症加减服 2 个月，如有不良反应，随时复诊。

六诊：2007 年 1 月 18 日。患者连续或间断服上方两月余，诸症明显改善，精神较振奋，四肢有力，活动较自如，体重由 62 公斤增加至 68 公斤，双眼睑下垂显著改善，视力明显好转，视物成双感仍时有出现，舌已淡红，苔薄白，脉细有力。治以益气升提，滋补肾阴，兼养血柔肝。处方：

黄芪30g	升麻10g	茯苓10g	怀山药30g
山萸肉15g	枸杞子15g	女贞子10g	旱莲草12g
当归15g	熟地15g	炒白芍12g	制首乌15g
木瓜15g	炙龟板15g	炙鳖甲15g	石斛15g

嘱本方隔日服 1 剂，连续服用 2 个月。

七诊：2007 年 3 月 21 日诊。患者经补中益气升提，滋肾育阴养肝法治疗 8 月有余，现已面色红润，肢体活动基本正常，双眼睑已无明显下垂，双眼球活动及眼裂大小等同，复视现象消失，饮食、睡眠及二便均告正常。嘱以六诊方每周服 2 剂，每天早晨服补中益气丸，晚服杞菊地黄丸，以善其后。

按语： 本例重症肌无力系轻度全身型，叠经补脾益肾法治疗近 1 年，获得显著疗效。患者因病休学一年，经治后已于 2007 年 9 月复学，并恢复正常学习、生活及工作，随访8年未见复发。本病属中医"痿证""虚劳""睑疲""睑废""睢目"等范畴，西医用抗胆碱酯酶药物（如溴吡斯的明、他克莫司等）治疗，效果不尽人意。本病累及多肌群，晚期常可出现重症肌无力危象，甚至死亡。中医辨证多从中气虚弱、肾精不足；脾肾亏损、气阴两虚；摄纳无权、痰浊阻肺；大气下陷、阴阳俱衰等论治。根据病程和证候要素特征，其主方分别为补中益气汤、杞菊地黄汤、龟鹿二仙胶、黄芪生脉饮、真武汤、涤痰汤之类，其晚期出现危象者当益气固脱，回阳救逆，用回阳救逆汤合升陷汤加味治之。本病治疗宜遵照脏腑辨证方法，多从补脾益肾论治。组方中重用黄芪30~120g，配炒枳实30g，以增强益气举陷之力。升麻、柴胡提升中气，与黄芪、枳实配伍可相得益彰。制马钱子用0.5~1g能振颓起废，对促进肌力恢复可有神功。

颤证（帕金森病）

患者袁某某，男，68岁，新疆石河子市公安分局退休干警。

初诊：2008年5月7日。患者于5年前因肢体震颤，下肢无力，诊断为"帕金森病"，服用左旋多巴制剂治疗，震颤等症状明显改善，并能生活自理。近2月来，病情反复，逐渐加重，遂就诊中医。刻诊：四肢震颤，头部前倾，躯干俯屈，肢体麻木，行动迟缓，步履艰难，头晕耳鸣，腰膝酸软，失眠多梦，便干尿黄，生活难以自理，舌质黯红，舌下脉络迂曲，苔薄黄少津，脉弦细尺弱。西医诊断：帕金森病。中医诊断：颤证。辨证：肝肾阴虚，肝风内动。治法：滋补肝肾，育阴息风，舒筋止颤。方剂：镇肝息风汤合大定风珠化裁。处方：

怀牛膝15g	炙龟板15g	炙鳖甲15g	天冬15g
生龙骨30g	生地黄15g	生白芍15g	茯苓15g
五味子10g	宣木瓜15g	豨莶草15g	地龙12g
火麻仁30g	阿胶珠12g	鸡子黄2枚	甘草10g

用法：上药16味，取饮片，除阿胶、鸡子黄外，先将龟板、鳖甲、龙骨加水先煎，再入余药，煎汤成，去渣，入阿胶烊化，再入鸡子黄微火上搅和，分3次服用。14剂，每日1剂。

二诊：2008年5月23日。服药无不适，肢体震颤好转，四肢麻木减轻，二便较前通畅。守上方治疗，再进14剂，服用方法不变。

三诊：2008年6月6日。震颤频度减少，行步艰难有所改善，脉舌如故，治守原法进步。处方：

当归 15g	鸡血藤 30g	丹参 15g	川牛膝 15g
天冬 15g	炙龟板 15g	白芍 15g	炙鳖甲 15g
熟地 15g	生龙骨 30g	全蝎 6g	宣木瓜 15g
阿胶 12g	鸡子黄 2 枚	地龙 12g	豨莶草 15g

服用方法同上，16 剂，每日 1 剂。

四诊：2008 年 6 月 23 日。增用养血活血通络之品以来，四肢颤动显著改善，麻木锐减，尚可提步行走，睡眠欠安，梦多纷纭，舌黯转淡，苔薄有津，脉仍弦细，尺部沉弱，已现起色。于三诊方加炒枣仁 30g、珍珠母 30g，以养肝益心，镇静安神。余药不变，继投 16 剂，服用方法如前。

五诊：2008 年 7 月 11 日。病情稳定，诸症向安，睡眠好转，做梦减少，肌肉颤动已不明显，麻木几除，头部前倾改善，饮食及二便正常，日常生活可以自理。遂以下列方药为散剂常服之，以资善后。处方：

炙龟板 300g	炙鳖甲 300g	生地黄 200g	天冬 200g
全当归 200g	紫丹参 200g	鸡血藤 200g	地龙 200g
生龙骨 300g	宣木瓜 200g	炒白芍 200g	全蝎 150g
炒枣仁 200g	炙甘草 150g		

上药 14 味，共为细末，和匀，每用 15g 以温开水冲服，一日 2 次。本散剂可服近百日，继续服用，再随证调方。

2008 年年底随访，病情基本稳定，未用其他任何中西药。

按语： 帕金森病（PD）是较为常见的神经系统变性疾病，老年人多发，我国 65 岁以上人群 PD 的患病率大约为 1.7%。本病最主要的病理改变是中脑黑质多巴胺（DA）能神经元变性坏死，由此引起纹状体 DA 含量显著减少而致病。这一病理改变的原因尚未清楚，遗传、环境、年龄老化、氧化应激等均可参与 PD 多巴胺能神经元的变性及坏死过程。本病起病多隐匿，临床主要表现为静止性震颤、运动迟缓、肌肉强直和姿势步态障碍。PD 诊断主要依靠病史、症状及体征，若脑脊液、头颅 CT、MRI 结果无异常，对左旋多巴胺制剂治疗有效，则更能支持诊断。

帕金森病属中医学"颤证"范畴，根据临床表现特点，多责之于肝肾亏虚，阳亢化风，阴虚风动，血虚生风诸证，治疗大法为滋补、息风、止颤。本案辨为肝肾阴虚，肝风内动，治以滋补肝肾，育阴息风，舒筋止颤。用镇肝息风汤（《医学衷中参西录》）合大定风珠（《温病条辨》）化裁，处方中除滋补潜镇之品以外，配当归、丹参、鸡血藤养血活血，以"治风先治血，血行风自灭"；伍木瓜、豨莶草舒筋活络，和胃除湿。《本草图经》载：豨莶草"治肝肾风气，四肢麻痹，腰膝无力"；增地龙、全蝎息风止痉，通络除颤。方中鸡子黄味甘入脾，补益中焦，上通心气，下达肾气，合阿胶填阴以息内风。患者服汤剂两个月，后以散剂巩固，徐徐收功。本病患者多年迈体弱，震颤日久，脏腑亏损，气血失调，每多速效难求，故应精准辨治，有方有守，坚持缓图，方可获益良效。

神思病、郁证（抑郁症）

患者方某某，男，21岁，石河子大学医学院临床医学系学生。

初诊：2010年5月7日，由班主任陪同代诉病情。患者系大三学生，在校与低年级女友恋爱半年余，后因女方弃之，不欢而散。始则心情郁闷，学习成绩下降，入夜不得寐，稍寐则噩梦纷纭。继则头晕健忘，幻听幻觉，忧心忡忡，不能坚持上课。问之口干苦而粘，饮食少思，胸闷胁胀，自觉痰多，不易咯出，大便干结，三日一行，小便黄赤短少。舌质红苔黄腻，脉象弦滑。近来诸证加重，曾服多种西药，收效欠佳。西医诊断：抑郁症。中医诊断：神思病、郁证。辨证：肝气郁结，痰热内扰，心神不安。治法：疏肝解郁，清热化痰，镇静安神。方剂：黄连温胆汤化裁。处方：

姜半夏10g	陈皮12g	云茯苓15g	竹茹10g
炒枳实15g	胆星10g	炒栀子10g	丹皮10g
石菖蒲12g	郁金15g	炙甘草10g	黄连9g
莲子心15g	生大黄12g（后下）		

7剂，每日1剂，水煎服。

二诊：2010年5月14日。上方进7剂后，自诉精神好转，大便通畅，痰量减少，夜寐较前安和，仍感心烦郁闷，幻听幻觉，思想不集中，服药有效，上方继进14剂，服法同前。

三诊：2010年5月28日。患者服上方3周，病情逐渐向安，经班级主任、学生家长和医者共同关心疏导，精神明显好转，饮食及二便正常，胸闷及咯痰锐减，入寐转安，仍有噩梦，时现胁胀太息，舌质稍红，苔微腻略黄，脉弦稍数，治守原法进步。处方：

炒柴胡10g	香附10g	炒白芍12g	陈皮10g

姜半夏 10g	茯苓 15g	炙甘草 6g	竹茹 6g
炒枳壳 10g	远志 10g	广郁金 10g	黄连 6g
石菖蒲 10g	胆星 6g	生龙牡各 30g	

21 剂，每日 1 剂，水煎服。

四诊：2010 年 6 月 18 日。今日患者及其父母同来诊室告之，心烦除，头晕止，夜寐安，幻听幻觉若失，并能坚持学习，认为中医药治疗抑郁症效果好。嘱患者如有不适，则及时来诊。

按语： 抑郁症属中医学"神思病、郁证"范畴，多因精神刺激，情志不遂所致，近年来发病率逐渐增加，本病以肝气郁结，痰火扰心之证最为常见，中医治疗颇具独到之处，且疗效稳定。

李东垣云："胆者，少阳春生之气……故胆气春生则余脏从之。"《素问·六节脏象论》云："凡十一脏，取决于胆也。"患者系医学院学生，本应好好读书，但因恋爱不顺，致精神抑郁不解，伤及少阳温和之气，胆失中正决断，疏泄条达不畅，胆虚气郁，生痰化火，痰热内蕴，扰动心神，变化多端而致诸证丛生。本例治以舒肝和胆，化痰清热，清心安神，以黄连温胆汤为主方加味，后配用柴胡疏肝散合治，遂获良效。此方药味平和，能使痰除热清，春生之气恢复，则神自安矣。

神思病、癫病（焦虑症）

患者吴某某，女，55 岁，新疆沙湾县尚户地乡农民。

初诊：2012 年 10 月 6 日。因反复发作焦虑、恐惧、失眠、心悸、汗出年余，曾在多家医院诊治，经各项检查，包括心电图、脑电图、心脏彩超、腹部 B 超、脑 CT 及脑 MRI、纤维胃肠镜及大生化等，均未发现明显异常。后经某医院心理科诊为"焦虑症—中度发作"，经用阿普唑仑、奥氮平、黛力新、氢溴酸西酞普兰片（喜普妙）等治疗，病情时有缓解，但惊恐、汗出未能控制，时因家务琐事喃喃自语，甚则躁动不安。刻诊：神志清楚，悲观疑虑，心悸易惊，稍因紧张或劳累则汗出淋漓，神疲，纳差，夜卧不安，舌质偏红，苔微黄腻，脉沉细而滑。西医诊断：焦虑症。中医诊断：神思病，癫病。乃因思虑太过，伤及心脾，更因精神刺激，郁怒伤肝，肝气不舒，气郁痰结，心神失养。治当疏肝解郁，清热化痰，养心安神。方用柴胡疏肝散、黄连温胆汤及百合地黄汤加减。处方：

炒柴胡 12g	制香附 12g	炒白芍 15g	黄连 9g
姜半夏 10g	广陈皮 10g	云茯苓 15g	竹茹 6g
炒枳实 15g	石菖蒲 10g	广郁金 15g	百合 30g
生地黄 15g	炒枣仁 30g	合欢皮 15g	萱草 30g
浮小麦 30g	青礞石（先煎）20g		

14 剂，每日 1 剂，水煎服。

二诊：2012 年 10 月 22 日。患者服上方 14 剂，情绪转安，饮食及睡眠好转，汗出亦告减少，原方不变，再进 14 剂。

三诊：2012 年 11 月 10 日。服药已 28 剂，期间配合心理疏导，患者心情较前开朗，诸症均为向安，并能与家人主动谈话交流。原方去香附、白芍，加磁石、龟板，以增滋肾益阴兼平肝镇静之功。嘱本方坚持服用 2 个月，以冀病情稳定。

四诊：2013 年 1 月 18 日。患者面露笑容来诊，其家属诉说近 2 月来病情一直安好，未见焦虑发作，饮食、睡眠及二便正常，料理家务一如既往。宗《素问·移精变气论》之精神，仿灵异药治疗神思病方法化裁，补心体，疏肝用，冀收移精变气之功，可望巩固疗效。处方：

生晒参 15g	茯神 15g	炙龟板 15g	石菖蒲 10g
醋柴胡 10g	合欢花 10g	鬼箭羽 15g	磁石（先煎）15g
忘忧草 30g	炙甘草 10g	浮小麦 30g	大枣 10g
金戒指（入煎）	煅龙齿（先煎）30g		

嘱本方每周服 2 剂，坚持服用。

2014 年岁末，随访神志如常，已能从事劳作及料理家务。

按语：癫、狂、痫、郁证、百合病、脏躁等皆属精神异常，思维障碍，行为紊乱之疾病。本例属神思病之癫证，根据中医文献记载，癫狂常并称，《证治要诀》云："癫狂由七情所郁"，其病因病机以阴阳失调，七情内伤，痰气上扰，气血凝滞为主要因素。临床所见，癫证多因忧思恚怒，所欲不遂，伤及心脾，气郁痰迷，扰乱心神。狂证多因恼怒惊恐，肝胆火郁，痰火上扰，神失所主，心窍被蒙。两者在病因病机及证候上虽有一定差异，但有时尚难截然分开。癫证日久，痰郁化火可呈现狂证，狂病既久，心血暗耗，痰火渐戢而转化为癫证。《难经·五十九难》云："重阳者狂，重阴者癫"。临床应根据病机及病证变化，权衡虚实，辨析处理。癫证多以解郁、化痰、养心为主；狂证则多以泻火、涤痰、开窍为法。本例初用柴胡疏肝散、黄连温胆汤及百合地黄汤加减，方中柴胡、香附、郁金、白芍疏肝解郁，柔肝敛阴；黄连、半夏、茯苓、陈皮、枳实、竹茹、菖蒲清热化痰，健胃和中；百合、生地滋阴清热，主治神志恍惚；枣仁、合欢花、浮小麦安神解郁，养心止汗；礞石坠痰下气，平肝镇惊；萱草（又名忘忧草、黄花菜）解郁忘忧，安神除烦。三诊时，因其肝郁得疏，病情好转，故去香附、白芍加龟板、磁石，以增滋肾镇静之功。后以移精变气法，转移病人的精神，改变其气血紊乱的病理状态，达到治愈疾病之目的，并仿灵异药治疗神思病[1]方药化裁，以资巩固疗效。方中配以灵性药人参、磁石、茯神、金箔（金戒指入煎），遗形药龙齿，怪异药鬼箭羽，有情药龟板，合甘麦大枣汤，增柴胡、合欢花、石菖蒲、忘忧草，共奏移精变气，解郁安神之功效。

参考文献

[1] 戴坚文选，香港凤凰出版社，2010：219～221

神思病、痫证（癫痫）

患者：阿里亚某某，女，33岁，维吾尔族，新疆沙湾县某宾馆负责人。

初诊：2012年4月25日。患者于15年前，曾经在乌鲁木齐某三甲医院神经内科确诊为癫痫，经用苯妥英钠片等药物治疗，病情尚可控制，但仍偶有发作。近期因工作操劳并与同事不睦，致发病频繁，改用丙戊酸钠缓释片控制仍不理想，遂由他人介绍来我院就诊中医。刻下：近两周来，每天发作1～2次，发作时躯体强直，四肢抽搐，口吐白沫，间有叫声，每次发作约2～3分钟后苏醒，多伴有尿失禁，饮食及大便正常，睡眠欠安，时从噩梦中惊醒。舌质淡黯，边有瘀斑，苔稍黄腻，脉象弦滑。脑电图检查：加作蝶骨电极描记示中度异常放电。西医诊断：癫痫。中医诊断：神思病、痫证。辨证：肝风内动，痰瘀阻脑，蒙蔽清窍。治法：平肝息风，涤痰化瘀，开窍定痫。方剂：息风化痰定痫汤（自拟）化裁。处方：

天麻12g	石菖蒲12g	姜半夏10g	胆星6g
僵蚕10g	炒枳实15g	生白矾3g	郁金12g
地龙10g	生龙骨30g	云茯苓15g	陈皮10g
蜈蚣2条	川黄连6g	炙甘草10g	竹茹6g

14剂，每日1剂，水煎服。

二诊：2012年5月9日。服上方2剂后强直抽搐发作2次，口吐白沫减少，未发叫声，约 2 分钟后苏醒，近 10 天病情明显好转，未再发作，睡眠转安，服药无不适，脉舌如故，治守上方不变，继进 16 剂，服法同前。

三诊：2012 年 5 月 25 日。患者近 1 月来，未见全面性及部分性发作，精神状态正常，体力恢复较好，饮食及二便正常，睡眠尚安，间有多梦，舌质淡红，仍有瘀斑，苔薄略腻，脉象小弦微滑。治守前法加减，以增疏肝健脾化痰之力。处方：

炒柴胡 10g	香附 12g	石菖蒲 12g	郁金 15g
潞党参 30g	白术 12g	云茯苓 15g	苡仁 30g
生白矾 3g	胆星 6g	姜半夏 10g	陈皮 10g
炙远志 12g	僵蚕 12g	炙甘草 10g	竹茹 6g

14 剂，水煎服，每日 1 剂。

四诊：2012 年 6 月 8 日。患者服中药已有一个半月，未用任何抗癫痫西药，病情稳定，面色较前红润，强直及抽搐未发，精神及体力进一步好转，已能正常上班工作，服药至今未见胃肠道不良反应。予三诊方再投 16 剂，服法不变。

五诊：2012 年 6 月 25 日。患者病情继续稳定，正常上班，如同常人。今日复查脑电地形图，加作蝶骨电极描记，提示未发现异常放电。嘱以坚持服用颗粒冲剂，以资巩固。处方：

天麻 10g	石菖蒲 10g	制香附 10g	郁金 10g
党参 15g	紫丹参 15g	山萸肉 10g	山药 15g
茯苓 10g	姜半夏 10g	醋柴胡 10g	木瓜 10g
僵蚕 10g	胆南星 5g	淡竹茹 5g	

颗粒冲剂，每剂用开水冲调后分早晚各 1 次温服。每日 1 剂，或隔日服 1 剂，坚持经常服用。

随访：患者以上方颗粒冲剂，坚持服用 2 年，其间数次随症加减更方，并逐渐停药，随访至今未再发作。

按语：癫痫是一种发作性的神志异常疾病。现代医学认为，这是一种因大脑神经元突发性异常放电导致的短暂性大脑功能障碍。根据异常放电的起始部位和传递方式不同，临床分为全面性发作、部分性发作及不能分类性发作。本病多由遗传因素、颅脑疾患（含脑外伤）及其他全身性或系统性疾病所致。近年来，随着抗癫痫药物（AEDS）治疗的进步，新型 AEDS 问世为癫痫治疗提供了更为有利的条件。长期追踪结果显示，经规范的西药治疗，仍有 25～35% 的患者不能完全控制发作，故中医药治疗具有非常广阔的应用空间。

西医所称癫痫，属中医"痫证"，亦名"癫痫"或"羊痫风"。其特征为发作性精神恍惚，甚则突然仆倒，昏不知人，口吐涎沫，两目上视，四肢抽搐，或口中如做猪羊叫声，移时苏醒。本病的发生，多因七情失调，遗传因素，脑部外伤，饮食不节，劳累过度，或患它病之后，遂致脏腑失调，痰瘀阻滞，气机逆乱，风阳内动，其中痰邪作祟尤为主要。痫证早期多表现为风痰闭阻之候，继则常可出现痰火内盛，后期正气渐弱、心肾亏虚。本病的治疗，应掌握标本缓急。发作期治标，以平肝息风、豁痰化瘀、镇痉通络、清肝泻火、开窍定痫等法为治。病情骤急，可先予针刺人中等穴位，促其苏醒，再投汤剂。缓解期当以固本为主，兼用平肝化痰、清热通络、宁心安神诸法以标本兼施。该病的生活调理至为重要，当劳逸结合，避免精神刺激。据文献记载，羊肉、狗肉及酒类等燥热之品，常易诱发本病，故当属禁忌之列。本案病发，由肝风内动、痰瘀阻脑、蒙蔽清窍所致，方用自拟息风化痰定痫汤治之。本方由定痫丸（《医学心悟》）、黄连温胆汤（《千金方》）、白金丸（《医考方》卷五引《本事方》）三方化裁而成，方中天麻、龙骨平抑肝阳，息风止痉；菖蒲、枳实、胆星、半夏、陈皮、茯苓、竹茹开窍利气，化痰和胃；白矾、郁金善化顽痰，开郁散结；黄连、甘草清心泻火，和中缓急；僵蚕、地龙、蜈蚣息风化痰，通络止痉。诸药相伍，共奏息风止痉，化痰散结，镇静通络之功。三诊时病情明显改善，配柴胡、香附、党参、白术、薏苡仁、远志以增强疏肝解郁，健脾化痰之力。五诊治守原法，合党参、丹参、山萸肉、山药、木瓜之属，以期固本善后。

第七辑　气血津液疾病

血浊（高脂血症）

患者孙某，男，48 岁，新疆生产建设兵团第 8 师 146 团机关干部。

初诊：2006 年 7 月 20 日。患者于 2 年来自感胸闷憋气，头昏头痛，晨起呕恶痰涎，口干口苦，下肢困重，大便黏滞不爽，经常便秘。曾多次检查血脂数项，均高于正常值，服血脂康及他汀类药物疗效不显。自诉平时尚能控制饮食，亦无烟酒等不良嗜好，但有氧运动较差，家族史中有多人患高脂血症、高血压病及糖尿病。刻诊：血压、心率及心律正常，腹部脂肪较多，双下肢略浮肿。舌质黯红，舌苔黄腻，脉弦滑数。血脂检查报告：甘油三酯 8.75mmol/L，总胆固醇 6.82mmol/L，低密度脂蛋白 4.51mmol/L，高密度脂蛋白 0.84mmol/L。腹部 B 超示：中、重度脂肪肝。西医诊断：高脂血症。中医诊断：血浊。辨证：痰热瘀阻。治以化痰活血，泄热通腑，升清降浊。方用小陷胸汤、升降散合二黄祛脂汤治之。处方：

全瓜蒌 15g	川黄连 6g	制半夏 10g	炙僵蚕 10g
净蝉衣 6g	熟大黄 15g	片姜黄 10g	粉葛根 15g
紫丹参 15g	京赤芍 10g	绞股蓝 15g	青荷叶 6g
福泽泻 12g	生甘草 10g	虎杖 10g	

16 剂，水煎服，每日 1 剂。

二诊：2006 年 8 月 6 日。服上方后诸症告减，大便顺畅，每日 1~2 次，双下肢已不浮肿，自感肢体活动较前轻松，脉舌如故。效不更方，予原方继进 16 剂，服法同前。

三诊：2006 年 8 月 24 日。服药已逾 1 月，胸闷憋气若失，头昏头痛及晨起呕恶锐减，下肢困重明显缓解，黄腻苔已除大半，脉象弦滑。原方去半夏、黄连，增蚕沙 10g、木瓜 15g，继服 16 剂，服法如前。

四诊：2006 年 9 月 10 日。患者坚持服药 48 剂，控制饮食，加强锻炼，胸闷憋气已除，头昏头痛锐减，口干口苦若失，下肢已不困重，大小便亦已正常，体重减 3kg。舌质偏红，舌苔薄黄，脉象弦滑。化验检查：肝肾功能正常；甘油三酯 4.80mmol/L，总胆固醇 5.76mmol/L，低密度脂蛋白 4.02mmol/L，高密度脂蛋白 1.01mmol/L。腹部 B 超示：轻、中度脂肪肝。嘱患者保持合理膳食，加强有氧运动，并坚持服用二黄祛脂颗粒剂或汤剂，每日 1 剂，冲服或水煎服。

片姜黄 10g	熟大黄 10g	粉葛根 10g	紫丹参 10g
京赤芍 10g	绞股蓝 15g	青荷叶 6g	福泽泻 10g
虎杖 10g	甘草 6g		

2006 年底随访，患者诸症基本缓解，复查血脂各项指标均属正常，B 超检查脂肪肝告失。

按语： 高脂血症属中医"血浊"范畴。血浊之形成，其病机之关键在于脾胃气机升降失常，遂致清阳不升，浊阴不降，痰浊内生，因痰致瘀，痰瘀互结，日久则郁而化热。痰、瘀、热相互影响，互为因果，凝成一器，阻碍人体气血运行，则诸病由生。清代医家叶天士《临证指南医案·脾胃》载："脾宜升则健，胃宜降则和。"脾胃为气机升降之枢纽，若因饮食不节，素嗜膏粱，劳逸失当，伤及脾胃；或思虑过度，宗气过耗，心脾两伤；或忧思恚怒，肝气郁结，横逆犯脾；或年迈体弱，先天不足，房劳过度等致肾气亏虚，脾胃功能受阻。凡此皆可使升清降浊功能失司，清浊不分，浊随清而入营，即成血浊。

本例血浊之疾，辨证为痰热瘀阻，治以化痰活血，泄热通腑，升清降浊。以小陷胸汤、升降散、二黄祛脂汤 3 方合用，服药长达一个半月，期间调节饮食，加强锻炼，遂使诸症悉解，脉舌亦见好转，血脂常规及 B 超检查均告疗效显著。后以二黄祛脂颗粒剂巩固治疗 3 月余，复查血清大生化，未见任何指标异常。

小陷胸汤（《伤寒论》），由瓜蒌实、黄连、半夏组成。功能清热化痰，宽胸散结。方中以瓜蒌为君，清热化痰，通胸膈之痹；黄连为臣，泄热降火，除心下之痞；半夏降逆和胃，与黄连合用，辛开苦降，得瓜蒌实，则清热涤痰之功更加显著。药仅三味，配伍精当，诚乃治痰热互结之良剂。

升降散见于清代杨栗山《伤寒瘟疫条辨》卷四，鉴于伤寒、瘟疫易于混淆，杨氏遂撷各家之长，根据"轻者清之，重者泄之"的原则，创制了升降散。本方构思巧妙，制方严谨，药少力专，如蒙辨证精确，灵活运用，确有桴鼓之效。已故著名中医学家蒲辅周、赵绍琴对此方极为赞赏，国医大师路志正临床活用此方多有建树。方中以僵蚕为君，轻浮而升，能除湿胜风，清热解郁；蝉衣为臣，味甘性寒，可清热解表，其味辛苦，宣毒透疹。二药清轻，升阳中之清阳；姜黄为佐，气味辛苦，行气解郁，祛邪避秽；大黄为使，味苦性寒，泻火解毒，通腑逐瘀，推陈致新。二黄气泻，能降阴中之浊阴。药虽四味，而升清降浊，轻重二法尽在其中。

据临床报道，本方辨证加减可治非典型肺炎（合三仁汤或麻杏石甘汤）、病毒性腮腺炎、重症肺炎、慢性荨麻疹、紫癜性肾炎及顽固性失眠等，均获佳效。

二黄祛脂颗粒剂，为笔者自拟经验方。方从升降散化裁，结合现代研究所见，由10味药组成。方中姜黄、大黄行气解郁，通腑化瘀，推陈致新；丹参、赤芍、虎杖养血活血，清热解毒，利胆退黄；葛根、荷叶、泽泻升清降浊，调节血脂；绞股蓝益气健脾，清热化痰；甘草和中解毒，善调诸药。本方集行气解郁，通腑化瘀，清热解毒，养血活血，益气健脾，升清降浊于一炉，共奏调节血脂，改善血浊之功。

（本案为传承工作室及师承弟子讲稿，2017年3月）

消渴（Ⅱ型糖尿病）

患者王某某，男，56岁，新疆石河子第十中学教师。

初诊：2012年8月7日。患者确诊为Ⅱ型糖尿病已10年，多年来先后服二甲双胍及拜糖平（阿卡波糖片），尚可使血糖稳定在正常范围内。近因异地出差，途中劳累，复感暑湿，自觉低热，口干加重，体力不支。查空腹血糖11.50mmol/L，餐后2小时血糖18.66mmol/L，尿糖（＋＋＋＋），西医建议用胰岛素治疗，患者认为无糖尿病家族史，并考虑到胰岛素药物有依赖性，遂就诊中医。刻诊：神疲乏力，形瘦色瘁，虚汗自出，胸闷不舒，口干欲饮，尿频量多，尿有甜味。舌质偏红，舌下静脉曲张，舌苔薄白少津，脉沉细涩。西医诊断：Ⅱ型糖尿病。中医诊断：消渴病。辨证：气阴两虚，肾气不固。治以益气养阴，滋补肾精，兼以活血通络。方用三才玉液汤（自拟方）加减。处方：

太子参30g	天冬15g	生地15g	黄芪30g
怀山药30g	知母12g	葛根15g	石斛15g
天花粉15g	丹参15g	枸杞10g	玉竹15g
山萸肉15g	地龙10g		

14剂，水煎服3次，每日1剂。

兼服消渴丸5粒，每日3次服。因感受暑湿之邪，并服藿香正气丸3~5天。

二诊：2012年8月22日。服上药无不良反应，乏力好转，汗出减少，口渴尿频等症状明显改善。空腹血糖7.88mmol/L，餐后2小时血糖15.34mmol/L，尿糖（＋＋）。继守上方，再进14剂，仍兼服消渴丸5粒，每日3次，餐前服。

三诊：2012 年 9 月 6 日。诸症告安，精神好转，饮食正常，坚持适量运动，体重增加 1kg。空腹血糖 6.82mmol/L，餐后 2 小时血糖 13.50mmol/L，尿糖转为阴性。嘱暂停服用消渴丸，观察中药汤剂对改善症状和控制血糖的疗效。处方：

太子参30g	天门冬15g	生地15g	五味子10g
生黄芪15g	怀山药15g	知母10g	天花粉15g
山萸肉15g	枸杞子15g	葛根15g	赤芍药10g
紫丹参15g	干地龙10g		

16 剂，水煎服 3 次，每日 1 剂。

四诊：2012 年 9 月 23 日。服上方 16 剂后，诸症若失，体重增加 2kg，复查空腹血糖及餐后 2 小时血糖均恢复至正常范围，舌质淡红，舌苔薄白，舌下静脉曲张改善，脉象细缓。嘱以三才玉液汤改为颗粒冲剂，2 剂服 3 天，以期巩固疗效，期间如自测血糖偏高，除注意饮食外加服消渴丸，每服 2～5 粒，每日 3 次餐前服。

半年后随访，形体消瘦好转，体重增加 3kg，无明显口干欲饮，二便正常，自测血糖均在参考值范围内，偶见略高。

按语： 糖尿病属中医学"消渴"范畴，历来辨证为上、中、下三消。《素问·奇病论》曰："消渴者必数食甘美而多肥也，肥者令人内热，甘者令人中满，故其气上溢，转为消渴。"中医认为饮食不节、情志失调、劳欲过度是消渴病的主要病因，发病机理皆与阴虚燥热、肺胃脾肾受损密切相关，后期可致瘀血阻络，引起多种并发症，如疖痈、麻木、痹痿、耳聋、失明等。消渴病多分为 3 种证型，即阴虚燥热、胃热炽盛、气阴两虚，但三者皆有隐匿或明显的血瘀表现。现代医学认为，本病是由遗传、饮食及环境因素引起的代谢性内分泌疾病，是因胰岛素绝对或相对缺乏，以高血糖为主要特征的终生性疾病。笔者认为，本病中医治疗的优势主要在于改善症状，稳定疗效和处理并发症，对Ⅱ型糖尿病轻、中度者，辨证用药精确，实可收到显著疗效。临床所见，凡气阴两虚挟瘀者约占 50% 左右，阴虚或气阴两虚是本，燥热、湿热、血瘀为标，总体治疗应标本兼施。

本例消渴病辨为气阴两虚，肾气不固，治以益气养阴，滋补肾精，兼以活血通络。方以自拟方三才玉液汤加减，并适当配用滋肾养阴、益气生津之消渴丸（广州白云山中一药业有限公司生产），此药为国内十大名牌中成药，每 10 丸含格列本脲 2.5mg，性能稳定，疗效确切。一般每次服 5～10 丸，每日 2～3 次，其用量可根据血糖变化，自行掌握或遵医嘱。三才玉液汤是笔者经验方，方中太子参、天冬、生地为三才，益气养阴，清热生津；配以《医学衷中参西录》之玉液汤去其生鸡内金。用山药补脾固肾以治尿频，润肺生津而止渴。黄芪升阳益气，以助脾升，复其散精达肺。知母、天花粉滋阴润燥，生津止渴。葛根升发清阳，输注津液，以溉五脏。五味子敛阴生津，固肾涩精；增山萸肉、枸杞子滋补肝肾，益精降糖；复以丹参、赤芍、地龙养血活血，化瘀通络。本方共奏益气养阴，清热生津，补肾固精，化瘀通络之功。临床辨证遣药，每多获益良效。

（本案为传承工作室及师承弟子讲稿，2015 年 5 月）

消渴（中枢性尿崩症）

患者钱某某，男，45 岁，新疆乌苏县某厂负责人。

初诊：2012 年 4 月 2 日。患者于 3 月前因多饮多尿曾在乌鲁木齐某三甲医院住院治疗，确诊为中枢性尿崩症，服醋酸去氨加压素片（0.1mg/片），每服 1 片，2 次/日。后因症状改善不理想，改为每日早、中、晚各服 1 片，病情尚可稳定。近两周来，口渴严重，饮水增多，尿液频多，遂停西药而就诊中医。刻诊：面色憔悴，神倦乏力，形体消瘦，腰膝酸冷，烦渴引饮，欲饮凉水，日饮水量多达 6000ml 以上，尿量随饮水量增多而增加，白天尿频达 10 余次，夜晚 6~8次，难以入眠，小便量多于饮水量，近来体重已减 2.5kg。舌质红，苔白腻，脉细滑数。西医诊断：中枢性尿崩症。中医诊断：消渴（上消、下消）。辨证：禀赋不足，肺胃热盛，耗伤津液，肾阳虚衰，固摄失司。治法：清泄肺胃，生津止渴，温补肾元，固摄缩尿。方剂：白虎加人参汤、增液汤、龟鹿二仙胶、桑螵蛸散化裁。处方：

生石膏 90g	知母 15g	炙甘草 15g	粳米 30g
西洋参 15g	麦冬 15g	五味子 15g	生地 30g
炙龟板 15g	玄参 30g	鹿角霜 15g	石斛 15g
淫羊藿 15g	龙骨 30g	桑螵蛸 15g	乌梅 15g
益智仁 15g	山药 30g		

14 剂，水煎服，每日 1 剂。

二诊：2012 年 4 月 16 日。仍烦渴多饮，口干咽燥，日进水量约 5000ml，日尿量约 6000ml，腰膝酸冷，下肢乏力，苔白微腻，脉仍滑数。治守上方加熟附子15g（先煎 2 小时）、黄连9g，以增强振奋命门之火、引火归元、清热燥湿之功，可望改善渴饮并减少尿量。10 剂，服法同前。

三诊：2012 年 4 月 27 日。服上药 10 剂后，多饮多尿症状已有明显改善，日进水量约 3000ml，日尿量约 4000ml，口干咽燥略减，腰膝转温，脉舌如故，更方如下，其中，熟附子先煎 2 小时。处方：

生石膏 120g	知母 30g	炙甘草 15g	粳米 30g
西洋参 30g	麦冬 15g	五味子 15g	生地 30g
炙龟板 30g	玄参 30g	鹿角霜 15g	石斛 15g
熟附子 15g	黄连 10g	桑螵蛸 15g	乌梅 15g
益智仁 15g	山药 30g		

14 剂，水煎服，每日 1 剂。

四诊：2012 年 5 月 11 日。服上药 14 剂无不良反应，每日饮水量约 2000ml，尿量约 3000ml，白天及夜晚排尿次数明显减少，病情已见明显好转，上方继投 16 剂，以观后效。

五诊：2012 年 5 月 28 日。近日渴饮及排尿大减，饮水量约 1500～2000ml，尿量约 2000～2500ml，进食增加，无腰膝酸冷、乏力，苔白少津，脉象细数。上方去熟附子，生石膏减至 60g，西洋参改为 15g，黄连为 6g，余药及剂量不变，嘱服 30 剂，可望症除病痊。

六诊：2012 年 6 月 27 日。服药无不适，诸症悉退，饮水量约 1800ml，尿量约 1500ml，尿比重为 1.010，尿渗透压 320mosm/kg·H_2O，体重增加 3kg，患者精神好转，无腰酸乏力等不适。嘱常服金匮肾气丸、生脉饮口服液，以善其后。

2012 年年底随访，患者无烦渴多饮、尿频尿多等症状，复查尿比重及尿渗透压均属正常范围，病乃告愈。

按语： 尿崩症是因下丘脑——神经垂体病变引起精氨酸加压素、又称抗利尿激素不同程度的缺乏，或由于多种病变引起肾脏对加压素敏感性缺陷，导致肾小管重吸收水功能障碍的一组临床综合征。前者为中枢性尿崩症，后者为肾性尿崩症，其临床特点为烦渴多饮、尿频多尿、低比重尿及低渗尿。本病常见于青壮年，男女之比为 2∶1，遗传性肾性尿崩症多见于儿童。临床应与精神性烦渴、糖尿病及慢性肾病所引起的多尿、口渴等症进行鉴别。现代医学多治以替代疗法，如加压素水剂、粉剂尿崩停、赖氨酸加压素喷雾剂、鞣酸加压素注射液、氯磺丙脲、氢氯噻嗪等，但多有副作用，停药后易复发。

尿崩症属中医学"消渴""消瘅"等范畴，具体为上消和下消。本病在《内经》中早有记载，散见于约十四篇之中，如《素问·气厥论》载："肺消者，饮一溲二""大肠移热于胃，善食而瘦。"《素问·通评虚实论》曰："消瘅……脉实大，病久可治；脉悬小坚，病久不可治。"《金匮要略》以消渴作为篇名，认为胃热肾虚是导致本病的主要病机，首创白虎加人参汤、肾气丸等治疗方剂，至今仍为临床医家所推崇。后世在《内经》《金匮要略》的基础上，对本病的病因病理、临床表现、并发症，特别是治疗，皆有所补充和发展。饮食不节、情志失调、房劳伤肾、禀赋不足或过食温燥药物等是消渴病发生的重要因素，而燥热津亏、肾虚失固是本病发生的基本病机。本例辨为肺胃热盛，津液耗伤，命火式微，固摄失司。治以清泄肺胃，生津止渴，温补肾元，固摄缩尿。方用白虎加人参汤（《金匮要略》）、增液汤（《温病条辨》）清热益气，生津止渴，以达"壮水之主，以制阳光"；用龟鹿二仙胶（《医方考》）、桑螵蛸散（《本草衍义》）益气壮阳，填阴补精，固脬缩溺，以期"益火之原，以消阴翳"。三四诊中，曾配以连附（熟附子、黄连）振奋命火，清热燥湿。笔者认为，治寒热虚实错杂之证，用纯寒纯热之剂皆非所宜，应宜综观合围，选方遣药，方能调燮阴阳，以平为期。六诊时病乃告愈，用金匮肾气丸及生脉饮口服液常服之，防其复发。

燥证（干燥综合征）

患者张某某，女，43 岁，新疆石河子市人，自由职业。

初诊：2011 年 3 月 14 日。患者于 2010 年 11 月无诱因出现口舌干燥，渴喜凉饮，两眼干涩，继则全身皮肤干燥，肢体不适。经口腔科、眼科检查示：抗核抗体 ANA 1：1260，抗 SS—A 抗体 1：76，抗 SS—B 抗体 1：8，类风湿因子阳性，血清免疫球蛋白 IgA 5.8 g/L、IgG 20.5 g/L、IgM 4.62g/L。眼科滤纸试验左眼 0.6mm、右眼 0.8mm，泪膜破裂时间双眼 12 秒，角膜荧光染色阴性。口腔检查唾液溶化率为 0.02ml/min。腮腺造影示：末端导管小球轻度扩张，排空不利。据临床及辅助检查，西医确诊为干燥综合征，用醋酸地塞米松片 3mg，每日一次服。服药 1 月半症状无明显改善，且口眼干燥加重，体重有增，不敢停减激素药，遂改求中医诊治。刻诊：面色略暗红，但无光泽，双目干涩，鼻咽干燥，口干欲饮，全身皮肤干涩，无汗倦怠，腰膝酸软，大便秘结，每 2～3 日一行，舌红苔少，脉象细涩。询问病史，患者于两年前指关节疼痛，时有轻度晨僵。中医诊断：燥证。肝肾阴亏，肺胃燥热。治以滋补肝肾，清热生津，养阴润燥。方用杞菊地黄汤、清胃散合沙参麦冬汤化裁。处方：

生地 30g	山萸肉 15g	乌梅 12g	枸杞 15g
菊花 10g	川黄连 9g	当归 15g	丹皮 10g
知母 12g	生石膏 30g	沙参 30g	麦冬 15g
玉竹 15g	怀山药 30g	甘草 10g	粳米 15g

本方服 14 剂，水煎服。嘱忌膏粱厚味及辛辣之品。

二诊：2011 年 3 月 30 日。患者服上方两周后，顿觉口咽干燥及两目干涩缓解，渴饮减轻，大便略畅，腰酸乏力及皮肤干燥如故，仍未见汗出。嘱口服地塞米松片递减，从即日起每天 1.5mg。治守原法进步，处方：

生地 30g	山萸肉 15g	怀山药 30g	知母 15g
菊花 10g	川黄连 6g	枸杞子 15g	玄参 15g
沙参 30g	女贞子 15g	生石膏 20g	玉竹 15g
麦冬 15g	火麻仁 30g	乌梅 12g	甘草 10g

16 剂，每日 1 剂，水煎服。

三诊：2011 年 4 月 20 日。服二诊方后，诸症均告减轻，皮肤干涩已现好转，腰酸乏力亦已向安，大便通畅，舌质稍红，苔面稍有津液，脉象细缓。效不更方，继投 20 剂。地塞米松减为每日服 0.75mg。

四诊：2011 年 5 月 18 日。患者服用滋补肝肾，清热生津，养阴润燥之方，业已 50 剂，经治时日已逾两月。症见面色淡红略润，两目干涩、口干咽燥及渴饮均告明显缓解，全身皮肤转润，活动后可见汗出极微，二便正常，舌质淡红，苔少有津，脉仍细缓。近感时现燥热心烦，夜寐欠安多梦，月事愆期量少。患者已进入不惑之年，肝经郁热自可萌生，乃于原法合疏理肝气，兼施清解郁热为治，可望两收其功。处方：

沙参 30g	生地 20g	麦冬 15g	知母 15g
玄参 15g	玉竹 15g	当归 15g	丹皮 10g
女贞子 15g	炒白芍 12g	炒柴胡 10g	炒栀子 10g
黑芝麻 30g	夜交藤 30g	莲子心 12g	郁李仁 30g

本方隔日服一剂，连续服 30 剂，于两月内服完。地塞米松片减为 0.375mg，服一个月遂停服。

五诊：2011 年 7 月 24 日。遵医嘱服完四诊方，无不良反应，燥证所致临床表现几近若失，经期正常，经水量有增，脉舌安和无恙。复查抗核抗体 ANA 1：980，抗 SS—A 抗体（＋／－），抗 SS—B 抗体（＋／－），抗核糖体 P 蛋白抗体（1＋），类风湿因子阴性，血清免疫球蛋白 IgA4.66 g/L，IgG 12.6 g/L，IgM 3.21 g/L。眼科及口腔科检查相关指标基本正常。患者肝肾阴亏已得纠正，燥热之症多半悉除，病情尚属稳定。嘱其以沙参、麦冬、枸杞子、菊花各 6～10g，每日泡茶饮之。另常服杞菊地黄丸，以资巩固疗效，并定期复诊。

按语： 干燥综合征是一种比较常见的，主要侵犯外分泌腺体，尤以唾液腺和泪腺为主的慢性炎症性自身免疫疾病。本病在老年人群中患病率为 3～7%，女性患者明显多于男性。因其自身免疫反应，受累的外分泌腺体中淋巴及浆细胞浸润，致腺体结构破坏，分泌功能减退或丧失，患者呈现多器官、多部位不同程度的干燥症状，病多迁延难愈，痛苦非常。本病可单独存在，也可发生于另一种自身免疫性疾病，如类风湿性关节炎、系统性红斑狼疮、系统性硬化症。有关本病的治疗，西医使用皮质激素及免疫抑制剂，目前尚无特效治疗。

干燥综合征在中医文献中无明确记载，根据本病口舌干燥，两目干涩诸症，可辨为"燥证"，且系内燥，非外感六淫之燥。若按口渴、多饮辨之，当属"消渴"范畴。如合并肌肉、关节酸痛，应考虑以"痹证"论之，可拟定为"燥痹"。本病证候特点，为阴虚燥热，治疗应遵《素问·至真要大论》所云："损者益之、燥者濡之"为其治则。本例为中年女性患者，辨证为燥证，乃肝肾阴亏，肺胃燥热所致。初诊、二诊、三诊，皆以杞菊地黄汤、清胃散合沙参麦冬汤化裁，连投 50 剂则双目干涩，鼻咽干燥，口渴欲饮，大便秘结等症均已向安，皮质激素逐步递减。处方中取杞菊地黄汤之地、萸、药、丹、杞、菊，滋补肝肾、养阴明目；合清胃散中地、归、丹、连、石膏，清胃热以润燥，生地清热、养阴、生津，重用至30g；配沙参麦冬汤用沙参、麦冬、玉竹，伍知母共奏清养肺胃、生津润燥之功；乌梅、甘草，酸甘化阴生津；粳米调和胃气，制石膏、生地、黄连之寒凉。四诊处方中，因患者伴有肝郁化火，燥热寐差，月经愆期，故于原法中增加柴、栀、莲子心之属，以解郁、调经、安神。本案经治疗 4 月有余，五诊时病情已属稳定，嘱患者用沙参、麦冬、枸杞、菊花泡茶饮之，并常服杞菊地黄丸，以善其后。

紫斑、衄血（特发性血小板减少性紫癜）

患者孙某某，男，70 岁，石河子大学医学院退休干部。病案号：950153。

初诊：2015 年 9 月 12 日。患者于 2015 年 7 月 29 日无诱因出现口腔血肿、齿龈出血、皮下出血，伴心区不适，急诊住我院血液病科诊治。查血球分析示：白细胞 6.5×10^9/L，血红蛋白 130g/L，血小板 5×10^9/L；抗 RO/SS—A（52）阳性；免疫球蛋白 M 0.27g/L；骨髓检查符合血小板减少性紫癜。诊为特发性血小板减少性紫癜，遂报病危，紧急止血，并以激素点滴治疗。经治 10 天后症状及检验结果均告好转。出院医嘱：口服强的松片 50mg，每日服 1 次；钙尔奇 1 片，每日服 1 次。激素减量应遵专科医师意见。患者出院后按医嘱递减激素用量，查血小板多波动在正常低值上下，体重增加，但感乏力，少气懒言，近日鼻衄数次，出血鲜红。9 月 12 日查血红蛋白 106g/L，血小板 42×10^9/L，白蛋白 32.3 g/L，遂来中医科治疗。症见：全身皮肤散在性瘀斑，胸腹及上肢较多，部分融合成片，压之不褪色，舌尖有血疱，鼻腔有血迹，肢体微热，口干舌燥，便秘，尿短赤，伴头晕无力，心悸气短，低热汗出，舌红苔少色黄，脉细数。中医诊断：血证、紫斑，辨证：血热妄行、气阴两虚。治法：清热凉血止血，兼以益气养阴。方以犀角地黄汤合沙参麦冬汤化裁，处方：

水牛角 30g	生地 30g	赤芍 15g	丹皮 12g
北沙参 30g	黄精 30g	麦冬 15g	玉竹 15g
旱莲草 12g	知母 15g	玄参 12g	紫草 12g
生大黄 15g	粳米 15g		

7 剂，每日 1 剂，水煎服。

二诊：2015 年 9 月 20 日。服上方 7 剂后，全身瘀斑颜色明显转淡，未再出现新的瘀斑，鼻衄未发，舌尖血疱消失，二便几近正常，查血小板已上升为 80 $\times 10^9$/L。原方水牛角减为 15g，生大黄减至 10g，去粳米，加白茅根 15g。嘱服 14 剂，并停服激素递减量。

三诊：2015 年 10 月 7 日。服药已 3 周，全身瘀斑部分消除，部分为隐现，头晕、心悸、乏力若失，低热除，无汗出，未再发生出血症状。查血小板已升至 126×10^9/L，血红蛋白为 150g/L。继服下方，以期巩固。处方：

太子参 30g	丹参 15g	沙参 30g	玄参 10g
生黄芪 30g	黄精 15g	当归 10g	生地 15g
五味子 10g	白芍 12g	丹皮 10g	麦冬 10g
旱莲草 10g	茅根 10g	陈皮 10g	炒麦芽 15g

四诊：上方调治 2 个月，服药尚无不良反应，紫癜、衄血、心悸、乏力等症未再出现，血小板维持在 120×10^9/L ~ 250×10^9/L 之间，病已告愈。嘱患者戒烟忌酒，少食辛辣燥热之品，定期复查。

按语：特发性血小板减少性紫癜是因免疫机制障碍使血小板破坏增多的临床综合征，分为急性型和慢性型，常见并发症为多发部位的出血及失血性贫血。本病的病因学及发病机制至今尚未完全阐明。

本病属中医"血证""紫斑""衄血"及"虚劳"等范畴，发病与外感六淫、内伤七情、饮食劳倦有关，病机以热、瘀为标，气虚、阴虚为本。本例患者辨证为血热妄行、气阴两虚，用犀角地黄汤合沙参麦冬汤化裁，以清热凉血止血，兼以益气养阴。方中重用水牛角代替犀角清热凉血，解毒消斑；生地、赤芍、丹皮养阴清热、凉血散瘀；黄精、沙参补脾益气，滋肾润肺；麦冬、玉竹、知母、玄参清热生津，养阴润燥；紫草、旱莲草凉血止血，清热化斑；大黄清热化瘀，通便解毒；粳米调和胃气，以制寒凉。后以本方化裁，以益气养阴，养血凉血为治，尽收全功，随访至今未再复发。

血积（原发性血小板增多症）

患者王某某，男，52 岁，新疆石河子市某局干部。

初诊：2011 年 7 月 4 日。患者于 3 月前在某医院体检时发现血小板异常增高，当时无明显不适，未作进一步检查和治疗。近来自觉面色黯红，头晕乏力，四肢麻木，遂在某医院血液科诊治。查血液常规：WBC 8.90×10^9/L、RBC 4.36×10^{12}/L、HGB 168g/L、PLT 1060×10^9/L。经骨髓象、JAK2V617F 突变基因检测、染色体、BCR/ABL 融合基因等相关检查，确诊为"原发性血小板增多症"。该院血液科建议服用羟基脲或干扰素治疗，患者担心该药副作用较大而拒绝服用，在医生指导下仅用肠溶阿司匹林片及复方丹参滴丸，1 月后症状未改善，复查血液常规：PLT 984×10^9/L，为寻求有效治疗，故慕名来诊。刻下：精神尚可，面色晦暗，头晕乏力，少气懒言，肢体倦怠，左下肢麻木不仁，大便 3~5 日一行，舌质淡黯，边有瘀斑，苔薄白略黄，脉象沉细而涩。西医诊断：原发性血小板增多症。中医诊断：血积。辨证：气虚血瘀，脉络不畅。治法：益气活血，化瘀通络。方剂：补阳还五汤、血府逐瘀汤化裁。处方：

生黄芪 60g	丹参 30g	干地龙 12g	赤芍 12g
川牛膝 15g	桔梗 10g	桃仁泥 10g	红花 10g
土鳖虫 10g	水蛭 6g	醋柴胡 12g	姜黄 10g
生大黄 15g	川芎 12g	牡丹皮 10g	枳壳 10g

14 剂，水煎服，每日 1 剂。

二诊：2011 年 7 月 18 日。患者面色转淡，头晕乏力减轻，左下肢麻木若失，大便每日 1～2 次。血液常规检查：WBC 7.70×10^9/L、RBC 4.38×10^{12}/L、HGB 146g/L、PLT 734×10^9/L。效不更方，于初诊方继投 16 剂，服法同前。

三诊：2011 年 8 月 3 日。诸症继续缓解，头晕乏力明显告减，肢体麻木消除，二便正常，睡眠安好。血常规检查：PLT 366×10^9/L。患者已停用肠溶阿司匹林片，仍服复方丹参滴丸。嘱以降解血小板散剂方，坚持服用，以资稳定病情，巩固疗效。处方：

西洋参 200g　　三七 200g　　水蛭 100g　　土鳖虫 100g

地龙 100g　　姜黄 100g　　熟大黄 100g　　琥珀 50g

甘草 50g

上药共为细末，每服 10g，用温开水冲服，每日 3 次服。

四诊：2011 年 9 月 14 日。患者服散剂月余，已无头晕乏力，肢体麻木告失，体力增强。血液常规：WBC 6.66×10^9/L、RBC 5.20×10^{12}/L、HGB 138g/L、PLT 320×10^9/L。嘱患者坚持常服降解血小板散剂，冀其阴平阳秘，气血调和，以防痼疾复燃。

随访至今，病情未见复发。

按语：原发性血小板增多症是多能造血干细胞克隆性疾病，属骨髓增殖性肿瘤范畴。本病临床较少见，病因尚不明确。检查骨髓中巨核细胞异常增生，血小板计数明显升高，主要临床表现为血栓形成和出血倾向。发病人群多见中年以上成年人，偶见儿童病例。本病多用羟基脲、阿司匹林等治疗，可以控制症状，重组 α—干扰素亦为有效的治疗药物，但其副作用及耐受性尚待研究。本病少数可转化为慢性粒细胞白血病，严重骨髓纤维化或真性红细胞增多症，可转化为急性白血病。现代科学以骨髓移植治疗，费用昂贵，常人接受不了。

本病可属中医学"血积""血瘀""积证""血证"等范畴，以瘀血阻滞，积于脉道为主要病机。病因包括内因和外因两个方面，内因与先天不足、七情内伤、久病体虚攸关，外因由外感邪毒、烦劳过度等所致。上述病因可致脏腑功能失调，气机郁结，气滞而血瘀。瘀血不去，新血不生，日久可见气血两亏。气虚则血行无力，便可加重血瘀，形成恶性循环。瘀血阻滞，清阳不升，则头晕头痛。瘀阻经络，则肢体麻木。瘀阻脑络，则中风不语，半身不遂，甚则昏不识人。总之，本病以血瘀为主，兼有气滞、气虚、虚实夹杂。本例为中年男性患者，病程尚短，证候较轻，辨证为气虚血瘀、脉络不畅，治以益气活血、化瘀通络。方用补阳还五汤（《医林改错》）、血府逐瘀汤（《医林改错》）化裁，方中重用黄芪大补脾胃之元气，令气旺以促血行，祛瘀而不伤正；桃红四物汤养血活血散瘀；四逆散疏肝行气和血；桔梗开宣肺气、载药上行，牛膝通利血脉、引血下行，两药相反相成，以助瘀血化解；地龙、土鳖虫、水蛭清热通络，化瘀解毒；大黄、姜黄、丹皮通腑泄浊，凉血散瘀。三诊时因其疗效显著，乃改投散剂，可望收益全功。方中西洋参、三七益气化瘀，解除血小板聚集，增强机体抵抗力；水蛭、土鳖虫、地龙虫类解毒化瘀，均可抑制血小板增多，促进血液循环，抗血栓形成；大黄、姜黄清热解毒，行气通腑，化瘀通络，抑制血小板聚集，抗血栓形成；琥珀活血散瘀，镇惊安神；甘草和中解毒，调和诸药。

虚劳（地中海贫血）

患者周某某，女，8岁，石河子市第四中学小学部学生。

初诊：1988年6月6日。患儿5岁时因面色苍白，时鼻衄，全身淋巴结肿大，经常低热难退，在天津血液病研究所确诊为"地中海贫血"，并建议作脾切除手术，其家长未同意手术治疗。自1986年以来，曾多次输血以纠正贫血，平时服用叶酸、维生素E、C片剂，以维持生存和正常生活。近期测血红蛋白102 g/L，红细胞3.26×10^{12}/L，白细胞13.1×10^9/L，红细胞脆性试验0.82%开始溶解，0.46%完全溶解，血片可见少量靶形细胞及幼稚红细胞，平均红细胞体积68.5/fl。由他人介绍，患儿家长携小孩邀余诊治。症见面色暗黄，精神略差，发育欠佳，便干尿黄，唇舌淡白，苔稍腻，脉虚细稍数。证属先后天不足，气血两亏，且湿热内蕴。治以补肾填精，益气健脾，兼清湿热。方用龟鹿二仙胶、十全大补汤化裁。处方：

红参3g	龟板胶5g	鹿角胶5g	阿胶珠5g
黄芪6g	茯苓6g	白术6g	枸杞子6g
熟地6g	白芍6g	当归6g	焦三仙各10g
陈皮6g	茵陈6g	甘草3g	熟大黄5g

7剂，每日1剂，水煎服，龟胶、鹿胶、阿胶烊冲。

二诊：1988年6月13日。服药7天后，精神及饮食转佳，大便较畅，尿色淡黄，舌淡苔微黄腻，脉细无力。仍守上方化裁，重剂补益气血阴阳，佐以健脾清热化湿。处方：

红参 5g	龟板胶 5g	鹿角胶 5g	阿胶珠 5g
黄芪 10g	茯苓 6g	白术 6g	制首乌 6g
玉竹 6g	茵陈 10g	当归 10g	熟大黄 6g
神曲 10g	车前子 6g（包）	紫河车 5g（冲）	炙甘草 3g

14 剂，每日 1 剂，水煎服，服法同前。

三诊：1988 年 6 月 29 日。二诊方服 14 剂后，诸症已现起色，精神明显好转，进食增加，二便正常。检验血红蛋白达 125g/L，红细胞 3.98×10^{12}/L，白细胞 9.45×10^9/L，全血三系细胞几近正常。嘱以下方为细末，坚持每天服用。处方：

红参 100g	龟板胶 150g	鹿茸 60g	阿胶 150g
当归 200g	炙鳖甲 150g	黄芪 200g	丹参 100g
白术 100g	紫河车 100g	茵陈 150g	泽泻 100g
生地 150g	鸡内金 150g	陈皮 100g	

每服 6～9g，每日 2～3 次冲服。

并嘱每两周化验 1 次血细胞，避免过度疲劳，注意预防感冒，禁用磺胺类药及解热镇痛剂，不应服用铁剂，如需用药宜尽量使用中成药。若病情有变化，及时与医生联系。

四诊：1988 年 10 月 6 日。患儿服上方粉剂已逾 3 个月，期间多次化验血细胞均属正常范围。今诊之面部气色正常，精神及饮食均佳，生活作息规律，极少罹患感冒，学习成绩良好。查验血红蛋白 142g/L，红细胞 4.38×10^{12}/L，白细胞 7.15×10^9/L。病已临床治愈，嘱常服人参归脾丸，以资巩固疗效。

按语：地中海贫血是家族性遗传疾病，病人具有特殊面容，脾大，血球分析表现为小细胞低色素性贫血，多数病人贫血较轻。常见并发症包括因铁负荷过重引起心律失常、心衰、心包炎、糖尿病、甲状腺功能低下等。本病轻型患者，病情稳定时应注意观察变化。重型患者，治疗每多棘手，且预后较差。

本病归属于中医"虚劳""血虚""虚黄""急黄""胎黄""积聚"等范畴，中医辨证可按肾精亏损，气血不足；湿热阻遏，脾虚不运；瘀血内结，血热妄行等证候分析治疗。本例地中海贫血，首诊以龟鹿二仙合十全大补汤加减为治。方中龟板胶通任脉而补阴，鹿角胶通督脉而补阳，阿胶滋阴养血止血，三者为血肉有情之品，峻补阴阳以生气血精髓；红参大补元气，合芪、苓、术、甘，以益气健脾，滋养后天；配归、地、芍、杞，以养血育阴，补肝益肾；佐茵陈、大黄清利湿热，化瘀通便；使陈皮、焦三仙，理气和胃，以助消化。本方共奏填补精髓，阴阳气血并补之功，初诊服 7 剂即见疗效。二诊中重剂补益气血，佐以健脾清热化湿，红参加至 5g，并用紫河车温肾补精、益气养血，以增强血肉有情之药力。三诊时症状明显好转，红细胞计数接近正常，故改用参、鹿、龟、鳖等共为细末，以资缓图。本例一、二诊以汤剂急待纠正贫血，三诊以散剂巩固，坚持治疗，四诊检查病告临床治愈。患者于 2010 年结婚，2013 年产一女，母女均安，随访至今病情未复发。

髓毒劳（骨髓增生异常综合征）

患者孙某某，女，26 岁，未婚，新疆玛纳斯县发电厂职工。

初诊：1994 年 6 月 23 日。患者平素体健，近半年来头晕乏力，面色无华，经水量增多，淋漓难净。曾在某医院住院检查，诊断未明。3 月前住石河子医学院第一附属医院血液风湿科，实验室检查示：网织红细胞（Ret）1.8%，血红蛋白（Hb）76g/L，红细胞（RBC）2.25×10^{12}/L，白细胞（WBC）2.80×10^{9}/L，白细胞分类（DC）：中线粒细胞（N）0.66，淋巴细胞（L）0.40，单核细胞（M）0.04。血小板（PLT）67×10^{9}/L。骨髓检查：增生明显活跃，可见多核红及类巨幼样变，巨核细胞减少，可见淋巴样小巨核及单圆核小巨核细胞，血小板减少。诊断为骨髓增生异常综合征（MDS），用维甲酸、康力龙、维生素 B12、叶酸、小剂量化疗及补气养血生血中药治疗，并输全血 3000ml，其效不显。刻下：面色苍白，神疲乏力，心神不宁，头晕耳鸣，腰膝酸软，舌质淡黯，舌下静脉曲张而细，舌苔薄白略黄，脉象沉细。中医诊断：髓毒劳。辨证：肾虚血瘀，邪毒内蕴，气血亏损。治法：解毒补肾，化瘀生精，益气养血。处方：用自拟抗骨髓增生异常方。处方：

蛇舌草 60g	半枝莲 30g	补骨脂 15g	炙龟板 30g
淫羊藿 15g	阿胶(烊冲)15g	女贞子 15g	旱莲草 15g
西洋参 10g	全蝎 6g	土鳖虫 10g	紫丹参 30g
生黄芪 30g	当归 15g	熟大黄 10g	生甘草 10g

30 剂，每日 1 剂，水煎服。

二诊：1994 年 7 月 28 日。上药服 1 月无不良反应，临床症状及血象逐渐改善，饮食增加，二便如常，睡眠良好。原方西洋参改为生晒参 15g，去熟大黄加怀山药 30g，继续服药 3 个月，其间可根据症状变化，酌情加减，但治则治法不变。

三诊：1994 年 11 月 10 日。患者按解毒补肾，化瘀生精，益气养血法服用中药近 4 个月，诸症和血常规检查日渐好转。近日测：Ret 1.1%，Hb 115g/L，WBC 5.2×10^9/L，N 0.70，L 0.40，M 0.06，RBC 4.75×10^{12}/L，PLT 87×10^9/L。骨髓象大致正常，疗效为临床缓解。嘱续用抗骨髓增生异常方变法常服之，定期复查，以资稳定疗效。处方：

蛇舌草 30g	半枝莲 15g	补骨脂 10g	炙龟板 15g
女贞子 10g	旱莲草 10g	紫丹参 15g	土鳖虫 6g
潞党参 30g	全当归 15g	京赤芍 15g	怀山药 15g
熟大黄 6g	焦三仙各 10g		

每日或隔日 1 剂，水煎服。

随访 3 年，未用任何其他药物治疗，血象基本正常。

按语：骨髓增生异常综合征（MDS）是一组以血细胞质、量异常和高风险发展成为急性白血病为特征的恶性克隆性造血干细胞病，属中医学"髓毒劳""虚劳""血证""内伤发热""瘀证""癥积"等范畴。本病由内因、外因、不内外因所致。内因多由先天禀赋不足，肾精亏虚，后天脾失所养，或劳倦内伤，情志失节，致正气损伤，肝脾肾衰败，气血亏虚，痰瘀内阻。外因为六淫之邪侵袭，热毒炽盛，致脏腑阴阳失调，气血亏损，骨髓衰竭。不内外因为接触射线、化学毒物、药物，直接伤及骨髓气血。部分可由虚劳、虚黄、癌症等病转化而成。本病常见感染、急性白血病、出血等并发症。本病轻者多表现为气血亏损、气阴两虚、肝肾阴虚及脾肾阳虚之证，临床应分别治之。重者可见肾虚血瘀，热毒内蕴，当补肾活血解毒。极重者常为热毒炽盛，应治以清热解毒、凉血止血、祛瘀消癥，并配合急救措施。

本例系肾虚血瘀，邪毒内蕴，气血亏损之证，治以解毒补肾、化瘀生精、益气养血，方用自拟抗骨髓增生异常方治之。方中重用白花蛇舌草、半枝莲清热解毒，二药合用，既可促进正常白细胞生成，又能杀伤异常细胞，阻挠白血病细胞；土鳖虫、全蝎、丹参、大黄化瘀解毒，瘀毒消除，精血自生；补骨脂、淫羊藿、龟板滋补肾精，护养骨髓，温而不燥；女贞子、旱莲草补肾养肝，滋而不腻；人参、黄芪、当归、阿胶益气养血，培元固本；甘草清热解毒，调和诸药。本方之变法，主要是减其剂量，兼调脾胃，故久久服用未见不良反应，定期复查，疗效稳定。笔者所见，本病单用滋肾养血、清热解毒或配合小剂量化疗，均疗效欠佳，且后者反可致贫血加重，骨髓中原始细胞增多，促使进入急性白血病阶段。现代研究证明，大剂量白花蛇舌草、半枝莲等既可促进正常白细胞的生长，又可杀伤白血病细胞的生长。当归、丹参、赤芍、土鳖虫、大黄、水蛭等可改善微循环，增加血流量，减少骨髓中原始细胞。髓毒得祛，血运改善，髓旺血生，亦即祛瘀生新，患者逐渐康复。

虚劳、血证（再生障碍性贫血）

患者陈某某，男，38 岁，新疆乌苏县某局公务员。

初诊：2012 年 6 月 13 日。患者 10 岁时因面色萎黄，肢体乏力，反复鼻衄，经某医院住院检查，以血象、骨髓象变化，确诊为再生障碍性贫血。曾用西药激素、免疫抑制剂、抗生素、止血药及康力龙等中西药物治疗，效果良好，病情尚属稳定。近 1 年来，因工作繁忙经常加班劳累，致使病情加重。查血红蛋白最低为 60g/L，在当地医院每周输血 250ml。刻诊：面色苍黄，头晕乏力，心悸气短，不时鼻衄，齿龈出血，皮下紫斑，低热汗出，舌质淡白，苔黄少津，脉沉细弱。近日血球分析检查：血红蛋白 65g/L，白细胞 1.65×10^9/L，血小板 38.80×10^9/L。骨髓检查：增生低下，非造血细胞 38%，红系、粒系增生低下。西医诊断：再生障碍性贫血。中医诊断：虚劳、血证。辨证：气血亏损，阴阳俱虚。治法：益气养血，阴阳并补。处方：

生晒参 30g	生黄芪 30g	当归 15g	炒白芍 15g
淫羊藿 15g	补骨脂 30g	阿胶 12g	鹿角胶 12g
炒白术 15g	女贞子 15g	茯苓 15g	旱莲草 15g
紫丹参 15g	牡丹皮 15g	三七 10g	焦三仙各 15g

每日 1 剂，水煎服，三七打碎入煎，阿胶、鹿角胶烊冲。

服药 2 个月后出血症状消除，其余症状均为减轻，每 2 周输血 250ml。2012 年 8 月 22 日，嘱于上方基础上加熟附子 12g（先煎 2 小时）、水牛角 12g。嗣后逐渐加大熟附子剂量，均先煎 3 小时，水牛角亦逐渐增量，血红蛋白渐之升高。最后熟附子剂量加至 60g，水牛角剂量加至 30g，共服药 10 个月，近 6 个月以来再未输血，全部症状告失。查血红蛋白 125g/L，白细胞 3.3×10^9/L，血小板 116×10^9/L，网织红细胞 0.6%，病情明显好转，并可正常上班工作。经 2015 年年初随访，病情稳定。

按语：再生障碍性贫血简称再障，是由生物、化学、物理等因素导致造血组织功能减退或衰竭，从而引起全血细胞减少，临床表现为贫血、出血、感染等症状的一组综合征，是造血系统比较常见的疾病。再障有急性（重型）、慢性之分。急性再障，贫血呈进行性加重，常伴有严重感染、内脏出血。慢性再障，贫血、出血、感染等症状相对较轻，但少数病人可转变为急性再障。本病以青壮年多见，男性多于女性，北方多于南方。本病慢性型西医用雄激素类药物、骨髓兴奋剂、微量元素、肾上腺皮质激素等治疗，急性型治以免疫抑制剂、环孢菌素A、大剂量甲基泼尼松龙、丙种球蛋白、造血生长因子，甚至骨髓移植等。

中医学认为，慢性再障属于"虚劳""血虚""血证"范畴，急性再障属于"急劳""热劳""血证"等范畴。早在《内经》中就提出以温补法进行治疗，汉代张仲景《金匮要略》提出活血化瘀治疗，明清以后多从脾肾进行辨治，近代医家总结临床经验，建立了较为可靠的治疗方法，认为肾虚为本，补肾法是治疗再障的基本方法。辨之以肾阴虚、肾阳虚或阴阳俱虚施治，在此基础上配合从脾、从肝、从瘀等论治。急性再障，根据其临床特点，多以清热解毒，凉血止血法急救治疗。

本案证属气血亏损，阴阳俱虚。治以益气养血，补阴济阳。处方根据《内经》："肾主骨生髓""肾藏骨髓之气""中焦受气取汁，变化而赤，是谓血"以及后世所云："骨髓之液谓之精"等诸说，可见，肾所藏之精含生殖之精、五脏六腑之精及骨髓之精。骨髓之精化生精血，赖于骨髓之气，骨髓之气源于肾阳，欲生血者必补肾之阴阳。方中阿胶、鹿角胶血肉有情，滋阴济阳，大补精血；补骨脂、淫羊藿补肾生髓，壮骨助阳，温而不燥；女贞子、旱莲草养阴生精，凉血止血，滋而不腻；人参、黄芪、当归、白芍大补元气，养血敛阴；白术、茯苓益气健脾，宁心安神；丹参、丹皮、三七清热凉血，化瘀止血；焦三仙消食和中，调胃散结。服药2月后，于原方基础上加熟附子、水牛角，并逐渐增量分别至60g与30g。附子补火助阳，振奋阳气，促进血运，改善骨髓造血功能。附子久煎3~6小时，乌头碱毒性基本消失，其有效成分未被破坏[1]。水牛角清热解毒，凉血止血，与附子相伍，标本兼施，寒热并用，共济骨髓造血功能之恢复，亦为训良之配伍耳。

参考文献：

[1] 王浴生. 中药药理与应用. 北京：人民卫生出版社，1998：791.

（本案为传承工作室及师承弟子讲稿，2017年6月）

红蝴蝶疮病（系统性红斑狼疮）

患者：张某某，女，36岁，新疆生产建设兵团某设计院工程师。

初诊：2009年6月10日。患者于今年3月份无诱因出现发热，关节疼痛，继则面颊部显现红斑，体重逐渐下降，遂住我院血液风湿科检查，确诊为"系统性红斑狼疮"，服用硫酸羟氯喹（赛能）、白芍总苷胶囊、来氟米特、安康信片等治疗。2个月后关节疼痛明显缓解，但副作用逐渐出现，面部红斑未褪，红疹仍然瘙痒。患者从网上查找本病治疗信息，并将上述药物逐渐递减剂量，决定改用中医药治疗，故于今日来我处就诊。刻诊：面颊部、双眼下睑处及鼻翼两侧蝶形红斑，双手指甲周围散在红疹伴瘙痒，头晕心烦，急躁易怒，手足心热，夜寐不安，盗汗频繁，进食尚可，便干溲黄。舌质黯红，舌苔薄黄，脉象细数无力。近期实验室检查：血常规：WBC 3.1×10^9/L↓，Hb 108 g/L↓，PLT 106×10^9/L↓；体液免疫检测：补体C3 0.42 g/L↓，C4 0.09 g/L↓，免疫球蛋白G 5.61 g/L↓，免疫球蛋白A 0.32 g/L↓；皮肤循环免疫：ds－DNA阳性，抗核小体抗体阳性。西医诊断：系统性红斑狼疮。中医诊断：红蝴蝶疮病。辨证：热灼营血，肝肾阴虚。治法：清营凉血，补益肝肾。方剂：红斑狼疮方（自拟）化裁。处方：

水牛角15g	玄参12g	生地黄15g	麦冬12g
生白术12g	知母10g	盐黄柏10g	丹皮10g
女贞子10g	茯苓12g	山萸肉10g	丹参15g
旱莲草12g	青蒿15g	炙鳖甲15g	甘草10g

14剂，每日1剂，水煎服，青蒿后下。嘱注意休息，避免日晒，预防感染，禁食光敏性食物，如紫苜蓿、芹菜、香菇、蘑菇、木耳、香菜及鱼虾海鲜等发物。

二诊：2009年6月24日。患者服药无不适，面部蝶形红斑转淡，皮损减轻，双手指甲周围红疹消退，已无瘙痒，夜寐转安，盗汗减少，饮食及二便正常，脉舌如故。治守原方不变，继进14剂，服法如前。

三诊：2009年7月8日。面部红斑隐现，局部仍有热感，指甲周围红疹已除，瘙痒若失，头晕心烦改善，白天几无急躁，入夜盗汗锐减，再未出现关节疼痛。按初诊方增凉血散瘀，滋阴养血之品为治。处方：

青蒿 15g	炙龟板 15g	炙鳖甲 15g	生地 15g
紫草 12g	水牛角 12g	旱莲草 15g	赤芍 12g
当归 15g	山萸肉 15g	女贞子 12g	知母 10g
玄参 12g	牡丹皮 12g	生白术 12g	茯苓 15g
陈皮 10g	生甘草 10g		

16 剂，每日 1 剂，水煎服，青蒿后下。注意事项及饮食宜忌同前。

四诊：2009 年 7 月 24 日。服上方无不良反应，诸症告安，面颊部、双下眼睑处及鼻翼两侧红斑基本已退，面部灼热感消除，舌质黯红转淡，舌苔薄白略黄，脉仍细数。原服西药硫酸羟氯喹等，经递减并早已停服。患者自诉服中药以来，精神逐渐好转，病情明显改善，治愈希望在即。今予三诊方再投 16 剂，服法不变，企及良效。

五诊：2009 年 8 月 10 日。内服中药已 2 个月，面部蝶形红斑尽除，一般情况良好。近日复查：血常规各项指标基本正常；体液免疫检测：补体 C3 0.86 g/L，补体 C4 0.20 g/L，免疫球蛋白 G 7.01 g/L↓（较前明显上升），免疫球蛋白 A 0.73 g/L↓（较前明显上升）；皮肤循环免疫：ds-DNA 阳性，抗核小体抗体弱阳性。因其热灼营血，既可耗损肝肾之阴，又能伤及脾肾之气，故宜滋补肝肾，益气健脾，兼以清营凉血法合治，以资巩固，缓图治之，冀其获益全功。处方：

青蒿 10g	太子参 15g	生黄芪 15g	生地 10g
茯苓 10g	炙鳖甲 15g	水牛角 10g	白术 10g
丹参 10g	山萸肉 10g	牡丹皮 10g	紫草 10g
玄参 10g	旱莲草 10g	怀山药 15g	陈皮 10g

本方隔日 1 剂，水煎服，坚持服用 1 年。如有病情变化，及时来诊调方。

随访：每年随访，病情稳定。2016 年 8 月，该患者陪同他人来诊，自诉今年 5 月份曾赴北京协和医院检查，确认病情已控制，主要靶器官未受影响。近年来，工作和生活一如常人。

按语：系统性红斑狼疮（SLE）是一种多发于青年女性，累及多脏器的自身免疫性、炎症性结缔组织疾病，早期、轻型和不典型的病例日渐增多。本病属风湿免疫科疾病，多发群体为 20~40 岁女性，病因未明，与遗传、内分泌、感染及免疫有关，常见症状为蝶形红斑、发热、关节痛、体重下降、皮肤和黏膜损害等，严重时可累及心脏、呼吸系统、肾脏、神经系统、血液系统、消化系统等发生病变。本病西医多采用非甾体类抗炎药、糖皮质激素、免疫抑制剂等治疗，对狼疮性肾炎除用激素和免疫抑制剂外，尚有血浆置换与免疫吸附疗法等。SLE 的病因不明，目前尚无根治方法。

本病中医病名各家说法不一，国家中医药管理局于 1994 年 6 月发布的《中医病证诊断疗效标准》，以"红蝴蝶疮病"作为 SLE 的中医病名。历来有"丹毒""蝴蝶丹""赤丹""马缨丹""鸦疮""日晒疮"等诸多名称，临床可资参考。本病起于先天禀赋不足，肝肾阴虚，精血亏损，加之七情内伤，劳累过度，六淫侵袭，阳光曝晒，热灼营血，血脉不畅，皮肤受损，伤及关节，终至脏腑阴阳气血乖违，而发本病。基本病机为真阴不足，热灼营血，脉络痹阻，内侵脏腑。临床可见气营热盛、阴虚内热、瘀热痹阻、脾肾两虚、气血亏损、瘀热伤肝及痰热阻脑等证，治宜辨病与辨证相结合，着力发挥中医药优势，努力提高临床疗效。本案系热灼营血，肝肾阴虚，方以自拟红斑狼疮方化裁。方中水牛角、生地、玄参、麦冬清营凉血，养阴解毒；知母、黄柏滋阴清热，泻火解毒；丹参、丹皮养血活血，凉血散瘀；山萸肉、旱莲草、女贞子补益肝肾，以资化源；青蒿、鳖甲养阴清热，软坚散结，凉血除斑；白术、茯苓、甘草健脾和中，顾护胃气。方中青蒿、鳖甲相伍，养阴透热，虽众人皆知，然此为自拟红斑狼疮方中配伍之特色，"青蒿不能直入阴分，有鳖甲领之入也；鳖甲不能独出阳分，有青蒿领之出也。"（吴鞠通《温病条辨》）。二药相辅相成，相得益彰。青蒿与鳖甲皆可调节和增强免疫功能，据药理研究及临床应用，青蒿不独能截疟，且专治红斑狼疮，鳖甲可视为青蒿效应的物质基础，颇有深入研究的价值。三诊时益以龟板、紫草、陈皮，亦有滋阴养血，凉血化斑，理气和胃之功。五诊方用滋补肝肾，益气健脾，兼以清营凉血之品，守方缓图，冀收全功。

（本文为传承工作室及师承弟子讲稿，2017 年 6 月）

第八辑　肢体经络疾病

浊瘀痹（痛风性关节炎）

患者曹某某，男，53 岁，新疆石河子市交通运输公司某部职员。

初诊：2012 年 11 月 2 日。患者左膝关节疼痛，伴左足跖趾关节肿痛 1 年余，加重 2 周。1 年前患者酗酒后左跖趾关节红肿灼痛，曾服秋水仙碱及强的松治疗后症状缓解，未予规范系统治疗。近 2 周来，因工作繁忙，饮酒过多，再度发生左足跖趾关节疼痛加重，遂来我院就诊中医。刻诊：左膝关节疼痛，左足第一跖趾关节局部红肿热痛，左大趾关节处可见一处如白果大小、红色肿块（痛风石），未现破溃，进食及睡眠尚可，二便自调，舌质淡黯，舌苔薄黄根腻，脉象弦细。辅助检查：白细胞计数（WBC）12.06×10^{12}/L，中性粒细胞（N）0.79，血小板计数（PLT）482×10^{9}/L，尿酸（UA）598 μmol/L，C 反应蛋白（CRP）76.5 mg/L，红细胞沉降率（ESR）88 mm/h，空腹血糖 6.62 mmol/L，甘油三酯 3.20 mmol/L。西医诊断：痛风性关节炎。中医诊断：浊瘀痹。辨证：肾虚骨痹，浊瘀内阻。治法：泄化湿浊，益肾蠲痹。方剂：痛风汤合益肾蠲痹方化裁。处方：

土茯苓 30g	萆薢 30g	威灵仙 30g	泽兰 15g
生苡仁 30g	泽泻 15g	土鳖虫 10g	地龙 10g
炒苍术 15g	蜂房 10g	忍冬藤 30g	全蝎 6g
补骨脂 12g	生地 15g	仙灵脾 12g	甘草 10g

14 剂，每日 1 剂，水煎服。

二诊：2012 年 11 月 16 日。患者服药后关节肿痛减轻，行走不利好转，服药无不适，左足第一跖趾关节处轻度红肿并仍有灼热感，左大趾关节处红色肿块未消。原方去生地，更以川牛膝 15g，继服 16 剂，服法同前。

三诊：2012 年 12 月 3 日。患者服药已 1 月，关节红肿热痛明显减轻，左大趾关节处结石如故，今日复查：WBC 9.50×10^{12}/L，N 0.66，PLT 351×10^{9}/L，UA 487 μmol/L，CRP 38.7 mg/L，ESR 42 mm/h。治从原法，并增强化瘀通络之

力。处方：

土茯苓 30g	威灵仙 30g	萆薢 15g	生苡仁 30g
盐黄柏 10g	忍冬藤 15g	蜈蚣 2 条	炮山甲 6g
补骨脂 12g	鸡血藤 15g	蜂房 10g	乌梢蛇 15g
骨碎补 15g	川牛膝 15g	木瓜 15g	丝瓜络 10g

14 剂，每日 1 剂，水煎服。

四诊：2012 年 12 月 17 日。关节红肿疼痛锐减，左大趾关节处肿块变软缩小，患者精神明显好转，饮食及二便正常，舌质淡黯转稍红，舌苔薄白，脉象弦细。予三诊方去黄柏，加秦艽 15g，再投 16 剂，服法不变。

五诊：2013 年 1 月 4 日。服泄化湿浊，益肾蠲痹之剂，患者痛风诸症几尽消除，现左膝关节已无疼痛，遇寒时有所不适，左足第一跖趾关节及大趾关节处红肿热均告消失，行步多时仍有轻微痛感，痛风结石明显缩小约半枚白果大，按之质软不痛。今日复查：UA 456 μmol/L，CRP 22.6 mg/L，ESR 20 mm/h。治守原方化裁，增益气健脾之品，护守中宫，并改为散剂缓图，以冀巩固疗效。处方：

生晒参 450g	黄芪 350g	炒白术 350g	茯苓 350g
怀山药 350g	苡仁 350g	补骨脂 350g	当归 350g
骨碎补 350g	萆薢 350g	威灵仙 350g	秦艽 350g
土茯苓 350g	僵蚕 250g	鹿衔草 350g	全蝎 250g

上方共为细末，每服 15g，1 日服 2 次，用开水冲后温服，连续服用，可服半年。

随访：2013 年 7 月底，关节红肿热痛尽除，结石已消，行步稳健，复查 UA、CRP、ESR 等项目均属正常范围。嘱患者彻底戒酒，饮食宜清淡，适当锻炼身体，定期复查，以防复发。

按语：痛风是由于嘌呤代谢紊乱所引起的疾病，以尿酸增高为显著标志，尿酸盐结晶沉积在关节腔内，从而引起肢体远端反复发作关节肿痛。近年来，随着生活水平的提高，痛风的发病率有逐渐上升趋势，以中老年人罹患较多。临床分为无症状期、急性关节炎期、痛风石及慢性关节炎期，90% 以上的痛风患者伴有肾脏病变，20% 左右的患者会出现尿酸性尿路结石，本病给人体带来的伤害相当严重。尿酸是嘌呤代谢的最终产物，对所有富含嘌呤的食物应限制食用，如酒类、动物内脏、海鲜、豆制品等。本病急性发作时，西医常用秋水仙碱、非甾体类抗炎药及糖皮质激素短期疗法。

中医文献多有"痛风"病名的记载，如元代朱震亨《丹溪心法·痛风》云：

"痛风而痛有常处，其痛处赤肿灼热，或浑身壮热""骨节疼痛，昼静夜剧，如虎啮之状"。明代李梴《医学入门·痛风》载："形怯瘦者，多内虚有火，形虚肥者，多外因风湿生痰，以其循历遍身，曰历节风，其如虎咬，曰白虎风，痛风必夜甚者，血行于阴也。"此与西医学痛风患者的临床特征甚为相似，中西医皆有痛风之病名。国医大师朱良春先生集毕生之力精心研究各种痹证，取得了举世瞩目的成就。朱氏根据痛风性关节炎的病因、病理及临床表现，首创"浊瘀痹"病名。他认为湿浊内阻是本病主要病机，湿浊之邪为内生，鲜少外来，良由患者酒食不节，调摄失常，脏腑功能失司，升清降浊无权所致。痰湿浊毒阻滞血脉，与血搏结为浊瘀，闭留经筋脉络，而现骨节肿痛、结节畸形，发为痛风，重者可见肿块或流溢溃脂。本病的发生与脾肾亏虚密切相关，故治疗当以补肾健脾，泄化浊瘀为根本。泄浊化瘀，可荡涤污垢，清理血络筋脉，以推陈致新。调补脾肾乃正本清源，俾脾气旺而不受邪，肾气充则气血流畅，浊瘀邪毒奈何容身，病不成矣。本案辨为肾虚骨痹，浊瘀内阻，治仿朱良春氏痛风汤、益肾蠲痹方化裁。方中土茯苓、萆薢、威灵仙、生苡仁为治痛风、降尿酸之要品，合泽泻、泽兰、苍术、忍冬藤清热化湿，泄浊解毒；补骨脂、仙灵脾、生地黄滋补肝肾，清热凉血；土鳖虫、全蝎、地龙、蜂房化瘀解毒，祛风镇痉；甘草和中解毒，调燮诸药。三诊时变方，伍炮山甲、蜈蚣、乌梢蛇、川牛膝、鸡血藤、木瓜、丝瓜络，以增强活血通络，化瘀解毒之力。四诊配秦艽散风舒筋，增其活血除痹并解酒毒之能。五诊见诸症悉解，尿酸接近正常，宗原法合益气健脾之属，护守中宫，并改为散剂缓图，遂告诸症悉除。

尪痹（类风湿关节炎）

患者陈某某，女，46岁，新疆昌吉市个体职业户。

初诊：2009年5月6日。患者于5年前诊断为类风湿关节炎，以手指多指关节肿痛、晨僵、畸形，久治未愈。曾先后在多家医院和诊所治疗，服中药汤剂及雷公藤片、大活络丹，疼痛加重时配服强的松片，也曾以针灸及蜂疗综合性间歇治疗，每种治疗多能缓解症状，但未能根治，时常复发。1周前因气温骤变着凉，致使诸症加重，遂来就诊。症见：痛苦面容，双手多指关节疼痛僵硬，肿胀变形，左腕疼痛，腕指关节活动不利，指关节屈伸困难，双手晨僵约2小时，受累关节局部皮色稍红，压痛明显，遇寒疼痛加剧，舌质黯红，舌苔薄白，脉弦细涩。实验室检查：RF 236 IU/ml，ESR 78mm/h。西医诊断：类风湿关节炎。中医诊断：尪痹。辨证：肾虚寒凝，筋脉痹阻。治法：温肾祛寒，蠲痹通络。方剂：尪痹汤加减。处方：

熟地黄 15g	麻黄 10g	桂枝 10g	熟附子(先煎) 10g
补骨脂 12g	白芍 15g	知母 12g	制川乌(先煎) 6g
淫羊藿 10g	防风 10g	牛膝 15g	制草乌(先煎) 6g
乌梢蛇 15g	蜈蚣 2 条	甘草 10g	白芥子 10g

14 剂，水煎服，每日 1 剂。

二诊：2009 年 5 月 20 日。服药无不适反应，指、腕关节肿痛僵硬略减，晨僵时间缩短，指关节活动较前灵活，饮食及睡眠安好，二便正常。原方再进 14 剂，服法如前。

三诊：2009 年 6 月 5 日。诸症明显减轻，但感神疲乏力，受凉或劳累后指关节仍有肿痛，屈伸好转，舌淡红，苔薄白，脉弦细。证有改观，于上方加补气养血之品化裁。处方：

熟地黄 15g	黄芪 30g	当归 15g	熟附子 6g
补骨脂 12g	桂枝 10g	白芍 15g	骨碎补 15g
淫羊藿 10g	全蝎 6g	牛膝 15g	伸筋草 30g
乌梢蛇 15g	知母 12g	甘草 10g	六轴子 0.5g

30 剂，水煎服，每日 1 剂。

四诊：2009 年 7 月 8 日。患者精神转佳，四肢有力，关节肿胀、疼痛显著缓解，晨僵告失，活动较自如。复查 RF 82 IU/ml，ESR 18mm/h。于三诊方去六轴子，增鸡血藤 30g，隔日服 1 剂，并随原方基础上化裁进剂，连续服用 6 个月（共服 90 剂），以期巩固疗效。

随访 2 年，病情稳定，未见复发。

按语：类风湿关节炎（RA）是一种病因未明的慢性、以炎性滑膜为主的系统性疾病。其特征是手、足小关节的多关节、对称性、侵袭性关节炎症，经常伴有关节外器官受累及血清类风湿因子阳性，可以导致关节畸形及功能障碍。西医认为本病属风湿免疫科疾病，女性为多发群体。

RA 属中医学"尪痹""顽痹""历节风"范畴。类似本病的文献记载，最早见于《黄帝内经素问·痹论》："风寒湿三气杂至，合而为痹也。其风气胜者为行痹，寒气胜者为痛痹，湿气胜者为着痹"。《金匮要略》提出"中风历节病脉证并治"，阐述历节病主要证候为疼痛遍历关节，并以乌头汤等名方辨证治疗。

《圣济总录·历节风》云："历节风者，由血气虚弱，为风寒所侵……所历之节，悉皆疼痛，故名历节风也。"20世纪80年代初，著名中医学家焦树德教授，依据关节肿痛、僵直、畸形及久治难愈的临床特征，首次提出"尪痹"这一病名，焦氏针对"诸肢节疼痛，身体尪羸"，认为"尪羸"即是关节、肢体变形，身体羸弱，关节不能自由活动而渐成之废疾，并提出诊治方案。国医大师朱良春教授将类风湿关节炎、强直性脊柱炎、增生性关节炎、痛风性关节炎等多种痹证称之为顽痹，主张辨病与辨证相结合的辨治用药，临床应用疗效显著。本案辨为肾虚寒凝，筋脉痹阻。治以温肾祛寒，蠲痹通络，强筋壮骨，方用尪痹汤加减治疗。本方由阳和汤（《外科全生集》）合桂枝芍药知母汤（《金匮要略》）化裁而成。方中以熟地、附子、补骨脂、淫羊藿、麻黄以滋肾精，温肾阳，祛寒凝；用桂枝、白芍、防风通阳气，调营卫，祛风邪；伍川乌、草乌祛风湿，散寒邪，止痹痛；益以蜈蚣、乌梢蛇缓僵直、解拘挛，消畸形；牛膝益肝肾，通经络，强筋骨；白芥子化寒痰，消肿胀，除痹痛；知母滋肾阴，清虚热，防温燥；甘草益中气，缓急痛，调诸药。三诊时，去麻黄、川乌、草乌、蜈蚣、防风、白芥子，配以黄芪、当归补气升阳，养血活血；增骨碎补、伸筋草强筋壮骨，舒经活络；更以全蝎、六轴子化瘀散结，蠲痹止痛。综观以上方药，相伍相须，补精以壮骨，温肾以祛寒，益气以养血，舒筋以通络，祛瘀以通痹。共奏阴阳并调，气血双补之功，正胜邪却，络通痹除，病乃可愈。

督脉顽痹（强直性脊柱炎）

患者常某某，男，21岁，新疆生产建设兵团第8师某团待业人员。

初诊：2009年4月20日。患者腰脊疼痛，下肢疼痛反复发作4年，加重近1年。5年来腰脊疼痛僵硬，伴后背及双腿疼痛不已，影响日常生活和作息起居。4年前曾在甘肃省兰州市某大医院查HLA—B27阳性，骶髂CT检查和骨盆正位片均提示为强直性脊柱炎，服中药2年余，腰脊及各部位疼痛有所减轻。去年在某师医院接受注射，用重组人Ⅱ型肿瘤坏死因子受体抗融合蛋白治疗，未见显著疗效。近来因工作较累，汗出受凉感冒，致腰背及下肢疼痛加重。刻下诊之：形瘦色悴，痛楚面容，腰骶疼痛，牵及腿部，轻度驼背，活动受限，畏寒肢冷，汗出较多，二便自可。入夜常因疼痛加重，辗转不安。舌质淡黯，苔白稍腻，双脉弦细，尺部微弱。西医诊断：强直性脊柱炎。中医诊断：督脉顽痹。治法：滋补肝肾，通督疏筋，化瘀止痛。处方：

鹿角胶（烊冲）12g	熟附子6g	熟地黄15g	炙龟板15g
巴戟天15g	仙灵脾15g	补骨脂15g	怀牛膝15g
制首乌15g	鸡血藤15g	骨碎补15g	乌梢蛇15g
金毛狗脊15g	露蜂房10g	大蜈蚣2条	生牡蛎30g

六轴子（包煎）0.5g

15剂，水煎服，每日1剂。

二诊：2009年5月6日。自诉腰脊及下肢疼痛已渐之减轻，颈、背、腰、骶部略感舒松，肢体转温，汗出减少，饮食如常，服药无不良反应，原方加制香附12g，继服30剂。

三诊：2009年6月10日。服药已45剂，面色略转红润，腰脊及下肢痹痛已明显缓解，俯仰强直感亦有所好转，畏寒减轻，睡眠向安，舌质黯略红，苔薄白微厚，脉细而弦紧。治宗原法进步，注意顾护脾胃，以冀早日康复。处方：

鹿角胶（烊冲）10g	炙黄芪30g	熟附子6g	炙龟板15g
仙灵脾15g	补骨脂12g	怀牛膝15g	鸡血藤15g
骨碎补15g	乌梢蛇15g	露蜂房10g	蓬莪术12g
金毛狗脊15g	生牡蛎30g	怀山药30g	制香附12g
炙马钱子1g	广陈皮10g		

水煎服，每日1剂。

四诊：2009年9月16日。患者连续用上方加减服用3个月，腰脊及下肢疼痛基本消除，面色红润，体重增加，体力渐增，并能作适度体力活动。遂予前方去露蜂房、马钱子、熟附子，加党参15g，改为颗粒冲剂，隔日服1剂，以资巩固。嘱其坚持功能锻炼，注意防治感冒，适时来院复查，争取尽收其功。

2015年随访，患者病情稳定，已参加社区工作，并已结婚。

按语：强直性脊柱炎是一种主要侵犯中轴关节，以骶髂关节炎和脊柱强直为主要特征的风湿顽痹。本病病理表现为椎突关节狭窄，椎间盘外环纤维化，椎体周围韧带钙化，脊柱强直畸形。我国患病率约为0.35%，30岁以内的男性居多，起病隐匿，缠绵难愈，患者可因疼痛、活动受限及渐进性发展的脊柱畸形而影响生活质量。强直性脊柱炎属中医学"痹证""顽痹"范畴，与古籍记载的"骨痹""大偻""督脉病"等相似。本例为男性青年，中医诊为督脉顽痹，良由先天禀赋不足，复感风寒湿之邪，虽起病缓慢，但病邪已由肌表、经络深及筋骨，证属肝肾亏损，瘀血凝着，督脉痹阻之顽症。盖肝主筋、肾主骨，筋骨依赖肝肾精血之充养，又依靠肾阳之温煦，若肝肾亏损，不能滋养温煦筋骨，使筋挛而留邪不除，阻碍气血运行，遂致顽痹迁延不愈，则疼痛、畸形、强直等诸症丛生。本例全程治以滋补肝肾，通督疏筋，化瘀止痛，并顾护脾胃。所用药物功用分析如下：鹿角胶、附子、龟板、怀牛膝、巴戟天温肾通督，益精填髓；熟地、何首乌、仙灵脾、补骨脂滋补肝肾，燮调阴阳；狗脊、骨碎补补益肝肾，强健筋骨，善治腰痛脊强，不能俯仰；鸡血藤养血活血，舒筋活络；乌梢蛇、蜂房、蜈蚣攻毒散结，通络止痛；牡蛎、莪术软坚散结，以助缓解强直；香附、山药、陈皮舒肝和胃，理气健脾；党参、黄芪补气健脾，升阳固表；六轴子（洋金花种子）苦温有毒，以毒攻毒，功擅活血散瘀止痛。马钱子健胃疗瘫，善通经络，专治痹痛。以上两味，应把握剂量，谨慎配用，方可收效理想。

（本案为传承工作室及师承弟子讲稿，2017 年 2 月）

腰脊痹（腰椎骨质增生、椎间盘突出、椎管狭窄）

患者陈某某，女，58 岁，新疆石河子市石河子乡农民。

初诊：2012 年 12 月 5 日。患者腰腿冷痛，伴下肢麻木 3 年余，曾在某三甲医院 MRI 检查为：腰椎小关节增生肥大，腰椎退行性改变，L4～S1 椎间隙狭窄，并椎间盘突出，骨质骨骶水肿，黄韧带肥厚，椎管狭窄。1 年前腰冷痛加重，伴左下肢麻木疼痛，未经系统治疗，服药乏效，遂来我处诊治。现症：痛苦病容，腰腿冷痛，痛时彻夜难眠，伴左下肢麻木，不能着地行步，症兼乏力畏寒，喜热饮，舌苔薄白，舌边紫黯，脉象弦细。西医诊断：腰椎骨质增生症、椎间盘突出症及椎管狭窄。中医诊断：腰脊痹。辨证：肝肾亏虚，寒凝督脉，经络痹阻。治法：滋补肝肾，温通督脉，化瘀除痹。方剂：益肾温通除痹汤（自拟验方）化裁。处方：

生黄芪 50g	当归 15g	熟附子 6g	独活 10g
鹿衔草 15g	熟地 15g	补骨脂 15g	狗脊 15g
骨碎补 15g	僵蚕 12g	乌梢蛇 15g	蜈蚣 2 条
威灵仙 30g	牛膝 15g	六轴子 0.3g	陈皮 12g
生白术 15g	甘草 10g		

14 剂，六轴子包煎，每日 1 剂，水煎服。

二诊：2012 年 12 月 19 日。药后腰腿疼痛缓解，但冷感未除，左腿能站立，麻木未减，入夜时有痛剧，饮食及二便正常。治从原方熟附子增为 12g，先煎 1 小时，六轴子增至 0.5g，仍包煎。16 剂，水煎服。

三诊：2013 年 1 月 4 日。腰腿疼痛继续减轻，入寐较安，腰腿仍畏风寒，自觉有凉气从腰部散发，脉舌如故，宗原法更方。处方：

生黄芪 50g	当归 15g	熟附子 18g	独活 10g
鹿衔草 15g	熟地 15g	补骨脂 15g	狗脊 15g
威灵仙 30g	全蝎 6g	土鳖虫 10g	蜂房 10g
制川乌 6g	牛膝 15g	骨碎补 15g	陈皮 12g
生白术 12g	甘草 10g		

14 剂，方中熟附子、制川乌先煎 2 小时，再入诸药共煎，每日服 1 剂。

四诊：2013 年 1 月 18 日。药后无胃肠不适，腰及左下肢冷痛明显好转，麻木告减，风冷感几除，舌苔薄黄，舌质紫黯转淡，脉仍弦细。上方熟附子增至为 24g，与制川乌 6g 同煎，先煎 2 小时，再入诸药共煎。16 剂，每日服 1 剂。

五诊：2013 年 2 月 6 日。腰及左下肢疼痛大减，畏风寒之症缓解，麻木已除，并可站立行走数十米，为巩固治疗，于上方熟附子增为 30g，仍与制川乌 6g 一起先煎 2 小时，再入诸药共煎。再进 16 剂，服法如前。

六诊：2013 年 2 月 22 日。患者服药已 76 剂，诸症消除，精神明显好转，腰腿冷痛悉解，已能来回步行约 200 米，活动较自如。近日感胃脘稍有不适，大便略干，为巩固治疗，嘱予下列方药善后。处方：

生黄芪 30g	党参 15g	生白术 10g	茯苓 10g
鹿衔草 10g	干姜 10g	肉苁蓉 10g	僵蚕 10g
晚蚕沙 10g	木瓜 10g	威灵仙 15g	生地 10g
全当归 10g	狗脊 10g	乌梢蛇 10g	大枣 10g

30 剂，每日 1 剂，水煎服。

随访：随访 3 年，病情稳定，未见明显复发。其间偶见腰腿疼痛时，服初诊方 1～2 周即可缓解，遇天气变化或劳累不适时，服六诊方 1～2 周后便觉舒适。

按语：腰椎骨质增生症、腰椎间盘突出症及腰椎管狭窄等均属于脊椎关节软骨的退行性病变。人到中年后，随着年龄逐渐增长，机体组织细胞生理功能衰退老化，椎间盘失去水分，椎间隙变得狭窄，椎体活动不稳，纤维环松弛，多可于椎体边缘外发生撕裂，引起髓核突出，将后纵韧带骨膜顶起，其下端产生新骨，形成骨制或骨质增生。由于椎间盘突出，椎体骨质增生，椎体滑脱及后纵韧带、黄韧带增生肥厚，逐渐形成钙化或骨化，刺激脊髓神经及周围血管，引起神经血管炎症粘连、充血、水肿，终致椎管狭窄。本病西医多主张手术治疗，但部分病人常有后遗症或并发症。

本病属中医学"骨痹""脊痹""腰脊痹"范畴。本案病变复杂，腰腿冷痛麻木严重，入夜剧痛难寐，经治不愈。经 MRI 检查为腰骶椎骨质增生、椎间盘突出及椎管狭窄，此为现代脊柱外科治疗的重大难题。明代方广《丹溪心法附余·风门·痛风》载："风寒湿入于经络，以致气血凝涩，津液稽留，久则怫郁坚牢，阻碍营卫难行，正邪交战，故作痛也。须气味辛烈暴悍之药，开郁行气，破血豁痰，则怫郁开，营卫行而病方已矣。"中医对本病的治疗有着悠久的历史，主要是借助经络的通路，发挥药物的祛风散寒、行滞化瘀、疗骨祛湿、舒筋活络及滋补肝肾等功能，具有作用持久，疗效稳定，治疗较彻底等多方面的优势。本案患者系农民，年将花甲，长期田间劳作，辛苦倍常，肝肾亏虚，寒凝督脉，经络痹阻，发为腰脊痹。方用益肾温通除痹汤（自拟验方）化裁，方中黄芪、当归补气通络，养血活血；附子益火温肾，散寒止痛；熟地、狗脊、补骨脂、骨碎补、牛膝滋补肝肾，强壮腰膝；独活、鹿衔草、威灵仙入肾散风，除湿蠲痹，通络化骨，抑制新骨增生；僵蚕、蜈蚣、乌梢蛇祛风止痛，化痰散结；六轴子散瘀消肿，行血止痛；白术、陈皮燥湿健脾，理气和胃；甘草清热解毒，调和诸药。综上组合，共奏益气养血，滋补肝肾，温通督脉，化瘀除痹之效。三诊时更方，以全蝎、蜂房、土鳖虫易僵蚕、蜈蚣、乌梢蛇，此皆虫类搜剔，化瘀除痹之品，临床宜更换配用，亦属遣药之割爱；并去六轴子，加川乌，乃乌附并用，以增祛风除湿，温经止痛之功。四、五诊期间，熟附子递增为 24g、30g，皆与川乌先煎 2 小时，可收减毒增效之能。及至六诊，仍守原法，侧重轻剂，连服 1 月，以善其后，并告全功。

关于附子临床应用的剂量和方法，历来颇多争议。《神农本草经》曰："主风寒咳逆邪气，温中，金疮，破癥坚积聚，血瘕，寒湿痿躄，拘挛膝痛，不能行走。"《本草正义》云："附子，本是辛温大热，其性善走，故为通行十二经纯阳之要药……凡三焦经络，诸脏诸腑，果有真寒，无可不治。但生者尤烈……而其他寒病之尚可缓缓图功者，则宜炮制，较为驯良。"人民卫生出版社 2002 年出版的由黄兆胜主编的《中药学》载："附子回阳救逆，补火助阳，散寒止痛。煎服 3～15g，宜先煎 30～60 分钟，以减弱毒性。"据文献记载，北京赵金铎、上海祝味菊、山西李可、四川郑钦安、云南吴佩衡、新疆李兴培等皆以重剂乌、附治病著称，并提出先煎和解毒方法。笔者主张熟附子用量宜递增，常为 6g～30g，并应先煎 1～2 小时，以重减乌头碱之毒性，而提高温经、散寒及止痛之功效。如方中配有川乌、草乌，则当乌、附同时先煎。临床如遇乌头碱中毒患者，可用黄连 15g、甘草 15g、绿豆 60g、赤小豆 60g，浓煎急服，常可数剂而安。

（本文为传承工作室及师承弟子讲稿，2016 年 10 月）

脉痹（雷诺氏综合征）

患者吕某某，女，41 岁，已婚，新疆昌吉市特变电工公司职员。

初诊：2012 年 11 月 7 日。双侧手指前端对称性发白 5 年余，上肢垂直抬举过头 5 分钟后，复位时十指端苍白麻木，约半小时后逐渐缓解，平时指端与指掌部位淡紫红色有明显分界线。曾赴上海等地医院检查诊为雷诺氏综合征，用中西医多种治疗无明显效果。近来症状加重，心理压力较大，影响工作和生活，遂由单位同事介绍来诊。刻下：面色无华，形寒肢冷，指端尤甚，指尖麻木不适，冬春加重，夏秋稍缓。舌质淡红，舌苔薄白，脉象弦细迟缓。中医诊断：脉痹。辨证：阳虚寒凝，气血瘀滞，肢端失养。治法：温经散寒，养血通脉。方剂：当归四逆汤、温经汤化裁。处方：

全当归 15g	桂枝 10g	赤芍 12g	细辛 3g
鹿角胶 12g	党参 30g	黄芪 30g	川芎 12g
东阿胶 12g	吴茱萸 6g	姜黄 12g	羌活 10g
炙甘草 10g	干姜 10g	大枣 15g	

14 剂，每日 1 剂，水煎服，鹿胶、阿胶烊冲。

二诊：2012 年 11 月 26 日。患者服药后形寒肢冷好转，十指端仍发凉，指尖麻木改善，面色略转红润，脉舌如故。治守原方不变，继续服用 16 剂，每日 1 剂煎服。

三诊：2012 年 12 月 17 日。双手指及指掌部淡紫色已明显好转，形寒肢冷锐减，指端凉麻显著改善，饮食增加，体力增强，舌苔薄白，脉象弦细。治宗原方增减，企及临床良效。处方：

全当归 15g	桂枝 10g	赤芍 10g	细辛 3g
熟附子 6g	黄芪 30g	党参 15g	姜黄 10g
鸡血藤 15g	川芎 10g	丹皮 10g	麦冬 10g
炙甘草 10g	吴茱萸 6g	大枣 12g	

30 剂，每日 1 剂，水煎服。

四诊：2013年1月28日。患者三诊方服1月，诸症逐渐告失，今日欣喜而来，抬举上肢5分钟后复还原位，双手指端未见苍白改变，病乃告愈。嘱其避风寒，调情志，适当锻炼，定期复查，如有不适，仍按三诊方服用，以资巩固疗效。

按语：雷诺氏综合征，是指肢体动脉，尤其是小动脉受寒冷或情绪波动后而出现的发作性痉挛。表现为四肢末端皮肤明显苍白，然后发生不同程度的青紫和潮红的典型症状。患者多为青壮年女性，初次发病年龄很少超过40岁，上肢发病多于下肢。本病属中医学"脉痹""血痹""厥寒"等范畴，以阳虚寒凝、四末气血瘀滞、脉道失其灌注温养为其基本病机。本例用《伤寒论·辨厥阴病脉证并治》之当归四逆汤、《金匮要略·妇人杂病脉证并治第二十二》之温经汤，二方合用齐奏温经散寒、活血祛瘀、养血通脉之功。初诊、二诊中，配鹿角胶、阿胶血肉有情之品，以增温阳散寒、滋阴养血之功；益以姜黄、羌活，行走肢臂、祛散风寒、行气化瘀、活血通脉。三诊时因其疗效显著，故于原方去鹿角胶、阿胶；配附子、鸡血藤以增强温经散寒，养血活血通络之力；并以丹皮、麦冬化瘀养阴，守阴药以防燥热。综上，可谓经方活用也。

（本案为传承工作室及师承弟子讲稿，2016年11月）

第九辑　女科疾病

崩漏（功能性子宫出血）

患者阿尼娜某某，41 岁，维吾尔族，新疆玛纳斯县某乡镇干部。

初诊：2012 年 3 月 12 日。月经紊乱 2 年余，每次经潮逾 2 周，量多夹有血块，淋漓难净。本次经行 20 天未净，时崩时漏，色紫黯，夹血块，伴少腹隐痛，头晕耳鸣，五心烦热，腰膝酸软，舌质偏淡，苔薄白略黄，脉弦细无力。腹部 B 超多次检查无异常发现，血常规检查血红蛋白 85g/L，其余正常。西医诊断：功能性子宫出血。中医诊断：崩漏。辨证：阴虚血热，冲任不固。治法：滋阴清热，益肾固经，化瘀止血。方剂：知柏胶艾汤加味。处方：

知母 10g	炒黄柏 12g	阿胶（烊化）12g	艾叶炭 6g
生地 15g	炙龟板 15g	炮姜 10g	炒白芍 15g
当归 15g	仙鹤草 15g	茜草 12g	蒲黄炭 10g
血余炭 10g	炙甘草 10g		

7 剂，水煎服，每日 1 剂。

二诊：2012 年 3 月 19 日。服上方 3 剂后，阴道流血显著减少，再进 4 剂，流血已止。治拟滋阴清热，补肾养血，兼以化瘀调经，方用知柏地黄汤合桃红四物汤化裁。处方：

熟地 15g	怀山药 30g	丹皮 10g	云茯苓 12g
泽泻 10g	山萸肉 15g	知母 10g	炒黄柏 10g
当归 15g	炒白芍 12g	川芎 10g	桃仁泥 10g
红花 10g	益母草 15g		

14 剂，水煎服，每日 1 剂。

三诊：2012 年 4 月 4 日。患者面色转润，头晕耳鸣，五心烦热，腰膝酸软诸症均告减轻，舌质淡红，舌苔薄白，脉象弦细。复查血常规示：血红蛋白 130g/L，红细胞 4.82×10^{12}/L。治守二诊方不变，再进 14 剂，服法如前。

四诊：2012 年 4 月 20 日。适逢经至，患者虑其经水崩漏淋漓，嘱以初诊方进 7 剂，并作心理疏导，企及良效。

五诊：2012 年 4 月 30 日。又复知柏胶艾汤 5 剂，经净，少腹隐痛减，血块少量，精神明显好转，患者对中药治疗崩漏信心倍增。建议平时服二诊方，经潮服初诊方，并坚持 2 个月。

随访至今，未见崩漏复发。

按语： 凡异常的子宫出血，经全身及妇科检查未发现明显的器质性病变时，称为功能性子宫出血，简称功血。本病常为卵巢功能失调所致，按卵巢功能发生障碍的阶段，可分为无排卵型和有排卵型两类。无排卵型最为常见，发生于生育年龄的任何阶段，但多见于青春期或更年期。有排卵型较无排卵型功血少见，多发生于不育妇女，或在流产和分娩之后。西医处理，多以刮宫术、性激素及止血药治疗。

功能性子宫出血属中医学"崩漏"之范畴，是月经周期、经期、经量严重失常的病症，大下谓之崩中或经崩，淋漓难尽谓之漏下或经漏。崩与漏义虽不同，然"崩为漏之甚，漏为崩之渐"，故临床统称为崩漏。本病属妇科常见病，也是疑难急重病症。中医认为，崩漏可分为阴虚血热、肝郁血热、湿热阻滞、脾不统血、肾气不固、肝肾亏损、瘀阻胞宫等证型，但临床所见以一证为主，兼及其他，病情较为复杂。本例为崩漏最常见之证，辨为阴虚血热，冲任不固，治以滋阴清热、益肾固经，兼以化瘀止血，方以知柏胶艾汤加味为治，可谓良方效捷。本方系余启蒙老师，江苏著名老中医姜子维先生（1889～1966 年）所传授。20 世纪 60 年代初，有幸随师侍诊，谙熟此方治崩漏屡用辄效，余进疆悬壶五十余载，凡遇崩中漏下，每多属阴虚血热、冲任不固者，用之多灵验。方中知母、黄柏滋阴清热，清泄相火；生地养阴生津，凉血止血；阿胶、龟板滋阴养血，固护冲任；炮姜、艾炭温经止血，以制寒凉；当归、白芍补血活血，敛阴止痛；甘草益气和中，调燮诸药。姜老所创此名方，仅以十味，配伍精妙，药简效宏，非学养尤深者不可达及。

（本案为传承工作室及师承弟子讲稿，2016 年 6 月）

癥瘕（子宫肌瘤）

患者刘某某，女，43 岁，已婚，新疆石河子市白杨小区居民。

初诊：2012 年 4 月 11 日。患者自诉近半年来月经期先后不定，经潮难尽，近 20 天来经水淋漓未断。曾在某医院妇科检查示外阴正常，宫体后位，增大，双侧附件阴性。B 超检查示：宫底部可见约 49mm×38mm×30mm 椭圆形块影，边缘清楚，诊为"子宫肌瘤"，经服宫血宁及止血药治疗，流血未止，遂来中医诊治。刻诊：面色萎黄，语音低怯，倦怠乏力，形寒肢冷，不时汗出，夜寐欠安，阴道出血黯红，淋漓不断，夹带血块，舌质紫暗，舌苔薄白，脉象细弱。西医诊断：子宫肌瘤出血。中医诊断：癥瘕、经漏。辨证：痰瘀阻滞胞宫，血不循经。治法：化瘀止血，截流断红。方剂：失笑散加味。处方：

蒲黄炭 15g	五灵脂 15g	三七粉（冲）10g	益母草 30g
炮姜炭 10g	血余炭 10g		

3 剂，水煎服，每日 1 剂。

二诊：2012 年 4 月 16 日。服上方 1 剂后，当晚经血停止，3 剂服完后精神好转，已无汗出肢冷，睡眠向安。考虑近半年来经期延长，本次经潮逾 20 天，流血过多，气血告伤，予以复旧调理，治以益气养血，健脾和中，仿人参归脾汤法为治。处方：

党参 30g	炙黄芪 30g	当归 15g	炙甘草 10g
茯苓 12g	炒白术 12g	远志 10g	炒枣仁 15g
木香 10g	龙眼肉 15g	阿胶（烊化）12g	紫丹参 15g
大枣 15g	淡干姜 6g		

14 剂，水煎服，每日 1 剂。

三诊：2012 年 4 月 30 日。服上方以来，面色转润，饮食及睡眠均佳，体力有增，舌转淡红，脉细有力。此乃经复旧调理已显转机，气血虚弱得以恢复。故宜澄源，求因治本，拟方活血祛瘀，行气化痰，软坚散结，以消癥积，用桂枝茯苓丸加味。处方：

川桂枝 10g	云茯苓 12g	桃仁泥 12g	京赤芍 15g
牡丹皮 10g	炒柴胡 10g	制香附 12g	生牡蛎 30g
黄药子 10g	瓦楞子 30g	夏枯草 10g	土鳖虫 6g
生水蛭 6g	五灵脂 12g	蓬莪术 12g	皂角刺 12g

每日 1 剂，水煎服。并嘱经潮服初诊方 2 剂，经净后服二诊方 3 剂，尔后继服本方。

四诊：2013 年 10 月 30 日。患者经半年多治疗，自诉无明显不适，纳寐均安，二便自调，偶见腰酸乏力，舌质淡黯，舌苔薄白，脉象细缓，复查阴道 B 超示：子宫底部可见 25mm×16mm×12mm 椭圆形块影，边界清晰，形态规则，余肌壁回声均匀，双附件区未见异常声像。以三诊方加减，改为颗粒冲剂，嘱患者隔日服 1 剂，坚持服用，以促痊愈。

2014 年 2 月随访，复查 B 超示：子宫及双附件区未见异常声像。

按语：子宫肌瘤是女性生殖器官中最常见的一种良性肿瘤，由于子宫肌瘤主要是子宫平滑肌细胞增生而成，其中有少量纤维结缔组织作为一种支持组织而存在，故又称为子宫平滑肌瘤。临床表现为月经量多、贫血，压迫直肠引起排便不畅，压迫膀胱引起尿急。现代医学认为，本病治疗方法以手术为主，包括宫腔镜、腹腔镜和开腹手术。

子宫肌瘤属中医学"癥瘕"范畴，良由瘀血痰浊阻滞胞宫，气血运行受阻所致，血不循经，月经量多，淋漓不尽，日久气血虚弱。本病宜分阶段治疗，对于非手术指征者，中医药疗效显著。经潮期经水淋漓，甚或经血暴下，应化瘀止血，截流断红，用失笑散加味，通常 1 剂即止，3 剂则安；因其病久，或失血过多，正气虚弱者，宜复旧调理，以归脾汤气血双补，安神和中，亦为攻邪奠定扶正基础；癥积不除，病根未拔，需澄源求因，宜活血祛瘀，行气化痰，软坚散结，以消癥积，选桂枝茯苓丸方加味，坚持服用，每多获益良效。《素问·六元正纪大论》曰："大积大聚，其可犯也，衰其大半而止"。《医学入门》亦告诫："善治癥瘕者，调其气而破其血，消其食而豁其痰，衰其大半而止，不可猛攻峻施，以伤元气，宁扶脾胃正气，待其自化也。"可见，祛邪方药使用，不应忘记顾护正气，以免贼去城空之忧。

痛经（子宫腺肌病）

栾某某，女，49 岁，新疆石河子农业银行职员。

初诊：2016 年 5 月 16 日。患者近 1 年来经期紊乱，经潮腹痛剧烈，血块增多，经血淋漓难尽。本月初经妇科阴超检查示：子宫内膜增厚为 12mm，其内见散在无回声，子宫肌层增厚、粗糙、增强，回声不均匀；右卵巢内见 25mm × 24mm 无回声区，内透声好。超声提示：1. 子宫腺肌病；2. 右侧卵巢囊肿。刻诊：适逢经至，面色㿠白，肢冷汗出，恶心欲吐，腹痛阵发加剧，随血块去则痛稍减，经水色暗淋漓量多，伴腰骶部酸困不适。舌质淡黯、苔薄，舌下静脉瘀胀，脉象细弦。西医诊断：子宫腺肌病，痛经。中医诊断：痛经。辨证：瘀血阻滞胞宫，冲任不固。治法：活血化瘀，调摄冲任。处方：

炒柴胡 10g	制香附 10g	炒元胡 12g	土鳖虫 10g
茜草炭 15g	五灵脂 12g	全当归 15g	炒白芍 15g
炙甘草 10g	炙龟板 15g	川续断 15g	仙鹤草 15g
蒲黄炭（包煎)10g 血余炭 10g		艾叶炭 6g	炮姜炭 10g

7 剂，每日 1 剂，水煎服。

二诊：2016 年 5 月 23 日。服药 1 剂后腹痛几近消失，血块及经量明显减少。服 2 剂后经量较前增多，大血块时下。服 3 剂后经水色深，仍流血块，已无腹痛。服 4 剂后经净，患者气色及精神显著好转。坚持服完 7 剂，似如常人。予补肾益气、养血活血法治之，处方：

熟地黄 15g	山萸肉 15g	怀山药 30g	淫羊藿 10g
炙龟板 15g	川续断 15g	生晒参 15g	生黄芪 30g
制香附 12g	云茯苓 12g	全当归 15g	紫丹参 15g
烫水蛭 5g	草红花 10g		

14 剂，每日 1 剂，水煎服。

三诊：2016 年 6 月 14 日。本次月事将潮，患者恐其痛经复发之苦，西医妇科专家多次催其作子宫切除术，故及时来诊，冀期中医药能够治愈，以免除手术之创伤。治宗初诊方化裁，处方：

全当归 15g	川芎 10g	炒白芍 15g	炙甘草 10g
蒲黄炭（包煎)12g	五灵脂 15g	土鳖虫 6g	川续断 15g
炙龟板 15g	血余炭 10g	茜草炭 12g	艾叶炭 6g
炮姜炭 10g	水蛭 5g		

7 剂，每日 1 剂，水煎服。

四诊：2016 年 6 月 23 日。本次经潮服药 7 剂，腹痛轻微，血块减少，五日经净，未见肢冷汗出及恶心呕吐，舌淡黯略转红，苔薄，脉细微弦。治守二诊方补肾、益气、养血，佐丹参、红花以祛瘀生新，缓图为治。取 20 剂，水煎服，嘱三天服 2 剂，1 月服完。

五诊：2016 年 8 月 24 日。患者末次月经期量色质均告正常，腹痛轻微，未服任何药物。两日前复查经腔内妇科超声示：子宫内膜厚 9mm，子宫肌层略增厚、未见增粗、增强，回声尚均匀。右侧卵巢内见 18mm×12mm 无回声区，内透声良好。患者年近半百，时届绝经期，经上述治疗效果显著，嘱其常服丹栀逍遥丸及红金消结胶囊，以资巩固疗效。

按语：子宫腺肌病属中医痛经范畴，近年来，本病发病率有明显上升趋势，给患者带来较大痛苦。因其经潮腹痛严重，经水淋漓，流血量大，西医除药物治疗外，每多以清宫或行子宫切除术。部分患者常拒绝手术治疗，而求助于中医药治疗。本病系子宫内膜组织、腺体和间质侵入子宫肌层，伴周围肌层细胞肥大及增生，使子宫肌肉挛缩而痛势难忍。患者经潮时辨为瘀血阻滞胞宫，冲任不固，治以活血化瘀，调摄冲任。方中柴胡、香附、元胡舒理肝气，活血止痛；当归、白芍、甘草养血缓急；蒲黄、五灵脂、土鳖虫化瘀止血除痛，瘀除则痛解血止；龟板、续断益肾固护冲任；艾炭、血余炭、炮姜炭、仙鹤草、茜草皆为温经化瘀，止血断流。经净后至下次经潮前 5 天，旨在治本。以补肾调节冲任为主，兼以益气养血活血。方中熟地、山茱萸、淫羊藿补肾温而不燥；龟板、续断益肾固经；生晒参、黄芪、山药、茯苓补气健脾，气充可资生血；当归、丹参、水蛭、红花养血活血化瘀，尤以水蛭化瘀且不伤气为著；香附疏肝理气，调经止痛，《本草纲目》载："乃气病之总司，女科之主帅也。"

闭经、不孕（多囊卵巢综合征）

患者郑某，女，26 岁，未婚，新疆石河子市经济开发区个体户。

初诊：2007 年 4 月 3 日。患者 13 岁初潮，既往月经规律，月经周期为 5/28 ～ 30 天，量适中。5 年前出现月经量稀少，经期推后，常 2 ～ 3 月一行，后渐至闭经。西医妇科用克罗米酚、地塞米松治疗，效果不显，且体重逐渐增加。曾用中药治疗，收效亦微，故慕名来诊。首诊时症见：面色萎黄，面部疱疹型痤疮，形体肥胖，近两年体重增加 10kg，胸闷乏力，畏寒肢冷，腰膝酸困，尿少便溏，舌体胖嫩边有齿痕、苔白腻稍厚，脉沉弦而滑。妇科检查报告：外阴正常，阴毛浓密，遍及脐中线及肛周，且色素沉着。肛诊：子宫后位，大小正常，附件未触及异常。双乳时胀痛，乳晕周围可见汗毛丛生。性激素检查：促卵泡激素（FSH）9.54 U/L，黄体生成素（LH）16.5 IU/L，睾酮（T）5.2 nmol/L。腹部 B 超检查示：双侧卵巢多囊样改变，双侧卵巢可见多个大小不等的卵泡。西医诊断：多囊卵巢综合征。中医诊断：闭经。辨证：脾肾亏虚，痰瘀阻滞，经血闭绝。治以温补脾肾，活血祛瘀化痰，以资月事之时下。处方：

熟附子 6g	肉桂 10g	补骨脂 12g	淫羊藿 10g
怀山药 30g	茯苓 10g	炒白术 12g	绞股蓝 15g
紫丹参 15g	红花 10g	烫水蛭 6g	土鳖虫 6g

胆南星 6g　　　　陈皮 10g　　　　制香附 10g　　　川牛膝 15g

14 剂，每日 1 剂，水煎服。

二诊：2007 年 4 月 20 日。服上药 14 剂后经水未至，白带较前增多，形寒肢冷好转，二便几近正常。仍感腰膝酸软、乏力，面部丘疹增多。舌体胖嫩，舌边齿痕明显，苔白腻稍厚，脉象沉滑。此为脾肾阳气转振，痰瘀阻滞胞宫尚未化解，治守原方化裁。处方：

熟附子 6g　　　　生苡仁 30g　　　败酱草 15g　　　补骨脂 12g

淫羊藿 10g　　　云茯苓 12g　　　炒白术 12g　　　紫丹参 15g

草红花 10g　　　烫水蛭 6g　　　　土鳖虫 10g　　　绞股蓝 15g

青礞石 15g　　　赤小豆 30g　　　皂角刺 12g　　　荷叶 10g

21 剂，水煎服，每日 1 剂。嘱控制饮食，加强运动。

三诊：2007 年 5 月 12 日。患者经水仍未潮，面部痤疮减少，丘疹多数平息，形寒肢冷及腰膝酸困明显缓解，白带增多，二便自调。舌质淡嫩、舌边齿痕略减、苔仍白腻，脉仍沉滑，体重未变。治守二诊方，去白术、红花，加三棱 10g，莪术 10g，青礞石改为 30g。取 14 剂，水煎服，每日 1 剂。

四诊：2007 年 5 月 29 日。服上方 7 剂后月经来潮，经期 8 天，经量多，经色黯红，腹痛有血块，经水淋漓，于经潮第 7 天停服药。患者体重已减 2kg，原症状均见明显好转，精神振作，体力增强。嘱用下列方加减。坚持服用半年，每 3 个月复查性激素测定及 B 超。处方：

紫丹参 15g　　　草红花 10g　　　烫水蛭 5g　　　　补骨脂 12g

怀山药 30g　　　淫羊藿 10g　　　菟丝子 15g　　　云茯苓 12g

生白术 12g　　　炒柴胡 10g　　　炒白芍 12g　　　绞股蓝 15g

生山楂 15g　　　淡竹茹 6g

患者服用上方加减约半年，期间月经皆为每月来潮，周期体温呈双相性，体重减至为 60kg。于 2007 年 11 月 20 日复查 B 超：双侧卵巢恢复正常大小，可见多个优势卵泡。于 2008 年结婚，婚后约 1 年怀孕生 1 女，母女均安。

按语：多囊卵巢综合征（PCOS），是一种妇科常见病，卵巢增大并含有许多充满液体的小囊，雄性激素水平增高和胰岛素抵抗，不能排卵，本病发病可能与遗传、心理、环境等多因素有关。临床主要表现为月经后期、闭经、肥胖、多毛、痤疮、不孕等，西医治疗用降低雄激素水平和促排卵等方法，但会增加体重，停药后雄激素水平继续升高。尤以促排卵药物会影响卵泡成熟和卵巢正常排卵，以及子宫内膜发育障碍而形成容受性缺陷。

PCOS属中医学"闭经""月经后期""不孕"等范畴，中医辨证多为脾肾亏损、化源不足，痰瘀阻滞，冲任失调。本例初诊治本兼顾治标，以温补脾肾合活血化痰祛瘀。方中附子、肉桂、补骨脂、淫羊藿温肾培元；茯苓、白术、山药、绞股蓝健脾化痰；丹参、红花、水蛭、土鳖虫、川牛膝活血化瘀、引血下行；香附、陈皮、胆星，舒肝理气化痰。二诊时经未潮，脾肾亏虚之证略有好转，痰瘀阻滞胞宫未解，且面部痤疮增多，故守原方合薏苡附子败酱散，并加礞石、赤小豆、皂角刺、荷叶之属，以增强化痰消痈之力，兼以清热化湿祛痤。并嘱控制饮食，增强锻炼。三诊中经仍未潮，体重未减，治守二诊方增三棱、莪术，以破气散结；礞石增为30g，重在化痰祛脂。四诊月经来潮，诸症悉退，体重有减，精神明显好转，嘱以补肾活血、舒肝健脾、除痰降脂方药常服之。患者于2007年11月20日复查B超，双侧卵巢正常。次年结婚，一年后生一女。

痛经、不孕（子宫内膜异位症）

患者陈某某，女，36岁，已婚，新疆玛纳斯县兰州湾乡农民。

初诊：2012年12月12日。患者13岁月经初潮，周期为6～7天/35天，前3天量少，第4天量逐渐增多，痛经，有血块，经色黯红，末次月经为2012年12月4日。曾查阴超发现子宫内膜异位及双侧卵巢小囊肿，未予治疗。夫妻性生活正常，丈夫查精液无异常，从未受孕。素有心烦易怒，经前双乳胀痛，经期腹痛难忍，平时怕冷，夜尿多频，舌淡红、苔薄白，脉弦细尺弱。近期实验室检查示CA-125：34.16u/ml，B超提示：子宫内膜异位。西医诊断：子宫内膜异位症。中医诊断：痛经，不孕。辨证：肝郁肾虚，气滞血瘀。治以疏肝解郁，补肾养肝，行气活血化瘀。处方：

炒柴胡12g	制香附12g	当归15g	炒白芍12g
淫羊藿10g	肉苁蓉15g	仙茅10g	熟地黄15g
宣木瓜15g	京三棱10g	莪术10g	烫水蛭5g
土鳖虫6g	炙甘草10g	陈皮12g	

本方连续服用2个月，遇经潮期停止服用。

二诊：2013年2月28日。初诊方服2月后，患者自感形寒明显好转，近无夜尿多频，两次经潮未见急剧腹痛，仅为小腹隐隐作痛，血块显著减少。治守原方去木瓜、三棱、水蛭、甘草，增山萸肉15g、炒艾叶6g、紫石英30g、小茴香

10g。嘱继服 2 个月，经潮期停服。

三诊：2013 年 5 月 8 日。患者服二诊方无不适，痛经已除，精神振作，面色红润，舌质淡红、苔薄，脉象弦细。嘱其服自拟试孕方，以冀温养卵巢，促进排卵。处方：

党参 30g	茯苓 10g	白术 12g	炙甘草 10g
当归 15g	熟地 15g	川芎 10g	炒白芍 12g
枸杞子 15g	五味子 10g	覆盆子 10g	菟丝子 10g
炒柴胡 10g	制香附 12g	淫羊藿 10g	炒艾叶 6g

本方连续服用 2 个月，经潮期如经量不多、经期不延长，可不予停服。若月经未按时来潮，嘱患者及时来诊，可望受孕。

四诊：2013 年 7 月 20 日。患者月经延期 2 周，查尿及 B 超均告已孕。

按语：子宫内膜异位症属中医"痛经"范畴，临床表现为痛经、慢性盆腔痛、性交痛、月经不调及不孕等。本病系具有生长功能的子宫内膜组织，包括腺体和间质，侵入子宫腔被覆内膜及宫体肌层以外的其他部位，如卵巢、宫底韧带、直肠子宫陷凹处。因其属激素依赖性疾病，故常复发，以痛经和不孕为主困扰患者。中医认为本病以肾虚为本，气滞血瘀为标。盖肾主生殖，肾气不足，冲任胞脉失养，气血亏损，易致气滞血瘀，胞脉受阻，从而引起痛经和不孕诸证。

本例初诊辨为肝郁肾虚，气滞血瘀，以疏肝解郁、补肾养肝、行气活血化瘀为治。方中柴胡、香附、陈皮疏理肝气，令其调达；当归、白芍养血柔肝，合甘草缓急止痛；熟地、淫羊藿、仙茅、肉苁蓉、木瓜补肾固本培元，以资生殖；三棱、莪术、水蛭、土鳖虫行气破积，活血祛瘀。二诊因其痛经明显缓解，去木瓜、三棱、水蛭、甘草，增以山萸肉、艾叶、紫石英、小茴香，以加强益肾、温经、暖宫之力。三诊时，因其服药已 4 个月，痛经若失，精神好转，面色红润，故改用自拟试孕方以温养卵巢，促进排卵，以期助孕。本方由八珍汤（《正体类要》）去姜、枣，主用四君、四物 8 味，以益气健脾、养血活血；合五子衍宗丸（《摄生众妙方》），本方去车前子，用枸杞子、五味子、覆盆子、菟丝子，以滋肾促孕；增柴胡、香附，疏肝解郁，理气调经；加淫羊藿、炒艾叶，补益精血，暖宫助孕。患者服试孕方 2 月后受孕，于 2014 年随访顺产一子。

石瘕（巨大卵巢囊肿）

患者陈某，女，35岁，住石河子市白杨小区，自由职业。

初诊：2012年11月2日。患者平素体健，育有一男一女。2012年6月因晨起时发现左少腹不适，按之觉有包块，不痛。经妇科阴超检查提示左侧卵巢囊肿，约3.4cm×4.2cm，患者未作治疗。两月后因左少腹不适加重，伴腰酸困，白带增多，复查阴超示左卵巢囊肿增大为4.6cm×5.6cm，遂服红金消结胶囊两月许。2012年10月26日，因少腹包块迅速增大，再次复查阴超示左卵巢囊肿为8.2cm×9.4cm，此为巨大卵巢囊肿。包块椭圆形如4月孕大，按之不痛可移动，质较软，边缘清楚。妇科医生告知患者，此病药物难以奏效，并有变化之危害，建议住院手术治疗。患者因分娩两胎，均以剖腹产取之，鉴于手术恐惧及创伤之痛苦，乃慕名应中医诊治。刻诊：患者体丰，面色华润，自诉腹满，舌质胖嫩，苔腻稍白，脉象沉涩。西医诊断：巨大卵巢囊肿。中医诊断：石瘕。辨证：瘀血阻滞，阳气不化，湿浊内蕴。治法：逐瘀消痈，温阳散结，软坚化浊。方剂：抵挡汤、薏苡附子败酱散化裁，处方：

烫水蛭10g	桃仁泥10g	熟大黄10g	薏苡仁60g
熟附子6g	败酱草15g	制苍术15g	生牡蛎30g
福泽泻12g	蓬莪术12g	炒白芍18g	炙甘草10g

14剂，每日1剂，水煎服。

二诊：2012年11月16日。药后无不良反应，惟感胃脘略有不适，原方加制香附12g、陈皮10g，仍服14剂，服法如前。

三诊：2012年11月30日。已服药28剂，患者自述左少腹不适有减，腰酸困好转，白带减少，苔腻除半，脉如故。于二诊方中薏苡仁减为30g，水蛭减为6g，熟附子增为9g，先煎1小时。去泽泻，加蒲黄10g（包煎）、五灵脂12g，嘱服16剂，服法同上。

四诊：2012年12月17日。服药后时感腹鸣，大便日两行，进食尚好，以三诊方继进16剂，服法不变。

五诊：2013年1月3日。服药已60剂，无不良反应，晨起左少腹不适锐减，复查阴超卵巢囊肿缩小为2.6cm×3.4cm，患者对治疗信心倍增。今改为散剂缓图，嘱坚持服用，企及全功。处方：

烫水蛭 100g	桃仁泥 200g	熟大黄 100g	土鳖虫 100g
薏苡仁 400g	熟附子 100g	败酱草 200g	生牡蛎 400g
蓬莪术 200g	牡丹皮 200g	制香附 100g	生山楂 100g

1 剂为细末，每用 10g，一日 3 次，温开水冲服。

患者坚持服用散剂 2 月余。2013 年 3 月 15 日，复查阴超示：左卵巢囊肿遂告消失，其病乃愈。2014 年 3 月 10 日，再经复查未见卵巢囊肿复发。

按语：巨大卵巢囊肿多属良性，但良性囊腺瘤亦可恶变。囊肿受内分泌影响，使卵泡内液体潴留、黏稠，可使囊肿逐渐增大，常有诸多并发症，西医认为需手术治疗。本病类似中医文献中所记载的"石瘕"等病证。本例用《伤寒论》之抵挡汤合《金匮要略》薏苡附子败酱散化裁，经四个多月调治，尽收其功。处方以抵挡汤中水蛭逐瘀破癥而不耗气；佐大黄、桃仁清热化瘀；因虻虫毒性较大且气味腥臭，故去之。薏苡附子败酱散原为肠痈脓已成的辨治处方，本案以薏苡仁除湿浊而消痈肿；附子振奋阳气，辛热散结，以利囊肿活化而尽快消除；佐败酱草清热破瘀而蠲祛囊肿。本案于二方活用的基础上，又配牡蛎、苍术、泽泻、莪术之属，以增其效。伍白芍、甘草者，以期缓急、解痉，慎防囊肿蒂扭转、破裂、感染也。

溢乳（高泌乳素血症）

患者夏某某，女，36 岁，新疆兵团第 8 师 121 团职工。

初诊：2013 年 5 月 8 日。患者于 2 年前月经退后，甚则闭经，服黄体酮后经水可潮。近 1 年多来出现溢乳并月经延期，查颅脑 CT 和 MRI 未见明显异常，多次检测放免泌乳素在 75～250 ng/ml，服西药溴隐亭后泌乳素逐渐下降，溢乳基本消失。因该药副作用较大，患者未能坚持服用，停药 2 个月后溢乳加重，近日复查泌乳素上升至 320 ng/ml，遂就诊中医。刻诊：面色潮红，头晕耳鸣，口干欲饮，烦热易怒，喜长出气，两胁胀闷，乳房疼痛，不时溢乳，腰膝酸软，月经延期，色暗量少，伴有血块，舌红苔少，脉象弦细。西医诊断：高泌乳素血症。中医诊断：溢乳。辨证：肝经郁热，阴血亏虚。治法：疏肝解郁，清热泻火，滋阴养血。方剂：丹栀逍遥散合归芍地黄汤化裁。处方：

炒柴胡 12g	当归 15g	茯苓 12g	炒白芍 12g
炒白术 12g	丹皮 10g	泽泻 10g	炒栀子 10g
夏枯草 10g	郁金 15g	熟地 15g	怀山药 30g

山萸肉 15g   丹参 15g   天冬 15g   生麦芽 90g

14 剂，水煎服，每日 1 剂。

二诊：2013 年 5 月 22 日。患者自停用溴隐亭片以来，首次服用中药 14 剂，自觉诸症均告减轻，溢乳减少，月事未下，原方去栀子、茯苓，加桃仁 12g、红花 10g，继服 14 剂，服法同前。

三诊：2013 年 6 月 7 日。溢乳明显减少，乳房胀痛时作，月经未至。于二诊方加阿胶 12g，淫羊藿 12g，继服 30 剂，并嘱服药期间如经潮，可连续服用，不必停药，注意期量色质变化。

四诊：2013 年 7 月 10 日。服上方 16 剂后经水已下，经色转红，经量稍增，尚有少量血块，经行 4 天干净。患者连续服药 1 月，现溢乳继续减少，乳房胀痛甚微，原诸症悉减，舌质淡红，稍有略黄浮苔，脉仍弦细。嘱以初诊方加减调治，以资巩固。

五诊：2013 年 10 月 18 日。溢乳消失，复查泌乳素为 50 ng/ml，月经延期明显缩短，经量尚可，3～5 日净。嘱用初诊方去生麦芽 90g，加淫羊藿 10g，改为颗粒冲剂，每隔日服 1 剂，坚持经常冲服，以善其后。

按语： 泌乳素也叫催乳素，是垂体分泌激素中的一种，妇女在怀孕后期及哺乳期，泌乳素分泌旺盛，以促进乳腺发育及分泌，非孕妇女血清中泌乳素水平一般不会超过 20 ng/ml，如果血中泌乳素水平过高，则称为高泌乳素血症。患者乳房胀痛、溢乳、月经稀少，甚则闭经，故也称溢乳—闭经综合征。本病约 1/4 的患者由垂体肿瘤引起，还有少数可能由下丘脑、垂体功能障碍，甲状腺功能减退，肾功能不全，其他部位恶性肿瘤，胸壁损伤及药物副作用等原因引起。目前，抗催乳素药物溴隐亭的应用以及经蝶显微手术的开展，使本病的治疗出现了新局面。

高泌乳素血症属中医学"溢乳""乳泣""闭经"等范畴，如系男性患者，可伴有性功能减退、精子质量下降、阳痿等不育之症。《素问·上古天真论》载："女子七岁，肾气盛，齿更发长；二七天癸至，任脉通，太冲脉盛，月事以时下，故有子……。"《内经》时代即提出肾气与天癸、月经之间的关系。经水出自于肾，肾为月经之本，月经调节又取决于肝，因肝藏血主疏泄。本病发病机理为：肝郁或肝郁化热，伤及于肾，肝肾精血亏虚，气血逆乱，血不循常道下归血海为经，而随肝气上逆乳房为之乳泣，即发生月经延后、闭经及溢乳。本例系女性患者，辨证属肝经郁热，阴血亏虚。治以疏肝解郁，清热泻火，滋阴养血，方用丹栀逍遥散合归芍地黄汤化裁。其中配以生麦芽重用至 90g，消食和中，回乳消胀；伍以天冬滋阴降火，补益肺肾，补肺可抑木，益肾可生精；增夏枯草清肝泻火，消肿散结；加郁金、丹参行气解郁，活血调经。本方各药组合，共奏疏郁、清热、乳泣乃止，滋阴、充血、经水可行之功。

脾心痛（妊娠晚期合并急性胰腺炎）

患者陈某某，女，23 岁，汉族，本院护士，住院号：156636。怀孕八月余，平素健康，病前晚餐进食肥肠汤和玉米面条。1974 年 12 月 30 日晚 8 时许，突感上腹部偏左呈持续性胀痛，逐渐加重，呕吐 4 次，为未消化食物和胆汁。用颠茄、阿托品及杜冷丁，痛未止，于 1974 年 12 月 31 日 5 时急诊入院。

查体：患者腹痛呻吟不已，体温 37.8℃，脉搏 90 次/分，血压 110/70 毫米汞柱。心肺听诊无异常发现。腹膨隆，上腹压痛明显，宫底剑突下一指，肠鸣音减弱。实验室检查：白细胞 8,200/立方毫米，中性 85%，淋巴 12%，单核 3%；血淀粉酶 256 温氏单位；病后 24 小时尿淀粉酶 2,084 温氏单位。胸腹透视无异常。诊断：妊娠晚期合并急性水肿型胰腺炎。

入院后禁食、禁水，静滴四环素，肌注阿托品、链霉素、补液等治疗，腹痛有增无减，呈阵发性加剧。1975 年元月 1 日，体温 38.9℃，白细胞 10,100/立方毫米，中性 90%，腹痛进一步加重。查体：腹部广泛压痛，反跳痛阳性，肠鸣音弱，胎心音好，宫口未开。当晚邀内、外、妇三科急诊会诊，考虑合并腹膜炎，因其晚期妊娠，决定暂不手术，报病危，严密观察，用青霉素 320 万单位、庆大霉素 24 万单位、普通胰岛素 16 单位，每 12 小时静滴一次，并加强解痉止痛药物的应用。经 24 小时观察，症状仍无减轻，病情继续恶化，乃改投中药治疗，于元月 2 日凌晨服加减清胰汤。处方：

炒柴胡 15g	胡黄连 9g	川黄连 9g	炒白芍 15g
生甘草 9g	川楝子 12g	延胡索 12g	生大黄 9g（后下）
广郁金 12g	炒黄芩 9g	制香附 12g	玄明粉 9g（冲服）
广木香 9g			

1 剂，水煎服。

药后一时许，患者腹中鸣响，随即排臭秽粪便一次，顿时腹痛明显减轻，并安静入眠。次日投原方 2 剂，排稀便三次，其痛渐缓，能进流质。元月 4 日，因虑其硝黄攻下峻猛，唯恐伤及胎儿，故更以香砂六君合银翘之属。药后八时许，其痛复作，病加剧，肌注阿托品、杜冷丁依旧无效。此时又邀请内、外、妇三科急诊会诊，排除新的并发症存在，当夜复投原方（元月2日方），即又排稀便两次，其痛减轻。元月5日、6日连服原方两天后，腹痛完全消失，饮食有增，病情稳定。患者于元月28日足月产一子，产后母子均佳，随访8年，本病未见复发。

　　按语：急性胰腺炎是多种病因导致胰酶在胰腺内被激活后，引起胰腺组织自身消化、水肿、出血甚至坏死的炎症反应。临床以急性上腹痛、恶心、呕吐、发热和血胰酶增高等为特点。病变程度轻重不等，轻者以胰腺水肿为主，临床多见。少数重者胰腺出血坏死，常继发感染、腹膜炎及休克等，病死率高，称为急性重症胰腺炎。

　　胰腺，中医古称"脺""散膏"及"肾脂"等，急性胰腺炎属中医"腹痛""呕吐""胰胀""脾心痛"和"胃心痛"等范畴。本病多因外邪侵犯，饮食不节，情志不畅等诱发，治当以通为用，予疏肝理气，清热解毒，通里攻下诸法合治，临床多收良效。本病属中医学优势病种，中医药治疗可减轻患者痛苦，并节省资源。本例考虑妊娠晚期合并重症急性胰腺炎，虽经大量解痉止痛剂、抗生素及胃肠减压等救治，病势未得控制。中医诊为肝郁气滞，湿热积滞阻遏肠胃，不通则痛。乃急投疏肝理气、清热解毒、通里攻下之剂，是以药到病除。期间因虑硝黄有损胎之虞，乃改用其他方药，则病势复增。故宗《素问·六元正纪大论》"有故无殒，亦无殒也"之意，切中病机，下不含糊。此非孟浪偾事也。笔者认为此类病人，用加减清胰汤治疗一般需以5～7天为宜。时间过短，邪未祛净，每易复发；时间过长，邪却正伤，恐生他变。

　　（本案原载于《上海中医药杂志》1983年12月号）

乳癖（乳腺增生症）

　　患者刘某某，女，31岁，新疆沙湾县某中学教师。

　　初诊：1998年8月6日。患者双侧乳房胀痛，并可触及硬核，逐渐增大，业已年余，曾在多家医院检查诊断为乳腺增生症。近两周来，胀痛剧增，服药效不显，虑其恶变，曾作活检：双侧乳腺间质良性增生，未发现异常细胞。遂就诊中医。检查：面色红润，急躁易怒，夜寐不安，月事紊乱，经前乳房胀痛尤甚，经后痛减。左侧乳房有硬结2枚，右侧有硬核4枚，大者如山楂果，小若白果，压痛明显，推之可移动。舌质黯红，苔薄微黄，脉象弦细而涩。西医诊断：乳腺增生症。中医诊断：乳癖。辨证：肝气郁结，痰瘀阻滞，冲任不调。治法：疏肝理气，除痰化瘀，调燮冲任。方剂：丹栀逍遥散合消痰化瘀散结之品。处方：

醋柴胡 10g	当归 10g	丹参 15g	制香附 10g
炒元胡 15g	橘核 30g	丹皮 10g	川楝子 10g
炒栀子 10g	僵蚕 12g	全蝎 6g	瓜蒌皮 15g
生牡蛎 30g	甘草 10g		

14 剂，每日 1 剂，水煎服。

二诊：1998 年 8 月 20 日。服药 14 剂，无不良反应，精神好转，夜寐转安，双乳胀痛锐减，苔脉如故，治宗原方去川楝子，加蜂房 10g、夏枯草 10g、夜交藤 30g，再投 20 剂，服法如前。

三诊：1998 年 9 月 17 日。乳核基本消除，已无乳房胀痛，急躁易怒若失，情绪稳定，精神安好。继予丹栀逍遥丸、乳癖消片善后治之。

随访：1998 年年底复查，双侧乳房无异常发现。

按语：乳腺增生症是指乳腺上皮和纤维组织增生，乳腺组织导管和乳小叶在结构上的退行性病变及进行性结缔组织的生长，发病原因主要是内分泌激素失调。本病是女性最常见的乳房疾病，其发病率占乳腺疾病的首位。近年来该病发病率呈逐年上升趋势，据相关报道，大约有80%左右的女性皆有不同程度的乳腺增生，并多见于25～45岁的女性。本病用中医中药治疗，疗效显著。

乳腺增生症属中医学"乳癖"范畴，中医认为本病始于肝气郁结，继之血瘀痰凝，积于乳络而成。临床治疗应疏肝解郁，化瘀除痰，调理冲任而解硬癖。本案治疗，方中柴胡、香附、元胡、川楝子疏肝解郁，行气止痛；当归、丹参养血活血，调经止痛，凉血消痛；丹皮、栀子清热除烦，活血散瘀，消肿止痛；僵蚕、全蝎、蜂房化痰消癥，软坚消核，活血解毒，为方中之要药；瓜蒌、牡蛎、夏枯草化痰软坚，泻火散结；橘核以核治核，行气散结止痛；夜交藤养心安神，和血通络；甘草和中解毒；以上诸药相伍，皆有调理冲任之功。本案见效较为迅速，后以丹栀逍遥丸、乳癖消片巩固治之，治疗效果比较满意。

第十辑　儿科疾病

风温高热（急性咽炎）

患儿王某某，男，8岁，石河子市第二小学学生。

初诊：2016年2月10日。患儿平素体健，两天前外出感受风寒，当日晚饭后吃雪糕1根，次晨自感发热，测体温39℃，服连须葱白汤加红糖，未汗出，体温仍为39℃左右。继服臣功再欣，先恶寒，两小时后微汗出，热稍退。当日午后至夜间体温波动在39~40℃之间，据家长代述，体温在40℃时，患儿神志不清，目光呆滞，甚则谵语。因患儿极少用西药，家长不愿使用抗生素，故求中医治疗。刻诊：身热气粗，体温39.5℃，咽部充血红肿，扁桃体不大，舌质红，苔薄白，脉浮数。西医诊断：急性咽炎。中医诊断：风温高热。辨证：风寒袭肺，化热上冲于咽。治拟疏风解表，清热利咽。处方：

荆芥6g	防风6g	炙麻黄5g	苏叶6g
杏仁5g	银花15g	净连翘6g	射干6g
牛蒡子6g	知母6g	生石膏15g	玄参6g
水牛角10g	粳米10g	甘草6g	

1剂，水煎服。

二诊：2016年2月11日。上方服1剂后，体温已降至正常，未再发热，神疲，咽部仍充血红肿，脉浮微数。以清热养阴、利咽，巩固治之。处方：

沙参10g	生地6g	麦冬6g	玄参6g
银花10g	连翘6g	知母6g	射干6g
桔梗5g	甘草5g		

5剂，每日1剂，水煎服。

按语：患儿始因感冒风寒，复加晚餐后吃雪糕致寒凉加重。小儿系稚阴稚阳之体，虽属风寒束肺，但迅速转温化热，以致体温高达40℃，热伤神明，出现神志不清，时发谵语。查舌质红，苔薄白少津，咽部充血红肿，但无咳嗽、咳痰等症。方用疏风解表，清热利咽法为治，配以生石膏、水牛角、银花、连翘之属，皆助迅速退烧，服 1 剂，水煎 3 次服，病霍然而愈，热退神安，精神明显好转。咽部炎症红肿，以清热、养阴、利咽治之，可望药到病除。本高热案治疗，足以体现伤寒治疗可通于温病，温病治疗可用于伤寒，病证属外感，寒温融一炉。

（本文系传承工作室系列讲稿，2016 年 2 月）

鼻窒、鼾眠（小儿腺样体肥大）

患儿：李某某，男，5 岁，石河子市开发区伯爵庄园学前班儿童。

初诊：2010 年 5 月 7 日。患儿反复呼吸道感染 1 年余，近因入睡后鼾声明显加重就诊于耳鼻喉科，诊为腺样体肥大，西医建议手术治疗，家长未同意，遂来中医就诊。刻诊：面色欠华，形体消瘦，易患感冒，饮食欠佳，晨起喷嚏频作，入睡张口呼吸，打鼾逐渐加重，舌红苔薄白，脉象浮数。X 线摄片示腺样体肥大。西医诊断：小儿腺样体肥大。中医诊断：鼻窒、鼾眠。辨证：风邪袭肺，痰热内结，搏结鼻咽。治法：疏风清热，化痰散结。处方：

炙麻黄 3g	荆芥 6g	炒黄芩 6g	苡仁 10g
浙贝母 6g	辛夷 6g	枇杷叶 6g	白术 6g
紫丹参 6g	沙参 6g	皂角刺 6g	连翘 6g
制半夏 6g	陈皮 6g	净蝉衣 5g	甘草 3g

14 剂，每日 1 剂，水煎服。

二诊：2010 年 5 月 21 日。打鼾及喷嚏均减轻，鼻腔通畅，纳食转佳，脉舌如故。上方去黄芩、枇杷叶，增生牡蛎 10g、橘核 6g，继投 14 剂，服法同前。

三诊：2010 年 6 月 4 日。晨起喷嚏锐减，鼾声渐除，入睡已无张口呼吸，进食如常，体重略增，治以气阴双补，健脾化痰，散结消痈。处方：

北沙参 10g	黄芪 10g	太子参 10g	防风 5g
生白术 6g	茯苓 6g	炙麻黄 2g	枳壳 5g
紫丹参 6g	橘核 6g	浙贝母 6g	牡蛎 10g
制半夏 6g	陈皮 6g	皂角刺 6g	竹茹 3g

14 剂，每日 1 剂，水煎服。

四诊：2010 年 6 月 18 日。患儿面色已华，精神好转，纳谷馨香，喷嚏已除，鼾声渐平，未见感冒，脉舌如前。治以益气固表，化痰散结，以除顽颗肥大，并防止复发。处方：

黄芪 10g	太子参 10g	防风 5g	淫羊藿 6g
茯苓 6g	生白术 6g	细辛 1g	女贞子 6g
橘核 6g	制半夏 6g	陈皮 6g	浙贝母 6g
辛夷 6g	紫丹参 6g	甘草 3g	生牡蛎 10g

14 剂，每日 1 剂，水煎服。

经治 8 周后复诊，患儿喷嚏、打鼾均消失，夜寐无张口呼吸，饮食及二便正常，复查鼻咽部侧位 X 线摄片，未见腺样体肥大。随访至今，患儿无复发。

按语：腺样体是位于鼻咽顶后壁的淋巴组织，幼儿时期腺样体增生并引起相应症状者，称为小儿腺样体肥大，临床可引起阻塞性睡眠暂停低通气综合征。目前西医对本病的治疗为腺样体切除术，手术成功率虽较高，但存在术后免疫功能多下降，成年复发率高等不理想诸多问题。

小儿腺样体肥大属中医学"鼻窒""鼾眠"范畴，腺样体位于鼻咽部，中医称为"顽颡"。因其病变组织肥大，堵塞气道，肺气失宣，呼吸不畅，入睡时鼾声鸣响，每多张口呼吸，患儿不适，家长担忧。本病常因患儿反复呼吸道感染所致，是案初以疏风清热，化痰散结为治。方中麻黄、荆芥、蝉衣、黄芩、连翘疏风清热；枇杷叶、辛夷清肺宣窍；半夏、陈皮、白术、苡仁、甘草健脾化痰；丹参、皂角刺活血散瘀；沙参、贝母养阴润肺，化痰消痈。继配牡蛎、橘核、枳壳、竹茹以增软坚散结，行气化痰之功。后用气阴双补，健脾化痰治本，以促散结消痈之力。历经 8 周治疗，诸症告失，随访至今，未再复发。

（本文为传承工作室及师承弟子讲稿，2014 年 11 月）

泄泻（轮状病毒感染性腹泻）

患者王某某，男，2 岁，新疆石河子市 12 社区幼儿。

初诊：2010 年 7 月 6 日。患儿腹泻 1 周余，曾在某医院儿科检查，诊为轮状病毒感染性腹泻。服用金双歧、蒙脱石散及妈咪爱等药物治疗，病情有所好转，但腹泻易反复发作，未能治愈，遂慕名来诊。刻诊：面色无华，四肢欠温，其母代述，腹泻以来，饮食逐渐减少，大便呈水样，泻下急迫，日行 6～8 次，伴少许黏液，气味臭秽，可闻及肠鸣，尿黄尿少，时有烦躁哭闹，体温多在 37.5℃ 左右。舌质淡红，苔略黄腻，指纹淡紫而细，已过气关。中医诊断：泄泻。辨证：

湿热阻滞肠胃，脾失健运。治法：清热化湿，健脾止泻。方剂：葛根芩连汤加味。处方：

葛根 5g	炒黄芩 3g	川连 3g	马齿苋 6g
茯苓 3g	炒白术 3g	炮姜 3g	焦山楂 5g
甘草 3g	炒白芍 5g	藿香 3g	车前子（包煎）5g

3 剂，每日 1 剂，水煎服。

二诊：2010 年 7 月 9 日。服上方 3 剂，大便已调，每日 1 行，发热已退，精神改善，食欲有增，面色转润，舌质淡红，苔薄微腻。上方去黄芩，加党参 6g、怀山药 6g、陈皮 3g，以增益气健脾，理气和胃之效。再服 3 剂，以资巩固疗效。

随访 2 周，病乃告愈。

按语： 轮状病毒感染性腹泻，是导致 5 岁以下婴幼儿腹泻的主要原因之一，其病毒感染主要位于小肠上皮细胞，从而造成细胞损伤，引起腹泻。严重时可见脱水、酸中毒等症状，甚至出现不同程度之肝肾功能受损。轮状病毒借由粪口途径传染，发展中国家发病率较高。目前西医治疗无特效药物，抗生素应用也多无效，接种轮状病毒疫苗是预防本病的唯一有效手段。

本病属中医学"泄泻"范畴，发生的原因有外因和内因之分。外因责之于感受湿邪，常兼有风、寒、暑、热等邪而为病，内因多由伤于乳食或脾胃虚弱。其主要病机为湿热阻滞，脾胃受损，运化失常，水谷不分，遂成泄泻。小儿脏腑娇嫩，为稚阴稚阳之体，卫外功能薄弱，加之乳食不节，皆可导致脾胃功能失调，而诸病丛生。该患儿辨为湿热阻滞肠胃，脾失健运，治以清热化湿，健脾止泻。方用葛根黄芩黄连汤（《伤寒论》）化裁，方中葛根解肌退热，升发清阳，鼓舞脾胃清阳之气上行；黄芩、黄连苦寒清热，燥湿止泻；马齿苋清热解毒，凉血止痢；茯苓、白术利水渗湿，益气健脾；山楂健胃消食，行气止泻；藿香芳香化浊，和胃止呕；炮姜暖脾助运，以制苦寒；车前子淡渗利湿，利前阴实后阴；白芍、甘草解痉止痛，和中缓急。二诊时泄泻已止，精神及饮食渐佳，增党参、山药、陈皮补气健脾，理气和胃，以资巩固疗效。后经随访，病乃告愈。

瘟疫（手足口病）

患者马某某，女，5 岁，回族，新疆石河子市石河子乡六宫村幼儿。

初诊：2010 年 10 月 8 日。患儿母代诉：5 日前患儿低热、咳嗽、精神不振，翌日出现手足部散在粟粒样红疹，口腔内也可见红疹。某医院发热门诊考虑为"手足口病"，建议住感染性疾病科治疗，因患儿曾对多种抗生素过敏，家长不愿住院治疗，遂来就诊中医。刻下：体温38.5℃，面赤神倦，手足部及口腔内均可见粟粒样红疹，口腔内且有疹点弥散、融合后所形成之数个溃疡。舌红苔黄，脉象细数。西医诊断：手足口病。中医诊断：瘟疫。辨证：湿热疫毒，伤及肺脾，外蒸肌肤，上熏于口。治法：清热解毒，凉血消疹。慎防疫毒内陷，伤阴化燥，变生他病。方剂：清瘟败毒饮化裁。处方：

水牛角10g	黄连3g	炒黄芩5g	紫草5g
生地黄10g	赤芍5g	牡丹皮5g	知母5g
净连翘10g	玄参5g	板蓝根10g	桔梗5g
淡竹叶5g	甘草3g		

7剂，水煎服，每日1剂。

二诊：2010年10月15日。服药7剂，热退神清，精神好转，手足皮肤红疹减少，口腔溃疡消失，口舌干燥，渴喜冷饮，便秘尿黄。原方加熟大黄5g，再进7剂，服法同前。

三诊：2010年10月22日。精神继续好转，但略有烦躁，体温37.5℃，红疹基本消退，已无口腔溃疡，大便已畅，尿黄转清，口干唇燥，欲进凉食，舌红苔少，脉细稍数。证属余邪尚未尽除，气阴告伤，治拟清热解毒，兼以益气养阴。处方：

水牛角6g	沙参10g	金银花10g	玄参6g
板蓝根10g	麦冬6g	生地黄6g	知母6g
净连翘6g	石斛6g	牡丹皮5g	郁金5g
淡竹叶5g	甘草3g		

嘱服本方10剂，水煎服，每日1剂，以巩固治疗效果。

按语：手足口病是一种以手部、足部及口腔等部位出现皮疹或疱疹为表现的常见传染病，由肠道病毒感染引起，多发生于夏秋季节，给儿童身心健康造成很大影响，严重者可导致死亡。本病可归属于中医学"瘟疫""时疫""温病"等范畴，目前未发现中医古代文献中对本病的类似记载。笔者认为，中医辨证治疗手足口病临床疗效显著。本病多发于夏秋季节，患儿素体脾虚湿蕴，复感时邪，湿热疫毒由口鼻而入，侵袭肺脾，肺卫失宣，脾失健运。初起发热咳嗽，继则入里化热，湿热相搏，上熏口腔，外蒸肌肤，故手足皮肤及口腔黏膜发生疱疹溃疡。病情危重者，疫毒内陷心肝，出现神昏痉厥。本例患儿初诊以清热解毒、凉血消疹为法，继之以凉血解毒、益气养阴而愈。

筋惕肉瞤（抽动秽语综合征）

患者李某某，男，12 岁，新疆生产建设兵团第 8 师 142 团中心小学学生。

初诊：2006 年 5 月 8 日。患儿半年来头身时有不自主运动，无诱因出现耸肩、眨眼、伸颈，口中不时发出"喔、喔"之声，甚则秽语，伴注意力不集中，焦躁不安。曾赴北京安定医院检查，确诊为"抽动秽语综合征"，用神经阻滞剂（氟哌啶醇、硫必利、奥氮平）等治疗，其效不显，诸症未能明显控制。现症：面色略红，身热心烦，思维滞顿，肢体不时抽动，胸胁满闷，间有喉鸣咳嗽，纳谷不馨，下午乏力，睡前床上辗转不安，入睡后抽动才停，舌质偏红，苔腻微黄，脉沉细滑数。西医诊断：抽动秽语综合征。中医诊断：筋惕肉瞤。辨证：肝亢风动，脾失健运，痰火扰神。治法：平肝熄风，健脾化痰，清心安神。方剂：建瓴汤、黄连温胆汤、甘麦大枣汤化裁。处方：

生龙骨（先煎）20g	怀牛膝 10g	怀山药 15g	黄连 5g
生牡蛎（先煎）20g	姜半夏 6g	炒枳实 6g	茯苓 10g
生赭石（先煎）15g	柏子仁 15g	竹茹 6g	陈皮 6g
炒白芍 10g	炙甘草 6g	小麦 15g	大枣 10g

14 剂，水煎服，每日 1 剂。

二诊：2006 年 5 月 22 日。药后身热心烦减轻，抽动频率减少，其母观察入睡前床上翻腾时间缩短，夜寐安和，晨起洗脸刷牙时仍耸肩并发出"喔、喔"声，进食有增，脉舌如前。治守原方，再投 14 剂，服法不变。

三诊：2006 年 6 月 5 日。患儿服药已 28 剂，身热心烦、胸胁满闷、肢体抽动、喉鸣发声、睡前辗转翻腾等诸症，均告显著减轻，舌淡红苔薄腻，脉沉弦细。原方去怀山药、柏子仁，增僵蚕 10g、蜈蚣 1 条，嘱服 30 剂，服法如前。

四诊：2006 年 7 月 5 日。服药近 2 月，抽动频次明显减少，耸肩幅度显著减轻，注意力不集中有改善，思维较前灵活。治守原方增滋补肝肾，熄风止痉之品。处方：

生龙骨 20g	怀牛膝 10g	炒枳实 6g	茯苓 10g
全当归 10g	熟地黄 10g	山萸肉 10g	地龙 6g
枸杞子 10g	粉葛根 10g	炙僵蚕 6g	蜈蚣 1 条

| 宣木瓜 10g | 炒白芍 10g | 炙甘草 6g | 竹茹 6g |

水煎服，每日 1 剂。

五诊：2006 年 9 月 4 日。患儿连续服用上方 2 个月，其间随症酌情加减。今日诊之：其母云面部及颈肩抽动锐减，喉鸣、咳嗽、秽语等异常声音基本消失，有时伸脖、耸肩尚能避开家人，可见自主能力已有所恢复，进食增加，睡眠安好，二便正常，舌淡苔薄，脉象沉细。此为肝亢风动已得到平复，脾运化之功转健，心主神志向安。嘱以下列免煎颗粒剂，坚持每天服用，以资稳定病情，巩固疗效。处方：

生龙骨 15g	炙龟板 15g	钩藤 10g	葛根 10g
炒白芍 10g	炙甘草 6g	木瓜 10g	蜈蚣 1.5g
炙僵蚕 10g	广地龙 10g		

免煎颗粒，每日 1 剂，温水冲调，分 2 次服。

六诊：2006 年 12 月 20 日。患儿坚持服药 218 剂，其中汤剂 118 剂，免煎颗粒剂 100 剂，服药期间结合心理疏导，诸症日渐缓解，直至完全消失，且学业进步较快。终因风熄、痰除、热清、神安，阴平阳秘，顽疾尽祛。随访至今，未再复发。

按语：抽动秽语综合征，又称多发性抽动症，以慢性、波动性、多发性的运动肌快速抽动及不自主的发声和语言障碍而得名。本病以男性多见，男女之比 3∶1，90% 以上患者于 2～15 岁之间起病，可伴有强迫观念、人格障碍及注意力缺陷等临床表现。本病发病机制尚不清楚，可能与基因缺陷有关，因其是一种复杂的神经精神障碍，主要根据病史和临床症状来判断。现代以神经阻滞剂治疗，如氟哌啶醇、匹莫齐特等，其疗效多不尽如人意。

抽动秽语综合征属中医"筋惕肉瞤""瘛疭""抽风""肝风"等范畴，发病原因有内外因之分。内因为先天不足，后天脾失所养，久病体弱或热病伤阴，外因为感受六淫之邪，伤及脏腑，生痰化火，遂致肝风内动，痰火扰神，或阴虚风动等诸证型。临床治疗多从标本兼施，用药应持久，方可获益良效。本例辨为肝亢风动，脾失健运，痰火扰神，初、二诊中用建瓴汤（《医学衷中参西录》）镇肝熄风；黄连温胆汤（《六因条辨》）清心化痰；甘麦大枣汤（《金匮要略》）养心安神。三诊去山药、柏子仁，更以僵蚕、蜈蚣增强化痰熄风之效。四诊因其抽动秽语告减，疗效显著，故于原方化裁，益以滋补肝肾、熄风止痉之品，标本兼治。五诊用免煎颗粒缓图，有方有守，坚持服用，防其复发。颗粒剂方义：龙骨平肝潜阳，镇惊安神，抑制骨骼肌兴奋；龟板滋阴潜阳，益肾健骨；钩藤清热息风，平肝止痉；蜈蚣、僵蚕、地龙熄风止痉，化痰通络；葛根升发清阳，专治项背强几几；木瓜舒筋活络，和胃除湿，善治四肢肌肉痉挛；白芍、甘草治面肌抽搐，肌肉痉挛。以上十味，共奏平肝熄风、化瘀通络、抑制痉挛抽动及秽语之功。或问：为何不用天麻、全蝎者也？答曰：据其药性理解，兹从割爱。

第十一辑　皮肤科疾病

面疮（脓疱型痤疮）

患者陈某某，女，19 岁，石河子市卫生学校高级护理专业班学生，家住石河子开发区。

初诊：2006 年 5 月 10 日。患痤疮 2 年余，曾在本市多家医院、中医诊所治疗未愈，后在乌鲁木齐市某皮肤病专科医院诊为"脓疱型痤疮"，先服中药 40 余剂，并外涂消炎护肤之软膏，其效不显。后行激光光动刀祛痘 3 个疗程，始则脓疱消除，丘疹减少，面部潮红减轻，2 月后面部脓疱遂起，红色丘疹逐渐增多，伴糜烂渗出。初诊时由其母陪同代诉病史，并述患者素嗜零食，不忌辛辣荤腥之品。刻诊：面部潮红，脓疱遍及三角区，皮损处呈暗红色，大小不等之丘疹满布面颊处，面部脂溢渗出，头油较多。舌质偏红，苔腻微黄，脉细稍数。西医诊断：脓疱型痤疮。中医辨证：肺胃热盛，湿浊壅滞，损及面部。治法：清热解毒，祛脂化湿，消痈除痘。用自拟解毒祛脂除痘方治之。处方：

鱼腥草 30g	炒黄芩 12g	生石膏 20g	槐花 10g
紫草 15g	枇杷叶 12g	蒲公英 30g	荷叶 12g
泽泻 12g	绞股蓝 15g	皂角刺 12g	全蝎 5g
熟附子 6g	生苡仁 30g	败酱草 15g	僵蚕 12g

14 剂，每日 1 剂。每剂煎 3 次，前 2 次煎液于早、晚各服 1 次，第 3 次煎液加温水适量，外敷面部半小时，忌揉搓。

二诊：5 月 27 日。面部潮红减轻，脓疱缩小，轻轻挤压时可见脓液溢出，满脸丘疹红色转淡，油脂分泌略减，惟感胃脘稍有不适，脉舌如故。治守原方去石膏、皂角刺，增枳实、竹茹，以和胃化痰。14 剂，每日 1 剂，内服及外用同前。嘱忌零食、辛辣、海鲜、菌类及牛羊肉。

三诊：6 月 12 日。面部脓疱几近消失，留有暗红色结痂，油脂减少，丘疹多数平伏，无新发脓疱及丘疹，大便每日 2 行，自觉全身轻松。舌质稍红，苔薄微腻，此为肺胃热盛得减，湿热壅滞已化，治从初诊方化裁。处方：

鱼腥草 15g	桑白皮 12g	枇杷叶 10g	赤芍 10g
丹皮 10g	白附子 6g	蒲公英 15g	紫草 10g
白芷 10g	僵蚕 12g	白蒺藜 15g	玄参 12g
生苡仁 30g	全蝎 5g	败酱草 15g	蚕沙 15g

20 剂，水煎，内服及外用法同上。

四诊：7 月 5 日。患者服药及外用已 48 剂，面部脓疱已除，覆盖之瘢痕逐渐转淡变薄，丘疹悉平，尚留有痘印，毛孔较粗，几无油脂渗出，多年脓疱型痤疮已逐渐向愈。服上方无不适，患者治疗信心倍增，继用三诊方再投 20 剂，内服及外敷法如前。

五诊：7 月 29 日。面部瘢痕明显转淡，嘱勿搔抓，令其自然愈合。痘印淡红，部分已与正常肤色接近，片状毛孔由粗变细，仍可隐现，已无油脂渗出。拟方清肺凉血，养血散瘀，兼以护肤美白。处方：

枇杷叶 10g	桑白皮 12g	紫草茸 10g	当归 15g
紫丹参 15g	生白芍 12g	牡丹皮 10g	玄参 10g
生苡仁 30g	白附子 6g	败酱草 15g	白芷 10g
白僵蚕 12g	白蒺藜 15g	绞股蓝 15g	白蔹 10g

16 剂，每日 1 剂，水煎服。

六诊：8 月 18 日。面部瘢痕几近消除，表面呈轻微色素沉着，痘印逐渐消失，未留凹陷性痕迹，鼻两侧毛孔明显缩小，面部基本光滑。嘱以下列 10 味为细末常服之，以资巩固。处方：

全当归 100g	紫丹参 100g	金银花 200g	白蔹 100g
生苡仁 200g	白蒺藜 100g	绞股蓝 150g	白及 100g
香白芷 100g	炙僵蚕 100g		

上药共为细末，每服 10g，每日 2~3 次冲服。

按语： 痤疮俗称青春痘、粉刺、暗疮，中医文献记载为"面疮""肺风粉刺""酒刺"等，为皮肤科常见病、多发病之一。现代医学认为本病与皮脂腺分泌过多，毛囊皮脂腺导管堵塞，细菌感染和炎症反应等因素有关。临床分为丘疹型、脓疱型及囊肿结节型，严重者可形成炎性斑块和窦道，留下红斑或凹陷性瘢痕。本例系脓疱型痤疮，经用多种方法治疗，收效甚微，遂来我处诊治。辨证为肺胃热盛，湿浊壅滞，损及面部，以致满面脓疱丘疹。初诊用自拟解毒祛脂除痘方，方中鱼腥草、黄芩、石膏、枇杷叶清泄肺胃之热；紫草、槐花、蒲公英清热凉血解毒；绞股蓝、泽泻、荷叶、僵蚕降脂除湿化痰；全蝎辛平攻毒，搜剔散结；皂角刺消肿托毒，排脓杀虫；薏苡仁、附子、败酱草（为《金匮要略》薏苡附子败酱散，原治肠痈脓已成之证），本自拟方借薏苡附子败酱散中三味药，以增强消痈、化湿、排脓之效，尤以附子能振奋阳气，使湿瘀分化，脓排肿消。综上各药效能，共奏清热解毒、祛脂化湿、消痈除痘之功。本病若兼大便干燥，秘结不通者，宜清肠通腑，加大黄、莱菔子、玄明粉之属，可资排毒养颜，提高疗效。

血风疮（过敏性皮炎）

患者王某某，女，45 岁，新疆石河子兵团第 8 师 144 团职工。

初诊：2012 年 3 月 29 日。患者自述于 3 年前骑摩托车吹风后，面部起片状红色丘疹，瘙痒难忍，该团医院诊为"过敏性皮炎"，用抗过敏药治疗遂愈。此后未见复发。近两月来，面部皮疹复出，逐渐增多，瘙痒加重，服西药及外用药疗效不显，且皮损扩散，故就诊中医。症见：面色潮红，两颧满布粟粒样大小之丘疹，突出皮肤，散及面颊部，疹点色红，周围有少量渗出，部分可见白色脓点，面部灼热痒痛，轻微肿胀，大便干燥，2～3 日一行，舌边尖红，苔薄黄，脉弦细。西医诊断：过敏性皮炎。中医诊断：血风疮。辨证：外感风热湿邪，伤及皮肤，发为疮疹。治法：清热疏风，祛湿解毒。方剂：防风通圣散、消风散加减。处方：

荆芥穗 10g	防风 10g	银花 15g	连翘 10g
土茯苓 15g	赤芍 12g	丹皮 10g	紫草 10g
白鲜皮 15g	僵蚕 10g	蝉衣 10g	苡仁 30g
熟大黄 10g	甘草 10g		

14 剂，每日 1 剂，水煎服。

二诊：2012 年 4 月 12 日。面红转淡，丘疹及脓点明显减少，皮损处已无渗出，灼热痒痛锐减，大便已畅，每日一行，脉舌如故。原方去大黄、防风，增白芷 10g、白蒺藜 10g，14 剂，服法同前。并嘱忌辛辣、海鲜等刺激食品，禁用任何化妆品。

三诊：2012 年 4 月 26 日。服清热疏风，祛湿解毒之品 28 剂，面部过敏诸症悉除，皮损处红、肿、疹、痒、痛及渗出全部告失，且皮肤渐之细嫩，气色显著好转，舌苔薄白，脉仍弦细。考虑 3 年前曾患此病，虽然治愈，今又复发，为巩固疗效，善其以后，嘱患者常服玉屏风散颗粒，并根据其变化，配服防风通圣丸。

随访至今，未见过敏性皮炎再度复发。

按语： 过敏性皮炎是由致敏原引起的常见皮肤病，主要是因人体接触某些致敏原引起皮肤红肿、发痒、丘疹、风团、渗出、脱皮等皮肤病症。致敏原通常可以分为接触性、吸入性、食入性和注射入性四类，每类致敏原都可以引起相应的过敏反应，表现为多种多样的皮炎以及湿疹、荨麻疹之类。目前最常见的过敏性皮炎主要为接触性皮炎和化妆品皮炎。过敏性皮炎患者平时应注意饮食，避免辛辣、海鲜、牛羊肉等刺激发病部位。现代医学治疗，除祛除或避免致敏原外，主要是应用抗组织胺类药物，如扑尔敏、酮替芬、赛庚啶等，还可配合维生素C、葡萄糖酸钙，重者西医多选用皮质类固醇激素，如强的松等。

过敏性皮炎属中医学"血风疮""湿毒疡"等范畴，中医文献中没有统一的病名能够概括本病，故暂以"血风疮"命名，其病久且严重者可称之"湿毒疡"。临床也多根据接触物质以及症状特点的不同而有不同之名称，如外贴膏药致敏者称之为膏药风，因油漆致敏者称为漆疮，因饮酒过敏者可名曰酒风疹等。中医学认为，本病多因禀赋不足，属特禀质体质者，皮肤腠理不密，易感风、湿、热之邪毒，入侵肌肤，蕴郁化热，搏及气血而发病。本例患者为中年妇女，虽未查明致敏原，但确诊为过敏性皮炎无疑。中医辨证属风热湿邪，伤及面肤，发为疮疡。方以防风通圣散（《宣明论方》）疏风清热，解表通里；消风散（《医宗金鉴》）疏风清热，除湿止痒。两方合用，随证化裁，因其切中病机，故获良效。方中荆芥、防风、银花、连翘疏风散邪，清热解毒；赤芍、丹皮、紫草凉血散瘀，解毒消疹；土茯苓、白鲜皮、生苡仁清热除湿，祛风解毒；蝉衣、僵蚕祛风止痒，化痰散结；大黄清热化瘀，通便解毒；甘草清热解毒，调和诸药。二诊方中，益以白芷、白蒺藜以增祛风止痒，清除色斑，护肤美白之功。

瘾疹（顽固性荨麻疹）

患者哈尼某某，男，52岁，哈萨克族，新疆干部。因苦于患荨麻疹，曾经中西医多方治疗，其效不显。随后在日本读研究生三年中，历用抗过敏中西药及激素、美能等医治，其病时缓时发，未得根除，可谓带病坚持学习三年。回国后在乌鲁木齐某医院以中药清热凉血祛风之剂合熏洗疗法间断治疗数月，仍未能解除全身起风疹疙瘩之痛楚。2010年10月20日，因饮酒过多，复感风寒之邪，周身起红色风团伴发烧三天，故应中医诊治。

初诊：患者四日前因上述原因，突然四肢出现红色风团，后胸背及臀部也相继出现。昨日恶寒发热，体温在 38℃ 上下，全身大片风团时起时落，瘙痒尤为明显。新发风疹露出肌肤，陈旧性皮疹留有红斑，皮疹成大片不规则形，头面、躯干、四肢等处泛发，呈明显瘙痒抓痕，头面及上肢轻度肿胀，相关化验检查无异常。舌质稍红，舌苔薄白，脉弦滑微数。西医诊断：急性荨麻疹。中医诊断：瘾疹（内蕴湿热，风寒束表）。治以清热化湿，疏风止痒，兼用虫类搜风解毒消疹，麻黄连翘赤小豆汤加味治之。处方：

麻黄 9g（先煎）　　连翘 12g　　　　赤小豆 30g　　　桑白皮 12g

甘草 10g　　　　　乌梅 12g　　　　蝉衣 10g　　　　僵蚕 12g

全蝎 6g　　　　　　地龙 12g

4 剂，每日 1 剂，水煎服。

二诊：服上方 4 剂后，体温恢复正常，全身皮疹大部分已消退，肿胀及奇痒亦已消除，但仍有新起之小片风团。处方：

麻黄 9g（先煎）　　连翘 12g　　　　赤小豆 30g　　　桑白皮 12g

甘草 10g　　　　　乌梅 12g　　　　蝉衣 10g　　　　僵蚕 12g

全蝎 6g　　　　　　紫草 10g　　　　生地 15g

4 剂，每日 1 剂，水煎服。

三诊：皮疹基本消退，夜间仍有散在性小风团遂起，嘱患者严禁烟酒、海鲜、生冷等诸发物，按时作息，食饮有节。于二诊方中麻黄减为 6g，去全蝎，加丹参 15g。再服 4 剂。

四诊：全身风疹风团均告消除，其瘙痒抓痕仍显现肌肤，泛发团、疹处脱屑。舌质淡红，舌苔薄白，脉象弦滑。治守三诊处方中加丹皮 10g，4 剂，水煎服。

五诊：患者慢性荨麻疹急性发作，经四次处方辨治，病已向安。为巩固疗效，以期不再复发，以麻黄连翘赤小豆汤合玉屏风散法合而治之。处方：

黄芪 30g　　　　　防风 10g　　　　白术 12g　　　　炙麻黄 6g

连翘 10g　　　　　赤小豆 15g　　　乌梅 10g　　　　蝉衣 10g

全蝎 5g　　　　　　地龙 10g

本方可隔日服 1 剂，连服 1 个月。

经 2011 年底随访，其慢性荨麻疹未再急性发作。

按语： 本病属中医之"瘾疹"，有急性、慢性之分，反复发作者多久治难愈。本病虽有风寒、风热、血虚等不同证型，但临床治之难获显效。该例素蕴湿热，复感风寒，以《伤寒论》麻黄连翘赤小豆汤加减为治。本方系仲景为阳黄兼表的证治而设，治在解表散邪，清热除湿。《医宗金鉴》云："麻黄以开其表……姜枣者和其营卫，加连翘、梓皮以泻其热，赤小豆利其湿。"原方共8味药，今用之去其杏仁、姜枣，以桑白皮易其生梓白皮，增以乌梅、蝉衣抗过敏，透疹止痒，对蛋白质过敏有拮抗作用，专治荨麻疹。更用僵蚕、全蝎、地龙攻毒散结，促进皮肤代谢，治疗诸风瘾疹。五诊方中，乃守原方方义复加玉屏风散法以标本兼施，期在巩固疗效而慎防复发。

湿疹（慢性湿疹急性发作）

患者王某某，男，26岁，新疆玛纳斯县人，现任中国人民解放军驻港部队军官。

初诊：2016年7月11日，患者于香港返故探亲之际，因下肢湿疹久治不愈，由其父母陪同慕名来诊。自诉于3年前进港后始发湿疹，全身皮肤碰伤后愈合较慢，经部队卫生所及香港某医院用抗过敏药及激素类药膏外用，其效不显。此次来疆后约两周许，湿疹反复发作，逐日加剧，奇痒不堪，搔破即流黄色粘水。近日来局部皮损加重，因痒甚至夜间难以入寐。查双下肢腓肠肌处约手掌大皮肤潮红，基底部呈集簇或散发粟米大之红色丘疹，间有小水疱，部分皮损呈现轻度糜烂，稍有渗出黄液，皮损处呈暗红色，略肿胀，表面附着白色鳞屑，并可见搔痕皲裂。喜冷饮，略烦躁，大便干，小便黄。舌质稍红，苔薄微腻中部色黄，脉象弦细稍数。西医诊断：慢性湿疹急性发作。中医辨证：湿热内蕴，湿热邪毒并重，透发下肢皮肤。治法：清化湿热，解毒止痒。处方：

土茯苓 30g	白鲜皮 15g	地肤子 10g	苦参 10g
生苡仁 30g	制苍术 12g	炒黄柏 10g	蜂房 10g
乌梢蛇 15g	宣木瓜 15g	晚蚕沙 15g	紫草 15g
乌梅 10g	蝉衣 10g		

14剂，每日1剂，水煎服。

二诊：服上药7剂后，下肢痒感减轻，搔之小水疱流出黄水。因假期已到，患者须按期返回部队，初诊时7剂继续煎服，已网购电煎中药锅按说明书自己煎煮。嘱服完初诊14剂后，改用下列方药。处方：

土茯苓 30g	生苡仁 30g	制苍术 12g	炒黄柏 10g
宣木瓜 15g	晚蚕沙 15g	乌梢蛇 15g	生牡蛎 30g
乌梅 10g	蝉衣 10g	紫草 15g	蜂房 10g
莪术 12g	苦参 10g		

14 剂，每日 1 剂，水煎服。

三诊：由患者父母代诉病情，并参视皮损变化图片。大部分皮损潮红消退，几无渗出，糜烂面基本平复，仍有少量白色鳞屑附着表面，痒感大减，已能安静睡眠。治从上方去蚕沙、苦参，增生地 15g、玄参 12g，嘱再进 14 剂。

四诊：2016 年 8 月 24 日，患者因工出差顺便赶回石河子复诊。刻下：双下肢腓肠肌处皮损大部分光滑，无渗出，未见水疱及丘疹，稍有鳞屑附于表皮，局部痒感若失。舌淡红、苔薄稍腻，脉象细缓。下肢湿疹急性发作基本痊愈，再以清热化湿合养阴凉血法为治，以资巩固。处方：

土茯苓 15g	生苡仁 30g	制苍术 10g	茵陈 10g
紫草 10g	蝉衣 6g	丹参 15g	丹皮 10g
生地 15g	玄参 10g	生牡蛎 30g	木瓜 15g

18 剂，每日 1 剂，水煎服。

2016 年 10 月 10 日，患者从香港来电话：下肢湿疹服药共 60 剂，皮损完全消失，无痒感，无鳞屑，局部光滑，略有色素沉着。此为临床治愈，嘱其戒烟酒及海鲜发物，并常服防风通圣丸，以防其复发。

按语：湿疹为皮肤科常见病之一，以红斑、丘疹、水疱、渗出、糜烂、瘙痒为其证候特点。中医文献中有"奶癣""旋耳疮""四弯风""绣球风""瘑癣"等病名记载，大致与现代医学之湿疹相似。已故著名中医皮肤科专家赵炳南老师，按湿疹之内、外因及临床表现，将不同部位的湿疹通称为"湿疡"，此说具有权威性。本例患者体内积湿化热，复感地域湿热之邪，而发为下肢湿疹。辨证为湿热内蕴，湿热邪毒并重，透发下肢皮肤所致。全程治疗皆以清化湿热，解毒止痒为主，中后期治疗配合养阴凉血活血法，服药共 60 剂，竟收其功效。方中土茯苓、薏苡仁健脾利湿解毒；苍术、黄柏、苦参、白鲜皮、地肤子清热燥湿，解毒止痒；乌梢蛇、蜂房祛风胜湿，攻毒除痒；蝉衣、乌梅抗过敏，散风止痒；紫草凉血解毒，治疮痈皮癣；莪术、生牡蛎破血行气，软坚散结，以除皮损鳞屑；蚕沙、木瓜化湿和中，尤以木瓜舒筋活络令方中各药达及皮损病所。湿热久羁，即可伤阴化燥，也能阻遏脉络遂成瘀滞，故于三、四诊中加入生地、玄参以滋阴清热，并用丹参、丹皮凉血活血化瘀。为巩固疗效，嘱患者常服防风通圣九。此丸配用为笔者治疗湿疹之经验用药，本方出自《宣明论方》，功能疏风解表，泻热通便，为表里、气血、三焦通治之剂，尤其适用于外感风邪，内有蕴热，且出现丹、斑、瘾疹者。笔者认为，本方适用于湿热体质，或因地域外邪常可侵入肌表者，既可防治感冒，又能清热除湿止痒。本例随访至今，未再复发。

白疕（银屑病进行期）

患者康某某，女，26岁，新疆乌鲁木齐市某医药公司职员。

初诊：2011年7月20日。患者于2008年发现双下肢起红斑、脓疱，并出现鳞屑，时轻时重，经多家医院皮肤科诊治，既未明确诊断，也未显疗效。2009年8月上述症状加重，且泛发于胸腹及四肢，乌鲁木齐某医院诊断为"脓疱型牛皮癣"，经用"组织疗法"、口服地塞米松、外用芥子气软膏等，连续治疗半年症状缓解，停药1月后即复发。2010年5月改投他院治疗，服中药（何药不详）并外用黄皮肤软膏，经治3个月皮损有改善，多数脓疱消除，停药月余后诸症辄发，且瘙痒加重。2011年3月以来，在某医院接受中药泡浴疗法，初始有显效，继则脓疱不退，红斑如故，鳞屑增多。患者由同事和老乡介绍，慕名来诊。检查：躯干及四肢密布红斑鳞屑，多数疱疹为脓疱，胸腹及下肢红斑、皮疹融合成椭圆形片状，并覆盖较厚之白色鳞屑，基底深红，浸润明显，痒感较重。舌质红，苔腻略黄，脉象弦滑。西医诊断：银屑病进行期。中医诊断：白疕。辨证：湿热内蕴，郁结生毒，瘀血阻滞，伤及肌表。治以清热除湿解毒，凉血活血化瘀。处方：

土茯苓30g	白鲜皮30g	水牛角15g	干生地各15g
牡丹皮12g	赤芍药15g	紫草根15g	生地榆15g
紫丹参15g	乌梢蛇15g	土蜈蚣2条	生牡蛎30g
败酱草15g	蓬莪术12g		

14剂，每日1剂，水煎服。

二诊：2011年8月7日。自诉服药两周以来，全身痒感明显减轻，胸腹部片状皮损已逐渐分散，双下肢皮损变薄，基底部深红转淡，原发脓疱缩小，浸润减少。多年之疾，初见疗效，嘱服原方再进16剂。

三诊：2011年8月28日。患者服清热除湿解毒，凉血活血化瘀之方已30剂。刻诊：全身皮损明显好转，瘙痒已除，皮损处鳞屑基本消失，脓疱基本消退，基底部深红色已转为淡红，表皮无糜烂及渗出。舌质略红，舌苔微腻，脉象弦细。上述诸症变化，遂告湿热邪毒已除大半，血分瘀热也明显化解。治从原法加减，并合养血润燥之品。处方：

土茯苓 15g	白鲜皮 15g	牡丹皮 10g	紫草根 10g
生槐花 10g	干生地 10g	黑玄参 10g	地肤子 10g
全当归 15g	紫丹参 15g	鸡血藤 15g	杭白芍 12g
乌梢蛇 10g	露蜂房 10g		

16 剂，每服 1 剂，水煎服。

四诊：2011 年 9 月 18 日。全身皮损消退，无脓疱、糜烂及鳞屑，原皮损处呈淡红色色素沉着，部分表皮略粗糙尚欠光滑，病告治愈。为巩固疗效，预防复发，嘱患者每日以当归5g、土茯苓5g、金银花5g、甘草3g，泡茶饮之，可常服2 至 3 个月。

按语： 银屑病俗称牛皮癣，中医学称为"白疕""干癣""松皮癣""蛇风""狗皮癣"等。西医认为本病是一种多基因的遗传性疾病，并与免疫、代谢、内分泌、心理等因素相关，发病机理尚未清楚。现代中医研究多将本病分为血热、血瘀、血虚、血燥及湿热等诸证，临床所见证候常相互夹杂，单一者甚少。银屑病属难治性皮肤病，有关节型、红皮病型、脓疱型等之分。根据病情变化可分为进行期、稳定期以及反复发作期。本例为银屑病进行期，证属湿热内蕴、郁结生毒、瘀血阻滞、伤及肌表。治以清热除湿解毒、凉血活血化瘀。初诊、二诊方中，土茯苓、白鲜皮清热除湿，解毒止痒；水牛角、生地、地榆、丹皮、赤芍、紫草清热凉血化瘀；丹参养血活血散瘀；败酱草清热解毒，消痈祛瘀；乌梢蛇、蜈蚣攻毒散结，搜别止痒；莪术、牡蛎行气破血，软坚散结。三诊时病情明显好转，湿热邪毒已除大半，血分瘀热显著化解，故从原方加减。增以当归、玄参、鸡血藤、白芍、地肤子养血润燥，兼以清热止痒；蜂房易蜈蚣，攻毒杀虫，祛风止痒。四诊病告治愈，为防其复发，用当归、土茯苓、金银花、甘草适量泡水代茶饮之，以收养血、活血、除湿、解毒之功。

疣目、扁瘊（多发性寻常疣）

史某某，男，35 岁，新疆库尔勒市某行政处职员。

初诊：2002 年 6 月 20 日。患者自 1999 年起面部出现皮肤赘生物，三年来逐渐蔓延至颈部及手足等处，近两月数量日渐增多。曾在多所医院诊治，用过

10% 水杨酸钠、板蓝根注射液等肌肉注射治疗，柴胡注射液局部外擦，去年行冷冻、激光治疗多次，以上治疗有时可除去部分赘生物，但不久辄发。既往服"活血化瘀，软坚散结"中药 60 余剂，未能见显著疗效，今由他人介绍慕名来诊。

皮肤检查：皮损处可见小米粒、绿豆样大小不等之赘生物，状如小疙瘩突出表皮，部分表面粗糙不平，多数为乳头状突起，其色为褐色或暗红色。分布于前额、面颊部、颈部及指趾关节部位，尤以面部、手背处最为密集，患者家属曾仔细计算全身疙瘩约 197 只。舌质暗红，苔薄黄腻，舌边两侧均见瘀斑，脉象弦细。西医诊断：多发性寻常疣。中医诊断：扁瘊。辨证：湿热蕴结，瘀毒阻滞。治法：凉血化瘀散结，祛风除湿解毒。处方：

生地 30g	赤芍 15g	丹皮 12g	紫草 10g
板蓝根 30g	白鲜皮 15g	蜈蚣 2 条	蜂房 10g
山慈菇 10g	制香附 15g	生苡仁 30g	萆薢 15g
木贼草 30g	蓬莪术 12g	白蒺藜 15g	甘草 10g

20 剂，每日 1 剂，煎 2 次内服，第 3 煎加白矾 15g、五倍子 15g，外洗患处。

二诊：7 月 15 日。用上方内服及外洗 20 天，大部分赘生物萎缩变平，暗红色明显转淡，其他无不适。原方去白鲜皮，加马齿苋 15g，生地减为 20g。嘱服 30 剂，内服及外洗方法不变。

三诊：8 月 21 日。前额、面颊及颈部赘疣几近消除，皮损处色斑为淡红色，指趾关节及手背等处仍有半萎缩状态之赘疣，颜色淡红。舌质稍红，苔薄略黄，舌边瘀斑告淡，脉象如故。此为湿热瘀毒阻滞以消其大半，惟四肢末端血运较缓，药效尚待时日积累，方可企及痊愈，治从原法进步。处方：

板蓝根 30g	马齿苋 15g	紫草 10g	赤芍 10g
生苡仁 30g	木贼草 15g	香附 12g	丹参 15g
蓬莪术 12g	白蒺藜 15g	蜂房 10g	全蝎 5g
鸡血藤 15g	皂角刺 15g	生地 15g	萆薢 15g

30 剂，每日 1 剂，煎 2 次内服，第 3 煎加白矾 15g、五倍子 15g，浸泡手足。

四诊：9 月 26 日。服药已 80 剂，前额、面颊、颈、手背处及指趾关节部位赘生物全部消除，皮损处几无角化残留，色斑变淡，逐渐与周围肤色一致，病告临床痊愈。嘱以黄芪 10g、赤芍 10g、板蓝根 10g，每日泡茶饮之，本方可连续泡服 2 个月，以资根除。

2002 年年底患者来院，告寻常疣痊愈，未再复发。随访至今全身皮肤良好。

按语：疣为人乳头瘤病毒所致的皮肤科常见病、多发病，包括寻常疣、扁平疣、丝状疣等，现代药物及物理疗法有其局限性，治之每易复发，迁延难愈。本病中医称之为"疣目""千日疮""悔气疮""枯筋箭"，俗称"扁瘊"或"瘊子"。本例为多发性寻常疣，先后经中西医多法治疗未能显效，且疣发多达197只，分布较广，数量之多，较为罕见。中医辨证为湿热蕴结，瘀毒阻滞。治以凉血化瘀散结，祛风除湿解毒。方中生地、赤芍、丹皮、紫草清热凉血化瘀；板蓝根、白鲜皮、白蒺藜、萆薢清热解毒，除湿祛风；薏苡仁、莪术、山慈菇消痈化瘀散结；蜂房、蜈蚣攻毒散结，祛风搜剔；香附、木贼草疏肝理气，疏散风热，专祛毒疣；甘草调和诸药，和中解毒。二诊时因部分赘疣萎缩变干，增马齿苋以加强清热解毒之功。服药50剂，患者面部及颈两侧赘疣基本消失，色斑转淡，手背及指趾关节处赘疣呈半萎缩状态，考虑肢端血运稍缓，乃以原方化裁。故三诊中处方合鸡血藤、皂角刺，养血活络，令诸药直达病所；配全蝎易蜈蚣，乃为辛平攻毒，通络散结。四诊时服药已达80剂，诸瘊告散不见，皮损色斑亦趋正常。全程治疗除内服汤剂外，每剂第三煎中加入白矾、五倍子，外洗患处，以收消炎解毒，杀虫止痒之功。

第十二辑 五官科疾病

消渴内障（糖尿病性视网膜病变）

患者孙某某，男，70岁，石河子大学退休教师。

初诊：2005年7月26日。患糖尿病18年，长期用胰岛素控制血糖，近1年来双目视物模糊，视力骤降1周。曾就诊于乌鲁木齐空军医院眼科，诊为糖尿病视网膜病变，行激光治疗视力有所好转。日前我院眼科检查：双眼视力分别为0.04、0.06，眼底扩瞳后可见视网膜水肿，渗出物较多，伴轻度出血。刻诊：形瘦色悴，面色无华，口渴喜饮，乏力汗出，双目干涩，舌质偏红，苔薄少津，脉象细数。西医诊断：糖尿病性视网膜病变。中医诊断：消渴内障。辨证：气阴两虚，虚火上炎，目络受损。治法：益气养阴，清热降火，化瘀明目。方剂：杞菊地黄汤、白虎加人参汤化裁。处方：

西洋参10g	知母12g	山萸肉12g	丹皮10g
生地黄15g	泽泻10g	生石膏20g	菊花10g
云茯苓15g	丹参15g	枸杞子15g	赤芍10g
青葙子10g	地龙10g	川牛膝15g	桔梗10g

14剂，水煎服，每日1剂。

二诊：2005年8月10日。自述双目视力有所恢复，临床症状改善，服药无不良反应。嘱于原方再进14剂，服法如前。

三诊：2005年8月25日。双目视力继续好转，仍觉眼干涩，时有心烦，纳食及二便正常，脉舌如故。查眼底出血停止，渗出物减少。治法不变，原方作辨析调整。处方：

西洋参10g	玄参12g	枸杞子15g	石斛15g
生地黄15g	知母12g	生石膏15g	地龙10g
决明子15g	丹参15g	川黄连6g	丹皮10g
川牛膝10g	菊花10g	青葙子10g	茅根30g

21剂，水煎服，每日1剂。

四诊：2005 年 9 月 16 日。眼科检查：眼底出血吸收，渗出物消失，视力 OD：0.8、OS：1.0。自诉双目视力改善良好，口渴、乏力、汗出等诸症明显缓解。嘱常服生脉口服液及杞菊地黄丸，以资善后。并嘱控制饮食，加强锻炼，维持血糖稳定。

按语： 糖尿病视网膜病变，是糖尿病性微血管病变中最重要的表现，也是糖尿病的严重并发症之一。西医认为首先应控制好血糖、血脂及血压，避免过度使用视力，其次为选择光凝治疗、冷凝治疗或行玻璃体切割术。

本病中医学称"消渴内障"，盖消渴病机属阴虚燥热，日久损及肝肾，虚火上炎，或血热上冲，目络失养，血液离经，遂致内障。《秘传证治要诀》云："三消久之，神血既亏，或目无所见。酒家，伤阴动痰，太阴运化不力，统摄失权。"是故眼底水肿、渗出、出血。本案辨为气阴亏损，虚火上炎，目络受损，治以益气养阴，清热降火，化瘀明目。方以杞菊地黄汤合白虎加人参汤化裁，增丹参、赤芍、地龙、川牛膝化瘀通络，除瘴明目；配青葙子、决明子、石斛、玄参、黄连等以养阴清热明目。治疗中提醒患者注意饮食调节，加强锻炼，控制好血糖水平。并嘱常服生脉口服液、杞菊地黄丸，以善其后。

青盲（视神经脊髓炎）

患者王某，女，18 岁，新疆石河子市高中城高三年级学生。

初诊：2010 年 4 月 15 日。患者于今年 2 月初以视物模糊，后视物不清并双下肢无力，经眼科检查诊为"视神经脊髓炎"。曾用糖皮质激素、免疫球蛋白及干扰素等治疗，下肢无力好转，视力有所改善，但难以坚持上学，故退学在家，休息治疗。1 周前两眼疼痛，视力明显下降，视野缩小，站立困难，不能行走，遂由祖父母搀扶陪同来诊。刻诊：参阅眼科门诊病历记录，瞳孔等大等圆，对光反射存在，双眼视野受限，双眼视力均为 0.5，眼底双乳头苍白、境界清楚，视网膜缩小。双膝腱反射差，下肢肌张力降低。面色无华，精神抑郁、视物模糊，进食较差，四肢无力，夜寐不安，二便自可。舌质淡红稍黯，苔薄微腻，脉象沉细。西医诊断：视神经脊髓炎。中医诊断：青盲。证属肝郁脾虚，精血亏损。治疏肝健脾，滋补肝肾，养血明目。处方：

醋柴胡 10g	全当归 15g	炒白芍 12g	茯苓 10g
炒白术 10g	制香附 10g	熟地黄 15g	黄芪 30g

怀牛膝 15g　　　仙灵脾 10g　　　枸杞子 15g　　　石斛 15g

菟丝子 10g　　　女贞子 10g　　　青葙子 10g　　　菊花 10g

每日 1 剂，水煎服。

二诊：2010 年 6 月 20 日。上方服 2 月后，患者精神明显好转，面部气色正常，下肢痿软改善，已能慢步行走，视力亦有所恢复，双眼视力为 0.8，饮食及睡眠正常，脉舌如故，治守原方化裁。处方：

黄芪 15g　　　全当归 15g　　　炒白芍 12g　　　炒白术 10g

茯苓 10g　　　制首乌 15g　　　山萸肉 10g　　　仙灵脾 10g

丹参 15g　　　怀牛膝 15g　　　枸杞子 15g　　　女贞子 10g

石斛 15g　　　鸡血藤 15g　　　草红花 10g　　　青葙子 10g

本方隔日服 1 剂，水煎服。

三诊：2010 年 8 月 22 日。上方于 2 个月服 30 剂，无不良反应。刻下：面色红润，语音有力，下肢活动自如，肌力恢复良好，可正常步行。双眼视力已达1.0。舌质略红，苔薄白，脉沉缓。嘱患者暂停用汤剂，每日晨服补中益气丸，晚服杞菊地黄丸及石斛夜光丸，白天以石斛、枸杞子各 10g 以之代茶，且可开胃健脾。

2011 年 6 月随访，患者视力及体力恢复良好，并已在某商场任收银员。

按语：视神经脊髓炎为眼科较少见疾病，目前病因尚不清楚，遗传因素在发病中有一定作用，约 10% 的患者发病年龄小于 18 岁。本病累及视神经，常表现为眼痛、视力下降或失明、视野缺损。累及脊髓可出现感觉、运动障碍及膀胱直肠功能障碍，神经根性疼痛，痛性痉挛，高颈段受累者可出现呼吸肌麻痹等症状。本病属中医"青盲""暴盲""痿证"等范畴，西医多用激素类药物长期维持，或以免疫球蛋白、干扰素等治疗，其效果不尽人意。《灵枢·大惑论》载："五脏六腑之精气，皆上注于目，而为之精，精之窠为眼，骨之精为瞳子，筋之精为黑眼，血之精为络。"盖精有先后天之分，皆为肾所藏之，先天不足，后天失养，则精血亏虚。肝肾同源，精血互生，肾藏精，肝藏血，精血不足，无以滋养肝目，故为之盲。患者系高三学生，学业紧张，陡逢视力障碍，心情怫郁，睡眠欠安，饮食少思，渐之肝郁脾虚，脾不为胃行其津液，气血化源告乏，故肢倦乏力，乃下肢痿软。患者证属肝郁脾虚，精血亏损。治以疏肝健脾，滋补肝肾，养血明目。方中柴胡、香附、茯苓、白术疏肝健脾；熟地、怀牛膝、仙灵脾、枸杞子、菟丝子、女贞子滋补肝肾；当归、白芍、青葙子、菊花养血清肝明目；黄芪益气升阳和中；石斛养阴清热，益胃生津，补肾养肝明目，强筋壮骨，善治肾虚目暗，视力减退，内障失明。患者服药2月后，视力有所恢复，下肢痿软改善，故守原方加丹参、鸡血藤、红花之属，以增养血活血之功。二诊方隔日服1剂，连续服用30剂，未见不良反应。三诊时，患者肌力恢复良好，双眼视力已达100cm/指数，患者暂停服汤剂，改为每日晨服补中益气丸、晚服杞菊地黄丸。石斛夜光丸，白天以石斛、枸杞子各10g，代茶饮之。经多次随访，病情稳定，未见复发，5年前已在某商场任收银员至今。

（本案为传承工作室及师承弟子讲稿，2016年2月）

云雾移睛（玻璃体混浊）

患者方某某，男，65岁，石河子大学文学艺术学院教师。

初诊：2006年7月3日。患者半年前突然双目视物模糊，自觉眼前有黑影飘动，有时感觉眼前似蚊子飞动。近1月来眼前黑影加重，黑影随眼球运动而漂浮，曾在某医院眼科检查治疗，用透明质酸酶及超声雾化、碘化钠电离子透入等，未见明显效果，遂就诊中医。近日眼科检查：视力OD：0.4，OS：0.2，矫正视力OD：1.2，OS：0.8。裂隙灯下可见玻璃体混浊，眼底呈退行性改变，眼底视网膜血管痉挛、硬化，黄斑中心凹反消失。刻下：头晕耳鸣，双眼不适，视物不清，眼前不时有黑色絮状影飘动。舌质淡红，苔薄少津，脉象弦细。西医诊断：玻璃体混浊。中医诊断：云雾移睛、飞蚊症。辨证：精血亏虚，痰浊扰睛。治法：养血生精，化痰除浊。方剂：归芍地黄汤、升降散化裁。处方：

当归15g	炒白芍12g	熟地15g	山萸肉15g
丹皮10g	云茯苓12g	泽泻10g	炙僵蚕10g
蝉衣10g	夏枯草10g	姜黄10g	决明子15g
海藻15g	生牡蛎30g	蚕沙10g	青荷叶10g

14剂，水煎服，每日1剂。

二诊：2006年7月18日。药后无不适，头晕耳鸣有所减轻，双目不适改善，黑影飘动减少，仍感视物疲劳。嘱暂勿看书及使用电脑，保持足够睡眠，上方再进16剂，服法如上。

三诊：2006年8月7日。服药以来，视力逐渐提升，查玻璃体混浊显著减轻，舌淡红、苔薄，脉弦细。原方去姜黄、荷叶，增石斛15g、竹茹6g，继投15剂，服法同前。

四诊：2006 年 8 月 25 日。患者服养血生精，化痰除浊之方已 45 剂，头晕耳鸣锐减，视力明显改善，黑影飘动若失。眼科检查：视力 OD：0.6，OS：0.4，矫正视力 OD：1.6，OS：1.0。玻璃体混浊较前相比，为基本控制。嘱患者减少近视力应用，白天及夜晚临睡前多作远距离投视，停服中药汤剂，建议常服养血饮口服液及石斛夜光丸，以善其后。

按语：正常玻璃体是一种特殊黏液性胶样组织，呈透明凝胶状态，本身无血管及神经组织，其营养代谢通过邻近组织的扩散来维持。玻璃体混浊是指玻璃体内出现不同程度的不透明体，从而发生视物模糊及眼前有黑影飘动。常见原因有中老年人玻璃体变性、高度近视、眼外伤及眼内异物存留等。生理性者无须治疗，病理性者应针对发病原因对症下药。

本病属中医学"云雾移睛""飞蚊症"等范畴，《素问·宣明五气论》云："五劳所伤，久视伤血……"可资借鉴。临床辨证多见精血亏虚、肝胆郁热、阴虚火旺及血热妄行等证候，宜分别治之。上述证型，每多兼挟痰浊扰睛，故应配以化痰散结除浊之品，如夏枯草、牡蛎、海藻、决明子、僵蚕、蝉衣、蚕沙、荷叶之属，常可提高疗效。本案辨为精血亏虚，痰浊扰睛之证，用归芍地黄汤、升降散化裁，佐以化痰散结除浊之夏枯草、牡蛎、决明子、海藻、蚕沙、荷叶等，继后配用石斛、竹茹，以增养阴清热、化痰除浊之功。各药相伍，精血自充，痰浊告除，故诸症悉解。

视瞻昏渺（老年性黄斑病变）

患者陈某某，男，68 岁，新疆独山子炼油厂高级工程师。

初诊：2012 年 7 月 4 日。患者于 2 月前左眼出现视物昏朦，视力下降及视物变形，经乌鲁木齐市某三甲医院眼科诊断为"老年性黄斑病变"，予维生素、视神经营养剂、吸收剂口服治疗 1 月余，症状未改善，即慕名来诊。日前我院眼科检查：视力 OD：0.8，OS：0.02，不能矫正。眼底检查：眼前部正常，左眼眼底后极部视网膜混浊、水肿并浅脱离，黄斑部多有灰白色渗出，周边伴有片状出血，中心凹反射消失，FFA 显示：眼底血管充盈时间正常，静脉期黄斑区呈片状荧光遮蔽，晚期显现片状荧光渗漏。刻诊：头晕耳鸣，两目干涩，视力下降，视物变形，腰膝酸软，便干尿黄，舌质黯红，边有瘀斑，苔薄黄少津，脉细数无力。西医诊断：老年性黄斑病变。中医诊断：视瞻昏渺。辨证：肝肾阴虚，血热上蒙，目络瘀阻。治法：滋补肝肾，清热化瘀，通窍明目。方剂：杞菊地黄汤、化斑汤、通窍活血汤化裁。处方：

熟地黄 15g	茯苓 12g	山萸肉 15g	菊花 10g
枸杞子 15g	丹皮 10g	福泽泻 10g	知母 12g
水牛角 15g	玄参 12g	赤芍药 12g	川芎 10g
藏红花 2g	桃仁 10g	黄酒 200ml	麝香 1.5g（冲）

14 剂，每日 1 剂，水煎服，黄酒入煎，早、中、晚各服 1 次。

二诊：2012 年 7 月 18 日。药后无不良反应，自觉头晕耳鸣好转，视力有所改善，视物变形减轻，饮食及二便正常。原方继服 14 剂，服法同上。

三诊：2012 年 8 月 3 日。患者诸症明显改善，视物变形显著好转，今日眼科检查：左眼视力达 0.3，眼底黄斑部出血水肿明显吸收，渗出物甚微，浅脱离消失。嘱以初诊方再投 30 剂，隔日服 1 剂，并用滋阴泻火，平肝息风，养血明目之石斛夜光丸常服，以巩固疗效。

按语：黄斑病变是一种老年人常见的影响黄斑的疾病，确切病因不明，可能与遗传、血管硬化、氧化损伤、慢性光损伤、炎症、代谢营养不良等有关，患有高血压病、糖尿病、高胆固醇血症、心血管疾病、肥胖病等人群易并发黄斑病变。吸烟、饮酒过度，也可引发本病，临床主要表现为视力下降，乃至失明。西医对此病暂无特效治疗方法，多以抗氧化剂、维生素、止血剂、视神经营养药或细胞激活剂治之，对脉络膜有新生血管者宜及早施行光凝术，以免病情恶化。

本病属中医学"视瞻昏渺""内障"等范畴，《灵枢·大惑论》云："五脏六腑之精气皆上注于目而为之精。"《素问·五脏生成篇》曰："肝受血而能视。"肝肾不足，精血亏虚，常为本病发病之本。据现代中医研究，本病辨证多见心肝血虚、肝肾亏损、肝气郁结及脾肾阳虚等证候，其间夹有血热、血瘀、痰湿为患，晚期神光衰竭可引起目盲。本案辨为肝肾阴虚，血热上蒙，目络瘀阻之证。方用杞菊地黄汤（《医级》）、化斑汤（《温病条辨》）、通窍活血汤（《医林改错》）化裁，以奏滋补肝肾，清热化瘀，通窍明目之功。药证合拍，故收效较快，后以本方继进 30 剂，隔日服 1 剂，并嘱常服石斛夜光丸，作善后巩固治疗，以期发挥中医药治疗黄斑病变之优势。

耳鸣（导音性耳聋）

阿不都·某某，男，48 岁，维吾尔族，新疆沙湾县某中学教师。

初诊：2008 年 6 月 7 日。主诉右耳闭塞不适，时耳鸣，常于讲课及课后耳内吱吱作响，伴听力减退，历时年余，经治不效。症见面色欠华、头晕、倦怠乏力、纳食不馨，舌淡边有齿痕，苔白微腻，脉迟缓无力。专科检查：右耳鼓膜稍浑浊，吸气及呼气时可见鼓膜扇动，音叉检查示轻度导音性耳聋，左耳正常，鼻腔无异常。西医诊断：导音性耳聋。中医诊断：耳鸣。辨证：脾胃气虚，清阳不升，浊阴不降，滞留清窍。治法：补益中气，升清降浊，通窍止鸣。方剂：补中益气汤化裁。处方：

党参 30g	炙黄芪 15g	茯苓 12g	白术 12g
升麻 10g	炙甘草 10g	葛根 20g	陈皮 10g
柴胡 10g	制半夏 10g	磁石 20g	蝉衣 10g
当归 15g	大枣 12g		

7 剂，每剂水煎分 3 次服。

二诊：6 月 15 日。患者自诉服药后耳鸣及诸症减轻，并无其他不适，嘱用原方 14 剂，服法同上。

三诊：7 月 2 日。患者听力已明显恢复，但仍觉短暂耳鸣，鸣声减弱，舌苔薄白，脉缓。治守原法，增强补中益气，升清降浊，并佐通利耳窍。处方：

炙黄芪 30g	白术 12g	陈皮 10g	升麻 10g
炒柴胡 10g	党参 30g	当归 10g	磁石 20g
炙僵蚕 10g	蝉衣 10g	葛根 15g	辛夷 10g
苍耳子 10g	骨碎补 15g	石菖蒲 10g	炙甘草 10g

20 剂，每日 1 剂，水煎服。

四诊：7 月 28 日。耳鸣继续好转，听力基本正常，自觉精力充沛，服药无不良反应。于上方再投 20 剂。

五诊：8 月 21 日。患者耳鸣、听力减退等诸症已安，于课堂上大声讲话无耳窍闭胀不适感，舌淡红，苔薄白，脉缓。专科检查示右耳鼓膜仍稍浑浊，捏鼻呼吸时见鼓膜向外扇动，吸气时未见鼓膜向内扇动，音叉检查基本正常。嘱常服补中益气丸及耳聋左慈丸以善其后。

按语： 耳鸣一证，多发于中老年人，耳鼻喉科常诊为神经性耳鸣或特发性耳聋，属咽鼓管异常开放症居多。本病属中医"耳鸣""耳聋""耳闭"范畴。耳鸣辨证可分为：气虚失养、血虚失濡、肝阳上亢及阴虚失充等证。因"肾开窍于耳"，又多见于中老年人，故常以补肾为治。本例系维吾尔族中年教师，因长期讲课，用语甚多，致中气不足，清阳不升，浊阴不降，清窍闭塞，遂致耳鸣不已，听力减退。患者曾用中西药治疗，收效甚微。辨证为中气虚弱，服补中益气汤加味而告治验。《素问·生气通天论》云："阳气者，烦劳则张，精绝……目盲不可以视，耳闭不可以听"，今以补中益气，升清降浊，通窍止鸣，改善听力诸法治之，俾阳气升而精气充，浊阴化而耳窍健，故诸证悉除矣。临床治疗耳鸣诸多证型时，常配以磁石、蝉衣、骨碎补等专药，可提高疗效。并可借以通鼻窍之辛夷、苍耳子，通心窍之石菖蒲、莲子心等，用于通利耳窍，每多收其捷效。此为用药心悟之谈，临床可资借鉴。

鼻渊（慢性鼻窦炎、过敏性鼻炎）

患者陈某某，男，50岁，新疆石河子地税局干部。

初诊：2010年8月9日。患者每逢立秋季节，喷嚏频作，鼻塞不通，鼻流黄涕，伴左侧头痛已5年余，平时患感冒也多出现上述症状。曾使用多种滴鼻液、口服中西医抗过敏及消炎药物，其效不显。因病情反复，曾作鼻窦穿刺治疗，亦无显效，患者颇为痛苦。刻诊：喷嚏连续不断，鼻塞不闻香臭，流黄稠脓涕，头昏头痛，健忘乏力，舌质稍红、苔微黄腻，脉弦滑。耳鼻喉科鼻镜检查：鼻腔黏膜充血肿胀，双中下鼻甲肥大，左侧中鼻道、左侧后鼻孔处脓性分泌物较多，影响通气功能。西医诊断：慢性鼻窦炎、过敏性鼻炎。中医诊断：鼻渊。辨证：肺经热盛、湿浊阻窍。治法：清肺蠲涕，疏邪通窍。方剂：葛根汤加减。处方：

葛根15g	炙麻黄9g	川桂枝9g	赤芍12g
桔梗10g	生苡仁30g	生石膏30g	川芎10g
白芷10g	生甘草9g	鱼腥草15g	辛夷10g
细辛3g			

14剂，每日1剂，水煎服。

二诊：2010年8月23日。药后喷嚏减半，鼻窍较前明显通利，黄脓涕转为淡黄涕，涕量减少，头痛减轻。治从原方加生姜3片、红枣3枚，以和中并调其营卫。14 剂，服法同前。

三诊：2010 年 9 月 6 日。偶见喷嚏，鼻已通气可闻及香臭，清涕锐减，头痛若失，黄腻苔已除，脉弦滑。仍守原意继续治疗。处方：

葛根 15g	炙麻黄 6g	桂枝 6g	桔梗 9g
知母 9g	生苡仁 30g	川芎 9g	辛夷 9g
蝉衣 10g	炒黄芩 9g	生姜 3 片	大枣 3 枚
甘草 9g			

14 剂，每日 1 剂，水煎服。

四诊：2010 年 9 月 20 日。患者自初诊以来，已连续服用加味葛根汤 42 剂，其鼻窦炎、过敏性鼻炎所引发诸症基本消除。今日经耳鼻喉科鼻镜检查：鼻黏膜轻度充血、无肿胀，鼻甲轻度肥大，鼻腔、鼻道未见明显之脓性分泌物。考虑鼻渊多年，日久可致肺肾气虚，一旦季节气候变更，或遇外感风邪束肺，常可使喷嚏、鼻塞、流涕及头痛等诸症遂起，故宜预防为主治其未病，以期巩固疗效。处方：

黄芪 30g	百合 15g	淫羊藿 10g	女贞子 10g
葛根 15g	防风 10g	生苡仁 30g	生白术 10g
蝉衣 6g	乌梅 10g	枸杞子 10g	炙甘草 6g
大枣 3 枚			

本方可隔日服 1 剂，坚持常服，预防复发。

按语： 慢性鼻窦炎、过敏性鼻炎属中医"鼻渊"范畴，单纯西药治疗效果欠佳。临床常用苍耳子散、川芎茶调散、辛夷清肺饮等方加减治疗，其效亦不皆尽人意。20 世纪 70 年代，有幸曾随著名中医学家沈仲圭先生侍诊，并阅览上海国医学院院刊所载王润民论鼻渊一文，乃依葛根汤加辛夷配服。仅 5 剂，多年顽疾，一旦霍然。其后，乃活用经方葛根汤加减治疗鼻渊，经长期观察，其效甚速而稳定。本方系《伤寒论》葛根汤加石膏清肺热以疏邪；借葛根开腠理通利鼻窍；桔梗载药上行，化痰涕；薏苡仁清热排脓，疗痈除疾而蠲浊涕。以上组方与他药相伍，共奏发表清热，消痈和营，蠲涕通窍之功。本案第四诊之处方，以益气补肾法为主，并配蝉衣、乌梅疏风祛邪，增强免疫功能，以善其后，防止复发。

喉瘖（慢性声带炎）

患者陈某某，男，48 岁，新疆石河子市某高级中学教师。

初诊：2011年8月8日。患者声音嘶哑2年余，加重3个月。曾经某三甲医院耳鼻喉科诊为慢性声带炎、声带小结、声带肥厚，服黄氏响声丸、牛黄上清丸、金嗓子喉宝、阿莫西林等多种中西药物无效，发音困难时常用激素加庆大霉素等药物雾化，亦无明显效果。因久治声音嘶哑乏效，严重影响教学效果，遂由他人介绍来我处就诊。现症：声音嘶哑，发声困难，口干咽燥，渴欲冷饮，咽部似物堵塞，心烦易怒，夜寐欠佳，厌食油腻，二便尚可，舌红苔薄黄，脉象沉细数。西医诊断：慢性声带炎。中医诊断：喉瘖。辨证：痰热瘀阻，肺肾阴虚。治法：滋养肺肾，清热化痰，化瘀消痈。方剂：自拟利咽复音汤化裁。处方：

北沙参30g	生地15g	炙鳖甲15g	百合15g
蛇舌草15g	麦冬12g	半枝莲15g	赤芍12g
黄药子10g	丹参15g	山慈菇10g	桔梗10g
生牡蛎30g	蝉衣15g	浙贝母12g	甘草10g

14剂，每日1剂，水煎服。嘱忌烟、酒及辛辣等刺激性食物，尽量少讲话并把握音量。

二诊：2011年8月22日。服药无不适，发音略有好转，口干咽燥稍减，嘶哑亦微有改善，守初诊方继进16剂，服法同上。并嘱患者禁声半月，令声带休养，以促功能恢复。

三诊：2011年9月7日。诸症悉减，发音已明显好转，声音嘶哑逐渐改善，已无咽部堵塞感，夜寐转安，舌红苔薄略黄，脉仍沉细。上方去黄药子、半枝莲，增黄精15g、玉竹15g，余方药不变。14剂，每日1剂，水煎服，注意事项同上。

四诊：2011年9月21日。诸症明显减轻，发音较粗，声音嘶哑已恢复大半，患者甚为欣喜。嘱其小声讲话，不用费力，顺其自如，然后可逐渐稍大声音讲话，于三诊方不变，再投16剂，服法如前。

五诊：2011年10月7日。患者服药已达60剂，声音嘶哑已除，除发音较粗外，其余症状均告消失，并能正常登堂讲课。嘱常服麦味地黄丸及清音丸，以善其后。

随访：迄今已逾5年，未见声音嘶哑复发。

按语：慢性声带炎系耳鼻喉科常见疾病之一，引起发声困难，声音嘶哑是其特有症状。本病属中医学"喉瘖""久瘖"等范畴。声音嘶哑是声带病变的主要症状之一，因病变性质和程度不同，对发音功能影响不等，轻者声音变粗，音调变低，重者声音嘶哑，甚则发音丧失，以至完全失音。临床多见急、慢性喉炎，声带小结或声带息肉，或先天畸形，或因肿瘤致喉神经麻痹等引起。中医辨证，因风寒、风热袭肺，或痰浊阻肺，致肺失清肃，邪闭清窍，称之为"金实不鸣"。声嘶日久不愈，伤及肺肾，可致肺肾阴虚，称之为"金破不鸣"。久病两者多兼而有之，且常夹杂痰瘀为患，应分辨治之。

　　本案患者为高级中学教师，平素用语较多，讲话声高气扬，患喉瘖2年余，辨证为痰热瘀阻，肺肾阴虚，治以滋养肺肾，清化痰热，化瘀消痈，散结开音，以自拟利咽复音汤治之，经2个月调治，而收全功。方中沙参、百合、麦冬、生地、鳖甲滋养肺阴，益肾生津；蛇舌草、半枝莲清热解毒，散瘀消痈；丹参、赤芍养血活血，凉血散瘀；黄药子、山慈菇、浙贝母解毒消痈，化痰散结；牡蛎合鳖甲软坚散结，抑制声带肥厚；桔梗、甘草载药上行，清咽和中；蝉衣其气清虚，主治风热，专疗一切哑病，用量可达15g，每令音哑速效。三诊时增以黄精、玉竹亦为滋肾润肺、益气生津耳。

口疮（复发性口腔溃疡）

　　患者陈某某，女，43岁，新疆石河子市某商场职工。

　　初诊：2013年6月3日。口腔溃疡反复发作3年余，经用维生素B族、维生素C、叶酸、左旋咪唑、强的松、多种药膜及散剂（如冰硼散、锡类散、西瓜霜等），其效不显。近因情绪波动，入夜难寐，口腔溃疡复发加重，遂由同事介绍来诊。症见：痛苦面容，口腔黏膜及舌边有多个大小不等、直径约3~5mm的椭圆形溃疡，基底呈浅碟状，有少许黄色渗出，边缘整齐，周围略显红晕，溃疡面轻度灼痛，每遇刺激而加重。口干咽燥，渴不欲饮，头晕耳鸣，心烦性急，手足心热，腰膝酸软，失眠多梦，便干尿黄，舌质稍红，舌苔薄黄，脉象弦细。西医诊断：复发性阿弗他溃疡。中医诊断：口疮。辨证：肝肾阴虚，虚火上炎，灼伤口舌。治法：滋阴生津，清泄虚火。方剂：知柏地黄汤、增液汤、乌贝散化裁。处方：

生地黄15g	知母10g	炒黄柏10g	玄参10g
山萸肉10g	麦冬10g	浙贝母10g	丹皮10g
怀山药15g	茯苓10g	乌贼骨10g	泽泻10g
淡竹叶10g	甘草6g		

14 剂，水煎服，每日 1 剂。

并嘱患者注重调节情志，忌辛辣刺激食物，多吃新鲜蔬菜、水果，保持二便通畅，维护口腔卫生。

二诊：2013 年 6 月 17 日。药后无不良反应，症情减轻，口腔溃疡疼痛好转，二便正常，夜寐向安，治守上方再进 14 剂，服法同前。

三诊：2013 年 7 月 1 日。诸症悉减，舌边、尖及颊部黏膜处，共有 4 个大小不等之溃疡尚未愈合，局部稍有渗出，周围红晕转淡，溃疡处灼痛轻微，进食明显好转，脉舌如故。考虑本病虚实夹杂，虚火、实火常多并存，治按原方合连附六一汤化裁，可望促进溃疡愈合，以期早日收功。处方：

生地黄 15g	知母 10g	炒黄柏 10g	玄参 10g
山萸肉 10g	麦冬 10g	乌贼骨 10g	丹皮 10g
怀山药 15g	茯苓 10g	淡竹叶 10g	黄连 6g
熟附子 3g	甘草 6g		

14 剂，水煎服，每日 1 剂。

四诊：2013 年 7 月 15 日。患者口腔溃疡全部愈合，诸症基本告痊，舌质淡红，舌苔薄白，脉仍弦细。根据本例证候特点，结合年龄将介入更年期，故嘱患者每日晨服加味逍遥丸，晚服知柏地黄丸，整体调节，以资巩固。

随访 3 年，未见口腔溃疡复发。

按语：复发性口腔溃疡是以口腔黏膜反复出现孤立的圆形或椭圆形的浅表性溃疡，伴有局部灼热疼痛为主要症状的常见病。目前对其发病原因尚未清楚，自身免疫发病机理亦未完全明确。除自身因素外，多种外界和局部刺激可促使其发病。

本病属中医学"口疮""口疳""口糜"等范畴。中医认为脾开窍于口，上唇属脾，下唇属肾；舌为心之苗，心开窍于舌。又云舌尖属心肺，舌背中央属脾胃，舌侧边缘属肝胆，舌根属肾，腮、颊、牙龈属胃等诸说。清代沈金鳌《杂病源流犀烛》曰："脏腑积热则口糜，口糜者口疮糜烂也；心热亦口糜，口疮多赤；肺热亦口糜，口疮多白；膀胱移热于小肠亦口糜；三焦火盛亦口糜；中焦气不足，虚火上泛亦口糜；服凉药不效，阴亏火泛亦口糜；内热亦口糜。"临床所见凡肝郁气滞、心火炽盛、胃热上冲、阴虚火旺、脾气虚弱、脾肾阳虚等皆可化火上蒸于口，而发口疮。本病虽分虚火、实火两大类型，但见证多为虚实夹杂，寒热互见。治之宜标本兼施，急则治标兼顾其本，缓则治本兼顾其标。病久多本虚标实，病程越长则夹杂愈重。本例辨为肝肾阴虚，虚火上炎，灼伤口舌。方用知柏地黄汤（《医宗金鉴》）补益肝肾，滋阴降火；增液汤（《温病条辨》）滋阴清热，润燥通便；乌贝散（现代验方），本方制酸止痛，用于消化性溃疡，今借用治口腔溃疡，方中贝母清热散结消痈，乌贼骨收湿止血敛疮，以为治其标；淡竹叶清热除烦利尿，用于口舌生疮；甘草清热解毒，调和药性。三诊时诸症悉减，惟溃疡尚未愈合，从虚火实火并存论，宗原方合连附六一汤（《医学正传》）化裁。本方由黄连、附子、生姜、大枣组成，治肝火内郁，胃脘剧痛，呕吐吞酸，功能清热止痛。本例三诊方中，但取其黄连善清心胃之火，配养阴之品，治阴虚火旺，心烦失眠，口舌生疮；配附子与黄连相伍，寒热并投，拮抗溃疡。附子辛甘大热，虽用量较小，但可引火归元，调燮阴阳，振奋阳气，改善血液循环，有益于促进溃疡愈合，且疗效持久而稳定。

口癣（口腔扁平苔藓）

患者曹某某，男，35 岁，新疆石河子市某木材加工厂司机。

初诊：2012 年 8 月 8 日。患者口腔左颊部黏膜处不适 2 年余，经口腔科检查示：口腔左颊黏膜处有一长条状灰白色角化斑纹，形状不规则，局部略充血水肿，时有自发性疼痛不适，影响讲话及进食。诊断为口腔扁平苔藓，服用维生素 B 族类药物和维生素 C、E、A 及谷维素等半年，未见疗效。今诊之：患者自诉口腔不适，口干欲饮，左颊部黏膜轻度充血肿胀，靠前中段有一长条状淡红色皱襞，长约 1.5cm，宽约 0.5cm，局部略粗糙，时现木涩感，进食辛辣厚味可发生敏感性灼痛。大便稍干，小溲略黄。舌质偏红，苔略黄腻，脉象濡数。中医诊断：口癣。辨证：湿热内蕴，上蒸于口，日久伤阴，痰瘀阻络。治法：清热化湿，滋阴凉血，化痰散瘀。处方：

生苡仁 30g	制苍术 10g	炒黄芩 10g	茵陈 15g
广藿香 10g	知母 10g	生地 15g	玄参 10g
白芥子 10g	丹参 10g	赤芍 10g	姜黄 10g
炙僵蚕 10g	甘草 6g		

14 剂，水煎服，每日 1 剂。

二诊：2012 年 8 月 22 日。药后口腔黏膜患处稍舒，口干欲饮缓解，局部粗糙减轻，二便正常，脉舌未变，嘱患者戒除烟酒及辛辣刺激食物，原方继投 14 剂，以观后效。

三诊：2012 年 9 月 5 日。患者服药近 1 月，口腔不适明显好转，已无口干欲饮，左颊部黏膜充血肿胀消失，条状皱襞由淡红色转白，与口腔黏膜颜色一致，皱襞明显缩小，进食时尚有不适感，黄腻苔已退，脉象如故。处方：

生苡仁 30g	制苍术 10g	炒黄芩 10g	广藿香 10g
蛇舌草 15g	蒲公英 15g	白芥子 10g	姜黄 10g
炙僵蚕 10g	丹参 10g	玄参 10g	赤芍 10g
全蝎 5g	甘草 6g		

每日 1 剂，水煎服。

四诊：2012 年 10 月 8 日。服上方期间偶有药味增减，连续服用 30 剂，无不良反应。现症：口腔偶感略有不适，未见口干欲饮，左颊黏膜无充血，皱襞缩小明显，现约 8mm×2mm，其色淡白已正常，局部光滑，无灼热疼痛，木涩感已除，进食时仍有异物摩擦感，二便正常，舌苔薄白，脉象稍沉略细。此乃内蕴湿热已除，阴液恢复，痰瘀化解，遂告临床治愈。嘱其患者常做口腔检查及保健，保持情绪乐观，严格戒除烟酒，注意进清淡饮食。

2013 年春随访，诸症未见复发。

按语： 口腔扁平苔藓是一种影响皮肤黏膜表面的炎症性疾病，由自身反应性 T 淋巴细胞介导的对上皮基底细胞损害所致。本病通常不传染，发病机制尚不清楚，有研究认为与精神因素（如疲劳、焦虑、紧张）、免疫、内分泌、感染、微循环障碍、微量元素缺乏等有关，或因口腔内机械性刺激及某些药物副作用引起。临床有网纹型、糜烂型及萎缩型之分，目前尚无特效治疗方法，常以维生素 B 族和 C、E、A 以及谷维素等，治之无效。对长期不愈病损较重或伴有糜烂者，使用磷酸氯喹、倍他米松、地塞米松、左旋咪唑、炔诺酮等口服治疗，无确切疗效。

中医古籍中无扁平苔藓这一病名，根据临床表现与中医之"口藓""口蕈""口破"等相似。《外科正宗》载："口破者，有虚火实火之分，色淡色红之别。虚火者，色淡而白斑细点，甚者陷露龟纹……此因思烦太过，多醒少睡，虚火动而发之。"此段描述与本病有相似之处，并指出与神经、精神因素有关。本例患者系汽车司机，长年拉运木材，道路曲折，不时翻山越岭，精神紧张，素嗜烟酒及辛辣刺激食物，故易罹患此病。初诊辨为湿热内蕴，上蒸于口，日久伤阴，痰瘀阻络，治以清热化湿、滋阴凉血、化痰散瘀。方中苡仁、苍术、黄芩健脾渗湿，燥湿解毒，抑制炎症渗出；茵陈、藿香清热利湿，芳香化浊，醒脾和胃；生地、知母、玄参清热凉血，滋阴解毒；丹参、赤芍祛瘀生新、凉血散瘀；僵蚕、姜黄祛风化痰，活血行气；白芥子消肿散结，通络止痛，善除皮里膜外之痰，以资黏膜生新；甘草调燮诸药，解毒和中。三诊时方见显效，于原方化裁，益以白花蛇舌草、蒲公英加强清热解毒，消痈散结之功；增全蝎配伍白芥子化痰散结，祛瘀通络，促进皲襞消除，企达全功。本案药证合拍，经治2个月，而收临床痊愈之效，并嘱注意事项，定期复查，以资巩固。

齿动（牙齿松动）

患者吴某某，男，48岁，新疆石河子市农业银行职员。

初诊：2010年6月2日。素嗜烟酒，牙龈肿痛5年，牙齿松动3年，近半年来全口牙几乎摇动，遂就诊中医。刻下：上下齿龈肿胀，牙痛酸软，部分牙龈渗血，牙齿松动，咀嚼艰难，自感腰膝困乏，时有耳鸣，口干欲饮，大便欠畅，小溲略黄，舌质稍红，苔薄微黄，脉细稍数。西医诊断：牙齿松动。中医诊断：齿动。辨证：肾精亏损，齿骨失养；虚火上炎，胃热壅滞；瘀阻龈络，牙齿不固。治法：填补肾精，活血固齿，滋阴降火，清热解毒。方剂：知柏地黄汤，二至丸配活血解毒药化裁。处方：

生地黄20g	骨碎补15g	山萸肉15g	怀山药30g
炙龟板20g	女贞子15g	旱莲草12g	肥知母12g
生石膏20g	紫丹参15g	牡丹皮10g	京赤芍10g
川牛膝15g	蒲公英20g	败酱草15g	秋桔梗10g

14剂，水煎服，每日1剂。

二诊：2010年6月18日。药后牙龈肿痛减轻，溢血明显减少，牙齿动摇改善不明显，服药无不适。劝其戒烟少酒，作息规律，尽量少咀嚼硬物，嘱服初诊方继投16剂，服法如前。

三诊：2010年7月5日。服药以来，诸症好转，牙龈肿痛几除，已无渗血，多颗牙齿松动减轻，咀嚼能力有所改善，耳鸣及口干仍存，二便正常，脉舌如故。仍守补益肾精，活血固齿，兼以滋阴降火为治。处方：

熟地黄15g	山萸肉15g	骨碎补15g	淫羊藿10g
怀山药30g	炙龟板15g	女贞子15g	旱莲草12g
紫丹参15g	京赤芍12g	牡丹皮12g	肥知母10g
炒黄柏10g	川牛膝15g	建泽泻10g	铁皮石斛15g

14剂，水煎服，每日1剂。

四诊：2010年7月21日。服药已1月半，牙齿松动已见明显改善，耳鸣、口干、腰膝酸软均见好转，守三诊方不变，再进16剂，服法同上。

五诊：2010年8月6日。服滋补肾精、活血固齿、滋阴降火、清热解毒之品，已告2月，患者齿龈肿胀已消，未见牙龈出血，部分牙龈萎缩，牙齿松动渐除，已能细嚼硬食，舌转淡红，苔仍薄黄，脉象弦细。继守滋补肾阴、养血活血、清热降火、健骨固齿法治之，用固齿散，以资巩固。处方：

生地黄200g	山药200g	骨碎补300g	当归200g
山萸肉200g	丹皮150g	淫羊藿150g	玄参150g
炒白芍200g	葛根150g	炙龟板200g	知母150g
紫丹参200g	升麻150g		

上药1料，共为细末，每服10g，每日早晚各服1次。另嘱患者常服知柏地黄丸，并以铁皮石斛适量，泡水代茶饮之。

随访多年，牙齿较坚固。

按语：牙齿的好坏是人体健康的标志之一，牙齿松动为口腔科常见疾病。牙齿在健康状态有一定的活动度，主要是水平方向，垂直方向非常微小，不超过0.02mm，不易被觉察。西医认为牙齿松动主要有两个原因，一是牙根周围组织病变引起；二是牙根本身的吸收变短所致。本病治疗，西医基本上是对症处理，目前无特殊治疗方法。

牙齿松动，中医称谓"齿动""牙齿动摇"。《黄帝内经》早就提出："肾藏精，主骨，生髓""齿为骨之余"。故肾精亏虚则骨髓不充，齿龈失养，以至出现牙龈萎缩，骨质流失，牙齿酸软，咀嚼无力，齿龈分离，牙齿松动，甚则脱落，此皆肾精不足之象，治当补肾填精，固齿保龈。牙龈又为胃经所循，胃热炽盛，或虚火上炎，皆能灼伤龈络，故可见肿胀出血，口中异味，治当配以清泻胃热或滋阴降火。本案为中年男性患者，素嗜烟酒，龈肿齿摇数载，症见腰膝困乏、耳鸣口干、牙龈肿痛出血，故辨证为肾精亏损，齿骨失养；虚火上炎，胃热壅滞；瘀阻龈络，牙齿不固。治以填补肾精，活血固齿，滋阴降火，兼清热解毒。一、二诊中，用知柏地黄汤（《医宗金鉴》）合二至丸（《医方集解》）加骨碎补、龟板，以增强补肾健齿，滋阴降火之力；丹参、丹皮、赤芍、牛膝养血活血，化瘀固齿；石膏、蒲公英、败酱草清热泻火，解毒消痛；桔梗载药上行，除痛消肿。三、四诊时，因牙龈肿痛、出血等炎症表现消除，牙齿松动明显改善，故于原方化裁。增淫羊藿强筋壮骨，温而不燥；铁皮石斛补肾养肝明目，强健筋骨。五诊以固齿散巩固疗效，并嘱常服知柏地黄丸，兼用铁皮石斛代茶。采用补肾生精，滋阴降火，养血活血，清热解毒诸法，能够增强机体免疫力，疏通牙周微循环，增加骨质密度，促进牙质钙化，恢复牙槽骨及牙周组织生理机能，从而获得固齿保龈之功效。

第十三辑　恶性肿瘤

石疽、恶核（B 细胞淋巴瘤）

患者：马某某，男，61 岁，回族，乌鲁木齐银川路市民。

初诊：2016 年 8 月 8 日。患者于今年 7 月，以反复鼻衄 1 月及血常规异常，住乌鲁木齐市某三甲医院，经全面检查确诊为"B 细胞恶性淋巴瘤"，未接受特殊治疗，自行要求出院，遂来我处诊治。刻诊：面色萎黄，精神较差，心悸头晕，形瘦乏力，不时鼻衄，双侧颈部淋巴结明显肿大，按之质坚不痛，饮食及二便基本正常，舌质淡白，舌苔薄白少津，脉象细缓无力。近期检查结果表明，生化全项：尿酸 477 μmol/L〔208～428↑〕，总蛋白 102.20 g/L〔65～85↑〕、白蛋白 34.20 g/L〔40～55↓〕、球蛋白 68.00 g/L〔20～40↑〕。血常规：白细胞 25.69×10^9/L〔3.50～9.50↑〕、中性粒细胞计数 1.77×10^9/L〔1.80～6.30↓〕、淋巴细胞计数 23.61×10^9/L〔1.10～3.20↑〕，血红蛋白 93.00 g/L〔130～175↓〕，血小板计数 106.00×10^9/L〔125～350↓〕。体液免疫检测：免疫球蛋白 A 0.66 g/L〔0.82～4.53↓〕、免疫球蛋白 M 34.10 g/L〔0.46～3.04↑〕。补体 C3 0.53 g/L〔0.79～1.52↓〕、补体 C4 0.10 g/L〔0.16～0.38↓〕。CD3、CD4、CD8—辅助/诱导 T 细胞 6.2%〔32.8～52.8↓〕、抑制/细胞毒 T 细胞 5.1%〔19.7～38.9↓〕、不明男性肿标（发光）：糖类抗原 CA 199：58.08 u/ml〔0～37↑〕，总前列腺特异性抗原 73.76 ng/ml〔0～4↑〕。B 超及 CT 检查均示：双侧颈部、腋窝及腹股沟可见多发淋巴结肿大，脾脏肿大。骨髓穿刺、活检：见条索状物 1 条，长 0.5cm，镜下骨髓增生活跃，网状纤维灶状轻度增生，结合免疫检查，符合 B 细胞淋巴瘤累及骨髓。其他相关检查结果略。西医诊断：B 细胞淋巴瘤。中医诊断：石疽、恶核。辨证：气阴两虚，热毒内结。治法：益气养阴，清热解毒，软坚散结。处方：

太子参 30g	生地 15g	水牛角 15g	玄参 15g
蛇舌草 30g	蚤休 10g	浙贝母 12g	知母 12g
猫爪草 30g	蜂房 10g	夏枯草 15g	紫草 12g

| 山慈菇 10g | 全蝎 6g | 生牡蛎 30g | 甘草 10g |

14 剂，每日 1 剂，水煎服。

二诊：2016 年 8 月 22 日。药后鼻衄已止，偶见鼻腔渗血，精神好转。今日行浅表淋巴结超声提示：双侧颈部淋巴结肿大，左侧 3.3×2.3 cm，右侧 3.6×2.7 cm。血常规：白细胞 $19.7 \times 10^9/L$、中性粒细胞 $2.21 \times 10^9/L$、淋巴细胞 $17.59 \times 10^9/L$，血红蛋白 102.51 g/L，血小板 $112.22 \times 10^9/L$。病情有起色，治守原法更方。处方：

西洋参 20g	生地 15g	水牛角 30g	知母 15g
蛇舌草 30g	玄参 15g	肿节风 10g	莪术 12g
猫爪草 30g	当归 15g	山慈菇 10g	蜈蚣 2 条
生牡蛎 30g	守宫 6g	干蟾皮 6g	甘草 10g

30 剂，每日 1 剂，水煎服。

三诊：2016 年 9 月 26 日。服二诊方 1 月，患者精神继续好转，今日复查血常规：白细胞 $16.32 \times 10^9/L$、中性粒细胞 $2.63 \times 10^9/L$、淋巴细胞 $12.63 \times 10^9/L$，血红蛋白 110.10 g/L，血小板 $115.88 \times 10^9/L$。浅表淋巴结超声：双侧颈部淋巴结肿大较前略有缩小。自感近 1 周来，胃脘稍有不适，进食尚可，二便正常。舌质淡红，苔薄白略腻，脉象沉细。于二诊方去蜈蚣，加僵蚕 12g、香附 10g、茯苓 12g、炒白术 12g，再进 30 剂，服法同前。

四诊：2016 年 10 月 31 日。近期复查血常规、生化全项接近正常或基本正常，其余相关项目患者未作检查。浅表淋巴结超声提示：颈部淋巴结肿大，左侧 2.3cm×1.4cm，右侧 2.5cm×1.6cm。触之仍坚，无压痛。患者面色已转红润，自觉无明显不适。中药守方，仍以益气养阴、清热解毒、软坚散结法治之。宗扶正祛邪治则，兼顾脾胃功能，定期复查随诊。

随访：经 2017 年 9 月 18 日随访，患者坚持服用中药 1 年余，未接受化疗、放疗治疗，病情较稳定，能料理家务及参加一般社会活动，生活质量较好。

按语： 淋巴瘤是起源于淋巴造血系统的恶性肿瘤，主要表现为无痛性淋巴结肿大，肝脾肿大，全身各组织器官均可受累，伴发热、盗汗、消瘦、瘙痒等全身症状。瘤细胞可分为非霍奇金淋巴瘤（NHL）和霍奇金淋巴瘤（HL）两类。NHL 发病率远高于 HL，依据不同的淋巴细胞起源，可分为 B 细胞、T 细胞和 NK 细胞淋巴瘤。本病病因不清，一般认为与基因突变、病毒及病原体感染、放射线、化学药物，合并自身免疫病等有关。西医治疗包括放疗、化疗、骨髓移植及手术治疗，本病预后较差，经合理治疗可有 5～10 年甚至更长存活期，中医药治疗具有一定的优势。

恶性淋巴瘤属中医学"石疽""恶核""失荣"等范畴，本病常因寒痰凝滞、毒陷阴分或寒凝气结，或风热血燥，或血热妄行而引起。《黄帝内经》有类似本病的"脱营"和"失精"等病名的记载。清代王洪绪《外科证治全生集》载："阴疽之症，皮色皆同……不痛而坚，形大如拳者，恶核失荣也……不痛而坚如金石，形如升斗，石疽也，此等证候尽属阴虚，无论平塌大小，脏发五脏，皆曰阴。"中医学认为恶性淋巴瘤与正气亏损、七情内伤、外邪侵袭等因素有关，正气内虚为本，外感六淫及四时不正之气为诱因。本案为 B 细胞淋巴瘤，患者未接受放化疗治疗，仅以中药益气养阴、清热解毒、软坚散结，并配合虫类以毒攻毒，兼顾脾胃为治，收到良好效果。正气亏损，热毒痰瘀内结为恶性淋巴瘤疾病的基本病机，针对该案予以益气养阴固本，清热解毒，软坚散结诸法治疗，注重维护正气，以人为本，治病留人的理念，经 1 年多的中药治疗，颈部淋巴结逐渐缩小，相关检查亦趋好转，病情较为稳定，无明显不适症状。目前患者仍坚持中药治疗，定期门诊随诊。

肺积（肺腺癌术后化疗后）

患者尹某某，男，59 岁，新疆生产建设兵团第八师 147 团某连干部。

初诊：2003 年 3 月 19 日。患者平素嗜烟好酒，患慢性支气管炎近 20 年，2003 年 1 月初因受凉感冒致咳痰喘加重，并痰中带血，当地医院诊为支气管感染，后疑为肺结核，经用抗生素及抗结核药治疗无效。于 2003 年 2 月中旬，经石河子大学医学院第一附属医院胸心外科做 CT 等检查，诊断为左肺肺癌，并行左肺切除术，病理报告示中分化腺癌。术后行化疗 2 次，因其副反应极大，患者不能耐受，该科主任亲自领患者前来就诊中医。刻诊：面色萎黄，形体消瘦，神疲乏力，胸闷气短，咳吐白色黏痰，纳差，便溏，舌质淡红，舌边瘀斑有齿痕，苔白腻略黄，脉象沉弱。西医诊断：左肺中分化腺癌术后化疗后。中医诊断：肺积。辨证：肺脾气虚，癌毒内蕴。治法：益气健脾，清肺化痰，解毒祛瘀。处方：

西洋参 15g	茯苓 15g	炒白术 15g	苡仁 30g
炙百合 30g	生地 15g	浙贝母 12g	桔梗 12g
五味子 10g	麦冬 10g	蛇舌草 30g	守宫 10g
鱼腥草 15g	蜈蚣 2 条	姜半夏 10g	陈皮 10g

14 剂，每日 1 剂，水煎服。并嘱患者彻底戒除烟酒，以利治疗和康复。

二诊：2003 年 4 月 2 日。服用上方 2 周后，胸闷气短及咳喘均减，咯痰较爽，进食增加，便溏好转，上方继进 16 剂，服法同前。

三诊：2003 年 4 月 18 日。患者诸症稳定，精神明显改善，已无咳痰。为防止病变转移，治以养肺健脾化痰，滋肾解毒化瘀。处方：

北沙参 30g	党参 30g	炒白术 12g	茯苓 12g
炙百合 30g	生地 15g	山萸肉 15g	山药 30g
生苡仁 30g	天冬 12g	蛇舌草 30g	瓜蒌 15g
炒枳实 10g	全蝎 6g	半枝莲 15g	竹茹 6g

每日 1 剂，水煎服。

四诊：2003 年 6 月 20 日。经用上方加减服用 2 个月，诸症基本消除，偶见感冒，轻微咳痰，坚持 2～3 天后，不药而愈。遂以下列方药巩固治疗，企及病情稳定，带瘤延年。处方：

生晒参 15g	黄芪 30g	淫羊藿 12g	防风 6g
炙百合 30g	白术 12g	山萸肉 15g	山药 30g
蛇舌草 30g	全蝎 6g	生苡仁 30g	守宫 6g
姜半夏 10g	陈皮 10g	焦三仙各 15g	甘草 10g

每日 1 剂，水煎服。

五诊：2003 年 8 月 22 日。患者服上方 2 个月，病情继续好转，面色转华，精神振作，饮食增加，二便正常，睡眠安和，已无感冒咳嗽，舌淡红苔薄白，脉象沉细有力。治守上方随症加减，每隔日服 1 剂，连续服用半年，并嘱每 3 个月复查 1 次胸部 X 线摄片及肿瘤标志物等项目。

六诊：2004 年 2 月 26 日。患者近半年来未患感冒，无咳喘胸闷，精神及饮食正常，活动如同龄常人，劳累后稍有气短。复查胸部 X 线摄片示：右肺轻度肺气肿，余无异常。肿瘤标志物及大生化检查基本正常。嘱患者坚持服用颗粒冲剂，既图方便，又巩固治疗，严防病情复发及病灶转移。处方：

太子参 15g	黄芪 15g	生白术 10g	天冬 10g
浙贝母 10g	当归 10g	炙百合 15g	茯苓 10g
补骨脂 10g	山药 15g	淫羊藿 10g	蜈蚣 6g
鱼腥草 15g	守宫 6g	蛇舌草 15g	陈皮 10g

颗粒冲剂，每剂以开水冲后，分早晚各 1 次温服。隔日服 1 剂，不予间断，若有变化，即随症加减调治。

随访情况：患者于 2003 年 3 月行左肺中分化腺癌切除术，后经 2 次化疗便以纯中药治疗，服汤剂及颗粒冲剂近 6 年，于 2009 年年初停药。期间多次复查，病情稳定，古稀之年，还常离疆到广州看望儿孙，并可料理一般家务。2017 年 5 月 31 日再次复查：身体状况良好，饮食及二便正常，无咳嗽胸痛，颈部及锁骨上淋巴结未现肿大，四肢活动如常。X 线胸部正侧位片示：左肺切除术后，右肺间质性改变，心膈未见异常，胸椎骨质增生。肿瘤标志物及生化检查基本正常。患者左肺中分化腺癌术后，经中药治疗近 6 年，至今已 14 年未见复发及转移。

按语：原发性支气管肺癌简称肺癌，为发生在支气管黏膜上皮细胞及肺泡上皮细胞的恶性肿瘤。临床以咳痰、咯血、胸痛、发热等为主要表现，随病情变化会产生淋巴结和脏器转移，恶性程度高，预后较差。近几十年来，在工业发达国家或发展中国家，其发病率和死亡率均以惊人的速度上升，患病男性高于女性，40 岁以后发病逐渐增多，65～70 岁死亡率达到高峰。主要病因与吸烟、职业、空气污染等因素有关。据有关资料分析，大约 80% 的患者确诊后 1 年内死亡，中位生存期约半年左右，其中小细胞癌为 5 个月，鳞癌为 8 个月，腺癌为 3～9 个月，5 年生存率占患者总数的 5～10%。早期发现，尽快手术并采取中西医结合治疗，是提高生存率之关键。中医辨证论治配以专方专药，对提高疗效已取得可喜成就。

肺癌属中医学的"咳嗽""胸痛""咯血"等范畴，古有"肺积""肺壅""息奔"等称谓。《素问·咳论》云："肺咳之状，咳而喘息，甚则唾血……而面浮气逆。"《难经》曰："肺之积，名曰息贲，在右胁下，复大如杯，久不已，令人洒淅寒热，咳喘，发肺壅。"明代张景岳《景岳全书·虚损》中谈及："劳嗽，声哑，声不能出或喘息气促者，此肺脏败也，必死。"至于肺癌的发病原因，清代沈金鳌《杂病源流犀烛·积聚癥瘕痃癖痞源流》云："邪积胸中，阻塞气道，气不得通，为痰，为食，为血，皆邪与正相搏，邪既胜，正不得制之，遂结成形而有块。"此说对肺积的发病颇具代表性。中医学认为肺癌的发生，初因邪毒犯肺，日久痰浊内聚，气滞血瘀，终致正气亏损，癌毒内结而发病。病变以肺、脾、肾三脏为主，诊治大法应辨病与辨证相结合，辨证论治与专方专药相结合，可切实提高临床疗效，延长患者生存期。本案治疗以扶正祛邪贯彻始终，故收效良好。初以西洋参、茯苓、白术、苡仁益气健脾，百合、麦冬、生地、五味子养阴润肺，桔梗、贝母、半夏、陈皮化痰和中，白花蛇舌草、鱼腥草清热解毒抗癌，守宫、蜈蚣化瘀解毒。三诊时配山萸肉、山药、沙参、百合、天冬补肾益肺，半枝莲、瓜蒌、全蝎解毒化痰祛瘀。四诊中以生晒参、黄芪、淫羊藿、山萸肉、山药、防风、白术益气滋肾固表，白花蛇舌草、苡仁、守宫、全蝎清热解毒抗癌，半夏、陈皮、焦三仙、甘草健脾调胃和中。六诊以颗粒冲剂缓图，治守扶正固本，解毒祛邪，以善其后。

翻胃（胃癌根治术后化疗后）

患者：蔡某某，男，63 岁，新疆生产建设兵团第八师某团医院职工。

初诊：2011 年 6 月 8 日。患者于 2010 年 3 月份，因胃窦部癌症在某医院胃肠外科行根治术，经组织病理学检查为腺癌，术后一般情况良好。继则进行化疗 2 个疗程后，因体力不支，白细胞明显下降，乃中断化疗。今年年初腹部 B 超检查示：肝左叶多发囊肿，腹膜淋巴结肿大。2 周前纤维胃镜检查：中度吻合口炎。西医不排除癌症复发与转移。近日来，纳差乏力加重，遂来中医诊治。现症：面色萎黄，形体消瘦，心悸头晕，气短乏力，食少嗳气，口干口苦，便溏不爽，尿量减少，舌质黯淡，边有瘀斑，舌苔薄黄少津，脉象沉细无力。查血常规：白细胞计数 $2.7 \times 10^9/L$，血红蛋白 92 g/L，血小板计数 $98 \times 10^9/L$。西医诊断：胃癌术后化疗后。中医诊断：翻胃。辨证：脾肾亏损，气血虚弱，瘀毒未尽。治法：益气养血，健脾补肾，解毒化瘀。处方：

生黄芪 30g	当归 15g	潞党参 30g	茯苓 15g
炒白术 12g	苡仁 30g	补骨脂 12g	山药 30g
淫羊藿 10g	莪术 12g	蛇舌草 30g	全蝎 6g
姜半夏 10g	陈皮 12g	肿节风 10g	甘草 10g

14 剂，每日 1 剂，水煎服。嘱忌食生冷、辛辣、肥腻、油炸、熏烤等类食物，保持心情舒畅，切勿劳累，并及时来诊。

二诊：2011 年 6 月 22 日。患者服上药 14 剂，无不良反应，饮食有增，嗳气减少，二便尚可。治守上方加蜂房 10g，再进 14 剂，服法如前。

三诊：2011 年 7 月 6 日。服初诊方已 28 天，面色略有转华，气短乏力好转，食欲改善，嗳气消除。今日查血常规：白细胞计数 $3.1 \times 10^9/L$，血红蛋白 112g/L，血小板计数 $110 \times 10^9/L$。治宗原法进步，并增强化瘀解毒之力。处方：

西洋参 15g	当归 15g	炒白术 12g	茯苓 15g
生黄芪 30g	苡仁 30g	补骨脂 12g	阿胶 15g（烊）
炒山药 30g	蚤休 10g	淫羊藿 12g	蜈蚣 2 条
半枝莲 30g	莪术 12g	肿节风 10g	守宫 6g

炙甘草 10g　　　陈皮 12g

本方连续服 1 月，服法及注意事项如前。

四诊：2011 年 8 月 5 日。服上方 1 月无不适，诸症均告明显减轻，精神好转，饮食增加，体重渐增 3kg，白细胞计数升为 $3.9 \times 10^9/L$，血红蛋白 124g/L，血小板计数 $121 \times 10^9/L$，舌转淡红，苔薄白略腻，脉来沉细有根。三诊方再服 1 月，服法不变。

五诊：2011 年 9 月 7 日。患者已服中药 88 剂，诸症告安，无腹胀腹痛，进食明显改善，体力有增，寐眠及二便自可。今日查肿瘤标记物大致正常，腹部超声及血常规检查无明显异常。嘱以下列颗粒剂服用（颗粒剂为江阴天江药业有限公司生产），继续巩固治疗。处方：

炒党参 10g　　　黄芪 10g　　　炒白术 10g　　　当归 10g

补骨脂 10g　　　茯苓 10g　　　山萸肉 6g　　　阿胶 6g

蛇舌草 15g　　　全蝎 3g　　　肿节风 6g　　　蜈蚣 1g

黄药子 10g　　　建曲 10g　　　炙甘草 3g　　　陈皮 6g

每日 1 剂，用开水冲后分为早晚各温服 1 次。

六诊：2012 年 3 月 9 日。患者服上方颗粒冲剂已半年，期间偶做药味调整，无明显不适，病情基本稳定。嘱将上方隔日服 1 剂，坚持服用，如病情有变化，及时随诊。

随访：经 5 年随访，定期复查相关项目，未发现胃癌复发及转移，患者能料理一般家务，有时还参加社会活动，目前仍在服用中药治疗。

按语：胃癌是指发生在胃上皮组织的恶性肿瘤，是世界上发病率较高的恶性肿瘤之一。临床上 70% 以上的患者早期可无症状，中晚期多出现上腹部疼痛、消化道出血、穿孔、幽门梗阻、消瘦、乏力、代谢障碍以及癌肿扩散转移而引起相应的症状。胃癌发病部位以胃窦部最为多见，约占 50%，胃体小弯占 25%，胃体其他部位和胃底占 15%，贲门部占 10%。组织病理分类较多，其中 90% 以上为腺癌。胃癌的发生有下列几种危险因素，个体因素：A 型血发病率高，胃癌家族有聚集性，精神因素，患有慢性萎缩性胃炎、胃溃疡、胃息肉等疾病；环境因素：化学因素中的微量元素缺乏或过高，水中含大量硝酸盐类等物质，微生物污染因素；饮食因素：多食高淀粉、重盐、腌渍、薰炸食品，以及不良饮食习惯及烟酒嗜好等。本病西医多主张手术及化疗，中西医结合治疗可提高临床疗效，改善患者生活质量，延长存活期。

胃癌属中医学中的"伏梁""积聚""翻胃""胃脘痛""胃胀""反胃"

"痞满"等范畴。《素问·至真要大论》曰："阳明之复，清气大举，甚则心病痞满，腹胀而泄，呕苦，咳哕烦心，病在膈中。"《灵枢·胀论》云："胃胀者，腹满胃脘痛，鼻闻焦臭，妨于食，大便难。"以上所述，与胃癌早期症状有相似之处。《金匮要略·呕吐哕下利病脉证治第十七》曰："趺阳脉浮而涩，浮则为虚，涩则伤脾，脾伤则不磨，朝食暮吐，暮食朝吐，宿谷不化，名曰胃反。脉紧而涩，其病难治。"此段描述，在胃窦癌幽门梗阻时可见。《难经》及后世医家著作中，多有类似胃癌的记载，并提出宝贵的治法方药。中医历代文献中，虽记载了对胃癌的临床表现、治法、方剂及药物等有参考价值的论述，但因受历史条件的限制，难以形成系统而深入的认识。因此，在参阅各种文献时必须认真区别，临床治疗应在现代医学确诊的基础上，根据具体表现予以辨病辨证相结合，或配合专方专药治疗，方可不失中医辨证论治的精髓。中医认为，在胃癌的发病过程中，外邪入侵、饮食不节及情志失调是直接病因，痰湿、热毒与瘀血则是关键，而正气亏虚是其核心。临床可见肝胃不和、气血瘀滞、胃热伤阴、脾胃虚寒、气阴两虚及气血双亏等证，宜分辨治之，并加入有针对性的专药，可提高疗效。该案系军垦团场医生，素嗜烟酒，饮食不节，长期工作繁忙，积劳成疾，其母曾患消化系统恶性肿瘤病故。患者罹患胃病近20年，2010年3月因胃痛、呕吐加重，确诊为胃窦部胃癌，行根治术，术后未能坚持化疗。中医辨为脾肾亏损，气血虚弱，瘀毒未尽，遂以扶正祛邪治则配方治之。组方中，先后遣用：黄芪、党参、西洋参、当归、阿胶、白芍益气养血，以资化源；茯苓、白术、苡仁、半夏、建曲、陈皮健脾和胃，理气调中；补骨脂、淫羊藿、山萸肉、怀山药扶正固本，补肾生白；蛇舌草、肿节风、半枝莲、蚤休、黄药子清热解毒，专治癌瘤；莪术行气消积，抗癌生白；全蝎、蜈蚣、守宫、蜂房解毒化瘀，以毒攻毒；甘草益气补中，清热解毒，调和药性。据临床应用研究，补骨脂、薏苡仁补肾助阳，健脾化湿，更具抗癌之功。现代药理研究表明，黄芪、当归、党参、茯苓、白术，其挥发油、水煎液等皆有抗肿瘤、抑制癌细胞生长之功，临床可资借鉴配用。扶正祛邪治则，是中医治疗癌症的优势，扶正不碍邪，祛邪不伤正，故可提高患者生活质量，延长存活期。

肝积（肝癌肝动脉栓塞化疗术后复发）

患者：牛某某，男，49岁，新疆石河子市出租车司机。

初诊：2010年6月8日。患者于2010年2月因右胁肋疼痛，逐渐加重，经某肿瘤医院确诊为肝癌，并行手术切除，病理诊断表明：肝内胆管细胞癌。2010年5月27日复查CT，发现肝内胆管癌术后复发并肝内转移。肝胆外科行肝动脉栓塞化疗术，术后查甲胎蛋白（AFP）9413.6μg/ml，肝功能检查示：丙氨酸氨基转移酶（ALT）352 U/L，门冬氨酸氨基转移酶（AST）314 U/L，总胆红素（TB）232μmol/L，直接胆红素（DB）168μmol/L。症见：腹胀纳呆，身目俱黄，大便干结，3~5日1行，小便深黄短少，舌质黯红，苔黄腻，脉弦数。西医诊断：肝癌肝动脉栓塞化疗术后复发。中医诊断：肝积。辨证：肝胆湿热，瘀血阻滞。治法：清利湿热，活血化瘀，通腑解毒。方剂：茵陈蒿汤、小承气汤合扶正解毒化瘀之品。处方：

茵陈60g	炒栀子12g	赤芍90g	生大黄15g
柴胡15g	蛇舌草30g	蚤休12g	半枝莲30g
莪术12g	炒枳实15g	水蛭6g	制厚朴12g
党参30g	生白术15g	白芍15g	露蜂房10g

14剂，每日1剂，水煎服。另配合服用华蟾素片（安徽华润金蟾药业有限公司生产）。

二诊：2011年6月22日。服药无明显不适，大便已通，每日1~2次，仍偏干结欠爽，小便深黄转淡，腹胀减轻，纳食好转，身目黄染已减其半，脉舌如故。治守原方不变，继进14剂，服法如前，配服华蟾素片。

三诊：2011年7月6日。身目黄染继续转淡，二便基本正常，进食有增，近觉肝区胀痛，睡眠欠安，舌暗好转，黄腻苔已退，脉象弦涩，治宗原法更方。处方：

柴胡12g	炒栀子10g	茵陈30g	赤芍60g
莪术12g	蛇舌草30g	水蛭6g	蜂房10g
党参30g	半枝莲30g	白术15g	白芍12g
丹参15g	炒元胡15g	茯苓15g	甘草10g

20剂，每日1剂，水煎服。仍配合华蟾素片口服。

四诊：2011年7月29日。患者服药已48剂，并兼服华蟾素片50天，诸症明显改善，精神好转，面目不黄，肝区胀痛告减，饮食及二便基本正常。今日测AFP 368.5μg/ml、ALT 47U/L、AST 40U/L、TB 18.2μmol/L、DB 7.8μmol/L。嘱按以上方药随症加减治疗，并兼服华蟾素片。

随访6年，病灶稳定，患者生活质量较好，多次复查AFP基本正常。

按语：肝癌是指发生于肝细胞及肝内胆管上皮细胞的癌变，是人类常见的恶性肿瘤之一。肝癌具有起病隐匿、潜伏期长、恶性程度高、进展快、易转移、预后差等特点，我国肝癌死亡率位居各国之首。流行病学统计资料表明，引发肝癌的危险因素主要为：乙型肝炎或丙型肝炎病毒感染，黄曲霉素，饮用含有大量有机氯化合物及藻内毒素的污水。还有其他因素，如家族聚集性、低硒、酒精性及营养性肝硬化。

中医学文献中，类似肝癌症状及体征的记载比较丰富，本案中医病名定为"肝积"。中医学认为，肝癌是由七情内伤，邪毒内侵，饮食劳倦等因素，导致脏腑气血亏损，脾虚不运，气滞、血瘀、湿热、痰毒等互结于肝所致。久之可耗损肝肾之阴，气血日竭，气阴两败，终将形成阴阳离决，病不治也。斯案辨为肝胆湿热，瘀血阻滞，治以清热利湿，活血化瘀，通腑解毒。方中柴胡、莪术疏肝解郁，理气消积；茵陈、栀子、赤芍清热利湿，活血退黄；蛇舌草、半枝莲、蚤休清热解毒，抑制癌瘤；大黄、枳实、厚朴下气消胀，通腑排毒；水蛭、蜂房化瘀散积，以毒攻毒；党参、白术、白芍补气健脾，养血柔肝。三诊时因消化道症状明显改善，去大黄、厚朴、枳实，并暂停用苦寒解毒之蚤休。配丹参、元胡、茯苓、甘草，以增强养血活血止痛及健脾安神和中之功。本案全程配伍参、苓、术、草和华蟾素片口服，充分体现扶正祛邪与加强抗癌消瘤、解毒止痛之力。本例肝癌经中药治疗，病情稳定，随访6年，未见复发。

（本文为传承工作室及师承弟子讲稿，2017年9月）

肠覃（结肠癌术后化疗后）

患者张某某，男，56岁，新疆玛纳斯县某局干部。

初诊：2012年6月18日。患者于2012年4月，因腹痛、腹泻、下利脓血，在当地医院经纤维结肠镜检查诊断为结肠癌，后经乌鲁木齐某肿瘤医院手术切除治疗，病理示中—低分化腺癌。术后化疗及序贯单药各2周期，因体力不支，恶心、呕吐、进食困难，脱发严重，血常规三系明显下降，遂终止化疗而求助于中医治疗。症见：形瘦色悴，乏力汗出，眩晕恶心，肢体酸困，手足心热，腹痛便结，大便3~4日1行，尿色黄赤，舌质黯红，苔少无津，脉象沉细，数而无力。西医诊断：结肠癌术后化疗后。中医诊断：肠覃。辨证：气阴两伤，邪毒滞留。治法：益气养阴，祛邪排毒。处方：

西洋参15g	黄芪30g	肉苁蓉15g	生地15g
麦门冬15g	玄参12g	五味子10g	丹参15g

| 熟大黄15g | 茯苓15g | 制半夏10g | 陈皮12g |
| 蛇舌草30g | 蚤休10g | 肿节风10g | 全蝎6g |

14剂，每日1剂，水煎服。嘱彻底戒烟忌酒，忌食生冷、辛辣、油腻食物，兼服贞芪扶正胶囊（甘肃兰药药业有限公司生产），每次6粒，每日服2次。

二诊：2012年7月2日。药后无不适，汗出减少，饮食略增，大便已通，2日1行，尿黄转淡，脉舌如故。证见端倪，原方继进16剂，服法不变。嘱长期坚持服用贞芪扶正胶囊，以配合汤剂增强益气养阴之功，提高扶正抗癌能力。

三诊：2012年7月18日。服药已1月，患者精神好转，饮食增加，汗出显著减少，左少腹仍有不适，大便2日1行，夹带黏液不爽，舌仍黯红，苔少有津，中后部略黄腻，脉来沉细。此乃气阴有所恢复，肠中湿热余毒未尽，治宗原法化裁，令真元安康，邪有出路，则病根可拔。处方：

生晒参15g	黄芪30g	女贞子15g	麦冬12g
五味子10g	当归15g	土茯苓30g	生地15g
熟大黄15g	苍术12g	白头翁15g	木香10g
蛇舌草30g	黄芩10g	半枝莲30g	蜈蚣2条
炒白芍15g	甘草10g		

14剂，每日1剂，水煎服。

四诊：2012年8月1日。药后左少腹不适已除，大便每日1行，夹带黏液少量，进食明显改善，体重渐增。上方不变，再投16剂，服法及注意事项同前。

五诊：2012年8月20日。患者服中药业已2月，面色及体力转佳，自觉症状消失，饮食及二便正常，体重增加近3kg。今日查血常规：WBC 4.2×10^9/L、HB 142 g/L、RBC 4.8×10^{12}/L、BPC 155×10^9/L。肿瘤标记物：AFP 1.76 ng/ml、CEA 5.8 ng/ml〔< 3.4↑〕、CA19 - 9 8.27 U/ml。X线、CT及B超检查：未发现肿瘤复发及转移。患者病情稳定，继续以下方巩固治疗。处方：

太子参30g	黄芪30g	女贞子15g	麦冬12g
山萸肉15g	当归15g	怀山药15g	生地15g
生苡仁30g	蚤休10g	蛇舌草30g	蜂房10g
肿节风10g	白术12g	金荞麦15g	陈皮10g

每日1剂，水煎服，饮食禁忌如前，并嘱舒畅情志，按时作息，劳逸结合。如有病情变化，及时随诊，调整方药，确保带瘤延年，提高生存质量。

六诊：2012年12月26日。于五诊方加减调治4个月，期间有停药1～3天，基本坚持服用汤剂及贞芪扶正胶囊。患者恢复良好，相关检查无明显异常，并决定于 2013 年年初上班工作。为继续巩固治疗，嘱予颗粒冲剂（江阴天江药业有限公司生产），方便服用，以资善后。处方：

西洋参 6g	黄芪 10g	女贞子 10g	当归 10g
薏苡仁 10g	生地 10g	蛇舌草 15g	天龙 1g
广地龙 10g	白英 15g	土茯苓 15g	陈皮 6g

每日或隔日 1 剂，用开水冲调后分 2 次温服。

随访：患者自 2013 年 1 月 3 日上班后，坚持服用颗粒冲剂 2 年，其间颗粒剂处方曾作多次微调，未发现异常，病情稳定。随访至 2016 年年底，康复如常，能胜任原工作。

按语： 大肠癌是常见的消化系统恶性肿瘤，包括结肠癌和直肠癌。大肠癌的发病率从高到低，依次为直肠、乙状结肠、盲肠、升结肠、降结肠及横结肠，近年来有向近端（右半结肠）发展的趋势。其发病与生活方式、遗传、大肠慢性炎症、大肠腺瘤等关系密切。发病年龄趋向老年化，男女比为 1.65：1。大肠癌早期可无症状，或症状不明显，仅感腹部不适、消化不良、大便潜血等。随着肿瘤发展，症状逐渐出现，表现为大便习惯改变、腹痛、便血、腹部包块、肠梗阻等，或伴有贫血、发热及消瘦等全身症状。肿瘤因转移、浸润可引起受累器官的改变。本病西医主张手术及放化疗治疗，中西医结合治疗可减毒增效，提高生活质量，延长生存期。

大肠癌属于中医学"肠蕈""肠瘤""积聚""脏毒"等范畴。《素问·刺节真邪篇》云："虚邪之人于身也深，寒与热相搏，久留而内著……邪气居其间而不反，发于筋瘤……肠瘤。"明代陈实功《外科正宗·脏毒论》曰："蕴毒结于脏腑，火热流注肛门，结而为肿，其患痛连小腹，肛门坠重，二便乖违，或泻或秘……污水流通大孔，无奈饮食不餐，作渴之甚，凡犯此未得见其生。"清代吴谦等《医宗金鉴·外科心法》谈及："醇酒厚味，勤劳辛苦，蕴注于肛门，两旁肿突如桃李，大便秘结，小水短赤，甚者肛门重坠紧闭，下气不通，刺痛发锥。"上述文献记载，与大肠癌的临床表现有极相似之处，可见古代医家对本病早已有了一定的认识。中医学认为，肿瘤的形成与正气虚弱、脏腑功能失调、外邪滞留、气滞血瘀、湿聚痰凝，蕴结于内有着密切的关系。本病病因，有内外之分。内因为忧思抑郁，家族遗传，正气亏损，阴阳失调；外因多由邪客于肠，饮食不节，膏粱厚味，或误食不洁之品。内外合邪，引起气滞血瘀，痰凝热毒，相互聚积，故而发为肠蕈脏毒。本例结肠中—低分化腺癌，术后及化疗后，体力告伤，胃肠道反应严重，血常规三系明显下降，不能继续接受化疗。中医辨证为气阴两伤，邪毒滞留，疗程达 2 年半之久，皆宗扶正（益气养阴为主）、祛邪（解毒化瘀为主）治则与治法，患者病情稳定，经 4 年随访观察，未见复发与转移，生活质量较好。所拟方药中，虽属系功效同类，惟防久服一药可致患者不适，或产生耐药，故每予更换变通。扶正祛邪，实为治癌瘤之大法，攻补兼施，调谐气血阴阳，带瘤生存，以平为期。据中药药理研究和临床应用指导，中药可视为"天然组合化学库"，众多有效且机理不明之处，尚待深入研究。中医药治疗恶性肿瘤与手术、化疗、放疗的不同之处是："治瘤治人，带瘤延年，提高生活质量。"中医药治疗癌瘤善于整体调节，充分调动人体的防御及免疫机制，发挥多方位、多层次、多环节、多靶点的综合调节作用，以达到扶正祛邪，阴阳平复之功。中药的不良反应相对较小，在用药上可保持一定的连续性和灵活性。中药可以消除术后残留癌细胞生存及转移的内环境，抑杀残存的癌细胞，抑制肿瘤血管生成，明显改善放化疗后对血细胞及骨髓的影响，对防止和控制癌瘤的复发与转移，具有不可替代的优势。

尿血、癥瘕（膀胱癌术后化疗后）

患者钱某某，男，70 岁，新疆石河子市某厂退休职工。

初诊：2010 年 6 月 7 日。患者于 2 年前突然见肉眼血尿，无尿频、尿急、尿痛，亦无腰痛及寒热，住某医院泌尿外科检查，CTU 示双肾囊肿，膀胱镜检查示膀胱多发肿瘤，当即行尿道膀胱肿瘤电切术，术后病理报告：膀胱上皮细胞癌。手术 2 月后间断行膀胱灌注化疗 8 次，基本情况良好。今年 5 月份以来，时觉腰痛乏力，肢体欠温，尿频尿急，排尿欠畅。近日尿常规检查：白细胞 3～5 个/HP，红细胞 5～8 个/HP。肿瘤标志物：癌胚抗原 3.9 ng/mg［<3.4↑］，糖类抗原 19-9 28.90 u/ml［<27↑］。刻下：诸症如上述，神清气平，精神尚好，舌淡红苔薄黄腻，脉象弦细。西医诊断：膀胱癌术后化疗后。中医诊断：尿血、癥瘕。辨证：脾肾亏损，湿热瘀滞。治法：补益脾肾，清热利湿，解毒化瘀。处方：

熟地黄 15g	怀山药 30g	山萸肉 15g	泽泻 12g
淫羊藿 10g	补骨脂 12g	炒黄柏 10g	知母 12g
旱莲草 15g	半枝莲 30g	铁树叶 10g	丹皮 10g
土茯苓 30g	粉草薢 15g	土鳖虫 6g	守宫 6g

14 剂，每日 1 剂，水煎服。嘱戒烟忌酒，禁喝咖啡，避免接触芳香胺类化学物质，注意劳逸结合，多饮温开水，尽量不要憋尿，保持二便通畅。

二诊：2010 年 6 月 21 日。服药 14 剂后，尿频尿急明显减轻，排尿渐畅，上方去萆薢、黄柏，加黄芪 30g、女贞子 15g，继服 16 剂，服法同上。

三诊：2010 年 7 月 7 日。今日化验尿常规未见异常，膀胱刺激症状告失，四肢转温，腰痛乏力明显缓解，舌淡红苔稍腻，脉仍弦细。治守二诊方，嘱服 1 月，以资病情稳定。

随访：2011 年 8 月 10 日。患者守前方加减治疗 1 年，病情仍属稳定。今日复查 B 超、肿瘤标志物、血尿常规，未见明显异常，膀胱癌术后化疗后，经中医药治疗至今，肿瘤未复发及转移。

按语：膀胱癌是指发生在膀胱黏膜上的恶性肿瘤，是泌尿系统最常见的恶性肿瘤，也是全身十大常见肿瘤之一。本病病因复杂，既有遗传因素，又有外在环境因素。多发群体为长期吸烟、饮酒、喝咖啡者，以及工作接触芳香胺类化学物质者，与膀胱癌相关的职业有从事铝制品、煤焦油、沥青、染料、橡胶、煤炭气化等产业人员。早期膀胱癌有治愈的可能，手术及化疗也是膀胱癌的主要治疗方法。据众多文献记载，中医药对膀胱癌的治疗具有一定的优势，可以减轻患者痛苦，防止复发及转移，延长生存期，提高生活质量。

膀胱癌属中医学"尿血""癥瘕"等范畴，主要表现为以血尿、膀胱刺激为主的症状。《景岳全书》云："溺孔之血，其来近者，出自膀胱，其证溺时必孔道涩痛，小水红赤不利……溺孔之血，其来远者，出自小肠，其证则溺孔不痛，而血随溺出，或痛隐于脐腹，或遂见于脏腑……"。说明尿血可有疼痛及不痛之分，尤其是无痛性血尿，则与之更相类似。若挟湿热下注，亦可疼痛，或频急不爽，即属"淋证""癃闭"范畴。本病常见肝肾阴虚，脾肾气虚及气阴两虚之证，多伴有下焦血瘀及湿热之候，临床应分辨治之。本案辨证脾肾亏损，湿热瘀滞，治以补益脾肾，清热利湿，解毒化瘀。方中熟地、山药、山萸肉、淫羊藿、补骨脂、旱莲草补肾益脾，匡扶正气；知母、黄柏、丹皮、泽泻、萆薢滋阴清热，利湿解毒；半枝莲、铁树叶、土茯苓清热解毒，祛邪抗癌；守宫、土鳖虫解毒化瘀，祛邪以扶正。治疗中，因泌尿系症状缓解，曾去萆薢、黄柏，加黄芪、女贞子以增强益气养阴之功。本例患者服用中药 1 年余，全程治疗体现了中医扶正祛邪治癌瘤的思想精髓，治疗效果比较理想。

第四篇　医著选粹

张浩良教授学术思想探微

张浩良先生，南京中医药大学教授，全国著名中医方剂及临床学家，是已故中医大师宋爱人老师的优秀弟子。张老师博极医源、精勤不倦，著有《中国方剂精华辞典》《实用千金方选按》《张浩良临床经验集》等专著 40 余部，发表学术论文 170 余篇。他为人谦和，处世论道，不计名利，堪为今世楷模。笔者于 20 世纪 70 年代初曾就读于南京中医学院师资班，有幸拜浩良教授为师，并深得其传。他曾受聘于新疆石河子市中医医院，任名誉院长，时朝夕相处，耳闻目染，感悟其教诲，获益良多。现将张师之学术思想作一探微，不忘师恩，且与诸同道共分享。

一、强调实践为第一

张浩良老师强调实践为第一的观点，即中医药学之实践观是中医的生命所在。中医学是几千年来中华民族与疾病做斗争的经验总结，其独特的理论体系和浩瀚的医学著作是我国优秀民族文化遗产中一颗璀璨的明珠。中医学来自于实践，实践是第一位的，故中医的科学性首先表现为它的实践观。《黄帝内经》《伤寒杂病论》等经典著作，均来自于长期实践而上升为理论的中医渊源性文化。后世医家发扬经典理论，从各自的实践逐渐形成了独特的流派和学术思想，促进了中医学术的发展。张师常云："熟读王叔和，不如临证多"，其告诫寓意尤深。中医学的实践和临床疗效是紧密联系在一起的，中医的生命存在于实践之中，中医疗效的提高必须接受实践的检验，此为中医药发展的永恒主题。

二、主张中西医结合

张师认为东西方医学的结合，经过几代人的共同努力，从相知、相识、包容、融汇，到真正意义上的结合，是人类医学发展结果的必然，此乃毋庸置疑。中西医理论各有自身的特点，鉴于它们理论形成过程、历史背景、理论基础及研究方法的差异，经过长期的努力和发展，才形成两种截然不同的医学理论体系。临床实践中，可以显现中西医不同的优势和特色，中医应学习西医之长，认清中医之短，不自卑、不骄傲，相互取长补短，期在客观认识疾病，保证并不断提高疗效。近代著名医家陆渊雷先生尝谓"西医诊断，中医治疗"，而张师不囿于此说，主张积极应用现代科学方法诊断，结合中医辨证论治、辨病论治，尤其是辨证论治与独特治疗相结合，以保持和发扬中医药的特色和优势，向世人展示中医药疗效之魅力。

三、提倡创新重疗效

张师在六十余年漫长的中医生涯中，孜孜不倦，默默求真，无论在文献整理、基础研究及临床实践中，皆能勇于创新，不囿陈说，努力提高疗效。他深入研究了众多中西药相伍使用，其疗效优于中药，更高于单纯使用西药。如进行中药甘草酸对链霉素毒副作用拮抗的研究，从而提高了链霉素在临床应用的价值。其他如蒲公英制剂与西药磺胺类配用，既可增效，且能缩短疗程，减轻患者经济负担。张师经过研究认为，在合理使用抗生素的同时，如辨证合用传统名方（如银翘散、小柴胡汤、白虎汤、清瘟败毒饮、普济消毒饮等）以及具有抑菌作用的清热解毒类中草药（如金银花、黄连、黄芩、板蓝根、白花蛇舌草、石膏、水牛角等），均可以减少抗生素用量及毒副作用，并能明显缩短疗程。张师对众多药物新用造诣颇深，如黄精一味，前人有"可代参芪"之说。根据丰富的临床经验他认为本品大剂量（30～60g）使用经适当配伍，可治风湿及类风湿、痨症（耐药性结核病）、慢性心衰、抗真菌治疗甲癣等，且有独特疗效。张师曾以大样本观察，认为黄精治疗单纯疱疹、生殖器疱疹、带状疱疹等病毒感染性疾病，只要运用得当，颇有卓效。

四、敢于破旧立新论

张老师治学不随波逐流，善于独立思考，敢于破旧说立新论。经长期研究，他对中药十八反、十九畏之配伍禁忌，多有独到建树。兹举甘遂与甘草配伍研究为例，足见他严谨的科学态度以及亲身实验的可贵精神之一斑。张师说甘遂、甘草在传统理论中属配伍禁忌，被视为经典规定，临床不得超越。然而，这一规定，实属庸者所为。《内经》《伤寒论》《金匮要略》《千金方》《外台秘要》等均未记述，恰恰相反，仲景医籍中有双甘配伍先例，《千金》《外台》方中更有众多双甘配伍方剂，说明汉唐时期未被视为配伍禁忌，此说乃出自金元时代医家。延至当今，对其错误之说模棱两可者，不乏其人。张老师对此敢于破旧立新，亲自口服试验：先单用甘遂，服药后出现痛泻及呕恶。翌日又口服甘遂配甘草，依然见痛泻，但较前缓和，呕恶亦可忍受。据此，张师证之，痛泻为甘遂本身药理作用，配伍甘草未见症状加重，且有缓和甘遂痛泻呕恶之效。故论双甘可以配用，当不属配伍禁忌。此种精神，令人敬佩！

五、善用合方治杂证

张浩良教授勤勉一生，对方剂学的研究及其著述甚丰，是我国著名的中医方剂大家，其名声享誉海内外。他重视理论与临床实践相结合，其《张浩良临床经验集》凝结一生心血，句句珠玑，字字玉翠。该著作中众多医案疗效卓著，非常医所能企及。张师善用合方（经方、古方、今方）治疗疑难杂症，其验每多出奇制胜，今举一例，以飨同道。江某，女，年逾古稀，常独自守宅，奈何子女事端不适，遂焦虑烦躁，时觉恐惧，坐立不安，昼汗如洗，纳可便多，入寐欠佳，舌淡苔中稍腻，脉沉细迟无力。西医诊为中度焦虑症，服喜普妙、黛力新等效不显，后以生脉、温胆、逍遥合安神之法，服之亦不尽理想。张师辨为神思病，治之移精变气兴神，令其心主复辟而神自内守。柴桂龙牡汤、百合地黄汤、甘麦大枣汤及忘忧汤四方合用，并重用龙骨、龟板、磁石、萱草。服 2 剂神静，4 剂神安，8 剂躁除汗止，10 剂恐惧若失并睡眠向安，精神显著好转。继用以上合方加减服 2 月，病乃告愈。张师运用合方疗病，其威力之大，不可等闲视之。

六、整理中医古文献

张浩良教授历来注重对中医古文献的整理，曾主编《实用千金方选按》《中国方剂精华辞典》《白话汤头歌诀》等多部著作，担任副主编的有《中医方剂大辞典》《本草纲目补正》等，参编《中医方剂学讲义》《医学百科全书方剂学》等著作。张师年届耄耋，精神矍铄，现仍坚持学习，望能于——中医古籍的整理再下功夫，取得成就。他尝言中医古文献整理出版仍是当务之急，中医药独特的理论和宝贵的临床经验主要蕴藏于经典著作和古文献之中，国家和地方均应组织力量从事这一工作。整理中医古文献，不仅校勘、训诂、注解、今译等方法必不可少，还应通过归类、分析、阐发等过程，方可完成。总之，应加大人力和物力，分期分批地加以整理，定期出版。对确有实用价值之善本、珍本、孤本，当尽量尽快予以选印，不能将之当作古董，束之高阁，任其置毁于椟中。

（本文为传承工作室讲稿，写于 2016 年 11 月 16 日）

略论中医治则四层次

建立中医治则学是中医理论建设的重要组成部分，对其体系中层次划分的讨论，乃是研究治则基本理论问题所面临的重要课题之一。

治则是连接中医基本理论与临床的桥梁，它作为治疗学的核心内容，自《内经》初步奠定了基础以来，历代医家不断补充完善，尤其是经过当代中医学者的深入探讨，逐步形成了内容丰富的理论体系。这个体系中，存在着由高度抽象到抽象程度较低，以及针对性较强的不同层次。治则的层次越高，所论对象就越抽象；层次越低，所论对象就越具体。在整体观念的指导下，治则层次之间存在着从属关系和内在的有机联系。但是，每一层次中皆有其特定的意义和不同的内容。

任何一个整体事物，都具有层次性。中医治则正是通过层次性结构及其有机联系，构成了治则体系。笔者认为治则体系中的层次可分为：治疗总则（第一层次）、治疗通则（第二层次）、治疗常则（第三层次）和具体治则（第四层次）。现将各层次内容略论如下。

一、治疗总则——第一层次

总则为治则的最高层次，其抽象程度也最高，为中医治疗的总纲，是治疗原则的主要着眼点和最终目的。它统领保健（养生）、预防、治疗和康复四大类。其内容是"治病求本"和"以平为期"。任应秋认为治病求本是治疗学的最高原则，这一原则对中医学的发展产生了深远的影响。《素问·阴阳应象大论》谈及："治病必求其本"。"本"，历来有本于病因，本于阴阳之邪，本于病因病机，本于表里寒热虚实，本于脾肾，本于肾之阴阳等。各家所论都是从疾病的具体情况出发，从不同的角度分析，抓住了疾病的主要矛盾或不同阶段的主要矛盾，即治病应求其根本，把握住本质治疗。

治病求本的目的和归宿则是"以平为期"。《素问·生气通天论》云："阴平阳秘，精神乃治。"《素问·至真要大论》云："必先五胜，疏其血气，令其条达，而致和平。"中医学认为养生、预防、治疗和康复的根本目的均在于"平"，是治理调节的最高准则。以平为期和治病求本构成了治疗总则，成为治则体系中的第一层次，指导着其他各层次的治则。

二、治疗通则——第二层次

治疗通则是在总则的直接指导下，对任何病症都应考虑的基本准则，是普遍指导治疗的一个"横"的概念规律，能够较广泛地指导低层次的治则。其内容比较抽象，成为治则的第二层次。本则包括调整阴阳、扶正祛邪、标本论治、正治反治、气反治则、三因制宜、治未病、五行治则、同病异治、异病同治和辨病通治。

（一）调整阴阳

疾病的发生和发展，从根本上来说是阴阳的相对平衡遭到破坏，从而出现偏盛偏衰的结果。《内经》指出："阴胜则阳病，阳胜则阴病。"阴阳失衡，则反映了人体病理状态的共同特征。调整阴阳是在总则的指导下，判定使失去平衡的阴阳恢复其动态平衡的法则。它与本层次的扶正祛邪、治未病、同病异治、异病同治和辨病通治以及第三、四层次的某些治则，有着统领、交叉和相互联系的关系。调整阴阳包括阳病治阴、阴病治阳、抑阳坚阴、破阴护阳和阴阳并调。王太仆所云"壮水之主，以制阳光，益火之原，以消阴翳"即是调整阴阳的生动发挥。

（二）扶正祛邪

"邪之所凑，其气必虚"，从邪正的关系来说，疾病发展的归宿不外乎正不胜邪、正胜邪却和邪却正衰。故扶正祛邪作为通则，对任何病症的治疗皆具有普遍的指导意义。根据邪正双方消长盛衰的情况，确定虚则补之、实则泻之、补泻兼施、先补后泻、先泻后补等治则。

（三）标本论治

标本是一个相对的概念，不同情况下有不同的含义。以正邪关系而言，正为本，邪为标；以因症关系而言，病因为本，症状为标；以病位而言，内脏为本，体表为标；以发病先后而言，原发为本，继发为标。治病当辨主次先后、轻重缓急，从而确定急则治标，缓则治本或标本同治。此乃治病求本之具体应用。

（四）正治反治

是治病求本的另一种表现形式。正治又称逆治，乃逆其病象而治，是运用与疾病性质相反的方药治疗的原则。如"寒者热之，热者寒之，虚则补之，实则泻之"。反治又称从治，乃从其病象而治，是运用与疾病表面现象相同的方药治疗之原则。如"热因热用，寒因寒用，塞因塞用，通因通用"。

（五）气反治则

也是治病求本的一种表现形式，故列为治疗通则范畴。《素问·五常政大论》云："气反者，病在上，取之下；病在下，取之上；病在中，傍取之。"所谓气反者，乃指病在此处，所反映的病症却在彼处。诸如病在下而症状在上，实为本在下而标在上，宗治病求本之旨，治其下则为治其本。

（六）三因制宜

疾病的发生、发展与变化，常受气候、地理环境及患者个体因素的影响，故治疗疾病应结合上述因素具体分析，区别对待，包括因时制宜、因地制宜和因人制宜。

（七）治未病

在以平为期总则的指导下，治未病就是为了从根本上保证机体健康。它不仅指未病先防的预防思想和措施，而且包括早期诊治、既病防变和先安未受邪之地等基本内容。中医历来强调调摄精神、锻炼身体、调节饮食、劳逸适度、药物预防、治未病之脏腑等方法，以达到治未病之目的。中医治病着眼于人，以健康为其宗旨，从治未病的内容及其与总则的关系来看，治未病属治疗通则的范畴是有道理的。叶天士根据温病伤及胃阴，深入发展将耗及肾阴的病变规律，主张甘寒养胃方药中加入咸寒滋肾之品，提出"务必先安未受邪之地"的原则，即是治未病在治疗上应用的范例。

（八）五行治则

五行生克规律揭示了五脏相互依存和制约的属性。临床常运用生克规律并结合病变的实际，制定调治内脏相互关系紊乱的法则，五行治则分为虚则补母、实则泻子、太过抑强和不及扶弱。

（九）同病异治、异病同治

中医强调辨证论治，对病同而证异者，治之亦异；对病异而证同者，治之亦同，其目的是治病求本，临床应用极为广泛，故此则为指导临床治疗之通则。

（十）辨病通治

本则为辨病后予以通治方药治之，相对于辨证论治和随证治之，其目的也是为了求其"本"而恢复其"平"。近年来不少学者提出，中医学具有辨证论治和辨病论治相结合的特点，它符合中医临床文献所反映的本来面目。本则作为通则，对中医治疗学的发展将会起到促进作用，也有利于国际学术经验交流。诚然，辨病通治中也应贯穿辨证论治的思路和方法，但从中医临床实践体系及疗效来认识，辨病通治仍不失为治疗通则中的一类。

三、治疗常则——第三层次

在治疗总则和通则指导下，作为治则第三层次的常则，是一个具有"纵"的概念的治疗规律。其临床治疗针对性较强，抽象程度较低，为临床各种辨证和各科疾病总的治疗准则。本层次还包括食疗治则和特殊治则。

（一）辨证治则

中医辨证方法甚多，不同的辨证，皆有其不同的治则。

1. 病因辨证治则：

（1）六淫治则：根据"邪之所凑，其气必虚"的发病观，以及六淫致病有其季节性和地区性的特点，其治则在通则的直接统领下，视祛邪以安正为其基本规律。

（2）七情治则：七情所伤，即喜、怒、忧、思、悲、恐、惊对人体的损害。其发病特点为脏腑功能失调和气血逆乱，故本则应为调整脏腑功能和气血逆乱。

（3）饮食劳逸治则：饮食所伤的治疗原则，为调理脾胃之纳降和运化。劳逸所伤，治以劳逸结合，"劳者温之""逸者行之"。房事所伤应节制房事、调整阴阳。

（4）外伤治则：虫兽所伤，治宜解毒祛邪。跌打损伤，应治以舒筋活血、祛瘀止痛。此则亦为具体治则，应于伤科治则结合而论，可直接落实到方药的过渡。

2. 八纲辨证治则：调整阴阳直接用于阴阳两纲；扶正祛邪用于虚实两纲；表证"其在表者汗而发之"，祛邪以安正，里证治里，范围甚广；有寒热虚实之区别，治有温清攻补之各异；一般来说，"寒者热之""热者寒之"用于寒热两纲。

3. 气血津液辨证治则：本则与病因辨证治则和脏腑辨证治则交叉联系，调整脏腑功能、调理气血逆乱、调节津液失常。

4. 脏腑辨证治则：脏腑辨证是一个比较庞大的证候体系，其治则十分强调调整脏腑功能。具体说就是调整脏腑阴阳气血的失调，并根据脏腑的虚实予以扶正祛邪。各种辨证最后都可以落实到脏腑上来，故各种辨证的治则与脏腑辨证治则皆有交叉和相互联系之处。

5. 六经辨证治则：概言之，不外祛邪与扶正两方面。在其病证发展过程中始终贯穿着"扶阳气"和"存津液"的基本原则，三阳病治以祛邪为主，三阴病治以扶正为主。此外，还应掌握表里轻重缓急，分别治之。

6. 温病辨证治则：温病辨证包括卫气营血辨证和三焦辨证，此两种辨证总的治则是"清热保阴"。叶天士云："在卫汗之可也，到气才可清气，入营犹可透热转气……入血就恐耗血动血，直须凉血散血。"就是根据卫气营血的病理变化确立的治疗规律。吴鞠通提出"治上焦如羽，非轻不举；治中焦为衡，非平不安；治下焦如权，非重不沉"的三焦治则，临床上应与卫气营血治则结合运用，以权衡治理。

（二）临床各科治则

临床各科疾病的特点不同，各科治则亦不同。本则又常为某些高层次治则，直接落实到本层次的运用。据古今研究所论，下列临床各科治则可供参考。

1. 内科治则：平调阴阳，整体论治；明辨标本，权衡缓急；动态观察，辨别外感内伤，分期治疗；医护结合，重视预防。

2. 外科治则：根据中医外科的特点，本则拟考虑为辨经络、阴阳、肿痛及脓疡；外治与内治并重；基本手术。

3. 妇科治则：中医妇科有经、带、胎、产之理论，其治则分述如下：

（1）月经病治则：调经治本（肝、脾、肾、冲、任）；分清经病与其他病论治；标本兼顾，分步论治。

（2）带下病治则：因势利导，除湿止带；内外合治，祛邪除秽。

（3）妊娠病治则：治病与安胎并举；去胎益母，急以下胎；"有故无殒，亦无殒也"。

（4）产后病治则：勿拘于产后，亦勿忘于产后；气血兼顾。

（5）杂病治则：辨明病证，谨守病机，审因论治。

4. 儿科治则：根据儿科的生理病理特点，其治则除与成人相同外，还应考虑到以下几点：治之及时，中病即止；祛邪应照顾脏腑娇嫩和形气未充。

5. 伤科治则：动静结合（固定与活动统一）；筋骨并重（骨与软组织并重）；内外兼治（局部与整体兼顾）；医患合并（医疗措施与患者主观能动性密切结合）。

6. 眼科治则：本则应按照眼科独特的五轮学说指导论治，分别为五轮辨治；调整脏腑功能；调整气血失调；内外兼治。

7. **耳鼻喉科治则**：调整脏腑功能；内外兼治；配合针灸、按摩和导引。

8. **针灸治则**：《灵枢·九针十二原》曰："凡用针者，虚则实之，满则泻之，宛陈则除之，邪盛则虚之。"《灵枢·经脉》云："盛则泻之，虚则补之，热则疾之，寒则留之，陷下则灸之，不盛不虚，以经取之。"以上所论为针灸治则。

9. **推拿治则**：平衡阴阳、调节功能；扶正祛邪，增强体质；镇痛、移痛、消痛、止痛；活血散瘀；整复脱位，强筋壮骨；松解粘连，通利关节。

（三）食疗治则

中医食疗历史悠久，在通则的指导下广泛地用于临床各科，与药物治疗相辅相成，故将本则也列为第三层次。食物治病与药物治病有相似之处，各种食物均有其性能作用，在食用时也有其原则，若随便乱投，非但不利于治病，且有害无益。食疗应辨证施食，可根据下列治则进行：1. 根据病证选食，注意正治反治、标本缓急、脏腑补泻及八法运用；2. 根据机体情况，所选食疗之品应食气相投；3. 因时因地，灵活选食；4. 食贵有节，食不欲杂。

（四）特殊治则

本则为针对某些脏腑功能特点和一些特殊病证施行的一种治疗原则，可分为传统特殊治则和现代特殊治则。传统特殊治则，如：提壶揭盖、升清降浊、引火归元、急下存阴、以毒攻毒，治痿独取阳明等。而现代治则学的发展则打破了传统的治则观念，充分显示出其疗效的优越和理论的独到之处，即被列为现代特殊治则。如姜青华教授提出的"截断扭转"治则，明显提高了温病及某些内伤杂病的疗效。其他，如妇科的调整月经周期，不孕症之促排卵等皆属此则。这类治则既受到高层次治则的指导，又具有特殊性和一定的抽象性，针对性较强，能够指导某一类病症的治疗，故属于治疗常则的范畴。

四、具体治则——第四层次

具体治则是在上述三层次治则的指导下，针对临床具体病症所做出的治疗原则。其抽象程度最低，针对性最强，可直接过渡到治法与方药，对治疗具有相对的稳定性。因此，具体治则是极为广泛而丰富的。以常见的喘证为例，中医治疗首分虚实两类。实喘以祛邪利气为治则，根据具体表现的不同，予以宣肺平喘、清肃肺气、平喘化痰等诸治法；虚喘以培补摄纳为其治则，针对脏腑病机，予以补肺、纳肾、益气、养阴等诸治法。可见，具体治则是在高层次治则指导下的最低层次的治则，它与治法紧密联系，又有根本区别。

中医临床治疗总是以单个的病症为基本单位，当把握了一个病例的本质以后，总是应当考虑到在各层次治则的指导下，落实到最低层次，拟定具体治则，并可直接过渡到治法与方药。在不同层次讨论治则，有利于把治则的研究与临床施治联系起来，从而为发展中医治则理论，建立中医治则学奠定良好的基础。

（本文载于《中医治则治法研究》1989 年创刊号）

袁今奇对冠心病的认识及治疗经验

[摘要] 中医对冠心病史料的认识，世界领先；始因痰瘀痹，而后致虚；视斑块为癥积，化痰逐瘀；权衡虚实缓急，辨析处理；分清寒热之象，勿皆温通；冠脉植入支架，首辨热瘀；重视素食为先，防治未病等方面。总结分析袁今奇教授对冠心病的认识及治疗经验。

[关键词] 冠心病；学术思想；名医经验；袁今奇袁今奇教授善于续承创新，博采众长，集思广益，精于临床，常能发前人所未发，每多出奇制胜。他诊治冠心病经验丰富，疗效显著，我们有幸跟师学习，获益良多，现将学习心得整理如下。

1. 上溯史料记载，世界领先

中国冠心病的文字记载最早出于《左传·成功十年》，公元前 581 年晋景公患病，召桑田巫、医缓诊视，皆以为病情重笃，危在旦夕。医缓云："病在膈上心下，已入膏肓，药物和针灸都不可达及"。不久，景公猝然而故。据《古代疾病名候疏义》释，"心下膈上为肓，肓上为膏"，此解推断，膏肓是指心区无疑。"病入膏肓"一词为后世广泛沿用，酷似现代之急性心肌梗死或冠心病猝死。《史记·扁鹊仓公列传》中记载的公元前 501 年秦越人的一些病案中，亦有类似冠心病的案例。1972 年长沙郊区西汉古墓出土女尸，为世界医学史上首例经病理证实之冠脉硬化所致心肌梗死病例。

西方医学对冠心病的最早记载，是一位英国医生（William Heberden）于 1768 年首次发表的关于心绞痛的论著。1847 年硝酸甘油被发现有扩张血管的作用，当时还不知其用途。根据《左传》《史记》所载史料，以及成书于秦汉以前的《黄帝内经》所论"真心痛""猝心痛""厥心痛""心病宜食薤"及针刺治疗，汉代张仲景《金匮要略》提出"胸痹""心痛""阳微阴弦"，用瓜蒌薤白半夏汤等系列方辨证治疗，中国冠心病的历史记载比西方要早 2000 多年。袁老师潜心研究古今中外史料，认为中医对冠心病的认识和治疗方面的研究均居世界领先水平。

2. 始因痰瘀痹阻，尔后致虚

袁老师认为冠心病的发生，初始因膏粱厚味，痰浊滋生，阻碍血运，渐之形成痰瘀痹阻心脉，不通则痛，中医病名可谓"心痹"，初则为心绞痛，久之可致心肌梗死或冠心病猝死。《素问·通评虚实论》云："邪气盛则实"，本病早期阶段因痰瘀痹阻为甚，尚未致虚，乃以实证为著，应以血府逐瘀汤、温胆汤及冠心Ⅱ号等方治之，不可动辄轻投参、芪、虫草、生脉散及诸多补益之品，以免实实之戒。惟痹阻日久，可致正虚，因气血运行受阻，心脉失养，气血阴阳乃伤，是故《素问·通评虚实论》又云"精气夺则虚"。就虚证而言，此时心痹之痛，可谓不荣则痛，宜补心气、益心阴、温心阳等法治之，不可单纯化痰祛痰。若痰瘀与正虚并存，应分辨孰轻孰重，合而为治。他强调冠心病痰瘀痹阻为因，尔后致虚为果，因实致虚，虚实互为影响。《素问·标本病传论》云："逆从得施，标本相移。知标本者，万举万当。不知标本，是谓妄行"，袁老师学习《内经》标本理论深有所悟，他能博采众论并抒己见，认为从冠心病的发病先后而言，初始阶段从病因而论则痰瘀为本，日久渐至正虚者，则正虚为标；从病机虚实证候分析，则正虚为本，痰瘀为标。其临床意义所在，即识别病变之先后，把握标本相移，力图随证施治，不犯虚虚实实之弊。他还补充说明，并不排除部分高年之人因久虚致瘀而引发心痹者。

3. 视斑块为癥积，化痰逐瘀

冠状动脉粥样硬化斑块的形成，是冠心病病变的核心和病理基础。袁老师视斑块为癥积，治以化痰逐瘀，扶正消癥。他根据《素问·脉要精微论》"夫脉者，血之府也，濇则心痛"，《难经》久病入络为血分病有积坚可见，熟谙仲景用大黄䗪虫丸等方破瘀化癥之旨，领悟朱震亨痰夹瘀血遂成窠囊的启示，探究近代及当代名家运用活血化瘀方药治疗血瘀证的创新，经多年研究积累，视病程、体质及证候之轻重，对冠脉斑块提出如下治法方药。痰之轻证用健脾化痰法，以温胆汤加味，药如半夏、陈皮、茯苓、枳实、竹茹、苍术、白豆蔻；痰之中证，行气化痰，用自拟菖郁汤，由石菖蒲、郁金、瓜蒌、半夏、蚕沙、绞股蓝、薤白组成；痰之重证，散结化痰，用涤痰汤加减，药如半夏、胆星、天竺黄、煅礞石、瓦楞子、石菖蒲、枳实。瘀之轻证，用活血化瘀法，以活络效灵丹化裁，药遣丹参、红花、乳香、川芎、延胡索、红景天、鸡血藤、泽兰之属；瘀之中证，治宜行气化瘀法，以自拟行气逐瘀汤治之，由三棱、莪术、蒲黄、五灵脂、当归、川芎、三七、降香组成；瘀之重证，应破血消癥，仿大黄䗪虫丸方义，用大黄、水蛭、地鳖虫、蜂房、蜣螂、三棱、莪术、山慈菇辈。

袁老师识证精当，尝谓同为一证，实有轻重之差，故精选方药，方可切中病情。对冠脉斑块之重证，他认为非虫类迅速飞走，升降搜剔，无以瘀无凝着，气可运行。他根据前人善用化瘀理血之经验，尤重视水蛭的应用。破血药多伤气阴，唯水蛭味咸，乃水之精华生成，专入血分而不伤气，实为破瘀消癥之良品。

4. 权衡虚实缓急，辨析处理

袁老师根据《素问·五常政大论》"无盛盛，无虚虚，而遗人夭殃；无致邪，无失正，绝人长命"之旨，结合临床经验，将痰瘀之实证分为三阶段治疗。初则痰瘀互结，中则痰瘀痹阻，重则痰瘀闭塞，其治法方药详见本文第3标题所述。对痰瘀闭塞之证，强调"精锐直击"、化癥消斑，此时非虫类药莫属。虚实相兼者，宜"综观合围"、补偏救弊，常以益气养阴合化痰逐瘀法治之。药如太子参、麦冬、玄参、知母、瓜蒌、石菖蒲、郁金、合欢皮、丹参、水蛭、乳香、红花、红景天、鸡血藤之属。若正虚痰瘀阻络，因其病之日久，元气已衰，甚则伤阳，痰瘀凝着，祛之不易，治宜培元固本、扶正涤邪，令元气愈旺，则痰瘀自清。主方人参养荣汤合行气逐瘀汤及菖郁汤加减，药用红参（或西洋参）、黄芪、肉桂、淫羊藿、麦冬、五味子、丹参、三七、莪术、水蛭、石菖蒲、郁金、瓜蒌、蒲黄、半夏、绞股蓝、炙甘草等。高年之人，正虚甚者，多引发阳气衰微，痰瘀内阻。症见面色苍白，心胸痹痛或刺痛，心悸汗出，形寒肢冷，舌质暗淡或紫暗有瘀斑，脉沉细或沉微欲绝者，应急投参附、四逆辈，可重用红参（或别直参）、附子，并加龙骨、牡蛎以回阳救逆固脱。待真阳恢复后，以生脉散合涤痰化瘀之品缓图为治。

袁老师曾用已故著名中医学家岳美中教授人参三七琥珀末治疗心绞痛的经验，治疗患者百余例，取得了良好的疗效。

5. 分清寒热之象，勿皆温通

心痹的治疗首重辨别寒热之象，不可忽视。清代曾有著名医家提出胸痹、心痛无热证，此说似欠全面。袁老师认为痰瘀痹阻日久，既可耗气，也能伤阴，阴伤则可化热，尤以素体阳气偏盛，恣食肥甘者，可致痰瘀化热，火盛内扰，遂致热痛。热痛大致分为三种类型：（1）气郁化热，心火上炎。症见烦躁易怒，心痛阵作，畏热喜凉，夜卧不安，舌红苔黄少津，脉弦数。治宜疏肝清热，化痰祛瘀。药用柴胡、丹皮、栀子、黄连、夏枯草、玄参、石菖蒲、郁金、枳实、竹茹、丹参、莪术、蒲黄之属；（2）湿热偏盛，夹杂阳虚。症见胸闷气短，肢体酸困，不时畏寒，午后身热，大便黏滞，小便短赤，苔腻微黄，脉沉弦而滑。治以清热化湿，豁痰开结，兼以温阳，药如茵陈、黄芩、滑石、藿香、白豆蔻、石菖蒲、瓜蒌、薤白、半夏、天竺黄、丹参、桂枝、红花等；（3）痰瘀痹阻，阳明腑实。症见身热气粗，心胸痹痛，汗出烦渴，脘腹胀满，大便不通，舌红苔黄，脉洪数。治当清热通腑，涤痰逐瘀。药遣太子参、石膏、知母、玄参、大黄、枳实、厚朴、瓜蒌、天竺黄、丹参、红花、水蛭、土鳖虫等。

国医大师陈可冀院士曾治 1 例冠心病心绞痛患者，畏热喜凉，服芳香温通之品不验，需以 10 余根冰棍方能解痛，此案甚是典型，当资借鉴。袁老师曾用竹叶石膏汤合小承气法治疗数十例心绞痛属热痛的患者，其效彰显。可见，对心绞痛的诊治，应分清寒痛还是热痛，不宜皆用温通法而治之。

6. 冠脉植入支架，首辨热瘀

急性心肌梗死或严重冠状动脉分支狭窄者，属中医心痹痰瘀闭塞证，病情危重。冠脉内支架植入术的应用，目前已成为治疗部分老年人和多数中年人患心痹痰瘀闭塞证的主要有效方法之一，但再狭窄率可达20%～30%。因此，如何防止冠脉植入支架后再狭窄，有效降低远期终点事件，已成为冠心病治疗研究的重要课题。

冠脉裸金属支架植入后，可解除冠脉分支狭窄，使心肌缺血缺氧明显改善。但因植入支架时需拓开血管壁，难免伤及脉络，使局部呈红肿热痛，此为机械性创伤所致无菌性炎症，中医谓外伤、金刃伤，将导致新的瘀血产生。冠脉支架植入后，须针对病程、病情分别治疗，初期（一般为植入支架后的前 3 个月）首辨热瘀，此时热毒痰瘀互结是支架术后的主要病机，治当清热凉血解毒、化痰逐瘀，兼以益气养阴固本。袁老师习用犀角地黄汤、清营汤化裁，药用：水牛角、生地、赤芍、丹皮、玄参、黄连、金银花、连翘、紫草、丹参、三七、藏红花、山慈菇、黄药子、水蛭、太子参（或用西洋参）、麦冬、五味子等，其中水牛角可用 15～30g，山慈菇、黄药子只选一种。中期（一般为植入支架 3～6 个月），因热毒伤及气阴为著，且痰瘀阻滞入络，治宜益气养阴、化痰通络。方用生脉散、菖郁汤及冠心Ⅱ号方加减，药如太子参（或西洋参）、麦冬、五味子、玄参、石菖蒲、郁金、瓜蒌、半夏、绞股蓝、丹参、赤芍、川芎、红花、水蛭、鸡血藤等。初中期的中药治疗能防止发生斑块糜烂、破裂，促使斑块向稳定方向转变。冠脉支架术后半年以上者，宜辨病与辨证相结合来治疗。

7. 重视素食为先，防治未病

素食是中医学防治未病重要的健康理念。《内经》时代即提倡平衡膳食，

《素问·藏气法时论》载："五谷为养，五果为助，五畜为益，五菜为充"，指出五谷是养生的主要食品，蔬菜水果是辅助类食物，动物肉类有补益作用，其中谷、果、菜是素食类。《素问·生气通天论》曰："膏粱之变，足生大疗"，其意为恣食肥甘厚味及饮酒纵欲者，最易有害健康。冠心病的防治，生活中应尤其重视以素食为先。根据 2012 年国内的统计数据，我国有近 3 亿心血管疾病患者，不健康的膳食方式是冠心病高发的主要原因。陈可冀院士曾提及，山东泰安市 25 岁某男，连续 3 年每周吃 5 次炸鸡，后突然晕厥，查血清肌钙蛋白大于正常人 10 倍，确诊为急性心肌梗死。研究表明，素食为先确实有益于心血管健康，对强健身体，预防多种疾病及抗肿瘤确有裨益，素食与荤食比较而言，素食为主者大多更为长寿。

袁师认为，重视素食为先，合理搭配膳食营养，维持体内供需平衡，是防治冠心病及其他疾病发生、发展的重要饮食模式。当今国人生活水平明显提高，恣食膏粱厚味者日趋增多，其中以 50 岁左右男性患痰瘀闭塞之冠心病而猝死者屡见不鲜。是故素食为先，医者和患者均应加以高度重视。诚然，心理平衡，劳逸适度也不可忽视。

8. 典型医案

孙某，男，48 岁，2013 年 3 月 6 日初诊。患心绞痛 4 年余，血压偏高，服盐酸地尔硫卓缓释胶囊 90mg，每日 2 次，血压可稳定在正常范围。1 月前因心痛频发而住院，冠脉造影示：左冠脉回旋支狭窄 90%，前降支狭窄 55%，患者拒绝支架植入，半月后因心痛加重慕名求治中医。刻诊：体丰，面暗唇紫，气息喘促，素嗜膏粱，心前区憋闷而痛，大便干结，舌质暗有瘀斑，苔腻微黄，脉沉弦滑实。此为痰瘀痹阻之重证，治以涤痰逐瘀，化癥消斑。处方：石菖蒲 15g，郁金 15g，炒枳实 15g，瓜蒌 15g，煅礞石 30g，丹参 30g，莪术 12g，水蛭 5g，土鳖虫 10g，蜂房 10g，制半夏 10g，黄连 9g，生大黄 15g，制乳香 10g，陈皮 12g。服 7 剂。二诊：心痛明显缓解，大便通畅，脉舌如故。原方再进 7 剂。3 月 23 日三诊：心痛若失，精神好转，腻苔锐减，脉弦滑。原方去蜂房、黄连，大黄减为 10g，加太子参 30g，玄参 15g，嘱服 16 剂。4 月 13 日四诊：偶见胸闷、气短乏力，苔黄微腻，痰瘀痹阻有所化解，治以行气化痰祛瘀。处方：石菖蒲 10g，郁金 15g，瓜蒌 15g，薤白 10g，降香 10g，川芎 10g，陈皮 10g，莪术 10g，制半夏 10g，丹参 15g，水蛭 5g，煅礞石 15g，绞股蓝 15g，太子参 30g，玄参 12g。取 30 剂，嘱 2 剂服 3 天。6 月 2 日五诊：服药无不适，惟感食欲有增，上方去半夏、陈皮，加海藻、昆布各 15g。取 30 剂，每剂服 2 天，并嘱素食为主，戒烟酒肥甘。8月8日六诊：腻苔已除，体重由90kg减至76kg。考虑病程达5年，年近半百，痰瘀互结，渐至正虚，改投培元固本、扶正涤邪法治之。处方：党参30g，麦冬12g，五味子10g，淫羊藿10g，肉苁蓉15g，绞股蓝15g，玄参12g，丹参15g，郁金15g，红花10g，制半夏10g，薤白10g，水蛭3g，荷叶10g，泽泻12g。30剂，每剂服2天。10月15日七诊：未见明显心痛发作，患者坚持服药120剂，遂停服煎剂，改服复方丹参滴丸及芪参益气滴丸2个月。12月25日八诊：复查冠脉造影示：左冠脉回旋支狭窄50%，前降支狭窄25%，心电图较前明显改善，随访两年无明显不适。

按语： 本例系中年男性患者，因素嗜膏粱厚味，形体肥胖，心痛频作，冠脉造影示左冠脉回旋支狭窄90%，患者拒绝支架植入而请袁师诊治。初诊袁师辨析为痰瘀痹阻之重症，治以"精锐直击"、化癥消斑，药用菖蒲、郁金、瓜蒌、枳实、礞石涤痰开窍，丹参、莪术、乳香化瘀通痹，水蛭、土鳖、蜂房等虫类搜剔以逐瘀除癥，伍大黄、黄连、半夏等通便解毒和胃，共奏化癥消斑以除心痛之功效。上方进14剂后，心胸憋痛显著缓解，大便每日1-2次，精神逐渐好转。三诊时因病情稳定，去蜂房、黄连，大黄减至10g，增太子参、玄参以益气养阴，连续服16剂。四诊、五诊中，因痰瘀痹阻明显化解，胸闷心痛偶见发作，老师以"综观合围"、补偏救弊法选方遣药，即益气养阴、化痰逐瘀、宣痹通络法合治，以调整机体阴阳平衡。期间相继各服30剂，前30剂为2剂服3天，后30剂为每剂服2天，并嘱患者戒烟酒肥甘，以素食为主。2013年8月患者体重已减14kg，苔腻已除。该例病程5年，年将半百，痰瘀与正虚业已并存，故以"培元固本"、扶正涤邪为治，药用党参、麦冬、五味子、玄参益气养阴，淫羊藿、肉苁蓉、绞股蓝补肾健脾，丹参、郁金、红花、水蛭化瘀消癥，半夏、薤白、荷叶、泽泻降脂除痰。患者坚持服汤药百余剂后，改服复方丹参滴丸及芪参益气滴丸，同年岁末复查冠脉造影：左冠脉回旋支、前降支分别狭窄为50%、25%，随访两年未见典型心绞痛发作。

（本文载于《中医杂志》2016年第22期，袁洪文等，袁今奇指导）

人参三七琥珀末治疗冠心病心绞痛116例临床观察

岳美中老中医治疗冠心病心绞痛所喜用的人参三七琥珀末，经我们较长时间的临床应用，从1980年至1990年比较系统地观察了116例心绞痛患者，并与复方丹参片对照组比较，取得了较为显著的疗效，现分析报告如下。

1. 临床资料

本组病例均按 1979 年全国修订的冠心病诊断参考标准诊断。按患者就诊序号分组，单数为治疗组，双数为对照组。治疗组 116 例，男 66 例，女 50 例；年龄 42~71 岁，平均 58.5 岁；病程 1~15 年，平均 3.7 年；合并高脂血症 36 例，合并高血压 35 例，各种心律失常 21 例，糖尿病 15 例，陈旧性心肌梗死 11 例。对照组 116 例，男 59 例，女 57 例；年龄 45~67 岁，平均 56.8 岁；病程 1~12 年，平均 4.1 年；合并高脂血症 39 例，合并高血压 29 例，各种心律失常 19 例，糖尿病 10 例，陈旧性心肌梗死 9 例。

2. 治疗及观察方法

治疗组服人参三七琥珀末，按岳老原配方比例，即人参、三七、琥珀比例为 2∶2∶1。上述药物共为细末，每次服 3g，一日 3 次服。对照组用复方丹参片，每次服 4 片，一日 3 次服。两组均以治疗 30 天为一疗程，共观察 3 个疗程。治疗期间均停用其他扩血管药，对心绞痛发作频繁，经常服用硝酸甘油片者，记录其停减用药量。

两组患者治疗前停用药物 1 周，并进行心电图、血脂、肝肾功能、胸透或摄片以及血尿常规检查。治疗组中 66 例作了甲皱微循环检查。服药期间定期测血压、心率，观察心绞痛发作情况。疗程结束后，全部复查上述各项检查。

3. 治疗结果

疗效标准按 1979 年修订的冠心病心绞痛、心电图疗效评定标准评定疗效。

心绞痛及心电图疗效比较：表 1 示，治疗组心绞痛显效率为 45.7%，总有效率为 94.0%，对照组分别为 27.6% 和 72.4%。治疗组心电图显效率为 18.1%，总有效率为 60.3%，对照组分别为 9.5% 和 31.1%。两组心绞痛与心电图疗效有非常显著性差异（ P 均 <0.01 ）。

表 1　两组心绞痛及心电图疗效比较

分组	例数	心绞痛疗效			心电图疗效		
		显效	有效	无效	显效	有效	无效
治疗组	116	53	56	7	21	49	46
对照组	116	32	52	32	11	25	80

血脂变化情况：治疗组胆固醇治疗前平均（244.46 ±55）mg/dl，治疗后平均为（217.74 ±64）mg/dl（ p <0.01 ）；对照组治疗前平均（247.22 ±61）mg/dl，治疗后平均为（221.68 ±54）mg/dl（ p <0.01 ）。治疗组甘油三酯治疗前（139.34 ± 62）mg/dl，

治疗后（116 ±34）mg/dl（p<0.01）；对照组治疗前（137.66±46）mg/dl，治疗后（115.14±31）mg/dl（p<0.01）。上述血脂治疗前后变化表明，两组治疗均有一定的降脂作用；而两组治疗后对比则无显著性差异（p>0.05）。

肝肾功能及血尿常规检查：两组治疗前后肝肾功能及血、尿常规检查均在正常范围。

甲皱微循环的改变情况：治疗组检查了66例。表2显示，多数患者治疗前血色异常，血流缓慢，管襻模糊，形态紊乱，治疗后上述改变明显减少或减轻，具有非常显著性差异（p<0.01）。表明人参三七琥珀末对冠心病心绞痛患者的微循环障碍，具有明显的改善作用。

表2　治疗组66例治疗前后甲皱微循环的变化

项目	治疗前	治疗后
血色异常	46（69.7）	8（12.1）
血流缓慢	57（86.4）	9（13.6）
管襻模糊	51（77.3）	8（12.1）
形态紊乱	49（74.2）	7（10.6）

注：表内数字为例数（%）

4. 讨论

岳美中老中医创制的人参三七琥珀末方，经当代著名中西医结合专家陈可冀教授报道，本方对冠心病心绞痛、心肌梗死患者，具有缓解心绞痛、改善心电图异常、增强运动耐量、康复体力等多方面的作用。岳老认为此方有"益心气、通脉络"之功效，"久服也不减效"，并指出"如要偏重化瘀时，三七宜生用；如要偏重补虚时，三七宜炒黄如虎皮色入药为好。气阴不足者用洋参。"

为了进一步总结岳老治疗冠心病心绞痛的经验，多年来我们比较系统地观察了本方的疗效，并设复方丹参片对照组作比较。本组观察表明：人参三七琥珀末对心绞痛和心电图的疗效远优于对照组，而且在改善一般症状和康复体力等方面具有比较明显的效果。对脂质代谢紊乱的影响和甲皱微循环障碍的改变，均具有明显的效果。

我们认为，绝大多数冠心病的中医辨证属于本虚标实，本虚以心气虚为主，标实为气滞血瘀引起的心脉瘀阻。其病机核心是气虚血瘀。本方补气活血化瘀，兼以镇静安神，且药味少，服用方便，安全性能好，久久服之，无伤正之虑，实可收到理想的功效。现代研究认为，人参具有调节心脏的功能，三七能改善冠脉循环和抗血小板聚集力，琥珀镇心安神、化瘀定痛，与人参、三七相得益彰。

本组观察进一步证实，用益气化瘀法治疗冠心病心绞痛有着美好的前景。鉴于人参三七琥珀末治疗心绞痛的独特功效，为扩大治疗对象，服用更加方便，改为人参三七琥珀胶囊剂更为适宜。经临床实践证明，本方亦可用于改善慢性肝病患者异常血清蛋白，并治疗其他有关疾病。

（本文载于《中医杂志》1992 年第 9 期）

116 CASES OF CORONARY ANGINA PECTORIS TREATED WITH POWDER COMPOSED OF RADIX GENSENG，RADIX NOTOGINSENG AND SUCCINUM

A powder composed oC Radix Ginseng Radix Notoginseng and Succinum. used to be made from an empirical prescription of Dr. Yue Meizhong to treat coronary is chemic disease. From 1980 to 1990，We treated 116 patients suffering from coronary angina pectoris with the powder and compared with those treated with FufangDanshen Tablet. The following is a report of our systematic observation.

Clinical Uata

All patients were diagnosed according to the criteria of ischemic heart disease suggested at the National Conference of Heart and Vascular Diseases held in 1979. The patients were numbered according to the order of their visits to hospital；those even numbers served as controls. Of the 116 treated cases. 66 were male，and 50 female；the ages ranging from 42 to 71 years，averaging 58. 5 years；and the disease courses was1 – 15years，averaging 3. 7 years. 36 cases were complicated by hyperlip – emia. 35 hypertension，21 arrhythmia，15 diabete sand 11 old myocardialinfarction. Among the 116 cases in the control group，59 cases were male，and 57 female，the ages ranging from 45 to 67 years，averaging 56. 8 years，and the disease courses were 1 – 12years，averaging 4. 1 years. 39 cases were complicated by hyperlipemia，29 hypertension，19 arrh – ythmia，10 diabetes and 9 old myocardial infarction.

Treatment and Method of Observat

In the treated group, the powder of Radix Genseng. Radix Notoginseng and Succinum (in the ratio of 2: 2: 1) was given 3gm t. i. d; and in the control group, FufangDanshen Tablet was administered 4 tablets t. i. d. Thirty days of treatment constituted at herapeutic course and totally 3 courses were needed. During treatment no other vasodilators were used, but nitroglycerin tablets were given to those patients with fre – quent angina pectoris at a gradually reduced dosage.

Before treatment, all patients in the two groups stopped using drugs for one week; and the examinations, including ECG, blood li – Pid, hepatic and renal functions as well as chest radiography and routi –

ne examination of urine and blood, were performed. Microcirculation

of the nail fold was observed in 66 cases of the treated group. Blood pressure, cardiac rhythm, occurrence of angina pectoris were periodically recorded during treatment, and all aforementioned examinations were carried out again after treatment.

Therapeutic Results

The assessment of curative effects was based on the criteria of ischemia heart disease modified in 1979.

Comparison of angina pectoris and ECG: In the treated group, the markedly effestive rate in angina pectoris was 45. 7% and the total effective rate was 94. 0%, while in the control group they were 27. 6% and 72. 4%, respectively (see Table1).

Table 1. Comparisons of angina pectoris acrd ECG in the treated & control group after treatment

Group	Cases	Angina Pectoris			ECG		
		M. effect	Effect	Ineffect	M. effect	Effect	Ineffect
Treated group	116	53	56	7	21	49	46
Control group	116	32	52	32	11	25	80

Note: M. effect – Markedly effective; Effect – effective; Ineffect – Ineffective.

In the treated group the markedly effective rate in ECG was 18. 1% and the total effective rate was 60. 3%, while in the control group they were 9. 5% and 31. 1%, respectively. The differences between the two groups were significant ($P < 0.01$).

Changes in blood lipid: In the treated group, the average choleste – rol level was

244. 46 ± 55 mg/dl before and 217. 74 ± 64mg/dl after treatment (P < 0.01), while in the control group it was 247. 22 ± 61 mg/

dl before and 221. 68 ± 54mg/dl after treatment (P < 0.01). The average tri-glyceride content was 139. 34 ± 62 mg/dl before and116 ± 34mg/dl after treatment (P < 0.01), while in the control group it was 137. 66 ± 46

mg/dl and 115. 14 ± 31 mg/dl, respectively (P < 0.01). The changes in blood lipid before and after treatment indicated that certain effects on the lowering of Iipid content were observed in both groups, but no significant difference was revealed between the two groups (P > 0.05).

Hepatic and renal function tests and routine examinations of blood and urine: Data of the hepatic and renal function tests and the results of routine examinations of blood and urine in the two groups were within normal ranges.

Changes in microcirculation of nail fold: 66 cases in the treated group were examined as shown in Table 2. Results indicated that abnormal hematochrome, slowing of blood flow, blurring of capillary loops and disorder of morphology were revealed in most cases before treatment, but after treatment all these changes were obviously decreased or abated, the differences being significant (P < 0.01).

The results suggested that the powder of Radix Ginseng, Radix Notoginseng and Succinum possesses marked effects on the improvement of microcirculation in patients with angina pectoris.

Table 2. Changes in microcirculatiorr of nail fold in 66 cases
of the treated group

Items	Before treatment cases (%)	After treatment cases (%)
Abnormal hematochrome	46 (69. 7)	8 (12. 1)
Slowing of blood flow	57 (86. 4)	9 (13. 6)
Blurring of capilary loops	51 (77. 3)	8 (12. 1)
Disorder of morphology	49 (74. 2)	7 (10. 6)

Discussion

Reports of Prof. Chen Keji on the application of powder of Radix Ginseng, Radix Notoginseng and Succinum made up according to Dr. Yue Mleizhong's empirical prescription showed that the powder had marked effects on remission of aneina pectoris, improvement of ECG, enhancement of tolerance of exercises, recovert' of physical strength. etc. in patients suffering from angina pectoris and myocardial infarction. Dr. Yue considered that this prescription had effects of supplementing heart energy and dredging channels. and that the curative effects would not diminish even used for a long period of time. He also pointed out that "raw Radix Notoginseng is better to be used if to disperse blood stasis". Radix Notoginseng parched to be in yellow color is better if to restore vital energy, and Radix Panacis quinguefolii is good for vin - deficiency.

In order to further summarize the experience of Dr. Yue in the treatment of angina pectoris, we systematically observed patients treated by this prescription and compared with patients created with FufangDanshen tablets as controls. The results suggested that better curative effects on angina pectoris and ECG were observed in patients treated with powder of Radix Gingseng, Radix Notoginseng and Succinum than that in the controls. Furthermore, marked effects of this powder were observed on general symptoms, physical strength, improvement of lipid metabolism and microcirculation of the nail fold.

We considered that based on the differentiation of symptoms and signs, most patients suffering from coronary ischemic disease are "deficiency in origin but excess in superficiality", i. e. deficiency of heart - qi in origin, but obstruction of Heart channel due to stagnation of qi and blood stasis in superficiality. The key point of this disease is-stagnation of qi and blood stasis, which should be treated by invigorating qi and promoting blood circulation to remove blood stasis, beside the above effects, this prescription also has effects of sedation to tranquilize the mind, which can be used for a long time without any side effects. Modern investigations indicated that Radix Ginseng possesses effects of regulating heart function, Radix Notoginseng can improve the circulation of coronary artery and also has the action of anticoagulation for Platelets, and Succinum can tranquilize the mind, remove blood stasis and relieve pain.

Our observations further demonstrated that this prescription can also be used in the treatment of chronic hepatitis for correction of abnormal serum albumin and other related diseases.

（本文载于《中医杂志》英文版 1997 年第 1 期）

三参稳律汤治疗早搏的临床及实验观察

近 10 年来，我们运用三参稳律汤观察了 104 例早搏病人，取得初步的疗效并进行了动物实验。现将临床观察及实验结果报告如下。

一、临床观察

1. 一般资料：随机设治疗组和对照组，全部病例均住院观察。治疗组（三参稳律汤组）104 例，男 45 例，女 59 例。年龄 20~75 岁，平均 44 岁。病程 3 个月至 15 年，其中 4 年以内者 76 例，平均病程 3 年 8 个月。本组诊为病毒性心肌炎 35 例，冠心病 28 例，高血压性心脏病 10 例，风湿性心脏病 7 例，植物神经紊乱 16 例，原因不明 8 例。早搏分类属房性 26 例，结区性 10 例，室性 68 例。早搏严重程度属轻度 11 例，中度 81 例，重度 12 例。对照组 30 例，使用常规剂量心得安和苯妥英钠治疗。

2. 治疗方法：三参稳律汤由红参 6g、丹参 30g、苦参 15~30g、当归 30g、麦冬 12g、五味子 12g、薤白 9g、茯苓 15g、炒枣仁 30g 和琥珀 3g（碾碎，一日分二次冲服，每晚再加服 3g）组成。以上为一剂量，每日一剂，水煎分二次服。对照组服心得安 20~30mg，一日 3 次，苯妥英钠 0.1g，一日 3 次或每晚一次服。

两组病例在治疗前合并有风湿活动者，先给予抗风湿治疗，合并充血性心力衰竭者用洋地黄先改善心功能后始行治疗，合并感染及时予抗感染治疗，血压高者配合降压治疗，心绞痛发作期用缓解心绞痛药物。在治疗观察期间停用其他抗心律失常药物及低分子右旋醣酐、706 代血浆、极化疗法、复方丹参注射液等。

3. 疗效评定标准：两组病例均以 30 天为一疗程，一疗程结束后作疗效评定，必要时连续第二疗程。根据 1979 年全国中西医结合防治冠心病、心绞痛、心律失常研究座谈会制订的《心律失常严重程度及疗效参考标准》进行评定，凡治疗后早搏消失者为显效，治疗后早搏次数较前减少 50% 以上或减轻一度者为有效，治疗后早搏无变化者为无效。

4. 治疗结果和分析：治疗组 104 例，治疗结果获显效 46 例（44.2%）、有效 40 例（38.5%）、无效 18 例（17.3%）；总有效率为 82.7%。对照组 30 例，分别为 3 例（10%）、7 例（23.3%）、20 例（66.7%）；总有效率为 33.3%。两

组疗效比较，差异非常显著（P＜0.01）。

治疗组 104 例中有房性早搏 26 例，总有效率为 88.5%；结区性早搏 10 例，总有效率为 80%；室性早搏 68 例，总有效率为 80.9%。各类早搏的疗效无显著差异。不同病因所致早搏的疗效，以冠心病引起者疗效较好，总有效率为 92.9%；病毒性心肌炎所致者疗效较差，总有效率为 68.6%。病程长短对疗效有一定影响，病程＜1 年者 34 例，总有效率为 94.1%；病程 1~4 年 42 例，总有效率为 90.5%；病程＞5 年 28 例，总有效率为 57.1%。表明病程在 5 年以上者疗效较差。104 例中，治疗 1 个疗程者 70 例，总有效率为 78.6%；治疗 2 个疗程者 34 例，总有效率为 91.2%。表明疗程适当延长，疗效可有所提高。

治疗过程中，治疗组未见明显副作用；对照组中 21 例有不同程度的恶心、纳差，9 例腹胀，5 例皮肤瘙痒，经对症处理后均逐渐缓解。

二、实验研究

1. 动物的早搏模型制备：健康家兔雄性 9 只，雌性 3 只，体重（2±0.5）公斤。以 20% 氨基甲酸乙酯按 0.5g/kg 剂量静脉注射麻醉后，予 1% $BaCl_2$ 溶液，按 2mg/kg 剂量由兔耳缘静脉注射给药，并于 2 秒钟内注射完毕。用国产 SBR－1 型示波器监测心律变化，并用国产 XDF－1 型心电图机跟踪描记心电图。以给 $BaCl_2$ 后到出现第一次早搏的时间为该动物药物诱发早搏的潜伏期；从第一次早搏出现到最后一次早搏出现的时间为其早搏持续期。待实验动物心律恢复正常 24 小时后，同法重复上述步骤，进行第二次实验。

7 只家兔在给予 $BaCl_2$ 后的 15 秒内，两次实验均出现早搏。第一次实验的早搏潜伏期平均为（8.29±4.68）秒（M±SD，下同）、早搏持续期平均为（4.86±2.85）分；第二次实验分别为（7.29±2.63）秒、（5.86±2.28）分。两次实验的早搏潜伏期和早搏持续期均无显著性差别（p＞0.05），说明动物实验模型的稳定性及可靠性均符合要求。

2. 实验方法：实验动物随机分为三组。

（1）给药组：药用三参稳律汤，以临床一剂量生药，水煎三次，并浓缩过滤成 100 毫升药汁。动物空腹 12 小时后，于清醒状态下按 7 毫升/公斤体重剂量灌胃给药。1 小时后，同早搏模型制备法记录其早搏的潜伏期和持续期。

（2）盐水对照组（简称对照组）：动物空腹 12 小时后，给予等量生理盐水灌胃。1 小时后，同早搏模型制备法记录早搏潜伏期和持续期。

（3）给药前后的自身对照比较组：同早搏模型制备，先测各鼠 $BaCl_2$ 诱发室性早搏的潜伏期和持续期。待心律恢复正常 24 小时后，给予三参稳律汤（剂量同给药组）灌胃。1 小时后，同早搏模型制备法记录早搏潜伏期和持续期。

3. 实验结果：对照组 7 只兔均出现早搏，给药组 7 只兔中有 4 只兔出现早搏。表 1 示，$BaCl_2$ 诱发室性早搏的潜伏期，给药组较对照组明显延长（P < 0.05），而早搏持续期给药组明显缩短（P < 0.05）。

给药前后自身对照比较结果见表 2。用药前 7 只兔均出现早搏，用药后 3 只兔出现早搏，药物诱发早搏的出现率，药前显著高于药后（P < 0.05）。表 2 示，$BaCl_2$ 诱发室性早搏的潜伏期，药后较药前延长，而早搏持续期，药后较药前显著缩短（P < 0.05）。

表 1 两组抗 $BaCl_2$ 诱发室性早搏作用比较（M ± SD）

组别	动物数	早搏潜伏期（秒）	早搏持续期（分）
对照组	7	7.57 ± 3.15	6.43 ± 3.55
给药组	4	13.00 ± 4.08 *	1.75 ± 0.50 *

* 与对照组比较 P < 0.05

表 2 给药前后抗 $BaCl_2$ 诱发室性早搏作用的自身对照比较（M ± SD）

组别	动物数	早搏潜伏期（秒）	早搏持续期（分）
给药前	7	6.71 ± 2.50	6.00 ± 3.87
给药后	3	27.33 ± 23.18	2.00 ± 0 *

* 与给药前比较 P < 0.05

以上实验结果表明，三参稳律汤能明显延长 $BaCl_2$ 诱发室性早搏的潜伏期，并能明显缩短其早搏持续期，说明该药有对抗心律失常的作用。

三、讨论

本组 104 例各种病因所致早搏，经用三参稳律汤治疗观察，总有效率为 82.7%，远较对照组的 33.3% 为高（P < 0.01）。三参稳律汤中的红参、麦冬、五味子益气养阴复脉，丹参活血化瘀，大剂量有镇静安神作用；苦参清热燥湿，有抗快速心律失常作用；当归养血活血，枣仁和琥珀具有宁心除烦、散瘀止血之功，与上药合用，能降低心肌兴奋性，抑制异位兴奋灶；薤白辛温通阳散结，对胸闷、胸痛、憋气效佳；茯苓宁心安神，并可对抗苦参败胃。

通过动物实验观察到，三参稳律汤对家兔药物诱发性早搏的效果是明显的，同时对动物的精神状态、活动能力、食欲及饮水等方面均有明显改善。本实验仅对三参稳律汤的综合疗效进行了定性观察，对其抗早搏的机理还有待进一步探讨。

（本文载于《中医杂志》1991 年第 11 期，周云霄、袁今奇等）

中医学对慢性乙型肝炎免疫耐受的认识与治疗对策

目前，慢性乙型肝炎（CHB）治疗的难点有二：一是乙肝病毒（HBV）不易清除，各种药物尚无法作用于 HBV 复制的关键部位——共价闭合环状 DNA（cccDNA）；二是 CHB 的免疫耐受。此外，还包含这两者相互影响。现就本病的免疫耐受以及中医药治疗对策作一论述和探讨。

1. 中医学对 CHB 免疫耐受的基本认识

中医学认为，正邪相争是疾病发生及其演变过程中机体抗病能力与致病邪气之间的相互斗争。正邪相争，不仅关系着疾病的发生，而且直接影响着疾病的发展以及转归。从一定意义上说，各种疾病的发展过程，也就是正邪相争及其盛衰变化的过程。正邪相争存在于 CHB 病程的始终，尤其在免疫清除期更为突出。

HBV 为"疫毒"，是一种湿热性邪毒，具有传染性。当人体感染 HBV 后，疫毒即损伤正气，正气亏虚，阳气不振，抗邪无力，正不胜邪，正邪不能相争，疫毒内蕴不能外达或清除。尤其是母婴传播，或自幼感染疫毒者，损伤肾气，以致先天受损，后天不足，正气无力抵抗邪气，若长久侵蚀和隐袭人体正气，遂致变生他病。遵循中医学正邪理论，CHB 的免疫耐受机制似可判定为正虚邪实，正不胜邪，势均力敌，势不两立所形成的相持状态。正即正气，包括了人体的肾气、阳气和抗病能力，亦即现代医学所说的免疫力或免疫功能。邪即邪气，泛指一切致病因子，针对 HBV 来说是湿热性疫毒，亦可称邪毒或湿热邪毒。HBV 感染所致免疫耐受，便是人体正气不胜疫毒侵犯所引发病变的相持阶段，也是疫毒不易清除的重要阶段和主要原因。

2. 正邪理论在 HBV 感染自然病程及各阶段治疗中的应用

正邪是疾病一对矛盾和冲突的两个侧面，疾病的转归取决于正邪斗争的结果。正邪理论可应用于慢性 HBV 感染自然病程及每一个阶段的治疗。

免疫耐受期：正不胜邪，肝功能正常。治以扶正解毒，病证结合，选方遣药，把握尺度。

免疫清除期：正邪相争，肝功能异常。治以清热解毒，凉血化瘀。重视辨病，不用降酶药或酌用降酶药，若免疫亢进，邪胜正衰，应中西医结合，抑制超

强免疫，凉血解毒，防止坏病。

非活动或低复制期：正复胜邪，暂时性完全应答或部分应答。治以健脾补肾，甘寒解毒。调节免疫，以和为度。

再活动期：正虚邪恋，病情反复，免疫紊乱。治以滋阴补肾，扶正托毒，辨证论治，以防他变。

向愈期：正胜邪却，完全应答。治以补肾健脾，活血化瘀，清除余邪，巩固疗效。

基本治愈期：邪去正安，免疫平衡。治以调补肝脾肾，养血活血，调节阴阳，以平为期。

上述每一阶段的治疗中，还应结合患者的具体情况，实施个体化治疗方案。

3. 扶正解毒与清除免疫耐受

现代免疫学认为，当机体对某种抗原的刺激处于免疫耐受状态时，仍能保持对其他抗原的正常免疫应答能力，中医药扶正解毒及其方药有可能作为一种其他抗原的刺激，诱导特异性免疫因子，激活免疫应答能力，使之正邪相争，鼓舞正气，抵抗邪气。扶正解毒理论可指导慢性 HBV 感染全过程的治疗，但主要是用于正不胜邪阶段，以清除免疫耐受。

扶正的中药能从益气、助阳、补肾、健脾、滋阴和养血诸方面增强和调节机体免疫功能，益气如黄芪、党参、黄精、灵芝、红参等；助阳如肉桂、桂枝、淫羊藿、仙茅、肉苁蓉等；补肾如巴戟天、菟丝子、枸杞子、五味子、冬虫夏草等；健脾如茯苓、白术、山药、薏苡仁、扁豆等；滋阴如麦冬、玄参、天冬、生地、鳖甲等；养血如当归、阿胶、白芍、何首乌、龙眼肉等。

对于清除 HBV 具有解毒作用的中药，除抑制病毒复制外，如使用得当，尚可保护肝脏，以减少因免疫效应的过度增强而可能发生某种程度的正常肝细胞损伤。根据慢性 HBV 感染免疫耐受病因、病机的特点，有下列几种解毒治法和药物供临床选择、配合使用。清热解毒药，如金银花、虎杖、半枝莲、白花蛇舌草、紫草、水牛角等；清热化湿解毒药，如土茯苓、苦参、茵陈、垂盆草、黄芩、黄连等；升阳解毒药，如升麻、葛根、柴胡等；虫类解毒（又称以毒攻毒）药，如蜈蚣、土鳖虫、蜂房、全蝎等；通便解毒药，如大黄、枳实、莱菔子、郁李仁、火麻仁、番泻叶等；化瘀解毒药（有血瘀、痰瘀之分）药，如丹参、赤芍、桃仁、川芎、红花、泽兰、贝母、胆南星、海浮石等。

使用以毒攻毒的药物，对清除免疫耐受至为重要，但目前国内外学者对此认识不一。笔者认为，采用辨病与辨证相结合的方法确定患者为慢性 HBV 感染免疫耐受后，应用扶正解毒理论组方时加入蜈蚣、蜂房等虫类药以毒攻毒，可诱发和加速免疫耐受的清除，待正邪相争，肝功能处于异常阶段，ALT 升高至正常上限 2 ~5 倍时则不用或慎用，以防止免疫性损伤过重使人体难以忍受。有毒药物的偏性较强，根据以偏纠偏，以毒攻毒的原则，有毒药物确实有其可被利用的一面。更何况中药复方之中，药物间相互牵制所形成的生物学变化还具有至今尚未阐明其机制的协同作用。例如，单味川楝子有肝毒作用，但在滋阴舒肝的一贯煎中就没有药物性肝损害。古今医家利用某些有毒药物治疗恶疮肿毒、癌肿癥瘕，积累了大量经验，获得肯定疗效。例如，近年来，砒石（As2O3）注射液治疗白血病已得到国内外公认，其研究成果获国家自然科学奖。笔者用扶正解毒方配合虫类药清除免疫耐受，观察了千余例患者，已取得了比较理想的疗效。应用虫类药清除免疫耐受，用之得法，则效如桴鼓。

4. 应用扶正解毒方清除 HBV 感染免疫耐受必须注意的问题

扶正解毒方（自拟）组成：黄芪、肉桂、仙茅、仙灵脾、女贞子、旱莲草、升麻、柴胡、金银花、虎杖、土茯苓、白花蛇舌草、蜈蚣、蜂房、赤芍、甘草。1剂/天，水煎，分 2 ~3 次服，连续服 3 个月为 1 个疗程，每半个月或 1 个月复查 1次肝功能。其间应随症加减，调整药物与剂量，因人制宜，把握好个体化治疗。

根据国内外研究报告，在 CHB 治疗过程中，HBeAg 及 HBV DNA 转阴前，ALT /AST 的升高较为明显。有学者认为免疫清除引起转氨酶升高，即是击中靶细胞，使用了合适的处方后，"火候"掌握得好，就有可能出现一次性大转阴，从而获得完全性应答反应。为了实践预期的疗效，在清除免疫耐受的过程中，必须注意以下问题。

4. 1 掌握好清除免疫耐受的重要标志—转氨酶升高

CHB 患者转氨酶与病毒载量的异常经常不在同一水平上，转氨酶正常绝不能说明肝细胞内和血清内无病毒复制，只能说明机体处于免疫耐受状态。免疫耐受至免疫清除期在原则上不用降酶药，尤其是 ALT 波动在正常上限 2 ~5 倍时。当 ALT 波动在正常上限 10 ~20 倍时，大多数患者不会出现明显的临床症状，可酌用降酶药，大约经过 8 ~12 周左右，ALT 会逐渐恢复到正常水平。当 ALT > 正常上限 20 倍并伴有较明显症状时，应使用降酶药。转氨酶升高立即使用降酶药会阻碍细胞免疫的激活，不利于清除病毒，并容易失去判断病情的尺度。反复使用降酶药，会造成免疫耐受—免疫清除的恶性循环，致使肝细胞隐袭性损害，迁延病程，患者易丧失治疗信心。

4. 2 注意免疫清除的双刃性，把握好以"和"为度

清除免疫耐受，即可清除病毒，使 HBV 标志物阴转，产生完全性应答反应。

须知阴转和应答的产生好比一场战斗，清除病毒的同时，也会在一定程度上损伤人体的正气，这就是免疫清除的双刃性。ALT 升高通常被认为是肝细胞受损所致，中医药清除免疫耐受使 ALT 升高是免疫得到激活，属暂时性一过性损伤，此与病毒损伤肝细胞是两个迥然有别的概念。为避免正气过于损伤，使之维持免疫损伤的一过性，临床应把握好以"和"为度，使免疫清除仅限于"细胞免疫功能得到激发"，正复胜邪，中病辄止。因此，在免疫清除期必须注意：不可峻补，只能酌情清补，否则闭门留寇，助长疫毒；慎用或不用"以毒攻毒"之品，以防免疫反应过激，变生他病；必须掌握好个体化治疗，针对机体失衡状态，选方遣药，以"和"为度。

4.3 清除免疫耐受以及"中毒"或重型肝炎的区别

免疫清除，应用适度可清除病毒，应用失度则引发免疫性肝细胞损伤。清除免疫耐受，细胞免疫功能得到激发，是正复胜邪现象，"中毒"或重型肝炎是免疫超强反应所致之邪胜正衰。前者临床症状较轻；ALT 升高至正常上限的 5 ~20 倍；血清胆红素正常或轻度升高，一般不超过正常值的 5 倍；AST/ALT 的比值 <1；出凝血时间、凝血酶原活动度无异常；随着 ALT 逐渐下降或接近正常，HBeAg 阴转，病毒载量明显下降或阴转。这种情况应考虑是免疫功能得到激发、清除病毒的疗效在望，有可能是一次性全转阴。后者则 ALT 可升高至正常上限的 50 倍左右；AST/ALT 的比值 >1；血清胆红素升高至正常上限的 10 倍以上；临床症状严重；出凝血时间明显延长，凝血酶原活动度 <40%；伴有急性或亚急性神经精神症状；随着 ALT、TBIL 水平下降，病毒指标无下降或无阴转；甚或出现"酶胆分离"现象，这才考虑中毒或合并重型肝炎之诊断。

笔者认为，中医药扶正解毒与清除免疫耐受的研究，是提高 CHB 临床疗效的根本措施之一。如何提高中医、中西医结合清除免疫耐受的效果是一项极有意义的课题，值得深入研究。

（本文发表于《中西医结合肝病杂志》2007 年 2 期）

护肝抑毒方清除慢性乙型肝炎免疫耐受及
抑制病毒复制的临床研究

自 1998 年 2 月至 2009 年 8 月，我们采用中药汤剂护肝抑毒系列方对慢性乙型肝炎（CHB）免疫耐受的患者进行免疫激活，并对病毒复制的状况进行了比较系统的临床观察，报告如下。

1　资料与方法

1.1 病例资料　所选病例均为我院中医肝病门诊及病房收治的符合诊断标准的 CHB 患者，属免疫耐受期及免疫清除期共 1140 例，免疫耐受期：治疗组 684 例，男 509 例，女 175 例，平均年龄（36.4±9.1）岁，平均病程（17.7±3.9）年；对照组 326 例，男 245 例，女 81 例，平均年龄（35.1±8.6）岁，平均病程（18.7±4.1）年。两组患者在性别、年龄、病程、病情方面比较，差异均无显著性意义（p>0.05）

免疫清除期：治疗组 282 例（系免疫耐受期治疗后肝功能异常，HBeAg 仍为阳性或 HBeAg 转阴后未达到血清转换，HBV DNA 病毒载量下降但未转阴，以上即未达到完全应答者），男 206 例，女 76 例，平均年龄（35.1±8.4）岁，平均病程（19.8±4.3）年。对照组（为免疫耐受期对照组中未取得显效的 98 例及新增患者 130 例）228 例，男 165 例，女 63 例；平均年龄（34.8±6.7）岁，平均病程（19.2±3.8）年。两组患者在性别、年龄、病程、病情方面比较，差异无显著性意义（p>0.05）。

1.2 诊断标准　所有患者诊断符合 2000 年西安会议制定的《病毒性肝炎诊断标准》：乙型肝炎病史>6 个月，血清 HBsAg、HBeAg、HBeAb 阳性，HBV DNA 阳性。

1.3 纳入及排除标准　免疫耐受期患者必须为肝功能正常者；免疫清除期患者必须为 ALT>正常值上限 2～5 倍或 TBIL>正常值上限者。所有病例均排除合并其他病毒感染者，以及药物性、酒精性、自身免疫性肝病、肝癌、严重心脑血管病、妊娠及哺乳期妇女、过敏体质或正在使用其他药物者，排除治疗观察期间删除和脱落的病例。免疫清除期患者治疗前各项检测指标参照《慢性乙型肝炎防治指南》所提出的抗病毒治疗一般适应证。

1.4 治疗方法　免疫耐受期：治疗组先用护肝抑毒Ⅰ号方以激活免疫耐受，待 ALT 上升波动在正常值上限 5 倍以上，10 倍以内甚至达到 20 倍以内者，则改用护肝抑毒Ⅱ号方，以上两方均 1 剂/天，水煎服；对照组用香菇菌多糖片，2 片/次，2 次/天，并服叶下珠胶囊，3 粒/次，3 次/天。两组均治疗 3 个月为 1 个疗程，每半个月或 1 个月查 1 次肝功能，每 1 个疗程结束时复查 HBV-M，治疗组和对照组均为 6 个疗程，疗程结束后治疗组完全应答者随访 12 个月。免疫清除期：治疗组用护肝抑毒Ⅲ号方，1 剂/天，水煎服；对照组用双虎清肝颗粒，2 袋/次，2 次/天。免疫清除期治疗组和对照组疗程和随访同免疫耐受期。

1.5 治疗药物　护肝抑毒Ⅰ号方（黄芪、红参、熟附子、肉桂、升麻、柴胡、仙灵脾、蜈蚣、白术、白花蛇舌草、蜂房、土茯苓、皂角刺等），护肝抑毒Ⅱ号方（黄芪、升麻、丹参、白术、赤芍、五味子、金银花、半枝莲、虎杖、柴胡、垂盆草、白花蛇舌草、皂角刺等），护肝抑毒Ⅲ号方（黄芪、何首乌、肉苁蓉、枸杞子、丹参、白术、五味子、金银花、珍珠草、水牛角、赤芍、紫草、皂角刺等），香菇菌多糖片为福建闽东力捷迅药业有限公司生产（批准文号：国药准字 H35021407，规格：15mg/片），叶下珠胶囊为昆明星昊四创药业有限公司生产（批准文号：国药准字 Z20027597，规格：0.25g/粒），双虎清肝颗粒为北京华神制药有限公司生产（批准文号：国药准字 Z10980118，规格：12g/袋）。

1.6 实验室检测　采用全自动生化分析仪（日立 7170 型）检测肝功能，用自动快速微粒子酶联免疫分析系统 IMX 仪检测 HBV－M，用 PCR 方法（美国 CABIPE－5700 荧光定量 PCR 分析系统）检测 HBV DNA 载量（1000copies 以下为阴性）。

1.7 疗效标准　根据《病毒性肝炎中医疗效制定标准》《慢性乙型肝炎防治指南》（抗病毒治疗应答）进行评价。

1.8 统计学方法　采用 SPSS13.0 软件进行统计学处理，计量资料用 t 检验，分类资料用 x2 检验。

2　结果

2.1 免疫耐受期疗效比较

2.1.1 两组患者治疗不同时段 ALT 上升（正常值上限 5~10 倍）例数及率比较 见表1.

2.1.2 两组患者治疗后主要症状、体征改善情况比较 见表2.

2.1.3 两组患者治疗后血清 HBV－M 阴转率比较 见表3.

2.1.4 治疗组治疗后完全应答患者经 12 个月随访，血清 HBV－M 阴转情况自身对照比较 见表4.

2.2　免疫清除期疗效比较

2.2.1 两组患者治疗后主要症状、体征改善情况比较 见表5.

2.2.2 两组患者治疗前后肝功能变化比较 见表6.

2.2.3 两组患者治疗后血清 HBV－M 变化 见表7.

2.2.4 治疗组治疗后完全应答患者经 12 个月随访血清 HBV－M 阴转情况自身对照比较 见表8.

2.3　免疫耐受期、免疫清除期治疗组完全应答率及持久应答率相互比较见表9.

表1　两组患者治疗不同时段 ALT 上升例数及率的比较〔n（%）〕

组别	n	ALT 上升例数及率					
		1 个疗程	2 个疗程	3 个疗程	4 个疗程	5 个疗程	6 个疗程	总计
治疗组	684	0	0	31(4.5)	122(17.9)*	151(22.1)**	98(14.3)*	402(58.81)**
对照组	326	0	0	0	11(3.4)	20(6.1)	27(8.3)	58(17.8)

与对照组比较，$*P<0.05$，$**P<0.01$

表2　两组患者治疗后症状、体征改善情况比较〔改善例数/治疗前症状体征出现例数（%）〕

组别	n	乏力	纳差	腹胀	右胁不适	黄疸	肝肿大
治疗组	684	186/20(845)*	130/152(85.5)**	76/96(79.2)*	124/195(63.6)*	55/61(90.2)*	71/79(89.9)*
对照组	326	55/105(52.4)	21/77(27.3)	18/46(39.1)	31/93(33.3)	16/28(57.1)	15/33(45.5)

与对照组比较，$*P<0.05$，$**P<0.01$

表3　两组患者治疗后血清 HBV-M 变化比较〔n（%）〕

组别	n	HBsAg（-）	HBeAg（-）	HBeAg（-）/HBeAb（+）	HBV DNA（-）	完全应答
治疗组	684	35（5.1）	466（68.1）**	415（60.8）**	410（59.9）**	402（58.8）*
对照组	326	0	51（15.6）	41（12.6）	38（11.7）	33（10.1）

与对照组比较，$**P<0.01$

表4　治疗组治疗后完全应答患者经12个月随访血清 HBV-M 变化比较〔n（%）〕

	n	HBsAg（-）	HBeAg（-）	HBeAg（-）/HBeAb（+）	HBV DNA（-）	复发	持久应答
完全应答	402	35	402	402	402		
随访后	402	41	364（90.5）	355（88.3）	348（86.6）	54（13.4）	348（86.6）

自身前后对照，$P>0.05$

表5　两组患者治疗后症状、体征改善情况比较〔改善例数/治疗前症状体征出现例数（%）〕

组别	n	乏力	纳差	腹胀	右胁不适	黄疸	肝肿大
治疗组	282	195/236(82.6)*	188/224(83.9)*	70/84(83.3)*	216/246(87.8)*	154/166(92.8)*	195/210(92.9)*
对照组	228	156/186(83.9)	135/161(83.9)	69/88(78.4)	99/128(77.3)	85/98(86.7)	122/153(79.8)

与对照组比较，$*P>0.05$

表6　两组患者治疗前后肝功能主要指标变化比较（$\bar{x} \pm s$）

组别		ALT（U/L）	AST（U/L）	TBIL（μmol/L）	GCT（U/L）
治疗组	治疗前	194.8 ± 96.5	110.2 ± 100.4	70.6 ± 24.5	157.5 ± 32.2
（n = 282）	治疗后	35.8 ± 18.77**△	28.4 ± 7.8*△	25.4 ± 13.7**△	59.7 ± 15.5**△
对照组	治疗前	182.5 ± 73.2	108.8 ± 86.7	75.5 ± 27.3	162.3 ± 36.1
（n = 282）	治疗后	78.6 ± 25.1*	62.3 ± 52.8*	34.1 ± 21.6*	88.7 ± 22.6**

与本组治疗前比较，*$P<0.05$，**$P<0.01$；与对照组治疗后比较，△$P<0.05$

表7　两组患者治疗后血清 HBV – M 变化比较［n（%）］

组别	n	HBsAg（–）	HBeAg（–）	HBeAg（–）/HBeAb（+）	HBV DNA（–）	完全应答
治疗组	282	31（11）	236（83.7）**	225（79.8）*	219（77.7）**	216（76.6）*
对照组	228	4（1.8）	98（43.0）	91（40.0）	95（41.7）	89（39.0）

与对照组比较，*$P<0.05$，**$P<0.01$

表8　治疗组完全应答患者经12个月随访血清 HBV – M 变化比较［n（%）］

	n	HBsAg（–）	HBeAg（–）	HBeAg（–）/HBeAb（+）	HBV DNA（–）	复发	持久应答
完全应答	216	31	216	216	216		
随访后	216	34	202（94.0）	197（91.2）	193（89.4）	23（106）	193（89.4）

自身前后对照，$P>0.05$

表9　两个时期中治疗组完全应答率及持久应答率的比较［n（%）］

组别	n	治疗时间（月）	完全应答	复发	持久应答
免疫耐受期治疗组	684	18	402（58.8）	54（13.4）	348（86.6）
免疫清除期治疗组	282	36	216（76.6）*	23（10.6）	193（89.4）

与免疫耐受期治疗组比较，*$P<0.05$

3　讨论

HBV 感染的自然病程一般经历 3 个时期：免疫耐受期、免疫清除期、非复制或低复制期。对于免疫清除期的患者可以使用干扰素及核苷类似物等，其疗效和存在问题，医生和患者逐渐形成共识。对于免疫耐受期的患者，目前仍无具体明确的治疗。中医学认为 HBV 为"疫毒"，是一种湿热性邪毒，具有传染性且损伤人体正气。遵循中医学正邪理论，CHB 的免疫耐受机制可判定为正虚邪实、正不胜邪、势均力敌所形成的相持状态或相持阶段，是疫毒不易清除的重要阶段。免疫耐受也是 CHB 不易治愈的根本原因之一。针对 CHB 免疫耐受问题，我们曾运用中医学术思想对其作了比较系统、全面的理论研究。

遵照整体调控与特效方药相结合的原则，所拟护肝抑毒系列方由Ⅰ号、Ⅱ号、Ⅲ号方组成。Ⅰ号方扶正祛邪，益气温阳补肾，配合甘寒清热解毒、虫类药以毒攻毒激活免疫耐受，抑制病毒复制。本方用于 CHB 免疫耐受期，待 ALT > 正常值上限 5 ~ 10 倍（限 < 20 倍）时则改用Ⅱ号方。Ⅱ号方祛邪扶正，甘寒、苦寒、清热解毒并重，护肝降酶，抑制病毒复制。本方用于 CHB 免疫清除期。Ⅲ号方祛邪扶正，益气补肾，清热解毒，凉血活血，抑制病毒复制。本方用于服Ⅱ号方后肝功能未复常，HBV - M 未转阴者。现代药理学研究表明，上述方剂中的扶正（益气、温阳、补肾、健脾等）之品对细胞免疫和体液免疫均有调节作用，能增强吞噬系统功能，促进淋巴细胞转化，诱导特异性免疫因子，激活免疫应答能力。3 方中选用的清热解毒之品，除抑制病毒复制外，使用得当尚可保护肝脏，以减轻因免疫效应的过度增强而可能发生的不同程度的正常肝细胞损伤。虫类药中，如蜈蚣除具有以毒攻毒之功外，尚有提升机体免疫功能的作用，实验证明，蜈蚣能增强吞噬细胞的活性，对吞噬细胞 Fc 受体有明显增强作用。3 方中均配用皂角刺一味，在护肝抑毒治疗过程中发挥了穿透托毒祛邪之功。在运用系列方的过程中，应掌握好免疫清除的重要标志——转氨酶升高，尤其是在免疫清除期。当 ALT 波动在正常上限 2 ~ 5 倍时，原则上不用降酶药。即使波动在 10 ~ 20 倍以内者，多数患者无明显临床症状，此时可用降酶药，大约经过 8 ~ 12 周左右，ALT 会逐渐恢复正常水平。免疫清除具有双刃性，应把握好以"和"为度，期在正复胜邪，中病辄止。本观察研究疗程较长，系列方的使用应注意针对性、随证候和检测指标的变化，个体化治疗尤为重要。

本研究结果表明：免疫耐受期治疗中 ALT 上升时段，其疗效治疗组明显优于对照组，差异有显著性意义（P < 0.05 或 P < 0.01），显示护肝抑毒Ⅰ号方确有明显激活免疫耐受之功效；两组患者治疗及随访后主要症状及体征的改善，治疗组明显优于对照组（P < 0.05、P < 0.01）；两组患者治疗后血清 HBV - M 变化比较，治疗组完全应答率为 58.8%，对照组为 10.1%，差异有显著性意义（P < 0.01）；免疫耐受期治疗组中完全应答者经 12 个月随访，自身对照比较，持久应答率为 86.6%（P > 0.05），显示远期疗效稳定。免疫清除期两组患者治疗及随访后主要症状及体征改善情况的差异无显著性意义（P > 0.05），显示Ⅲ号方与双虎清肝颗粒在证候学方面疗效相似；两组患者治疗前后肝功能主要指标变化，差异有显著性意义（P < 0.05 或 P < 0.01）；两组患者治疗后血清 HBV - M 阴转情况比较，治疗组和对照组完全应答率分别为 76.6%，39.0%，差异有显著性意义（P < 0.05）；免疫清除期治

疗组完全应答者经 12 个月随访，血清 HBV－M 变化自身对照，持久应答率为 89.4%（P＞0.05），显示远期疗效稳定。免疫耐受期与免疫清除期治疗组完全应答和持久应答率比较，免疫清除期治疗组治疗 36 个月完全应答率 76.6%，免疫耐受期治疗组治疗 18 个月为 58.8%，差异有显著性意义（P＜0.05），表明疗效稳定与疗程延长密切相关。免疫耐受期与免疫清除期持久应答率分别为 86.6%，89.4%，差异无显著性意义（P＞0.05）。本研究中未发现病毒变异的病例，仅少数患者做肝活检病理学检查，故未作组织学方面的观察。

综上所述，护肝抑毒 I 号方可有效激活患者的免疫耐受，护肝抑毒 II、III 号方能显著抑制 HBV 复制，从而使 CHB 患者血清 HBV－M 阴转率明显提高，并可达到较好的完全应答和持久应答效果。

（本文载于《中西医结合肝病杂志》2009 年第 6 期，袁今奇等）

五色六味方联合拉米夫定片对慢性乙型肝炎患者外周血 Th17/Treg 平衡的影响

［摘要］ 目的　观察五色六味方治疗慢性乙型肝炎的疗效及可能作用机制。方法　78 例慢性乙型肝炎患者随机分为治疗组和对照组各 39 例，对照组口服拉米夫定片，每次 100mg，每日 1 次；治疗组在对照组基础上加服五色六味方颗粒剂，每日 1 剂，两组疗程均为 48 周。于治疗前及治疗 24 周、48 周时检测患者乙型肝炎病毒（HBV）DNA 载量观察阴转率，以及外周血白细胞介素 17（IL－17）、FOXP3 水平和辅助性 T 细胞 17/调节性 T 细胞（Th17/Treg）值。结果　治疗组治疗 24 周、48 周时 HBV NDA 阴转率分别为 80.77%、92.30%，对照组分别为 57.70%、69.23%，治疗组治疗后各时间点 HBV DNA 阴转率均明显高于对照组（P＜0.05）。两组治疗 48 周时 IL－17、FOXP3 水平及 Th17/Treg 值较本组治疗前均有所下降（P＜0.05）；治疗组治疗 24 周、48 周时 IL－17、FOXP3 水平及 Th17/Treg 值均低于同时间点对照组（P＜0.05）。结论　五色六味方联合拉米夫定片可明显减轻慢性乙型肝炎患者肝脏炎症、增强抗病毒效力，其机理可能与调节 Th17/Treg 平衡有关。

［关键词］ 慢性乙型肝炎；五色六味方；拉米夫定片；辅助性 T 细胞；调节性 T 细胞；白细胞介素 17

由于目前乙型肝炎病毒（HBV）无法彻底清除，其导致的肝硬化、肝细胞癌仍然是全球重大的公共卫生问题。免疫因素在慢性乙型肝炎发病中极其关键，研究表明，HBV 感染后引起的慢性乙型肝炎与机体免疫功能及状态密切相关，T 细胞在抑制和清除病毒感染中发挥首要作用。辅助性 T 细胞 17（Th17）作为新发现的 CD4 + 效应 T 细胞亚群，其特性及功能已为人们逐步认知。在传统免疫 Th1/Th2 失衡学说的基础上，Th17 和调节性 T 细胞（Treg）的平衡为学者们研究探索病毒性及免疫性疾病开拓了新的思路。本研究观察中药五色六味方联合拉米夫定片对慢性乙型肝炎患者外周血 Th17、Treg 及 Th17/Treg 平衡的影响，以及对 HBV DNA 应答的疗效。本研究经石河子大学医学院第一附属医院伦理委员会批准，批准文号：2012 伦审第（018）号。

1 临床资料

1.1 诊断标准

西医诊断标准参照《慢性乙型肝炎防治指南（2010 年版）》中慢性乙型肝炎诊断标准。

1.2 纳入标准

符合上述诊断标准；年龄 21 ~ 68 岁；病程≥1 年；乙型肝炎病毒 e 抗原（HBeAg）阳性；6 个月内未接受抗病毒药物、免疫调节剂及中药治疗；患者知情同意。

1.3 排除标准

合并其他类型肝炎病毒感染；合并脂肪性、酒精性、药物性、遗传代谢性、失代偿期慢性肝病；合并其他病毒感染以及自身免疫相关的其他疾病。

1.4 一般资料

收集石河子大学医学院第一附属医院 2012 年 8 月至 2015 年 6 月门诊及住院的慢性乙型肝炎患者 78 例，按照性别分层采用随机数字表法分为治疗组和对照组各 39 例。治疗组中男 25 例，女 14 例；年龄 21 ~ 62 岁，平均（37 ±11）岁；病程 3 ~ 42 年，平均（11 ±11）年。对照组中男 23 例，女 16 例；年龄 24 ~ 68 岁，平均（39 ±7）岁；病程 1 ~ 47 年，平均（13 ±9）年。两组患者一般资料比较差异无统计学意义（P > 0.05），具有可比性。

2 方法

2.1 治疗方法

对照组给予拉米夫定片（贺普丁，葛兰素史克公司，国药准字 H20030581），每服 1 片（100mg），每日 1 次。治疗组在对照组基础上给予五色六味方颗粒剂口服，组成：青蒿 10g、黄芪 20g、赤芍 10g、白术 10g、乌梅 10g、淫羊藿 15g

等，颗粒剂由江苏天江药业有限公司提供，每日 1 剂，分两次用温开水冲服。两组疗程均为 48 周。

2.2 观察指标及方法

所有患者于治疗前及治疗 24 周、48 周时检测 HBV DNA 载量及外周血 Th17 效应因子白细胞介素 17（IL－17）、Treg 细胞的特异性转录因子 FOXP3 水平。HBV DNA 定量采用伯乐 S1000 梯度 PCR 荧光定量仪（美国 Bio－Rad 公司）测定；IL－17 细胞因子用 ELISA 方法检测，PE 标记鼠抗体人 IL－17A 单克隆抗体（批号：CW0286）购自上海拜力生物科技有限公司；FoxP3 水平及 Th17/Treg 值采用流式细胞仪（德国 PARTEC 公司，型号 CyFlow－PASIII）检测。以上测定均由石河子大学医学院第一附属医院中心实验室完成。

2.3 统计学方法

采用 SPSS19.0 软件进行统计分析，计量资料以（$\bar{x} \pm s$）表示，组间采用多因素方差分析，相关性比较采用 Sperman 相关性检验。以 $P < 0.05$ 为差异有统计学意义。

3 结果

3.1 两组患者治疗前后不同时间外周血 IL－17、FOXP3 水平及 Th17/Treg 值比较

表 1 示，两组患者治疗前 IL－17、FOXP3 水平及 Th17/Treg 值比较，差异均无统计学意义（$P > 0.05$）。治疗组治疗 24 周时 IL－17、FOXP3 水平及 Th17/Treg 值较本组治疗前有所下降，两组治疗 48 周时 IL－17、FOXP3 水平及 Th17/Treg 值较本组治疗前均有所下降（$P < 0.05$）。治疗组治疗 24 周、48 周时 IL－17、FOXP3 水平及 Th17/Treg 值均低于同时间点对照组（$P < 0.05$）。

表 1 两组慢性乙型肝炎患者治疗前后不同时间外周血 IL－17、FOXP3 水平及 Th17/Treg 值比较（$\bar{x} \pm s$）

组别	时间	例数	IL－17（pg/ml）	FOXP3（个/ml）	Th17/Treg（%）
治疗组	治疗前	39	14.68 ± 15.26	7.50 ± 3.90	13.89 ± 4.57
	治疗 24 周	39	14.25 ± 13.72	7.38 ± 4.63	12.88 ± 3.11
	治疗 48 周	39	12.96 ± 13.05 *	5.89 ± 2.66 *	7.89 ± 2.76 *
对照组	治疗前	39	14.85 ± 15.42	7.52 ± 4.87	13.55 ± 4.46
	治疗 24 周	39	13.52 ± 12.61 * △	6.66 ± 3.74 * △	11.42 ± 3.33 * △
	治疗 48 周	39	11.48 ± 9.37 * △	4.32 ± 2.35 * △	7.46 ± 2.55 * △

注：IL－17，白细胞介素 17；Th17，辅助性 T 细胞 17；Treg，调节性 T 细胞；与本组治疗前比较，*

P < 0.05；与对照组同时间点比较，△P < 0.05

3.2 两组患者治疗 24 周、48 周时 HBV DNA 阴转率比较

两组治疗前均有 26 例患者 HBV DNA 阳性。治疗组治疗 24 周时阴转 21 例，阴转率为 80.77%，治疗 48 周时阴转 24 例，阴转率为 92.30%；对照组治疗 24 周阴转 15 例，阴转率为 57.70%，治疗 48 周时阴转 18 例，阴转率为 69.23%。治疗组治疗 48 周时阴转率明显高于本组治疗 24 周时（P < 0.05），且治疗组治疗 24、48 周时阴转率明显高于同时间对照组（P < 0.05）。

4 讨论

慢性乙型肝炎可归属于中医学"胁痛""疫毒""黄疸""积聚"及"虚劳"等范畴。有研究者基于循证医学的研究证据，根据"慢性乙型肝炎从肾论治"，提出"补肾为主，清化为辅"的治法。叶永安等对慢性乙型肝炎证候标准和证候要素进行研究结果显示，肝郁脾虚和湿热内阻是慢性乙型肝炎最主要的证型。本研究运用的无色六味方由青蒿、黄芪、赤芍、白术、乌梅、淫羊藿等药物组成，全方共奏益气、健脾、补肾、解毒、化瘀之功。现代药理研究证实，青蒿素可使巨噬细胞的吞噬功能增强，淋巴细胞转化率提高，阻止白细胞介素及各种炎症介质的释放，从而起到免疫调节作用。黄芪中的某些成分通过 T 细胞介导又具有免疫抑制作用，并可促进抗体生成。赤芍具有保肝、降酶、退黄、抗肝纤维化、降低门静脉压的作用。白术益气健脾，其所含多糖能调节免疫功能，使免疫抑制 Th 细胞频数增加。乌梅可保护肝细胞膜并纠正对线粒体的损伤，具有调节和增强机体免疫功能的作用。淫羊藿温肾壮阳，补而不腻，温而不燥，其主要有效成分淫羊藿多糖、淫羊藿苷、淫羊藿总黄酮对机体免疫功能具有抗氧化、抗炎等作用，通过调节体内多种免疫细胞、免疫因子起到增强和调节机体免疫功能的作用。

本研究结果显示，治疗组 HBV DNA 阴转率高于同时间对照组，表明五色六味方联合拉米夫定片治疗可促进 HBV 的清除。天然 T 细胞前体在不同条件下分化形成不同的 T 淋巴细胞亚型，Th17 与 Treg 细胞是两种新型 CD4 + 效应 T 细胞亚型，已有研究表明，Th17 介导的免疫反应与慢性乙型肝炎患者肝细胞损伤及肝脏炎症的程度有关。Th17 细胞最重要的效应因子 IL － 17 是一种重要的炎性介质，可促进炎性细胞浸润及组织损伤，可作为慢性乙型肝炎患者预后判定的指标之一。FOXP3 是 Treg 细胞的特异性转录因子，且特异性高表达，在调控 Treg 细胞发育和功能效应发挥方面起关键作用，FOXP3 水平表达可精确反映 Treg 细胞的活性。有研究显示，Th17/Treg 失衡可引起全身或局部免疫应答异常，因此 Th17/Treg 值可作为判定慢性乙型肝炎患者病情轻重、治疗效果和预后的指标。

本研究结果显示，治疗组患者治疗 24、48 周后的外周血 IL–17、FOXP3 水平及 Th17/Treg 值下降，并且明显低于同时间点对照组，提示五色六味方联合拉米夫定片治疗较单纯拉米夫定片治疗更能减轻肝细胞损伤和肝脏炎症，调节 Th17/Treg 平衡，更有利于打破慢性乙型肝炎患者的免疫耐受及调控免疫网络平衡，从而增强机体清除 HBV 的能力并提高 HBV DNA 阴转率。

（本文载于《中医杂志》2016 年第 13 期，邹楠等，袁今奇指导）

温降承气汤治疗十二指肠壅积症的临床观察

十二指肠壅积症是由多种原因引起的十二指肠远端或十二指肠空肠交界处的阻塞，造成十二指肠近端扩张、内容物壅积所产生的一组综合病症，是一种比较少见的消化系统疾病。近年来，我们相继收治本病多例，均采用自拟的温降承气汤治疗。现将治疗情况及体会报告如下。

一、临床资料

本组 30 例，男性 9 例，女性 21 例；年龄 14～56 岁，平均 37.5 岁；病程 1 年～5 年，平均 3 年 5 个月。

所有病例均有不同程度的胃脘胀痛、疼痛嗳气、食少呕吐、胃中觉凉、得温则舒、腹胀便秘、畏寒肢冷等症状，舌质暗淡或舌体胖嫩，边有齿痕，苔多白腻或略黄腻，脉多沉细或弦细。发作时上腹部可见蠕动波，偶可扪及扩张的十二指肠，于右侧腹直肌上部、肝与结肠之间可叩及鼓音。30 例病人均伴有营养不良、消瘦乏力、贫血及发作性头痛。

本组病例经上消化道钡餐透视，均显示胃及十二指肠扩大，蠕动减弱，十二指肠降部和升部郁结扩张，有频繁的逆蠕动，局部压痛明显，钡餐不易排至空肠，右侧卧位或俯卧位时则易于通过。

二、治疗方法和结果

按中医辨证，本病的胃脘疼痛、便秘呕吐等症系由素体阳虚，气滞瘀阻胃脘所酿成，治宜温下，方用自拟的温降承气汤。药用：熟附子 9g，补骨脂 12g，旋覆花 12g（包煎），代赭石 30g（先煎），姜半夏 9g，陈皮 12g，桃仁 12g，红花 9g，生大黄 9g（后下），枳实 12g，厚朴 12g，芒硝 9g（冲）。

水煎，每日一剂，分二次空腹温服。

本组 30 例经用上述方法治疗 1～3 个月，平均疗程为 1 个半月，后评定疗效。治疗结果：临床主要症状消失，X 线或纤维胃镜复查正常，评为治愈 26 例；呕吐止，饮食增加，胃脘胀痛虽有减轻但未消失，上消化道 X 线复查示钡餐仍不易排至空肠，评为有效者 4 例。治愈的 26 例中有 15 例经三年多随访未见复发。

三、讨论

本病属祖国医学"呕吐""胃脘痛"和"大便秘结"范畴，其证候特点是阳虚而兼胃痛便结，其病机在于脾肾阳虚，运化无力，肠腑壅阻，气滞血瘀，法当温下。方中熟附子辛热温阳，配以大承气攻下；补骨脂温脾助阳，温中有润，以防大黄之苦寒伤胃；桃仁、红花通络化瘀以散结止痛。

本病虽主用温下而获良效，但由于患者存有体质禀赋之差异，各药用量应针对具体病情，权衡轻重，灵活运用。据我们观察，在本病开始治疗的一周左右可用本文介绍的自拟温降承气汤，此为本病治疗的第一阶段；然后视其呕吐、疼痛、纳食的情况及排便次数之多少，酌情去芒硝，减大黄用量，加党参 15g，鸡内金 9g 以健脾消导，此为本病治疗的第二阶段，大约需两周左右；待诸症基本消失或明显缓解时，改投附子理中合香砂养胃以巩固疗效，此为本病治疗的第三阶段，大约需要三周左右。此后，患者精神转佳，食后不吐，胃脘胀痛减轻甚至消失，纳食渐增，大便通畅，即可进行上消化道 X 线钡餐透视复查或纤维胃镜检查，以便结合临床表现评定疗效。本组 30 例中有 21 例患者于服用温降承气汤三周后改用香砂养胃合附子理中汤治疗 2 周左右收功。上述分阶段治疗是我们在临床治疗本病中所总结出来的一般规律，临床须根据病情灵活掌握应用。

（本文载于《中医杂志》1990 年 11 月号，袁今奇、刘晨波）

加味葛根汤治疗鼻渊的临床观察

"鼻渊"相当于现代医学的慢性副鼻窦炎。本病是一种常见病，尤其在新疆地区更为多见。十多年来，我用加味葛根汤治疗，疗效甚好。现简介如下：

一、方药组成及用法

葛根 15g，生麻黄 6g（先煎去沫），桂枝 6g，赤芍 9g，桔梗 9g，生苡仁 24g，生石膏 30g（先煎），辛夷 6g，生甘草 6g，生姜 4 片，大枣 4 枚。每日 1 剂，水煎，分 2 次、分别于早晚食后温服。15 剂为 1 疗程，一般可服 1~3 个疗程，1 疗程结束后，可停药 1 周再服。部分病人服药 5~10 剂即显效。

二、治疗效果

（一）标准

1. 临床治愈：症状消失，1 年以上不复发者；2. 好转：症状显著减轻或消失，但在 1 年以内复发者；3. 无效：症状无明显减轻，在 1 年以内复发数次者。

（二）疗效

门诊治疗 48 例，除 3 例因工作调动，情况不明，2 例服药中断，效果不显外，其余 43 例中，临床治愈 27 例，好转 13 例，无效 3 例。

三、病案举例

（一）吴 xx，男，42 岁，石河子 122 团场炊事员。鼻塞，流黄脓涕，伴头痛，反复发作 3 年。近 1 年来，用过多种抗生素及复方呋喃西林液、鼻通等点鼻，未愈。曾服中药川芎茶调散合苍耳子散加减近 30 剂，效不显。即用加味葛根汤煎服，服前 6 剂时，因其伴有风邪表证，故加荆芥、薄荷、川芎以散风。服药 30 余剂后，诸症若失。随访 2 年，未复发。嗣后每遇气候转凉及入冬之季，稍有症状即服本方 5~6 剂，便可控制再发。去年 9 月份随访，患者自诉于 1975 年冬严重复发 1 次，经服上方 10 剂而愈。

（二）赵 xx，女，16 岁，新疆第十运输公司基建连学生。鼻塞，流浊涕年余，近来经常反复发作，不闻香臭。多次服四环素及土霉素，还做过副鼻窦炎穿刺治疗，皆无显效。用加味葛根汤加鱼腥草、苍耳子、川芎，连服 20 剂。服 8 剂后，脓涕消失，能闻香臭，头痛锐减。共服 20 剂后治愈。

四、讨论与体会

在以往实践中，笔者对本病曾先后用苍耳子散、川芎茶调散、辛夷清肺饮等方加减治疗，其效并不理想。锁眉之际，有幸获沈仲圭老中医编著"新编经验方"，阅览"鼻渊"一节，载有以加味葛根汤治疗。沈老引钟春帆按："余学医时，患鼻渊，鼻中时流黄水，恶臭难闻。后见上海国医学院院刊有王润民论鼻渊一文，文中介绍本方，乃依方加辛夷配服。仅 3 剂，数年顽疾，一旦霍然。去年遇一妇人，患此病数载，亦以本方治之，五剂而愈。"本方经笔者治疗 40 余例，经较长时期观察，其效甚速而稳固。

本方用《伤寒论》葛根汤加石膏清热发表，借葛根开腠以通鼻窍，石膏清肺消炎；辛夷发散风热而开鼻塞；桔梗载药上行，化痰涕，兼通鼻窍；苡仁清肺热，疗痈除痰而蠲浊涕。综合各药性能，本方具有发表清热，蠲涕通窍之功效。方中药物分量，各地用量不一。江南地带麻桂常在 3g 以下，四川地区麻桂多为9g，分量轻者未尝无效，分量重者未见有害，似可依据地理气候和患者体质、症状特点确定，不必照抄原方。不过，全方各药轻重比例，最好按原方调配。

（本文载于《新疆中医药》1982 年 1 月号）

人参三七琥珀末对改善慢性肝病患者异常血清蛋白的观察

笔者于 1980 年以来，运用岳美中老中医治疗冠心病心绞痛所喜用的人参三七琥珀末治疗血清蛋白异常的慢性肝病患者，经 33 例初步观察，认为岳老之方对改善慢性肝病异常血清蛋白、降低麝浊和锌浊及改善睡眠等方面，有比较明显的疗效。现分析报道如下。

临床资料　本组 33 例，男性 28 例，女性 5 例，年龄 26～58 岁，平均 37.5岁；临床诊断为慢性活动性肝炎 8 例，肝炎后肝硬化 25 例；病程最短半年，最长 15 年，平均 4.7 年；全部病例血清蛋白低下及球蛋白倒置。

治疗方法　本组 33 例均经用多种中西药及间断输白蛋白、全血或血浆蛋白等治疗，在效果不甚理想的前提下，加用人参三七琥珀末。配方：人参三七琥珀末按岳老原配伍比例为 2：2：1，共为细末，每次服 3g，1 日三次冲服。本组病例服药时间最短 25 天，最长 320 天，平均服药 107.5 天。

治疗效果　本组 33 例治疗前后均有血清蛋白测定记载。其中显效（A/G 比值提高 0.40 以上，并达到 1.4：1 标准者）9 例；好转（A/G 比值提高 0.15～0.39 之间）13 例；无效（A/G 比值未达到好转或退步）11 例；总有效率66.6%。其中白蛋白增高者 18 例，无变化者 9 例，减少者 6 例，与治疗前相比，差数之均数 0.2016，t = 3.2526，p < 0.005，有非常显著性差异。球蛋白下降者 22 例，无变化者 4 例，上升者 7 例，与治疗前相比，差数之均数为 0.3775，t = 4.4855，p < 0.001，有非常显著的差异。A/G 比值提高者 22 例，无变化者 7 例，下降者 4 例，与治疗前相比，差数之均数为 0.2323，t = 5.2081，p < 0.001，有非常显著性差异。本组治疗前后测蛋白电泳分析者 15 例，其中白蛋白比率提高者 13 例，无变化者 1 例，下降者 1 例，与治疗前相比，差数的均数为 3.6025，t = 3.3555，p < 0.01，有非常显著的差异。γ 球蛋白下降者 10 例，上升者 5 例，此与治疗前相比，无统计学意义。

本组 33 例中治疗前麝浊、锌浊均有不同程度的改变，治疗后除 3 例上升、6 例无变化外，其余 24 例均有不同程度下降。本组病人在治疗过程中，睡眠均有明显改善，对体力的恢复亦有所增强，但对 HBsAg 的阴转、血白细胞和血小板的增加及主要症状的改善无明显影响。

讨论　岳美中老中医创制的人参三七琥珀末，经当代著名中西医结合专家陈可冀教授报道，本方对冠心病心绞痛患者，确有恢复体力、增强运动耐量、缓解心绞痛，改善心电图异常的作用，且久服不减效。这可能与人参具有调节心脏功能，三七具有改善冠脉循环和抗血小板聚集力，以及琥珀的镇心安神作用有关。

笔者将此方用于治疗慢性肝病血清蛋白异常的患者，经 33 例临床初步观察，认为本方对慢性肝病患者血清蛋白的异常，确有比较明显的效果。究其原因，可能与人参具有促进肝脏核糖核酸（RNA）和蛋白质生物合成的作用有关。人参能使 RNA 聚合酶激活，RNA 的合成增加，细胞质核糖体增加，并有助于提高血清蛋白合成率，使白蛋白及丙种球蛋白的含量增高。三七与琥珀均具有活血化瘀之功，长期服用对改善肝内血流量，促进肝细胞功能的恢复有一定的作用。本方按中医理论分析，三药相辅相成，共奏补气活血化瘀之能。本方既是一首治疗冠心病心绞痛的有效方剂，同时也是治疗慢性肝病血清蛋白异常，值得重视和研究的良方。

（本文载于《江苏中医》1990 年第 6 期）

人参三七琥珀颗粒联合胺碘酮治疗阵发性心房颤动临床研究

心房颤动（房颤）是临床上最为常见的心律失常，在心血管疾病中发病率较高。现代医学治疗阵发性房颤转复窦性心律起效快，成功率较高。但复律后如何防止其复发，仍是临床上较为棘手的问题。患者房颤反复发作，对其工作和生活质量造成很大的影响。笔者运用当代著名中西医结合专家陈可冀院士介绍的已故岳美中老中医治疗冠心病心绞痛所喜用人参三七琥珀末的经验，将其改为颗粒剂与胺碘酮联用，观察对阵发性房颤复发的影响，现报道如下。

1　临床资料

1.1　西医诊断标准　参照《内科学》标准拟定。心电图表现：P 波消失，代之以小而不规则的基线波动，形态与振幅均变化不规则的 f 波；频率约（350～600）次/min；QRS 波群形态通常正常，当心室率过快，发生室内差异性传导，QRS 波群增宽变形。体征：第一心音强度变化不定，心律极不规则，脉短绌。

1.2　中医诊断标准　参照《中药新药临床研究指导原则（试行）》《中医内科学》中心悸气阴两虚证有关标准。主症：时有自觉心中急剧跳动，惊慌不安，不能自主；次症：常伴有胸闷，头晕眼花，乏力，口渴，心烦失眠；舌脉：舌淡或舌红少苔，脉沉细或数。符合以上主症及舌脉表现，2 项或以上次症即可诊断。

1.3　纳入标准　经 24 h 动态心电图或普通心电图检查符合房颤的心电图表现；阵发性房颤病程至少 3 月，发作频率至少每月 1 次，每次发作时间不超过 48h；阵发性房颤经休息或治疗，目前已转复为窦性心律；房颤发作时有明显的心悸、胸闷、头晕等症状；未服用相关抗心律失常药物或已停药至少 5 个半衰期；年龄 35～70 岁；中医辨证分型属气阴两虚型。

1.4　排除标准　妊娠或哺乳期妇女；对碘或胺碘酮过敏者；甲状腺功能异常；电解质紊乱所致房颤；心功能≥Ⅲ级；严重肝、肾功能不全者。

1.5　一般资料　92 例观察对象均为本院急诊内科及心内科病房于 2010 年 8 月～2012 年 8 月收治的患者，按随机数字表法分为治疗组与对照组。治疗组 47 例，男 30 例，女 17 例；年龄 38～70 岁，平均（60.38±9.12）岁；病程 3～42 个月，平均（26.22±15.68）月；原发疾病为高血压病 15 例，冠心病 20 例，风心病 4 例，肺心病 6 例，先心病 2 例。对照组 45 例，男 28 例，女 17 例；年龄 42～70 岁，平均（61.25±8.14）岁；病程 4～40 个月，平均（24.45±14.51）月；原发病为高血压病 13 例，冠心病 21 例，风心病 4 例，肺心病 5 例，先心病 2 例。2 组一般资料经统计学处理，差异无显著性意义（P＞0.05），具有可比性。

2 治疗方法

2.1 对照组给予口服胺碘酮 （每片 0.2g，赛诺非安万特制药有限公司生产，国药准字 H19993254），用法：第 1 周 0.2g，每天 3 次；第 2 周 0.2g，每天 2 次；第 3 周起至疗程结束 0.2g，每天 1 次。

2.2 治疗组给予对照组同样治疗 同时加用人参三七琥珀颗粒剂内服（颗粒剂由江阴天江药业有限公司生产）。本方由岳美中老中医人参三七琥珀末配方改为颗粒冲剂，处方：红参 10g，三七 3g，琥珀 3g，以上为 1 日量，开水冲后分 2 次服。从第 3 周起至疗程结束，红参 10g 改为红参 5g，三七和琥珀剂量不变。如气阴不足尤以阴气甚差者，方中红参可改用西洋参颗粒 12g，与三七、琥珀颗粒一并冲服。

疗程均为 3 月，治疗期间均维持原发疾病的相关治疗。

3 观察指标与统计学方法

3.1 观察指标 房颤发作情况：①治疗开始后第 1 月每周复查 2 次心电图，以后每月复查 1 次心电图或 24h 动态心电图，直至观察结束。②定期随访，每月 2～4 次复诊，记录患者的血压、心率、脉搏等各项体征，如发现心律不齐或心动过速，应及时行心电图监测。③治疗期间一旦出现心悸、胸闷等不适症状，应立即到医院检查。中医证候积分：治疗前后分别记录 2 组患者的中医证候积分变化。计分方法参照《中药新药临床研究指导原则（试行）》，包括心悸、胸闷、眩晕、失眠、乏力等症状的变化。

3.2 统计学方法 采用 SPSS13.0 统计软件处理。计量资料以（$\bar{x}\pm s$）表示，组间比较采用 t 检验，计数资料采用 x2 检验，等级资料采用秩和检验。

4 疗效标准与治疗结果

4.1 临床疗效标准 参照《中药新药临床研究指导原则（试行）》有关标准制定。临床控制：治疗期间未经器械检查确认的房颤发作；显效：治疗期间出现房颤发作，但发作次数与治疗前 3 月相比，70%≤减少＜100%；有效：治疗期间出现房颤发作，但发作次数与治疗前 3 月相比，50%≤减少＜70%；无效：治疗期间出现房颤发作，发作次数与治疗前 3 月相比减少＜50% 甚至大于治疗前发作次数。

4.2　中医证候疗效标准　参照《中药新药临床研究指导原则（试行）》中心悸的相关标准制定。临床控制：临床症状、体征消失或基本消失，证候积分减少≥95％；显效：临床症状、体征明显改善，70％≤证候积分减少＜95％；有效：临床症状、体征有好转，30％≤证候积分减少＜70％；无效：症状、体征无改善，甚或加重，证候积分减少＜30％。以上系采用尼莫地平法：证候积分减少＝（治疗前积分－治疗后积分）/治疗前积分 x100％。

4.3　2 组临床疗效比较　见表 1。总有效率治疗组为 93.62％，对照组为 73.33％，2 组比较，差异有显著性意义（P＜0.05）。

表 1　两组临床疗效比较　　　　　　　　　　　　（例）

组别	n	临床控制	显效	有效	无效	总有效率（％）
治疗组	47	35	6	3	3	93.62①
对照组	45	16	8	9	12	73.33

与对照组比较，① P＜0.05

4.4　2 组中医证候疗效比较　见表 2。总有效率治疗组为 95.74％，对照组为 75.56％，2 组比较，差异有显著性意义（P＜0.05）。

表 2　两组中医证候疗效比较　　　　　　　　　　（例）

组别	n	临床控制	显效	有效	无效	总有效率（％）
治疗组	47	18	22	5	2	95.74①
对照组	45	8	16	10	11	75.56

与对照组比较，① P＜0.05

4.5　2 组治疗前后中医证候积分比较　见表 3。2 组治疗后中医证候积分与治疗前比较，差异均有显著性意义（P＜0.05）。治疗后 2 组中医证候积分比较，治疗组低于对照组，差异也有显著性意义（P＜0.05）。

表 3　两组治疗前后中医证候积分比较（$\bar{x}\pm s$）　　　　分

组别	时间	n	中医证候积分
治疗组	治疗前	47	15.46±4.21
	治疗后	47	3.84±4.12①②
对照组	治疗前	45	14.18±4.86
	治疗后	45	6.61±5.42①

与本组治疗前后比较，① P＜0.05；与对照本组治疗后比较，② P＜0.05。

5 讨论

房颤属中医学心悸、心动悸、怔忡范畴，其病机为本虚标实。本虚为心气虚或心气阴两虚，标实为心血瘀阻，脉络不和。中医治疗房颤宜标本兼治及缓则治其本，治疗中还应考虑防止血栓栓塞事件的发生，减少西药的副作用，改善症状，巩固疗效并提高临床控制的有效率，从而达到标本兼治之目的。

本研究利用西药胺碘酮阻断房颤起效快之特点，结合人参三七琥珀颗粒补益心气、活血化瘀、镇心安神及有效改善症状之优势进行临床观察。方中人参补益心气，调节心脏功能，所含人参皂苷对改善冠状动脉供血不足、治疗心律失常及强壮身体均有明显作用。三七活血化瘀，改善冠脉循环，抗血小板聚集力，并可防治血栓栓塞形成。琥珀镇心安神，行血化瘀，与人参、三七相得益彰，共奏扶正、化瘀、安神、复脉之功。中医药治疗阵发性房颤的优势主要体现在对其窦性心律的维持，即防止房颤复发，并可有效改善患者自觉症状。研究结果显示，人参三七琥珀颗粒联合胺碘酮治疗并防止阵发性房颤复发，取得了比较满意的疗效，且优于单用胺碘酮治疗。

（本文载于《新中医》2014 年第 6 期，袁洪文，袁今奇指导）

中西药合用的优势及存在的问题与对策

中西药合用是现代中西医临床用药的一种创新。它不仅是治疗疾病的一种方式，更是中西医结合医学的主要内容和重要的临床表现形式。现将中西药合用的优势、存在的问题与对策略述如下，以就正于同道。

1 中西药自身的不同优势

1.1 中药自身优势 中医药是中华民族的宝贵财富。中药的优势在于其多活性成分发挥药效作用，激活自身抗病能力，达到多效应和整体调节功能，且具有不良反应少、反弹率低的优势。尤其是对多因素、病因复杂、机理暂不明确及一系列慢性疾病，因其着眼于整体及多效性的特点，可以通过多层次、多途径的整合作用而获得满意的疗效。必须强调中药疗效的自身优势，是在中医整体观念、辨证论治和辨病与辨证相结合理论的指导下所取得的。

1.2 西药自身优势 西药多为化学单体结构，组成成分清晰，作用靶点具有明确的专一性和针对性。在临床应用上，通常针对具体的致病因子及器官功能异常的作用靶点给药，对抗其主要病变机理。因其机制相对比较清楚，通常起效快捷，疗效评价体系比较容易明确。西药的作用靶点具有局部选择的专一性，否则就很难对病灶和病因以外的其他部位起作用，尤其是在功能调节方面难以发挥疗效，且容易造成潜在性的不良反应。

2　中西药合用的优势

2.1　合理配用可增强疗效　经多年来大量临床病例研究证实，休克患者使用血管活性药物提升血压时，其疗效可能不尽如人意，若合用参附注射液或生脉注射液，可使患者血压在短时间内逐渐恢复正常。中药制剂同西药多巴胺、间羟胺或去甲肾上腺素合用，可降低升压药的用量，减少对西药的依赖性，并达到稳定血压的目的。急腹症中常见的急性水肿型胰腺炎，西医用大剂量抗生素、胰酶抑制剂及大量解痉止痛剂，往往疗效欠佳。若配合清热解毒、活血化瘀、通里攻下之清胰汤、柴芍承气汤等中药治疗，病程明显缩短，90%以上的患者常可于1~2周内转危为安。

2.2　中西药联用降低毒副反应　现代抗结核病的治疗，多用以利福平等为主的三联、四联疗法，虽属抗结核的有效治疗，但副作用大，尤其是消化道不良反应、肝肾功能损害以及听神经损害，使患者难以坚持治疗。如配合中药香砂六君子汤、五酯胶囊、六味地黄丸以及黄芪、黄精、沙参、百合、枸杞子、五味子、垂盆草、百部、菟丝子等，既可消除胃肠不适、保护肝肾功能，又能防止氨基糖苷类抗生素所致的听神经损害。皮质激素的疗效和副作用为世人所知。金匮肾气丸、知柏地黄丸与泼尼松合用可增强慢性肾小球肾炎的疗效，有利于消除尿蛋白与水肿，且能有效地减少激素引起的满月脸、钠水潴留、血压升高、水肿等副作用。现代研究证实，由上海华山医院著名中西医结合专家沈自尹院士研制的抗激素副作用方（生地黄、知母、甘草），经实验研究和长期临床观察，确实可以对抗或减少皮质激素的不良反应。

2.3　减少用药量，缩短疗程　理论研究和实践证明，许多中药具有较好的抗菌效果，且毒副作用小。在合理使用抗生素的同时，如辨证合用中医传统名方（桑菊饮、银翘散、小柴胡汤、三黄解毒汤、白虎汤、清瘟败毒散、清营汤、犀角地黄汤等）以及具有抗菌作用的清热解毒中草药（如金银花、黄连、黄芩、板蓝根、白花蛇舌草、生石膏、水牛角等），均可减少抗生素用量及毒副作用，并能明显缩短疗程。支气管哮喘是常见病，易反复发作，迁延难愈，属疑难病症。西医常规治疗为抗感染和解除支气管痉挛（抗生素、氨茶碱、激素内服和含激素外用制剂），如果临床加用黄龙咳喘胶囊、利肺片等，尤其是及时配合传统中药汤剂（选用麻黄射干汤、定喘汤、苏子降气汤、人参蛤蚧汤、参赭镇气汤，或配用自拟清肺平喘方：沙参、百合、麦冬、鱼腥草、黄芩、麻黄、地龙、代赭石、蝉衣、蛤蚧、葶苈子、浙贝母、紫菀、陈皮），常可迅速收到清肺平喘、止咳化痰之功效，减少西药用量，缩短疗程，还可避免不良反应和减少毒副作用。

3 中西药合用存在的问题

3.1 合用不当可降低疗效 中药麻黄及其制剂与镇静催眠药合用时，因麻黄具有中枢兴奋作用，而后者具有中枢抑制作用，使两者的疗效均降低。四环素类抗生素、抗结核药异烟肼与含铁、铝、镁、铋等金属的中药合用会产生难溶的络合物而影响疗效。复方丹参滴丸与胃舒平片联用，所含丹参酮、丹参酚与胃舒平片中的铝离子结合，产生酮、酚、铝结合的络合物，不易被肠道吸收，从而降低了丹参扩张血管、改善微循环、降低心肌耗氧量的疗效。黄连、黄芩、黄柏等清热解毒中药及其制剂，如黄连解毒丸、香连丸、三黄清解胶囊等，在治疗肠炎、痢疾时，如合用乳酶生类西药，可使这类中药杀灭乳酸杆菌，导致乳酶生的作用降低或丧失，故不可合用。酸碱中和是临床中西药合用常常遇到的反应，酸性中药山楂、乌梅、五味子、山茱萸等若与碱性西药氨茶碱、碳酸氢钠、胃舒平片合用，酸碱中和后药效均受影响。反之，碱性中药牡蛎、龙骨、海螵蛸、硼砂等与酸性西药阿司匹林、胃蛋白酶合剂等合用也会产生上述反应，从而影响疗效。

3.2 不合理合用，可使毒副作用增加 中药麻黄及其制剂不可与强心类西药同用，以免增加强心类西药的毒副作用，如合用则可导致洋地黄中毒。含麻黄碱的中成药，如大活络丸、人参再造丸、复方川贝枇杷糖浆，具有拟肾上腺作用，与复方降压片、优降宁等降压药同服会产生明显的拮抗作用，严重者可加重高血压患者的病情。酒精性肠炎为现代的常见病，部分患者多服用痢特灵治疗。临床实践证明，饮酒或服用药酒后再服痢特灵，往往会发生戒酒硫样反应。患者面部潮红、心跳加快，汗出头晕，重者呼吸困难、视物模糊、心力衰竭，常可导致死亡。饮酒以及与有关药物的使用均可导致戒酒硫样反应，除痢特灵外还有头孢哌酮、头孢孟多、甲硝唑、呋喃坦啶、氯霉素、灰黄霉素、妥拉苏林、甲苯磺丁脲、氯磺丙脲、苯乙双胍、优降糖等。上述抗生素及有关西药在饮酒后服用，可在体内抑制肝细胞线粒体内的乙醛脱氢酶，使乙醇氧化后的乙醛不能继续反应，从而引起乙醛蓄积中毒。其毒副反应的严重程度与药物剂量、乙醇量成正比。

3.3 中西药合用的禁忌有待深入研究 笔者根据大量文献报道和临床实践，认为掌握联合用药的禁忌是中西药合用的理论基础和必备的基本知识，基础和临床亟待研究和开发这一领域的空白，以避免中西药合用发生的不良反应。如含有生物碱的中药及其制剂不能与酶类（蛋白酶、胃蛋白酶、淀粉酶、胰酶、乳酶生、多酶）、重金属类及碘化物等西药合用，这是因为含生物碱有效成分的中药（如黄连中的小檗碱、洋金花中的莨菪碱、延胡索中的延胡索乙素等）具有共同的特性，即遇到以上西药极易发生沉淀反应，影响有效成分的吸收、降低疗效。含莨菪碱的曼陀罗、洋金花、天仙子等不能与强心苷类药物配伍，此类中药生物活性与阿司匹林相似，可松弛平滑肌，减慢胃肠蠕动，使强心苷类药物吸收增加，影响药物代谢，易积蓄中毒。

4　中西药合用存在问题的对策

4.1　加强中西医药合用的基础与临床研究　目前，大部分西药的理化性质、药理作用和不良反应比较清楚，而中药及其制剂的药理研究、药性分析，尤其是与西药合用的配伍禁忌等，有待基础实验和临床观察的深入研究。基础研究以中西药物的药理、药化方面为切入点，按无机矿物类、有机酸类、生物碱类、鞣质类、皂苷类、多糖类、多苷类等进行理化和药物配伍禁忌的研究。加强中西药合用的实践性研究，重视回顾性处方和病历分析，不断总结中西药合用的临床经验及存在的问题，加强临床医师和药师密切合作，促进中西药合用的学术交流。

4.2　开展治疗药物监测，建立药物信息反馈网络　在中西药物合用药理与临床研究的基础上，开展治疗药物监测，建立患者用药登记卡，按疾病种类、药物用途、理化成分进行临床观察研究，减少或避免不良反应的发生。开展合理用药咨询，建立药物信息反馈网络。医师和药师均应及时收集和整理各种药物信息，了解和掌握药物在临床应用中的特点，以利于合理用药方案的制定。充分发挥医药各自的积极性，药师的职能不仅是制剂、配方、发药，更应拓展自身业务空间，及时、定期与医师交流，收集信息，分析研究、处理不良反应，共同把好合理用药的关口。这对医师掌握临床用药知识，提高医疗水平也有裨益。

4.3　提高认识，加强学习，力求科学、合理用药　中西药合用是中西医结合防治疾病的一种手段。中西医两法合用治疗以求得既高于中医治疗也高于西医治疗的效果，是中西医结合的初步做法，这种做法最容易被人认可和接受。中西药合用提高了临床疗效，医药工作者必须加强学习，在努力提高中西药合用疗效的同时，应认真学习和研究中西药物的性能、特点、理化和药理配伍禁忌，科学选择符合国情与种族差异的有效中西药物的合用，避免利益驱动，节省药物资源，减轻患者负担。各级医药卫生人员均应恪守科学、合理用药的准则——安全、正确、有效、经济，全心全意地为广大患者服务，为全球人类健康服务。

（本文载于《世界中医药》2013 年 7 期，袁洪文，指导：袁今奇）

袁今奇经方活用治疗疑难病验案

摘要： 介绍国家名老中医袁今奇教授灵活运用经方治疗疑难病经验。列举大承气汤合旋复代赭汤治疗十二指肠瘀滞症，麻黄连翘赤小豆汤治疗顽固性荨麻疹，葛根汤治疗慢性鼻窦炎、过敏性鼻炎，抵挡汤合薏苡附子败酱散治疗巨大卵巢囊肿等疑难病验案，并总结袁老师临证运用经方辨治疑难病的特点：抓主症，辨病机；善用合方，提高疗效；攻邪不忘顾护正气。

关键词： 疑难病；经方；名医经验；袁今奇

基金项目： 国家中医药管理局全国名老中医药专家传承工作室建设项目（国中医药人教发〔2014〕20号）

袁今奇（1942—），男，石河子大学医学院第一附属医院教授，全国名老中医药专家传承工作室指导老师，新疆生产建设兵团首批名老中医，享受国务院政府特殊津贴。从事中医医教研工作50余年，对冠心病、慢性肝病及各种疑难病症诊治多有独到之处。他提出精锐直击、综观合围、培元固本的学术见解，重视中医处方思维的科学性、实用性及实效性。发表学术论文140篇，学术专著10部，获各级科技成果奖10余项，2014年获中华中医药学会学术发展成就奖。

袁今奇教授学贯古今，善于继承创新、博采众长，尤善运用经方治疗疑难病症，笔者有幸随袁老学习，亲聆教诲，受益匪浅，感悟深刻。今列举典型验案四则，以飨同道。

验案一：大承气汤合旋覆代赭汤治十二指肠瘀滞症案

患者，吕某，女，18岁，河南许昌市学生，因反复胃脘部疼痛，食后呕吐，曾于2003年4月在郑州市中心医院行上消化道造影检查，确诊：十二指肠瘀滞症，行十二指肠空肠吻合术治疗。术后症状改善不著，且日渐消瘦伴贫血，曾四方求医无效。随后至上海第二军医大学长海医院就诊，行全消化道造影检查示：十二指肠降段水平段轻度扩张，并呈纵行"笔杆样"压迫改变，钡剂呈钟摆样通过延迟。诊断为十二指肠瘀滞症，建议二次手术，家人拒绝，后慕名来疆求袁老师诊治。刻下：面色萎黄，形体消瘦，脘腹胀痛，食少呕吐，胃中觉凉，得温则舒，大便秘结，一周未解，且形寒肢冷。舌质暗淡，苔白腻而厚，脉沉弦细。证属脾胃虚寒，气滞血瘀。治以温降通腑，和中化瘀，理气止痛。予以大承气汤合旋覆代赭汤加减，并配以温阳之属。处方：生大黄 12g（后下），炒厚朴 12g，炒枳实 12g，芒硝 9g（冲服），党参 30g，旋复花 10g（包煎），代赭石 20g（先煎），姜半夏 10g，陈皮 10g，熟附片 9g，补骨脂 12g，蒲黄 10g（包煎），五灵脂 12g（包煎），川黄连 6g，吴茱萸 6g，7 剂，水煎服。二诊：服药两剂后，每日排臭秽粪便 3~4 次，呕吐已止，腹痛明显缓解，并可进少量清淡饮食。舌暗转淡，苔薄腻，脉细弦。上方去芒硝，余药未变，7 剂。三诊：腹痛消失，大便日行 2 次，质软，进食渐正常，精神明显好转。于二诊方中去旋覆花，代赭石，加当归 15g，炙鸡内金 15g，熟附片减为 6g，7 剂。四诊：腹痛、呕吐霍然，大便每日一行，饮食略增，面色渐润，苔微腻，脉细缓。治从温中健脾，理气和胃，轻下积滞。以附子理中、香砂六君及小承气汤化裁，服 20 剂。五诊：患者病情稳定，无胃痛，纳谷馨，精神好，已进校复读备高考。嘱其适寒温，少食多餐，保持大便通畅。并常服仲景牌附子理中丸及香砂养胃丸，以资巩固。患者于 2006 年 5 月复查，行全消化道造影，结果显示：十二指肠降部可见与空肠端侧吻合，余未见异常。

按： 十二指肠瘀滞症，属中医学"呕吐""胃脘痛"及"便秘"范畴，西医常规是行手术治疗。根据袁老师多年经验，认为本病良由素体阳虚，脾胃运化无力，气滞血瘀，病邪阻遏肠胃，不通则痛。气逆则呕吐，气滞血瘀则腹痛，运化无力则食少而腑气不通，阳气虚则温运失司，气血运行受阻。其发作期，应以温降通腑，和中化瘀，理气止痛治之。选用经方大承气汤合附子、补骨脂通里攻下兼以温阳，旋复代赭汤益气和胃，降逆化痰，配蒲黄、五灵脂活血化瘀止痛，佐黄连、吴茱萸寒热相配，降逆止呕。据袁老师云：本病可分三阶段治疗。第一阶段约 1 周左右，用温降法以迅速解除腹痛、呕吐及便秘，可使病情向安。第二阶段为巩固治疗，大约 2 周左右，仍守温降法兼理气和胃，化瘀止痛。第三阶段为善后治疗，约 4 周左右，改投附子理中及香砂养胃法。以上应根据病情变化灵活掌握应用。

验案二：麻黄连翘赤小豆汤治顽固性荨麻疹案

患者哈尼巴提，男，52 岁，哈萨克族，新疆干部。因苦于患荨麻疹，曾经中西医多方治疗，其效不显。随后在日本读研究生三年中，历用抗过敏中西药及激素等医治，其病时缓时发，未得根除，可谓带病坚持学习三年。回国后在乌鲁木齐某医院以中药清热凉血祛风之剂合熏洗疗法间断治疗数月，仍未能解除全身起风疹疙瘩之痛楚。2010 年 10 月 20 日，因饮酒过多，复感风寒之邪，周身起红色大小不等风团伴发烧三天，邀袁老师诊治。初诊：患者三日前因上述原因，突然四肢出现红色风团，胸背及臀部相继出现。昨日恶寒发热，体温在38℃左右，全身大片风团时起时落，瘙痒尤为明显。新发风疹露出肌肤，陈旧性皮疹留有红斑，皮疹成大片不规则形，头面、躯干、四肢等处泛发，呈明显瘙痒抓痕，头面及上肢轻度肿胀，小便不利。舌质稍红，舌苔薄白，脉弦滑微数。西医诊断：急性荨麻疹。中医诊断：瘖瘤（内蕴湿热，风寒束表）。治以清热化湿，疏风止痒，兼用虫类搜风解毒消疹，麻黄连翘赤小豆汤加味治之。处方：麻黄9g（先煎），连翘12g，赤小豆30g，桑白皮12g，甘草10g，乌梅12g，蝉衣10g，僵蚕12g，全蝎6g，地龙12g，4剂，每日一剂，水煎服。二诊：服上方四剂后，体温恢复正常，全身皮疹大部分已消退，肿胀及奇痒亦已消除，但仍有新起之小片风团。处方：麻黄9g（先煎），连翘12g，赤小豆30g，桑白皮12g，甘草10g，乌梅12g，蝉衣10g，僵蚕12g，全蝎6g，紫草10g，生地15g，4剂，每日一剂，水煎服。三诊：皮疹几乎消退，夜间仍有散在性小风团遂起，嘱患者严禁烟酒、海鲜、生冷等诸发物，按时作息，食饮有节。于二诊方中麻黄减为6g，去全蝎，加丹参15g。再服4剂。四诊：全身风疹风团均告消除，其瘙痒抓痕仍显现肌肤，泛发团、疹处脱屑。舌质淡红，舌苔薄白，脉象弦滑。治守三诊处方中加丹皮10g，4剂，水煎服。五诊：患者慢性荨麻疹急性发作，经袁老师四次处方辨治，病已向安。为巩固疗效，以期不再复发，以麻黄连翘赤小豆汤合玉屏风散法合而治之。处方：黄芪30g，防风10g，白术12g，炙麻黄6g，连翘10g，赤小豆15g，乌梅10g，蝉衣10g，全蝎5g，地龙10g，本方可隔日服1剂，连服1个月。经2011年底随访，其慢性荨麻疹未再急性发作。

按：荨麻疹为常见的皮肤过敏性疾病，属中医之"瘖瘤""瘾疹"，有急、慢性之分，反复发作者经常久治难愈。袁师认为，本病虽有风寒、风热、血虚等不同证型，但临床治之难获显效。该例素蕴湿热，复感风寒，郁于皮肤而发，"治风先治血，血行风自灭"，以《伤寒论》麻黄连翘赤小豆汤加减为治。本方系仲景为阳黄兼表的证治而设，治以解表散邪，清热除湿。《医宗金鉴》云："麻黄以开其表……姜枣者和其营卫，加连翘、梓皮以泻其热，赤小豆利其湿"。原方共8味药，今用之去其杏仁、生姜、大枣，以桑白皮易其生梓白皮，增以乌梅、蝉衣抗过敏，透疹止痒，乌梅为已故名中医祝谌予过敏煎中的主药，现代药理研究认为，乌梅具有抗过敏作用；蝉蜕，治麻疹透发不畅，风疹瘙痒，《本草纲目》载有"治痘疹作痒"，药对合用对蛋白质过敏有拮抗作用，专治荨麻疹。更用僵蚕、全蝎、地龙，攻毒散结，促进皮肤代谢，治疗诸风瘾疹。五诊方中，乃守原方方义复加玉屏风散法以标本兼施，期在巩固疗效而慎防复发。

验案三：葛要汤治慢性鼻窦炎、过敏性鼻炎案

患者陈某某，男，50 岁，新疆石河子地税局干部。2010 年 8 月 7 日初诊：患者每逢立秋季节，喷嚏频作，鼻塞不通，鼻流黄涕，伴左侧头痛已 5 年余，平素每遇受凉感冒即可出现上述症状。其间曾使用多种滴鼻液、口服中西医抗过敏及消炎药物，其效不显。因病情反复，曾作鼻窦穿刺治疗，亦无显效，患者颇为痛苦。刻诊：喷嚏连续不断，鼻塞不闻香臭，流黄稠脓涕，头昏头痛，健忘乏力，舌质稍红、苔微黄腻，脉弦滑。耳鼻喉科鼻镜检查：鼻腔黏膜充血肿胀，双中下鼻甲肥大，左侧中鼻道、左侧后鼻孔处脓性分泌物较多，影响通气功能。诊断：鼻渊（慢性鼻窦炎、过敏性鼻炎）。辨证：肺经热盛、湿浊阻窍。治法：清肺蠲涕，疏邪通窍。选方：葛根汤加减。处方：葛根 15g，炙麻黄 9g，桂枝 9g，赤芍 12g，桔梗 10g，生薏苡仁 30g，生石膏 30g，川芎 10g，白芷 10g，细辛 3g，鱼腥草 15g，辛夷 10g，炙甘草 9g，12 剂，水煎服。二诊：药后喷嚏减半，鼻窍较前明显通利，黄脓涕转为淡黄涕，涕量减少，头痛减轻。治从原方加生姜 3 片、红枣 3 枚，以理中并和其营卫。14 剂，水煎分 3 次服。三诊：偶见喷嚏，鼻已通气可闻及香臭，清涕锐减，头痛若失。黄腻苔已除，脉弦滑。仍守原意巩固治疗。处方：葛根 15g，炙麻黄 6g，桂枝 6g，桔梗 9g，知母 9g，生薏苡仁 30g，川芎 9g，辛夷 9g，鱼腥草 15g，炒黄芩 9g，生姜 3 片，大枣 3 枚，炙甘草 9g，取 14 剂，水煎服。四诊：喷嚏、鼻塞、流脓涕等诸症基本悉除。于 2010 年 9 月 27 日经鼻镜检查：鼻黏膜轻度充血、无肿胀，鼻甲轻度肥大，鼻腔、鼻道未见明显之脓性分泌物。考虑鼻渊多年，日久可致肺肾气虚，一旦季节气候变更或遇风寒，常可使喷嚏、鼻塞、流涕及头痛等诸症遂起，故宜预防为主治其未病，以期巩固疗效。处方：黄芪 30g，百合 15g，淫羊藿 10g，女贞子 10g，葛根 15g，防风 10g，生薏苡仁 30g，白术 10g，乌梅 10g，蝉衣 6g，炙甘草 6g，知母 10g，大枣 3 枚，本方每周服 2 剂，可常服。

按：慢性鼻窦炎、过敏性鼻炎属中医"鼻渊"范畴，单纯西药治疗效果欠佳。袁老师对本病曾先后用苍耳子散、川芎茶调散、辛夷清肺饮等方加减治疗，其效亦不尽人意。20 世纪 70 年代，袁老师曾随著名中医专家沈仲圭先生侍诊，有幸阅览上海国医学院院刊所载王润民论鼻渊一文，乃依葛根汤加辛夷配服。仅 5 剂，多年顽疾，一旦霍然。其后，袁老师活用经方葛根汤加减治疗鼻渊，经长期观察，其效甚速而稳定。本方系《伤寒论》葛根汤加石膏清肺热以疏邪；寒邪袭表，邪气阻滞经脉，肺失宣降，气机上逆，故喷嚏频作，借葛根解表祛邪、开腠通利鼻窍；桔梗载药上行，化痰涕；薏苡仁清热排脓，疗痈除疾而蠲浊涕。

以上组方与他药相伍，共奏发表清热，消痈和营，蠲涕通窍之功。本案第四诊之处方，主用益气补肾法为主，以善其后，防止复发。

验案四：抵挡汤合薏苡附子败酱散治巨大卵巢囊肿案

患者陈某，35岁，自由职业，平素体健，育有一男一女。于2012年6月因晨起时发现左少腹硬满，按之觉有包块，不痛。行阴超检查示左侧卵巢囊肿，大小约3.4cm×4.2cm，患者未予处理。两月后因左少腹不适加重，伴腰酸困，白带增多，复查阴超示左卵巢囊肿增大为4.6cm×5.6cm，遂服红金消结胶囊两月许。2012年10月26日，因少腹包块迅速增大，再次复查阴超示左卵巢囊肿为8.2cm×9.4cm，此为巨大卵巢囊肿。包块椭圆形如6月孕大，按之不痛，可移动，质较软，边缘清楚。妇科医生告知患者，此病药物难以奏效，并有变化之危害，建议住院手术治疗。患者因分娩两胎，均以剖腹产取之，畏惧手术及创伤之痛苦，乃慕名应袁老师诊治。于2012年11月2日初诊：患者体丰，面色华润，自诉腹满，舌质胖嫩，苔腻稍白，脉象沉涩。此为瘀血阻滞，阳气不化，湿浊内蕴所致。投以抵挡汤、薏苡附子败酱散化裁，处方：水蛭5g，桃仁10g，熟大黄10g，薏苡仁60g，熟附子6g，败酱草15g，制苍术12g，生牡蛎30g，泽泻12g，莪术12g，炒白芍18g，炙甘草10g，取14剂，每日1剂，水煎服。二诊：药后无不良反应，唯感胃脘略有不适，原方加制香附12g，仍服14剂观察。三诊：已服药28剂，患者自述左少腹不适有减，腰酸困好转，白带减少，苔腻除半，脉如故。二诊方中薏苡仁减为30g，熟附子增为9g（先煎），去泽泻，加蒲黄10g（包煎）、五灵脂12g（包煎），嘱服16剂。四诊：服药后时感腹鸣，大便日两行，进食尚好，以三诊方继进16剂。五诊：服药已60剂，无不适，晨起左少腹不适锐减，复查阴超卵巢囊肿缩小为2.6cm×3.4cm，患者对治疗信心倍增。袁老师根据病情改为散剂，方药：水蛭100g，桃仁200g，熟大黄100g，土鳖虫100g，薏苡仁400g，熟附子100g，败酱草200g，生牡蛎400g，莪术200g，丹皮200g，1剂为细末，每用10g，一日3次，温开水冲服，嘱患者坚持服用2个月后复查。2013年3月16日，经阴超复查左卵巢囊肿遂告消失，其病乃愈。2014年3月10日，再经复查未见卵巢囊肿复发。

按： 巨大卵巢囊肿多属良性，但良性囊腺瘤亦可恶变。囊肿受内分泌影响，使卵泡内液体潴留、黏稠，可使囊肿逐渐增大，常有诸多并发症，西医认为需手术治疗。本病类似中医文献中所记载的"肠覃""石瘕"等病症。本例用《金匮要略》《伤寒论》之抵挡汤合《金匮要略》薏苡附子败酱散化裁，经四个月调治，尽收其功。抵挡汤具有破血逐瘀之功效，司富春等通过对近30年来中医治疗卵巢囊肿证型、症状、用药等研究显示，共用中药 18 大类，其中破血消癥类排名第一。方中水蛭逐瘀破癥而不耗气；佐大黄之苦寒、桃仁之苦甘以清热化瘀，并可通便，《本经》云大黄有"下瘀血"功效，与桃仁配伍有增强破癥活血之功；因虻虫毒性较大且气味腥臭，故去之。薏苡附子败酱散原为肠痈脓已成的辨治处方，本案以薏苡仁除湿浊而消痈肿，现代药理研究也证实，薏苡仁具有抗炎、抗肿瘤、免疫调节作用；附子振奋阳气，辛热散结，温化湿浊，以利囊肿活化而尽快消除；佐败酱草清热破瘀而蠲祛囊肿。本案于二方活用的基础上，又配牡蛎、泽泻、莪术之属，以增其效。伍白芍、甘草者，以期缓急、解痉，慎防囊肿蒂扭转、破裂、感染也。

体会：袁老师临证运用经方辨治疑难病的特点：1. 抓主证，辨病机　如 1 案中，患者脘腹胀满，食少呕吐，符合旋覆代赭汤的病机胃气因虚上逆，以致心下痞硬，噫气不除之证，故用旋覆花、代赭石以镇逆降气。2 案中，荨麻疹为湿热、瘀浊及风寒之邪侵袭，郁而不得宣泄，表现为恶寒发热，身痒皮疹，符合麻黄连翘赤小豆"瘀热在里，外有风寒袭表"的病机，故用此方，疗效显著。2. 善用合方，提高疗效　沉疴之疾，临床表现纷繁，病证复杂，非一方或单药所能奏效，故谨守病机，经方化裁合用，使病症病机相合，每能获效。如 1 案中，病机寒热错杂，既有脾胃虚寒，又有气滞血瘀，故治疗时寒热平调，消痞散结，温降通腑，和中化瘀，理气止痛，袁老师以大承气汤通腑泻瘀热，旋覆代赭汤降逆和胃，失笑散活血祛瘀、散结止痛，左金丸和胃止呕，四方化裁，使诸症消除。又如 4 案中，病机为瘀血阻滞，阳气不化，湿浊内蕴，故以抵挡汤破瘀消癥，薏苡附子败酱散消痈化浊，尤藉附子之辛热以振奋阳气，促进消痈、化浊、散结之功，现代药理研究证实附子也有抗炎镇痛、提高免疫力作用，两方加减合用，使诸症告愈。3. 攻邪不忘顾护正气《素问遗篇·刺法论》曰："正气存内，邪不可干"，袁老师使用经方治病，时时注意顾护正气。如 1 案，用大承气汤峻下攻积后，改投附子理中、香砂六君以益气健脾；3 案中，葛根汤加减治疗慢性鼻窦炎，使鼻窍通利后，以益气补肾法调理，也体现袁老师培元固本的学术观点。

（本文载于《时珍国医国药》2017 年第 7 期，杨军用等，袁今奇指导）

悬壶半世纪　济世一生情

人物简介： 袁今奇，石河子大学医学院第一附属医院、新疆生产建设兵团中医院主任医师、教授，中共党员，荣誉博士。全国名老中医药专家传承工作室指导老师，兵团首批名老中医，国家人事部授予有突出贡献中青年专家称号，享受国务院政府特殊津贴专家。曾获首届香港紫荆花医学成就奖及中华中医药学会学术发展成就奖。他提出精锐直击、综观合围、培元固本的学术思想，重视中医处方思维的科学性、实用性及实效性。先后发表学术论文 140 余篇，学术专著 12部，获各级科技成果奖 14 项。擅长治疗心脑血管病、慢性肝病及临床各科疑难病症。

头发花白，面色红润，笑起来两排整齐皓齿清晰可见，眼前这位谦和的老教授就是袁今奇。年逾古稀的他精神矍铄，目前仍在中医岗位上发挥余热，治病救人，传承带徒。面对很多慕名而来的病人，他每天要为近 60 人看病。他不爱张扬，对名字后面一长串的头衔看得很轻、很淡，厚厚的一摞获奖证书在他眼里，只不过是 53 年从医路上的小小点缀。

学医　科班师承两相宜

袁今奇勤奋好学，在家乡读私塾时，虽家境贫寒，却阻止不了他对知识的渴求。他用 3 年的私塾时光读完了三字经、四书五经、四大名著等。袁今奇的家乡有一位名医叫姜子维，精通中医，为父老乡亲治愈过很多疑难杂症，这让袁今奇敬佩不已。于是，在他幼小的心里早早埋下了当一名医生救死扶伤的梦想。

1963 年，袁今奇从江苏盐城医专五年制中医专业毕业，被分配到新疆石河子，如愿成为一名医生。他说："这五年的科班学习为我打下了坚实的理论基础，但中医更注重师承和经验，这就要求我在工作中只有不断学习才能进步。"1971年他参加了南京中医学院师资班的学习，结识并师承了著名的中医药专家张浩良教授。

张浩良是袁今奇的老师和老乡，现为石河子中医院名誉院长。他曾随名中医宋爱人深造，其后在学校从事方剂学教研和临床医疗工作。他撰写著作 40 部，发表论文 170 多篇，为传承中医药学贡献了出自己的力量。

在袁今奇看来，张浩良的教学方法一直影响着他。"张教授治学严谨，每天早上都要求我背诵医学经文，并一再强调方剂活用，因人制宜，师古而不泥古。他还教导我善待病人，济世救危，杏林春暖才是对中医最好的传承。"袁今奇说，背诵经文的习惯他一直坚持至今，善待病人方可善待自己的师训也一直警醒着他。

从医　继承创新重疗效

慢性乙型肝炎的治疗是医学领域里的一道难题，直到二十世纪九十年代末都没有十分有效的治愈方法。袁今奇经过 20 年的研究，率先提出中医学对慢性乙型肝炎免疫耐受的认识和治疗对策。他运用中医药方法，结合现代科技检测，系统观察了 1500 多例患者，最终形成了一套独特的治疗方法。他的研究成果经国内著名肝病专家评议，疗效达到国内领先水平，并于 2011 年获得兵团科技进步二等奖。

袁今奇不仅在国内中医界有很高名望，在海外也享有很高声誉。

1983 年，他在《上海中医药》杂志上发表学术论文《中医药治疗妊娠晚期合并重症胰腺炎》。1990 年，他的学术论文《温降承气汤治疗十二指肠壅积症》在《中医杂志》上发表后，被香港医学界人士看到，于是邀请他到香港参加各大医院的会诊。由于看病救人疗效显著，他受到香港医学界和患者的广泛赞誉。随后，香港医学界又多次邀请袁今奇参加学术会议，请他到各院校讲学及义诊，颇受社会各界称赞。

2000 年 6 月，袁今奇在香港国际传统医学会举办的学术交流大会上获"香港国际医坛千禧名医金奖"；10 月，又在"世界综合医学大会——世界传统医药日暨紫荆花医学成就奖颁奖典礼"上喜获首届香港紫荆花医学成就奖，成为新疆第一个摘下"紫荆花"的医学教授。他还被香港国际传统医学研究院授予荣誉博士称号，并聘为客座教授。

2006 年，袁今奇在香港参加国际传统医学会议，受当地某公立医院的邀请，会诊了一例晚期妊娠合并急性胰腺炎的重症患者。病人怀孕 8 个多月时，突感上腹持续胀痛，经西医救治，病势未能得到控制。袁今奇用大柴胡汤加味治疗。病人服用一剂药后，疼痛明显减轻；服用三剂药后，转危为安；服用五剂药后，腹痛完全消失，各项检查指标恢复正常。患者足月产下一子，母子平安，随访 8 年一直未复发。

1991 年袁今奇参加首批扶贫医疗队，赴兵团十师 185 团开展基层中医医疗工作，因成绩突出，荣立三等功。1992 年参加中国医疗代表团，赴前苏联地区阿克达乌市进行中医、针灸等医疗服务，将中医药文化推向国外，践行"一带一路"行业的经济发展和传统文化的相互交流，深受俄罗斯、哈萨克斯坦等民族的好评。在多年的中医医疗、教学、科研工作中，袁今奇没有拘泥于传统的中医理论，而是凭借扎实的中医学理论基础和丰富的临床经验，运用益气养阴、温阳健脾及活血化瘀法，治疗冠心病、心绞痛、心肌梗死和病毒性心肌炎等心脑血管疾病，都取得了显著疗效。他的研究成果《人参三七琥珀末治疗冠心病心绞痛的研究》，被翻译成外文，发表于《中医杂志》英文版，并获得 1997 年兵团科技进步二等奖。

袁今奇至今也忘不了刚到石河子工作时，接到的一个病例。"那位病人是位老军垦。他患胆道蛔虫症，肚子痛得厉害，西医建议手术治疗，但他年事已高拒绝手术，我应邀为他进行中医治疗。"袁今奇回忆说。他为老军垦开了药方——大承气汤和安蛔汤。病人服用一剂药后腹痛就明显缓解，三剂药服用完就排出蛔虫，服药一周后，病人痊愈。老军垦亲笔写了感谢信，送到袁今奇手中，高高兴兴地出院了。

"第一代军垦人真的很令人佩服，没有他们的艰辛劳动，就没有越来越美的石河子。他们劳动生活的环境很艰苦，劳动强度很大，导致绝大多数老军垦患有慢性腰腿疼、关节损坏和胃病。"袁今奇说。老军垦们以建设边疆为己任，袁今奇以看病救人为己任。他总想治愈每位病人，让年老者安度晚年，让年轻者摆脱病痛折磨。他的努力最终换来病人的满意。袁今奇诊疗室里挂满一面墙的锦旗，以及家里的三大捆锦旗，都是患者对他的认可和感激。

育人　授业解惑传医德

"我儿子不到一岁时感染轮状病毒，西医治疗始终反反复复，慕名请袁教授医治，喝了三副中药就彻底治愈了。以后孩子生病都是中药治疗，现在他上小学了体质一直很好。这让我感受到中医的博大精深，我因此坚定了要跟随袁教授学习中医的决心。"袁今奇的学生王新莉说。

根据国家中医药管理局的要求，名老中医必须带学生，以传承祖国传统医学技术。他因此带了一名内地学生、两名疆内作为师承弟子。王新莉作为其中一名师承弟子，跟随袁今奇教授学习多年。

五十多年来，像王新莉这样因为受袁教授影响而立志献身中医事业的人，数不胜数。

从 1973 年至今，袁今奇一直为石河子大学医学院各班级授课，为自治区、兵团及石河子举办的西学中班、讲习班授课，带教中医进修医师，指导及评议博士、硕士研究生学术和技术水平。20 世纪 70 年代，他曾受新疆军区卫生部特邀，先后赴新疆军医学校、北疆 151 医院、南疆 14 医院讲授中医药理论，受到部队好评。

在半个世纪的从医路上，袁今奇善于运用辨病与辨证相结合的方法诊治疾病。他提出"精锐直击，纵观合围，培元固本"的学术思想，深入研究中医思维学和中医处方思维的科学性、实用性和实效性。处方遣药时，他从多方位、多途径、多环节、多层次考虑，主次分明，并强调以人为核心的三因制宜，即因时制宜、因地制宜、因人制宜。袁今奇将这些宝贵经验传授给医学院的学生和各中医诊所的医师，希望他们传承中医并将其发扬光大。

2014 年，国家中医药管理局为加强名老中医药专家学术思想传承工作，探索建立中医药专家学术传承、推广应用和中医药人才培养的有效方法和创新模式，确定了全国名老中医药专家传承工作建设项目。"袁今奇全国名老中医药专家传承工作室"成立，袁今奇成为兵团目前唯一一名全国名老中医药专家传承工作室指导老师，并获得中华中医药学会学术发展成就奖。工作室现有成员 10 余名，多数为中、高级职称的临床医师，其中硕士生、博士生占 80%。

王新莉说，袁老师医德高尚，功底扎实，经验丰富，并以"终生学习"为座右铭，他严于律己，严格要求学生读经典、跟名师、做临床。

袁今奇带学生，以身作则，重视从实践中学习，善于总结经验，不断丰富自我。他常用古训"书到用时方恨少""涉浅者见鱼虾，其尤深者观蛟龙""熟读王叔和，不如临证多"以勉励学生多看书，做深学问的同时，要重视理论与实践相结合。

如今，袁今奇在工作之余正在著书。他要将自己半个多世纪的中医药学术思想和实践经验汇集在一本书里，为中医传承尽一份微薄之力，为边疆中医药事业的发展做出新的贡献。

《石河子日报》特别报道，2016 年 4 月 22 日

（特别报道记者：刘睿睿）

跋

余幼时曾读私塾三年，少年受故里名医姜子维先生悬壶济厄之薰陶，尔后有幸进苏北盐城中医入门五载。20 世纪 60 年代初，响应党的号召，毅然奔赴祖国西北边陲，不畏艰辛，从事中医临床、教学、科研及传承带教。20 世纪 70 年代初，随全国著名中医学家、南京中医学院张浩良教授师承学习，受其教诲与恩泽，获益良多。岁月如梭，半个多世纪以来，继承创新，疗效显著，赢得边疆各族患者好评，且享誉海内外。在传承中医药文化的岁月里，注重授业解惑树医德，虽离"大医精诚"之训甚远，但力崇"仁术济众"之旨，唯以疗效为己生命及其价值所在。

余常以医圣张仲景《伤寒论》序中所言："余每览越人入虢之诊，望齐侯之色，未尝不慨然叹其才秀也……"来勉励并告诫自己。世上座右铭种种，皆谓之良言。余以"乐学方能致远""以出世的精神，做入世的事情。"引以为人之一生，必须坚持学习，方可企及境界耳。清代文达公纪晓岚云："书似青山常乱叠，灯如红豆最相思。"世界著名物理学家爱因斯坦曾说："人与人之间的差别，在于对业余时间的利用上。"凡此可谓，人生来之不易，时光闪掠而过，寸光寸金，运筹把握好时间就会赢得光辉。习近平总书记在多次重要演讲中，引用唐代著名诗人王湾名句："潮平两岸阔，风正一帆悬。"余理解为：只有团结协作，包容和谐，树立正气，事物才能健康发展。中医药文化的传承与创新，中西医之间的团结，中西医结合事业的促进及中医药在海外的发展，无不蕴含此等科学真谛。

斯书方成，鉴于作者道行和经验欠缺，对某些问题论述尚疏，研讨涉浅，还有待于今后继续努力，不断提高。祈望诸贤和同道不吝指正为盼！搁笔之际，再次诚谢中医古籍出版社老师、《中医杂志》社副社长贾守凯老师等为此书付梓所作出的辛劳！今以本书一得之见奉献给读者，乃为余之莫大欣慰！借此调寄《鹧鸪天》一首，以畅抒感怀：杏林耕耘载五四，医文并茂常相思。历练灵兰秘典处，精研仁术吾宗斯。读经旨，勤临证，传承岐黄风气正，且喜求索攀登乐，大漠修为可留痕。

袁今奇　2017 年岁末

新疆石河子